CKD-
Chronic Kidney Disease

MBD
Mineral and Bone Disorder

監修
深川　雅史

編集
濱野　高行
藤井　秀毅
風間順一郎

3rd Edition

MJC 日本メディカルセンター

■ 監　修
深川　雅史　東海大学医学部内科学系腎内分泌代謝内科　教授

■ 編　集
濱野　高行　大阪大学大学院医学系研究科腎疾患臓器連関制御学寄附講座　寄附講座准教授
藤井　秀毅　神戸大学大学院医学研究科腎臓内科学／腎・血液浄化センター　講師
風間順一郎　福島県立医科大学腎臓・高血圧内科　主任教授

■ 執　筆（執筆順）

深川　雅史　東海大学医学部内科学系腎内分泌代謝内科　教授
椎崎　和弘　自治医科大学分子病態治療研究センター抗加齢医学研究部　講師
黒尾　　誠　自治医科大学分子病態治療研究センター抗加齢医学研究部　教授
風間順一郎　福島県立医科大学腎臓・高血圧内科　主任教授
今西　康雄　大阪市立大学大学院医学研究科代謝内分泌病態内科学　准教授
道上　敏美　大阪母子医療センター研究所環境影響部門　部長
竹内　靖博　虎の門病院内分泌センター　部長
福本　誠二　徳島大学先端酵素学研究所藤井節郎記念医科学センター　特任教授
奥野　仙二　仁真会白鷺病院内科　副院長
稲葉　雅章　大阪市立大学大学院医学研究科代謝内分泌病態内科学腎臓病態内科学　教授
網塚　憲生　北海道大学大学院歯学研究科硬組織発生生物学教室　教授
邱　　紫璇　北海道大学大学院歯学研究科硬組織発生生物学教室
長谷川智香　北海道大学大学院歯学研究科硬組織発生生物学教室
庄司　哲雄　大阪市立大学大学院医学研究科血管病態制御学　研究教授
松井　　功　大阪大学大学院医学系研究科腎臓内科学　助教
猪阪　善隆　大阪大学大学院医学系研究科腎臓内科学　教授
土井　盛博　広島大学病院透析内科　診療准教授
坂口　悠介　大阪大学大学院医学系研究科腎疾患臓器連関制御学寄附講座　寄附講座助教
栗原　　怜　さいたま つきの森クリニック　医療法人慶寿会代表理事
岩崎　香子　大分県立看護科学大学看護学部人間科学講座　学内講師
小川　哲也　東京女子医科大学東医療センター内科　准教授
新田　孝作　東京女子医科大学第四内科　教授
常喜　信彦　東邦大学医療センター大橋病院腎臓内科　准教授
林　　俊秀　東邦大学医療センター大橋病院腎臓内科　助教
安藤　亮一　武蔵野赤十字病院　副院長／腎臓内科部長
藤井　直彦　兵庫県立西宮病院腎臓内科　医長
田中　元子　松下会あけぼのクリニック　副院長
矢野　彰三　島根大学医学部臨床検査医学講座　准教授
小野田教高　埼玉石心会病院　副院長／内分泌代謝内科　部長
児玉ひとみ　埼玉石心会病院乳腺・内分泌外科　部長
藏城　雅文　大阪市立大学大学院医学研究科代謝内分泌病態内科学　講師
伊東　昌子　長崎大学ダイバーシティ推進センター　センター長・教授
藤井　秀毅　神戸大学大学院医学研究科腎臓内科学／腎・血液浄化センター　講師
市川　和子　川崎医療福祉大学医療技術学部臨床栄養学科　特任准教授
岡　　樹史　大阪大学大学院医学系研究科腎臓内科学

濱野　高行　大阪大学大学院医学系研究科腎疾患臓器連関制御学寄附講座　寄附講座准教授
小岩　文彦　昭和大学藤が丘病院腎臓内科　教授
笹井　文彦　昭和大学藤が丘病院腎臓内科　助教
河嶋　英里　昭和大学藤が丘病院腎臓内科　講師
山口　　慧　大阪大学大学院医学系研究科腎臓内科学
服部　元史　東京女子医科大学腎臓小児科　教授
谷口　正智　福岡腎臓内科クリニック　副院長
駒場　大峰　東海大学医学部内科学系腎内分泌代謝内科　講師
中村　道郎　東海大学医学部移植外科学　教授
山本　　卓　新潟大学大学院医歯学総合病院血液浄化療法部　准教授
林　　松彦　慶應義塾大学客員教授／河北医療財団河北総合病院臨床研究・研修部部長
田川　美穂　奈良県立医科大学腎臓内科学講座　診療助教
種本　史明　聖路加国際病院腎臓内科
伊藤　雄伍　聖路加国際病院腎臓内科
中山　昌明　聖路加国際病院腎臓内科　部長
河原崎宏雄　稲城市立病院腎臓内科　診療部長
中井健太郎　福岡赤十字病院腎臓内科
米本佐代子　兵庫県立西宮病院腎臓内科　医長
河野　圭志　神戸大学大学院医学研究科腎臓内科学／腎・血液浄化センター　助教
溝渕　正英　昭和大学医学部内科学講座腎臓内科学部門　講師
濱野　直人　東海大学医学部内科学系腎内分泌代謝内科　助教
大矢　昌樹　和歌山県立医科大学腎臓内科学講座　講師
重松　　隆　和歌山県立医科大学腎臓内科学講座　教授
中島　章雄　東京慈恵会医科大学腎臓・高血圧内科
大城戸一郎　東京慈恵会医科大学腎臓・高血圧内科　講師
横山啓太郎　東京慈恵会医科大学腎臓・高血圧内科　准教授
角田　隆俊　東海大学医学部付属八王子病院腎内分泌代謝内科　教授
江里口理恵子　貝塚病院腎透析科　医長
平松里佳子　虎の門病院腎センター内科
乳原　善文　虎の門病院腎センター内科　部長
住田　圭一　虎の門病院分院腎センター内科
中島　　歩　広島大学大学院医歯薬保健学研究科幹細胞応用医科学共同研究講座　教授
正木　崇生　広島大学病院腎臓内科　教授
後藤　俊介　神戸大学大学院医学研究科腎臓内科学／腎・血液浄化センター　助教

序　文

　腎臓は，ミネラル代謝調節にもっとも重要な臓器のひとつである．その障害に伴って生ずる異常は，腎性骨異栄養症ないしは腎性骨症と呼ばれ，骨の病気として認識されていたが，この概念は，骨折だけでなく，心血管イベントリスクや生命予後を重視した，KDIGO による CKD-MBD（chronic kidney disease-mineral and bone disorder, 慢性腎臓病に伴う骨・ミネラル代謝異常）の提唱によって大きく変化した．本書の源流となった「透析患者の骨病変」という書名が，「CKD-MBD ハンドブック」（第 2 版まで）になったのもその流れの一環である．

　さて，CKD-MBD による心血管イベントリスクは，おもに血管石灰化によるものと当初考えられていたが，その後さまざまな液性因子の関与が明らかになり，これらの心血管系の病態も，CKD-MBD の広い概念に含まれると認識されるようになった．これらの病態は，長期透析患者だけでなく，保存期患者，腎移植患者でも，次々と解析が進んでいる．

　KDIGO のガイドラインが部分改訂された直後のタイミングで，CKD-MBD 3rd Edition を皆さんにお届けすることができ，大変嬉しく思う．基礎から臨床まで，広い範囲をカバーし，最新の知識を整理し，将来の展望を語ることができたのではないだろうか．編集していただいた濱野高行先生，藤井秀毅先生，風間順一郎先生，執筆者の皆さん，そして日本メディカルセンター編集室の黒添勢津子氏に深く感謝する．

　日本には，この分野の基礎，臨床研究とともに，若い優秀な研究者が揃っており，アジアだけでなく，世界をリードするエビデンスを続々と創出することが，今後大いに期待される．本書が，その先端の知識の道標のひとつになれば幸いである．

　2018 年 猛暑の夏を見送りつつ

監修　深 川　雅 史

『CKD-MBD ハンドブック 2』への序文

　慢性腎臓病に伴う骨・ミネラル代謝異常（CKD-MBD）は，骨病変や副甲状腺過形成だけでなく，血管石灰化なども含む全身性疾患として，2005 年にマドリッドで開かれた KDIGO の会議で提唱された概念である．それから 10 年近くが過ぎ，今年（2013年）の秋に再びその会議が開催されようとしている．その間に何が変わり，何が変わっていないのだろうか？　そして，次の 10 年でどのように変わっていくのだろうか？

　CKD-MBD は全身性疾患であり，それを管理するのは，最終的には生命予後の改善を目的としている．そこで，CKD-MBD の予後として，従来の骨折等のミネラル代謝異常そのものに加えて，心血管イベントがきわめて重要視されるようになった．このこともあって，研究面では，興味の多くが血管の石灰化に向けられるようになったが，その機序は十分には解明されていない．一方，骨に関しては，骨回転の異常や骨密度の低下に加えて，骨質の低下が骨折の原因として注目を集めるようになっている．

　一方，ミネラル代謝に関係する新しい分子として FGF23 や klotho の役割が明らかになってきた．これらは，ミネラル代謝に関係する臓器に加えて心臓，血管への作用もある可能性が示唆されており，ミネラル代謝と生命予後を結ぶ因子として注目される．

　CKD-MBD に関しては，わが国でも徐々に徐々にエビデンスが蓄積しつつあり，使用可能な薬剤も増えてきており，2006 年の日本透析医学会診療ガイドラインが行き渡ったこともあり，その管理は以前より容易になってきているようだ．これらを反映して，2012 年に診療ガイドラインの改訂が行われた．初めてガイドラインに取り上げられた保存期と腎移植後に関しても，今後経験とエビデンスが蓄えられるものと思われる．

　本書の前版『CKD-MBD ハンドブック』は，CKD-MBD に関する基礎と臨床をきちんとまとめることを目的に 2009 年に出版されたが，その後の短い期間でもその進歩は著しく，5 年を待たずして『CKD-MBD ハンドブック 2』として発刊することとなった．ROD21 のメンバーをはじめとする CKD-MBD に興味を持つ若い世代が，未来を開いていくことを期待したい．

　　2013 年　若葉の季節に

　　　　　　　　　　　　　　　　　　　　　　　　　　深 川　雅 史

初版序文

　腎臓は，ミネラルのバランスと骨代謝の維持に大きな役割を果たしている臓器である．腎臓の機能が低下する「慢性腎臓病（Chronic Kidney Disease；CKD）」では，それらの異常は必発であり，もっとも重要な合併症と考えられている．

　本書は，名称こそ異なるものの，2003年に発行された『新しい透析骨症』の続編にあたるものである．それでは，この5年あまりの短い間に，どのような変化があったのであろうか？

　その最大のものは，「透析骨症」「腎性骨症」ないしは「腎性骨異栄養症」から，本書のタイトルにもなっている「慢性腎臓病にともなう骨ミネラル代謝異常（CKD-MBD）」への用語の変更である．用語の変更は，概念が新しくなったことをはっきり示すために行われたもので，「骨の病気」ではなく「全身の病気」としてとらえられるようになった．

　次は，CKDのムーブメントから続く，生命予後の重視である．したがって，新しい治療法に対して，これまでのように，リン，カルシウムや骨に関する検査の所見が改善するだけでなく，その結果として，心血管病変，骨折，そして生命予後を改善することが求められるようになった．さらに，そのような変化を反映したCKD-MBDに関するガイドラインが内外で発表されるようになったのも，大きな変化である．その結果，通常の発表でも，ガイドラインの目標値の達成率が議論されるようになった．しかし，この分野では，生命予後も含めた，高いレベルのエビデンスはまだ少なく，今後さらに努力していかなくてはならないだろう．

　最後に，欧米に比べて導入が遅れていた新薬の多くが，最近わが国でも次々と使用可能になったことも大きな進歩である．これによって，予後やQOLが改善することは当然だが，経済的にもペイすることも検証しなくてはならない時期にきている．

　本書が，このような現在から未来への変化を実感するのに少しでもお役に立てば，編者として幸いである．

神戸で10回目の桜を眺めながら　深 川　雅 史

目　次

序　論

1 拡がりゆく CKD-MBD という概念　　　　　　　　　　　　　　深川雅史　19

 Ⅰ．CKD-MBD の異常は CKD の早期から生じている／20
 Ⅱ．長期透析に伴う CKD-MBD 病変／20
 Ⅲ．CKD-MBD の管理と心血管リスクの軽減／20

2 ミネラル代謝異常と生命予後の関係　　　　　　　　　椎崎和弘，黒尾　誠　23

 Ⅰ．診療ガイドラインと生命予後／23
 Ⅱ．診療ガイドラインの改訂と生命予後／23
 Ⅲ．CKD-MBD と生命予後の関連を示唆する新しいバイオマーカー／24

3 JSDT と KDIGO ガイドライン　　　　　　　　　　　　　　　深川雅史　27

 Ⅰ．JSDT ガイドライン／27
 Ⅱ．KDIGO ガイドライン／28
 Ⅲ．将来のガイドラインはどの方向に向かうか／29

第 1 章　ミネラル代謝の生理

1 生物にとってミネラル代謝がなぜ必要か？—ミネラル代謝の系統進化的意義
　　　　　　　　　　　　　　　　　　　　　　　　　　　　　風間順一郎　31

 Ⅰ．生体の材料としてのミネラル／31
 Ⅱ．海を出た脊椎動物／33
 Ⅲ．慢性腎臓病にみられるカルシウム・リン代謝異常／35

2 生体における副甲状腺ホルモンの生理作用　　　　　　　　　　今西康雄　37

 Ⅰ．PTH と関連ペプチド／37
 Ⅱ．PTH の分泌調節機構／37

9

Ⅲ．PTH 受容体／38
Ⅳ．PTH の作用／39

❸ ビタミン D 代謝とその生理作用　　　　　　　道上敏美　41
Ⅰ．ビタミン D の生合成と代謝／41
Ⅱ．ビタミン D の生理作用／42

❹ 生体内でのカルシウム調節のメカニズム　　　　竹内靖博　44
Ⅰ．進化と Ca 代謝／44
Ⅱ．生体内 Ca の恒常性／45
Ⅲ．Ca 恒常性の維持機構／46
Ⅳ．Ca 調節ホルモンの作用機構／48
Ⅴ．Ca 代謝における新たな展開／49

❺ 生体内でのリン調整のメカニズム　　　　　　　福本誠二　50
Ⅰ．リンバランス／50
Ⅱ．腸管リン吸収／50
Ⅲ．腎尿細管リン再吸収／50
Ⅳ．血中リン濃度の調節機構／51

❻ 生体内でのマグネシウム調整のメカニズム　　奥野仙二，稲葉雅章　53
Ⅰ．Mg の輸送／53
Ⅱ．腸管における吸収／54
Ⅲ．骨との移動／54
Ⅳ．腎臓における再吸収／55

❼ 骨代謝の病態生理学的機序　　　　網塚憲生，邱　紫璇，長谷川智香　57
Ⅰ．骨における生理的な血中ミネラルの流出・流入／57
Ⅱ．血中ミネラル調節ホルモンである PTH と活性型ビタミン D 製剤による
骨代謝の変化／59
Ⅲ．血中 P 濃度と FGF23/αklotho および骨基質石灰化について／61

第2章　CKD-MBD の病態機序

❶ ビタミン D の臓器保護作用　　　　　　　　　庄司哲雄　65
Ⅰ．観察研究／65
Ⅱ．基礎研究／66
Ⅲ．介入試験／67
Ⅳ．どう理解すればよいのか／68

❷ FGF23 と炎症　　　　　　　　　　　　　　　松井　功，猪阪善隆　71

Ⅰ．FGF23 と炎症の相関関係／71

Ⅱ．因果関係 1：炎症が FGF23 産生を促進する／72

Ⅲ．因果関係 2：FGF23 が炎症を惹起する／73

❸ Klotho の腎保護作用と心血管保護作用　　　　　　　土井盛博　75

Ⅰ．Klotho 蛋白の腎疾患モデルに対する作用／75

Ⅱ．Klotho の心血管障害保護作用／77

❹ マグネシウムと CKD-MBD　　　　　　　　　　　　　坂口悠介　80

Ⅰ．Mg と血管石灰化／80

Ⅱ．Mg と心血管予後／81

Ⅲ．Mg と骨折／82

❺ CKD における骨組織像　　　　　　　　　　　　　　栗原　怜　84

Ⅰ．骨のリモデリング／84

Ⅱ．組織形態計測／85

Ⅲ．ROD 組織の病型分類／85

Ⅳ．臨床例／86

❻ 尿毒症物質と骨　　　　　　　　　　　　　　　　　岩崎香子　90

Ⅰ．既存 UTx の骨への影響／90

Ⅱ．新規 UTx および候補物質の骨への影響／91

Ⅲ．UTx による骨脆弱性発症機序／92

❼ 骨・血管連関　　　　　　　　　　　　　　　小川哲也，新田孝作　94

Ⅰ．血管石灰化と骨関連蛋白／94

Ⅱ．血管石灰化の進展における P の関与／95

Ⅲ．細胞外 P 濃度と血管石灰化／95

Ⅳ．P と骨関連蛋白／96

Ⅴ．冠動脈石灰化の臨床的意義／96

Ⅵ．冠動脈石灰化を規定する因子／96

Ⅶ．血管石灰化の治療／97

❽ CKD-MBD と心臓　　　　　　　　　　　　　常喜信彦，林　俊秀　100

Ⅰ．心不全（心筋症）／100

Ⅱ．冠動脈疾患／101

Ⅲ．致死性不整脈／102

第3章 | CKD-MBDの診断と評価

① **CKDの進行とともにみられる骨・ミネラル代謝異常**　　安藤亮一　105

　Ⅰ．CKDの進行とともにみられるミネラル代謝異常／105
　Ⅱ．CKDの進行とともにみられる骨病変／106
　Ⅲ．CKDの進行とともにみられる血管石灰化／107
　Ⅳ．糖尿病とCKD-MBD／107
　Ⅴ．加齢，閉経とCKD-MBD／108

② **わが国の透析患者におけるCKD-MBDの現況**　　藤井直彦　110

　Ⅰ．これまでの経緯／110
　Ⅱ．透析患者におけるCKD-MBDの現況／110
　Ⅲ．透析患者における骨折リスク／112
　Ⅳ．新しい知見／112

③ **ルーチン検査をどのように行うか？**　　田中元子　115

　Ⅰ．ルーチン検査項目と測定頻度／115
　Ⅱ．ルーチン検査をどのように活用するか？／116

④ **副甲状腺ホルモンの測定について**　　矢野彰三　118

　Ⅰ．PTHの合成と代謝／118
　Ⅱ．PTHの測定法／119
　Ⅲ．PTH測定における問題点／122
　Ⅳ．PTH測定値に影響する要因／122

⑤ **副甲状腺の画像診断について**　　小野田教高，児玉ひとみ　125

　Ⅰ．画像診断の臨床的意義／125
　Ⅱ．画像診断の種類と実際の手順／126
　Ⅲ．超音波検査／126
　Ⅳ．シンチグラフィ／129
　Ⅴ．CT／129
　Ⅵ．MRI／129

⑥ **骨代謝マーカーの測定意義**　　藏城雅文，稲葉雅章　133

　Ⅰ．骨代謝マーカーとは／133
　Ⅱ．保存期腎不全患者における骨代謝マーカー／134
　Ⅲ．透析患者における骨代謝マーカー／134
　Ⅳ．薬物効果判定としての骨代謝マーカー
　　　（骨形成マーカーと骨吸収マーカーの相違）／136
　Ⅴ．診療ガイドラインにおける骨代謝マーカーの意義づけ／136

7 骨密度測定の臨床的意義　　　　　　　　　　　　　　　伊東昌子　138

　　Ⅰ．骨密度測定法について／138
　　Ⅱ．CKD における骨密度評価─有用性と限界／139
　　Ⅲ．CKD における骨構造特性の変化，および評価の有用性／140

8 骨生検をどのような場合に行い，どのように評価するか？　　　風間順一郎　142

　　Ⅰ．骨生検の実際／142
　　Ⅱ．骨生検の強みと弱み／143
　　Ⅲ．骨生検はゴールドスタンダードか？／146

9 血管石灰化の評価　　　　　　　　　　　　　　　　　　藤井秀毅　149

　　Ⅰ．臨床の現場で用いられる一般的な血管石灰化の評価／149
　　Ⅱ．冠動脈石灰化を評価する手法／150

10 栄養評価と食事管理　　　　　　　　　　　　　　　　市川和子　153

　　Ⅰ．栄養評価／153
　　Ⅱ．CKD 患者の食事指針／154
　　Ⅲ．リンコントロールの重要性／154

第4章　CKD-MBD の予防と治療（保存期）

1 蛋白尿と CKD-MBD　　　　　　　　　　　　岡　樹史，濱野高行　159

　　Ⅰ．蛋白尿と vitamin D status／159
　　Ⅱ．蛋白尿と血清 P，Ca／160
　　Ⅲ．蛋白尿と血清 Mg／161
　　Ⅳ．ネフローゼ症候群に合併する骨病変／162
　　Ⅴ．蛋白尿と CKD-MBD アウトカムとしての腎予後，心血管イベント／163

2 リン負荷をどう軽減するか　　　　　　小岩文彦，笹井文彦，河嶋英里　165

　　Ⅰ．保存期 CKD における P 吸着薬の必要性／165
　　Ⅱ．保存期 CKD における P 吸着薬の選択／166

3 二次性副甲状腺機能亢進症の管理（活性型ビタミン D，天然型ビタミン D）
　　　　　　　　　　　　　　　　　　　　　　　　山口　慧，濱野高行　170

　　Ⅰ．保存期 CKD における SHPT／170
　　Ⅱ．保存期 CKD での SHPT の治療戦略／170
　　Ⅲ．活性型ビタミン D 製剤（経口と静注の違い）／171
　　Ⅳ．各種ビタミン D 製剤の違い／172
　　Ⅴ．天然型ビタミン D 製剤／173

4 小児の成長障害にどう対処するか？ 服部元史 **175**

    Ⅰ．小児 CKD-MBD と成長障害／175

    Ⅱ．小児の成長パターンと成長障害の診断／176

    Ⅲ．成長障害に対する治療（CKD-MBD は後述）／176

    Ⅳ．小児 CKD-MBD の治療目標／177

    Ⅴ．小児 CKD-MBD の管理上の要点／177

第5章 | CKD-MBD の予防と治療（透析期）

1 血清 P，Ca 濃度の管理 谷口正智 **181**

    Ⅰ．血清 P 濃度の管理／181

    Ⅱ．血清 Ca 濃度の管理／183

    Ⅲ．P, Ca, PTH を総合的に考える／184

2 副甲状腺機能の内科的管理 駒場大峰 **186**

    Ⅰ．PTH 値の管理目標／186

    Ⅱ．二次性副甲状腺機能亢進症の内科的管理／187

    Ⅲ．活性型ビタミン D 製剤とシナカルセト塩酸塩の選択と併用／188

3 治療抵抗性の副甲状腺機能亢進症にどう対処するか？ 中村道郎 **191**

    Ⅰ．外科的治療の適応／191

    Ⅱ．手術と周術期管理／192

    Ⅲ．PTx の Pros and Cons／193

4 透析患者の骨折リスク（骨脆弱性）の評価 山本　卓 **196**

    Ⅰ．透析患者の骨折―現状と減少傾向／196

    Ⅱ．透析患者の骨折リスク／196

5 カルシフィラキシスの病態と治療 林　松彦 **201**

    Ⅰ．カルシフィラキシスの概念と病態／201

    Ⅱ．カルシフィラキシスの原因／202

    Ⅲ．カルシフィラキシスの診断／202

    Ⅳ．カルシフィラキシスの治療／203

6 透析条件，透析液組成は CKD-MBD の進行に影響するか？ 田川美穂 **205**

    Ⅰ．透析液 Ca 濃度と CKD-MBD／205

    Ⅱ．頻回透析／207

7 腹膜透析患者における CKD-MBD 種本史明，伊藤雄伍，中山昌明 **210**

    Ⅰ．腹膜透析患者の CKD-MBD 診療：概要と最近の流れ／210

    Ⅱ．腹膜透析患者に関する既存のエビデンス／211

Ⅲ．血清リン濃度の管理／211

Ⅳ．血清 Ca 濃度と PTH 濃度の管理／212

⑧ アミロイド関連骨関節症　　　　　　　　　　　　　　　山本　卓　**215**

Ⅰ．アミロイド関連骨関節症の成因／215

Ⅱ．アミロイド関連骨関節症の臨床病態／216

Ⅲ．アミロイド関連骨関節症の診断／216

Ⅳ．アミロイド関連骨関節症の予防と治療／218

第6章 | CKD-MBD の予防と治療（腎移植後）

① 腎移植後の低リン血症（急性期，慢性期）　　　　河原崎宏雄　**221**

Ⅰ．腎移植後の血清リン値の推移／221

Ⅱ．腎移植後 PTH，FGF23，1,25(OH)$_2$D の推移／222

Ⅲ．腎移植後低リン血症の病態／223

Ⅳ．腎移植後低リン血症の影響と対応／223

② 腎移植後の高カルシウム血症　　　　　　　　　　中井健太郎　**225**

Ⅰ．概　要／225

Ⅱ．病態生理／225

Ⅲ．治療オプション／226

Ⅳ．予後と治療介入／228

③ 腎移植後の骨変化とその予防，治療　　　米本佐代子，藤井直彦　**230**

Ⅰ．腎移植後の骨変化／230

Ⅱ．腎移植後の骨変化の評価／231

Ⅲ．腎移植後の骨変化の予防・治療／232

④ 腎移植後の血管石灰化　　　　　　　　　　河野圭志，藤井秀毅　**234**

Ⅰ．腎移植後における CVD／234

Ⅱ．腎移植後血管石灰化の疫学／235

Ⅲ．腎移植後血管石灰化の病態と予防／237

Ⅳ．腎移植後血管石灰化の治療と予防／238

第7章 | CKD-MBD の治療薬剤

① 活性型ビタミン D 製剤（VDRA）　　　　　　　　　溝渕正英　**241**

Ⅰ．SHPT 治療の変遷と VDRA／241

Ⅱ．SHPT とビタミン D 製剤／242

Ⅲ．心血管疾患と VDRA／243

Ⅳ．診療ガイドラインにおける VDRA の位置づけ／243

② 天然型ビタミン D 徐放製剤 濱野高行 246

Ⅰ．天然型ビタミン D 大量投与に学ぶべきこと―より生理的な D の上昇を／246
Ⅱ．KDIGO のガイドラインでは？／247
Ⅲ．calcifediol 大量投与ならよいのか？―FGF23 の生体反応／247
Ⅳ．徐放型 calcifediol のヒトにおける臨床データ／248

③ シナカルセト塩酸塩（エボカルセト含む） 濱野直人，深川雅史 252

Ⅰ．カルシミメティクスの役割／252
Ⅱ．シナカルセトに関するエビデンス／253
Ⅲ．シナカルセトの使用方法／253
Ⅳ．エボカルセトについて／254

④ エテルカルセチド塩酸塩 大矢昌樹，重松　隆 256

Ⅰ．エテルカルセチドの特徴／256
Ⅱ．エテルカルセチドの臨床効果／256
Ⅲ．エテルカルセチドの副作用／257

⑤ カルシウム製剤 中島章雄，大城戸一郎 259

Ⅰ．概　　要／259
Ⅱ．種　　類／259
Ⅲ．使用法／259
Ⅳ．血管石灰化とカルシウム製剤／260
Ⅴ．保存期腎不全患者／260
Ⅵ．透析患者／261
Ⅶ．ガイドライン／262
Ⅷ．リン吸着薬と医療費／262

⑥ 鉄含有リン吸着薬 横山啓太郎 264

Ⅰ．鉄含有 P 吸着薬の臨床治験／264
Ⅱ．貧血関連パラメーターに及ぼす影響／266
Ⅲ．FGF23 減少効果／267
Ⅳ．欧米での鉄含有 P 吸着薬の評価／267

⑦ リン吸着薬（ポリマー製剤：セベラマー，ビキサロマー） 角田隆俊 269

Ⅰ．ポリマー系リン吸着薬（PPB）／269
Ⅱ．ポリマー系リン吸着薬の欠点／270
Ⅲ．ポリマー系リン吸着薬の利点：セベラマーによって示された血管石灰化減少と
　　生命予後改善効果／273
Ⅳ．保存期患者への効果／274

⑧ 炭酸ランタン　　　　　　　　　　　　　　　　　　　　駒場大峰　276

　Ⅰ．炭酸ランタンの薬剤特性／276
　Ⅱ．透析患者における P 低下効果／276
　Ⅲ．保存期における P 低下効果／277
　Ⅳ．血管石灰化への効果／277
　Ⅴ．生命予後と栄養状態への効果／277
　Ⅵ．炭酸ランタンの有害事象と長期安全性／279

⑨ ビスホスホネート　　　　　　　　　　　　　　　　　　稲葉雅章　281

　Ⅰ．CKD 患者へのビスホスホネート製剤投与の効果と注意点／281
　Ⅱ．ビスホスホネート製剤の作用機序と投与法／282

⑩ 選択的エストロゲン受容体モジュレーター（SERM）　　江里口理恵子　284

　Ⅰ．ラロキシフェンの効果／284
　Ⅱ．SERM 投与の副作用／285

⑪ デノスマブ　　　　　　　　　　　　　　　平松里佳子，乳原善文　287

　Ⅰ．破骨細胞と RANKL/RANK 系シグナル／287
　Ⅱ．CKD と骨折リスク／288
　Ⅲ．骨粗鬆症薬としてのデノスマブ／288
　Ⅳ．不動性高 Ca 血症に対するデノスマブの有効性／290

⑫ 骨形成薬（抗スクレロスチン抗体製剤，PTH 製剤）　　住田圭一　292

　Ⅰ．抗スクレロスチン抗体製剤／292
　Ⅱ．PTH 製剤／293

⑬ ビタミン K　　　　　　　　　　　　　　　　中島　歩，正木崇生　297

　Ⅰ．ビタミン K と骨代謝／297
　Ⅱ．ビタミン K と血管石灰化／297
　Ⅲ．ビタミン K とインスリン抵抗性／298
　Ⅳ．CKD-MBD とビタミン K／298

⑭ CKD-MBD 治療薬の医療経済　　　　　　　　　　　　後藤俊介　301

　Ⅰ．費用対効果分析の意義／301
　Ⅱ．費用対効果分析の方法／301
　Ⅲ．CKD-MBD 治療薬の費用対効果分析／302

第8章　CKD-MBD に残された課題

　　　　　　　　　　　　　　　　　　　　　　　　　　濱野高行　307

　Ⅰ．CKD-MBD 概念の拡充とその限界の見極め／307
　Ⅱ．大きく変わった二次性副甲状腺機能亢進症の管理／308

Ⅲ．ビタミン D の位置づけの再考／308

Ⅳ．MIA 症候群に伴う Low PTH や低リン血症の問題／309

Ⅴ．鉄，貧血分野との結合／309

Ⅵ．血清リン値の目標値／309

Ⅶ．血清リン値への介入以外の方法での血管石灰化抑制／310

Ⅷ．新規骨代謝作動薬の MBD 領域における位置づけ／310

索引……………313
略語一覧…………318

●編者注
1)引用文献のうち，臨床文献に関して，「RCT（randomized controlled trial)」，「RCT 以外の介入研究」，「観察研究（前向き/後ろ向き）」に該当するものを文献中に示していただいた．ただしこれらの格付けは各執筆者の判断によるものなので，各自の責任において利用していただきたい．
2)本書で取り上げた薬剤の用量および診断・治療法に関しては，非常に新しいもので，著者の私見を含む場合もあり，その適応に際しては，症例の病態に立脚して各自の責任の元に行っていただきたい．

序論

1 拡がりゆく CKD-MBD という概念

POINT
- 慢性腎臓病では，適切な対策を講じたとしても，骨・ミネラル代謝異常の発症は必発である．
- CKD-MBD の異常は早期より生じており，長期透析では治療法などによってさらに修飾される．
- CKD-MBD は，血管石灰化やさまざまな液性因子を介して，ミネラル代謝だけでなく，心血管系などさまざまな臓器に影響を及ぼす．

はじめに

　腎臓は，副甲状腺ホルモン（PTH）をはじめとする，さまざまなホルモンの標的臓器であるとともに，ビタミン D を活性化する主要な臓器であり，カルシウム（Ca），リン（P）の生体バランスの維持に大きな役割を果たしている[1]．したがって，腎臓が障害され，慢性腎臓病（CKD）では，必ずこのシステムに異常が生じ，それは徐々に進行していく．これらの異常に関しては，50年以上前から末期腎不全患者に副甲状腺腫大を伴う線維性骨炎が生ずることが知られており，長年骨の病気として，腎性骨症ないしは腎性骨異栄養症（ROD）と呼ばれていた[2]．

　21世紀に入り，生命予後や心血管イベントリスクに注目した慢性腎臓病（chronic kidney disease；CKD）という概念が提唱されると，ミネラル代謝異常は生命予後に影響を及ぼす全身疾患として認識され，慢性腎臓病に伴う骨・ミネラル代謝異常（CKD-MBD）と呼ばれるようになった[3]．当初の CKD-MBD は，検査値異常，骨の異常，血管を中心とする異所性石灰化を3大異常とし，その治療も心血管イベント，生命予後，骨折の改善を目指すものとされ，それをアウトカムにしたガイドラインが KDIGO[4,5] や日本透析医学会[6] から発表されている．

　CKD-MBD の概念が提唱されてから10年以上たち，その間病態の解明も進み，その概念はミネラル代謝の範疇を超えて，心血管病変，貧血，免疫，栄養など大きく拡大しつつある[7]．ここでは，この書籍の序論として，どのようなことが CKD-MBD の異常として考えられるようになったのかを概観したい．

序　論

▶ Ⅰ．CKD-MBD の異常は CKD の早期から生じている

　CKD 患者で頻繁に生ずる最初のミネラル代謝異常は何であろうか？　それはビタミン D 欠乏と二次性副甲状腺機能亢進症である．ビタミン D 欠乏は，尿蛋白が多い患者や糖尿病患者のリスクが高いことが示されているが[8]，わが国では 25(OH)D の評価すら行われておらず，native vitamin D の補充は，低用量の活性型ビタミン D 製剤の投与で代替されているのが現状である．

　ビタミン D 欠乏は，二次性副甲状腺機能亢進症の原因となりうるが，さらに注目されるのは，25(OH)D 濃度が腎機能の予後や生命予後と強い関連があることである．食物中および皮膚から供給されるビタミン D は，肝臓で修飾を受け 25(OH)D となるが，このうち腎臓で $1,25(OH)_2D$ に活性化されるのは，1/4 程度にすぎず，他の臓器で局所的に産生される 1,25(OH)D の意義が，生命予後との関係から注目される[9]．

　二次性副甲状腺機能亢進症は，CKD-MBD のなかでもっとも頻度の高い異常で，対策をしないと必ず発症し，副甲状腺過形成を伴う[10]．最近の研究によると，CKD の初期から，P 負荷に対して骨から分泌されるホルモン FGF23 が P 利尿を促進し，同時にビタミン D の活性化を抑制することが，PTH 分泌の刺激になる[11),12]．このように，CKD におけるミネラル代謝異常は，高 P 血症が生ずるはるか前から生じており，早期からの対策が望まれるゆえんである．

▶ Ⅱ．長期透析に伴う CKD-MBD 病変

　さまざまな薬剤が開発されているが，長期透析患者においては，血管石灰化をはじめと

して，慢性炎症や酸化ストレスも常に存在するため，未だコントロールできない病態が多数存在する．アミロイド骨関節症はその代表的なものであるが，最近では，透析で除去できないインドキシル硫酸やパラクレジル硫酸などのアルブミン結合尿毒症毒素による骨密度では評価されない骨質の劣化や心血管系，筋肉系に対する影響も注目されている[13),14]．

▶ Ⅲ．CKD-MBD の管理と心血管リスクの軽減

　CKD-MBD で心血管病変というと，おもに血管（弁も含む）石灰化のことが想定されているが，治療はほぼ不可能なので，Ca，P，PTH の管理を行い，進行を少しでも予防することに主眼がおかれてきた[6]．

　P 利尿因子として発見，研究されていた FGF23[15]は，血清 P 濃度で補正しても，心血管イベント（とくに心不全）や生命予後を予測する強力なマーカーであることが透析患者や保存期 CKD 患者の観察研究の結果からも次々に報告されてきた[16),17]．その機序として，FGF23 が心臓や血管に直接作用して左室肥大が増悪する可能性[18]，遠位尿細管におけるナトリウム（Na）再吸収を促進し高血圧をきたす可能性[19]，さらに造血[20]や生体防御反応[21]を抑制する可能性などが報告されているが，十分には解明されていない．

　この機序が実際に病態で働いているのであれば，FGF23 を増加させないような治療や，FGF23 の作用を阻害することで CKD 患者の心血管イベントを減らすことが可能と考えられる．現在，食事療法による P の制限だけでなく，Ca 非含有 P 吸着薬，シナカルセト塩酸塩[22),23]など，FGF23 を低下させうる治療法をなるべく選択しようという動きがあり，長期の結果が興味深いところである．一方，FGF23 の作用をブロックするという試みとしては，動物実験レベルでは，腎不全ラット

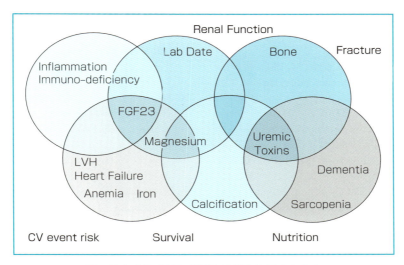

図 拡大するCKD-MBDの概念とアウトカム

にFGF23中和抗体の投与が試されているが，むしろ血管石灰化が生じて生命予後を悪化させており[24),25)]．P負荷に対する生理的反応と考えられるFGF23の活性を無理に抑えることは少なくともCKD早期ではむしろ危険とされている．末期腎不全患者での効果については，今後の検討を待ちたい．

おわりに—さらに拡がる CKD-MBDの概念

急速な病態の解明は，さらにCKD-MBDで包括される異常の範疇を拡大させている（図）．FGF23は，鉄欠乏を介する貧血との関係がさらに明らかになった[26)]．また，PTHはエネルギー代謝との関係[27)]，尿酸代謝との関係[28)]，薬物代謝酵素[29)]との関係が示されている．さらに，P管理と栄養状態の関係[30)]も最近再び注目されている．

このように，CKD-MBDの概念と病態はさらに拡がりつつある．今後のさらなる病態解明と，治療法の開発に期待したい．

文献

1) Fukagawa M, Hamada Y, Nakanishi S, et al：The kidney and bone metabolism：A nephrologist's view. J Bone Mineral Metab 2006；24：434-438
2) Kurokawa K, Fukagawa M：Introduction to renal osteodystrophy. Am J Med Sci 1999；317：355-357
3) Moe S, Drueke T, Cunningham J, et al：Definition, evaluation, and classification of renal osteodystrophy：a position statement from Kidney Disease：Improving Global Outcome（KDIGO）. Kidney Int 2006；69：1945-1953
4) Kidney Disease：Improving Global Outcomes（KDIGO）CKD-MBD Work Group：KDIGO clinical practice guideline for the diagnosis, evaluation, prevention and treatment of chronic kidney disease-mineral and bone disorder（CKD-MBD）. Kidney Int 2010；76（Supple 113）：S1-S130
5) KDIGO 2017 clinical practice guideline update for the diagnosis, evaluation, prevention, and treatment of chronic kidney disease-mineral and bone disorder（CKD-MBD）. Kidney Int Suppl 2017；7：1-59
6) Fukagawa M, Yokoyama K, Koiwa F, et al：Clinical practice guideline for the management of chronic kidney disease-mineral and bone disorder（CKD-MBD）. Ther Aphr Dial 2013；17：247-288
7) Fukagawa M, Drueke TB：Introduction：expanding concepts of chronic kidney disease-mineral and bone disorder（CKD-MBD）. Kidney Int Suppl 2013；3：1-2
8) Tanaka H, Hamano T, Fujii N, et al：The impact of diabetes mellitus on vitamin D metabolism in predialysis patients. Bone 2009；45：949-955 観察研究（前向き）
9) Doorenbos CR, van den Born J, Navis G, et al：Pos-

sible renoprotection by vitamin D in chronic kidney disease : beyond mineral metabolism. Nature Rev Nephrol 2009 ; 5 : 691-700

10) Komaba H, Kakuta T, Fukagawa M : Diseases of the parathyroid gland in chronic kidney disease. Clin Exp Nephrol 2011 ; 15 : 797-809

11) Isakova T, Vargas GS, Gutierez OM, et al : Fibroblast growth factor 23 is elevated before parathyroid hormone and phosphate in chronic kidney disease. Kidney Int 2011 ; 79 : 1370-1378 観察研究（前向き）

12) Nakano C, Hamano T, Fujii N, et al : Combined use of vitamin D status and FGF23 for the risk stratification of renal outcome. Clin J Am Soc Nephrol 2012 ; 7 : 810-819 観察研究（前向き）

13) Yamamoto S, Fukagawa M : Uremic toxicity and bone in CKD. J Nephrol 2017 ; 30 : 623-627

14) Kazama JJ, Matsuo K, Iwasaki Y, et al : Chronic kidney disease and bone metabolism. J Bone Miner Metab 2015 ; 33 : 245-252

15) Shimada T, Hasegawa H, Yamazaki Y, et al : FGF-23 is a potent regulator of vitamin D metabolism and phosphate homeostasis. J Bone Miner Res 2004 ; 19 : 429-435

16) Guetierez OM, Mannstadt M, Isakova T, et al : Fibroblast growth factor 23 and mortality among patients undergoing hemodialysis. N Engl J Med 2008 ; 359 : 584-592 観察研究（前向き）

17) Isakova T, Xie H, Yang W, et al : Fibroblast growth factor 23 and risks of mortality and end-stage renal disease in patients with chronic kidney disease. JAMA 2011 ; 305 : 2432-2439 観察研究（前向き）

18) Faul C, Amaral AP, Oskouei B, et al : FGF23 induces left ventricular hypertrophy. J Clin Invest 2011 ; 121 : 4393-4408

19) Andrukhova O, Slavic S, Smorodchenko A, et al : FGF23 regulates renal sodium handling and blood pressure. EMBO Mol Med 2014 ; 6 : 744-759

20) Coe LM, Madathil SV, Casu C, et al : FGF-23 is a negative regulator of prenatall and postnatal erythropoiesis. J Biol Chem 2014 ; 289 : 9795-9810

21) Rossaint J, Oehmichen J, Van Aken H, et al : FGF23 signaling impairs neutrophil recruitment and host defense during CKD. J Clin Invest 2016 ; 126 : 962-974

22) Koizumi M, Komaba H, Nakanishi S, et al : Cinacalcet treatment and FGF23 levels in dialysis patients with secondary hyperparathyroidism. Nephrol Dial Transplant 2012 ; 27 : 784-790 RCT 以外の介入研究（前向き）

23) Moe SM, Chertow GM, Parfrey PS, et al : Cinacalcet, fibroblast growth factor-23, and cardiovascular disease in hemodialysiss : The Evaliation of Cinacalcet HCl Therapy to Lower Cardiovascular Events (EVOLVE) Trial. Circulation 2015 ; 132 : 27-39 観察研究（前向き）

24) Hasegawa H, Nagano N, Urakawa I, et al : Direct evidence for a causative role of FGF23 in the abnormal renal phosphate handring and vitamin D metabolism in rats with early-stage chronic kidney disease. Kidney Int 2010 ; 78 : 975-980

25) Shalhoub V, Shatzen EM, Ward SC, et al : FGF23 neutralization improves chronic kidney disease-associated hyperparathyroidism yet increases mortality. J Clin Invest 2012 ; 122 : 2543-2553

26) Wolf M, White KE : Coupling fibroblast growth factor 23 production and cleavage : iron deficiency, rickets and kidney disease. Curr Opin Nephrol Hypertens 2014 ; 23 : 411-419

27) Komaba H, Fukagawa M : Secondary hyperparathyroidism and protein-energy wasting in end-stage renal disease. Ther Apher Dial 2018 ; 22 : 246-250

28) Sugimoto R, Watanabe H, Ikegami K, et al : The down-regulation of ABCG2, a urate exporter, by parathyroid hormone enhances urate accumulation in secondary hyperparathyroidism. Kidney Int 2017 ; 91 : 658-670

29) Watanabe H, Sugimoto R, Ikegami K, et al : Parathyroid hormone contributes to the down regulation of cytochrome P450 through the cAMP/PI3K/PKC/PKA/NF-kB signaling pathway in secondary hyperparathyroidism. Biochem Pharmacol 2017 ; 145 : 192-201

30) Komaba H, Kakuta T, Wada T, et al : Lanthanum carbonate and long-term survival in hemodialysis patients : possible mediation by nutritional status. Nephrol Dial Transplant 2018 Apr 16 doi : 10.1093/ndt/gfy090 観察研究（前向き＋後ろ向き）

（深川雅史）

2 ミネラル代謝異常と生命予後の関係

POINT
- 診療ガイドラインは生命予後などの臨床的帰結を標的にした科学的根拠に基づき作成される.
- 最近の生命予後に関する臨床研究によると，リンやカルシウムの徹底した管理の継続と，副甲状腺ホルモン（PTH）は現在の管理目標値より高値が容認されると考えられる.
- CKD-MBDの新しいバイオマーカーとして，FGF23などが，生命予後の観点からの有用性が期待されている.

Ⅰ. 診療ガイドラインと生命予後

慢性腎臓病（CKD）に関するさまざまな診療ガイドラインが国内外で発表されているが，これらは臨床研究を中心とした科学的根拠に基づき，系統的な手法により作成され，推奨も含むものである. とくにCKD-MBDに関連するガイドラインでは，病態の特殊性から，臨床的帰結のほとんどが生命予後や心血管病変の罹患など，重大なエンドポイントとなる臨床研究が引用される. 診療ガイドラインに示されるのは一般的な診療方法であり，必ずしも個々の患者の状況に当てはまるとは限らないため，臨床現場における意思決定の際に，判断材料の一つとして利用し，あくまでも最終的な判断は，患者と主治医が協働して行わなければならないと考えられる.

2012年に日本透析医学会から発表されたCKD-MBDの診療ガイドラインは，前年の2011年までに出版された臨床研究の論文に基づき作成された. これによると，透析患者の血清リン（P）・カルシウム（Ca）・intact PTHはそれぞれ，3.5～6.0 mg/dL・8.4～10.0 mg/dL・60～240 pg/mLの範囲に管理するのが望ましく，P・Ca・intact PTHの順に優先して管理目標値内に維持することが推奨されている[1]. これは日本透析医学会の統計調査データの解析結果の影響が大きい. すなわち，日本人の透析患者では上記の血清P・Ca・intact PTHの管理目標値で死亡のリスクがもっとも低く，管理目標値への達成が「P・Ca・intact PTHのすべて」>「P・Ca」>「Pのみ」>「Caのみ」>「intact PTHのみ」>「すべて未達成」の順に生命予後がよかったからである[2].

このように，診療ガイドラインは作成時の直前までの医療水準下での診療状況をもとに作成される. しかし，医療水準は時間の経過とともに診療や治療技術などの向上に伴い変化するため，診療ガイドラインは定期的に改訂されているが，更新時においても過去の医療水準をもとに作成されていることを考慮して診療に当たるべきである.

Ⅱ. 診療ガイドラインの改訂と生命予後

もっとも新しいCKD-MBDに関する診療ガイドラインである2017年に発表されたKDIGOによると，CKD Stage G3a～G5Dでは，P値は正常値に近づけるように低下し，

序　論

高 Ca 血症は避け，PTH は正常の上限値の2〜9 倍（intact PTH 値で 120〜540 pg/mL）が推奨されている[3]．とくに血中 Ca 値については，軽度で無症候な低 Ca 血症は容認するなど，高 Ca 血症に対する警戒を強める形となった．2012 年から 2016 年までの診療の進歩などに伴う新たなエビデンスの蓄積とともに，本邦と欧米との間の地域性・人種・診療体制や環境などさまざまな要因の相違も，生命予後などのアウトカムに影響していると考えられるが，血中 P や Ca の管理目標値については 2012 年の日本透析医学会の診療ガイドラインとおおむね同様であり，PTH 値についてはやや高値を認容している程度の違いであることから，2016 年までの欧米を中心とする臨床研究でも，2011 年までの日本透析医学会の統計調査と，ほぼ同様の CKD-MBD と生命予後の関係に関する結果が示されていると考えられる．これは，2012 年の日本透析医学会の診療ガイドラインは，生命予後の観点から妥当であったことを示唆している．

　KDIGO の診療ガイドラインが重要視した臨床研究の一つが，2015 年に欧州より発表された COSMOS 試験（Current management Of Secondary hyperparathyroidism：a Multicentre Observational Study）である．これによると，血液透析患者では血清 P，Ca，PTH 値は，それぞれ 3.6〜5.2 mg/dL，7.9〜9.5 mg/dL，168〜674 pg/mL の範囲で死亡のリスクがもっとも低く，とくにそれぞれ 4.4 mg/dL，8.8 mg/dL，398 pg/mL が最低のリスクであった．また，血清 P 値や Ca 値をそれぞれ 5.2 mg/dL や 9.5 mg/dL より高値から低下させることや，PTH 値を 168 pg/mL 未満から上昇させることは生命予後の改善に関連していた[4]．また，本邦の二次性副甲状腺機能亢進症を有する透析患者を対象にした生命予後に関する研究では，血清 P 値は 7.0 mg/dL 以上と 3.0 mg/dL 以下で，Ca 値は 10.0 mg/dL 以上で，死亡リスクの上昇に関連し

ていたが，PTH 値については生命予後との関連は認められなかったことから[5]，本邦においても PTH 値については欧米と同様のやや高値を認容できる可能性があり，P や Ca についてはこれまでと同様の厳格な管理の継続が必要と考えられる．

▶ Ⅲ．CKD-MBD と生命予後の関連を示唆する新しいバイオマーカー

　現在の CKD-MBD の診療ガイドラインでは，血液中の P・Ca・PTH 値について，主要な管理目標値として示されている．これらは標準的な測定方法にて安定的に評価することが可能であるとともに，これらの値と生命予後をはじめとする臨床的帰結との関係が多くの臨床研究にて明らかにされているからである．すなわち，これらの評価項目の費用対効果が良好であることを意味する．

1．Klotho FGF23

　現在の CKD-MBD の診療ガイドラインでは具体的な管理目標値が示されていないが，多くの臨床研究により生命予後などの臨床的帰結との関係が明らかになりつつある評価項目も存在する．そのなかでもっとも注目されているのが fibroblast growth factor 23（FGF23）である．FGF23 は P 摂取をなんらかの機構により感知した骨細胞などから分泌されるホルモンであり，腎臓に作用してリン利尿の促進とビタミン D の活性化を抑制する．血液中の FGF23 を測定するアッセイはすでに確立されており，本邦では保険診療での測定は不可能であるが，FGF23 値と生命予後の関係など，多数の臨床研究の成果が報告されている（表）[6),7]．

　一方，FGF23 の共受容体である Klotho も血液中の soluble Klotho として評価ができるようになった．Klotho はおもに腎臓に発現していることから，血液中の soluble Klotho 値

表 血中リン，カルシウム，FGF23値と臨床的帰結との関連

	リン	カルシウム	FGF23
全死亡	+	+	+
心血管イベント	+	+	+
血管石灰化	+	+	+
心肥大	+	+	+
貧血	+	+	+
栄養失調			+
慢性炎症	+	+	+

＋：血中リン，カルシウム，FGF23値と発症などのリスクが正の相関を示す臨床的帰結
〔Akiyama K, et al：Int J Endocrinol[7]より改変〕

も腎臓のKlotho発現を反映していると考えられている[8]．血液中のsoluble Klotho値はCKDの進行とともに低下するが，末期腎不全でも一定の値を示すため，腎臓以外の由来も想定できる[9]．透析患者での臨床研究より，血液中のsoluble Klotho値が生命予後に関係していることが示されたことから[10]，CKDにおけるKlotho-FGF23システムの破綻と生命予後の関係も想定できる．そのため，2017年に発表されたKDIGOのガイドラインでも，FGF23やsoluble Klothoについての具体的な管理目標値は表記されていないが，生命予後や心血管病変の合併などの観点から，今後の検討課題として言及されている．

2. FGF21

FGF23とともにendocrine FGFsに属するFGF21とCKD-MBDとの関係も明らかになりつつある．FGF21はエネルギー・脂質代謝を調節したり，交感神経系の亢進や糖質コルチコイドの上昇などのストレス応答を誘導したりするホルモンである．おもに肝臓から分泌され，共受容体であるβKlothoを発現する脂肪細胞や視床下部に作用すると考えられている[6),11]．血液中のFGF21値はCKDの進行とともに上昇するが[12]，FGF21がCKDの病態に果たす役割は不明である．最近，透析患者において血液中のFGF21値と生命予後の関係も示された．FGF21値が高値では生命予後が有意に悪化していたという[13]．FGF21をマウスに過剰発現させると寿命が延長するという基礎的研究の成果も考慮すると[6]，CKD-MBDに伴うFGF21の上昇は，エネルギー代謝異常を含めたなんらかのストレスに対するsurvival responseである可能性があるが，詳細な機序については今後の研究成果に期待される．

3. Calciprotein particles（CPP）

血液中のCaやPが過剰になると，一部がfetuin-Aなどの蛋白とともに複合体を形成し，コロイド粒子となって血中に分散すると考えられている．このコロイド粒子はcalciprotein particles（CPP）と呼ばれている．CPPは，細胞障害や自然免疫反応を誘導する生理活性物質であり，その血中レベルが動脈硬化や炎症などのCKD-MBDの重要な合併症と相関することも明らかにされている．最近，血液中のCPPを評価する新しいアッセイが開発され，これによると，血液中のCPP値は保存期CKD患者と比較して血液透析患者で著明に高値であり，さらに血液中のPやFGF23値と有意な相関を示した．さらに，CPPがFGF23の分泌や合成に関与していることも明らかになりつつあり，CKD-MBDに関する新しいバイオマーカーとして注目されている[7),14]．CKDを対象にしたCPPに関する臨床研究により，CPPと心血管病変や生命予後との関係が明らかにされ[15]，またP・Ca・FGF23値のすべてが関連する生命予後を含めた多数の臨床的帰結には，実際はCPPが関与していることも想定できる（表）．

これらの知見より，CKD-MBDに関する既存の評価項目にこのような新しいバイオマーカーの評価を加えることが，生命予後を標的とした精度の高い管理に貢献できると期待されるが，アッセイの安定性や費用対効果など

序　論

今後の検討課題も存在する．

▶文　献

1) 日本透析医学会：慢性腎臓病に伴う骨・ミネラル代謝異常の診療ガイドライン．透析会誌　2012；45：301-356

2) Taniguchi M, Fukagawa M, Fujii N, et al：Serum phosphate and calcium should be primarily and consistently controlled in prevalent hemodialysis patients. Ther Apher Dial　2013；17：221-228　観察研究（後ろ向き）

3) KDIGO CKD-MBD Update Working Group：KDIGO 2017 clinical practice guideline update for the diagnosis, evaluation, prevention, and treatment of chronic kidney disease-mineral and bone disorder（CKD-MBD). Kidney Int Suppl　2017；7：1-59

4) Fernández-Martín JL, Martínez-Camblor P, Dionisi MP, et al：Improvement of mineral and bone metabolism markers is associated with better survival in haemodialysis patients：the COSMOS study. Nephrol Dial Transplant　2015；30：1542-1551　観察研究（前向き）

5) Fukagawa M, Kido R, Komaba H, et al：Abnormal mineral metabolism and mortality in hemodialysis patients with secondary hyperparathyroidism：evidence from marginal structural models used to adjust for time-dependent confounding. Am J Kidney Dis　2014；63：979-987　観察研究（前向き）

6) Hu MC, Shiizaki K, Kuro-o M, Moe OW：Fibroblast growth factor 23 and Klotho：physiology and pathophysiology of an endocrine network of mineral metabolism. Annu Rev Physiol　2013；75：503-533

7) Akiyama K, Kimura T, Shiizaki K：Biological and clinical effects of calciprotein particles on chronic kidney disease-mineral and bone disorder. Int J Endocrinol　2018；2018：5282389

8) Kimoto T, Kimura T, Watanabe Y, et al：The impact of nephrectomy and renal transplantation on serum levels of soluble Klotho protein. Transplant Proc　2013；45：134-136　観察研究（後ろ向き）

9) Rotondi S, Pasquali M, Tartaglione L, et al：Soluble a-Klotho serum levels in chronic kidney disease. Int J Endocrinol　2015；2015：872193　観察研究（後ろ向き）

10) Otani-Takei N, Masuda T, Akimoto T, et al：Association between serum soluble klotho levels and mortality in chronic hemodialysis patients. Int J Endocrinol　2015；2015：406269　観察研究（後ろ向き）

11) Bookout AL, de Groot MH, Owen BM, et al：FGF21 regulates metabolism and circadian behavior by acting on the nervous system. Nat Med　2013；19：1147-1152

12) Lin Z, Zhou Z, Liu Y, et al：Circulating FGF21 levels are progressively increased from the early to end stages of chronic kidney diseases and are associated with renal function in Chinese. PLoS One　2011；6：e18398　観察研究（後ろ向き）

13) Kohara M, Masuda T, Shiizaki K, et al：Association between circulating fibroblast growth factor 21 and mortality in end-stage renal disease. PLoS One　2017；12：e0178971　観察研究（後ろ向き）

14) Miura Y, Iwazu Y, Shiizaki K, et al：Identification and quantification of plasma calciprotein particles with distinct physical properties in patients with chronic kidney disease. Sci Rep　2018；8：1256

15) Edward RS, Martin LF, Laurie AT, et al：Serum calcification propensity predicts all-cause mortality in predialysis CKD. J Am Soc Nephrol　2014；25：339-348　観察研究（前向き）

（椎崎和弘，黒尾　誠）

3 JSDT と KDIGO ガイドライン

- ガイドラインとは，診療上の重要度の高い医療行為について，益と害のバランスなどを考慮して，患者と医療者の意思決定を支援するために最適と考えられる推奨を提示する文書である．
- CKD-MBD に関して真のエビデンスに基づいたガイドラインを作成するには，良質のエビデンスがまだ十分ではない．
- 日本の CKD-MBD 診療ガイドラインは，JSDT の registry データの解析と，複数のコホート研究に立脚している．

はじめに

診療ガイドラインとは，「診療上の重要度の高い医療行為について，エビデンスのシステマティックレビューとその総体評価，益と害のバランスなどを考慮して，患者と医療者の意思決定を支援するために最適と考えられる推奨を提示する文書」と定義される．腎臓の領域でも，その作成の過程，エビデンスの評価や推奨度の設定にあたっては，厳密な方法が示されている[1),2)]．しかしながら，エビデンスが乏しい領域ではどうするのか，きちんとしたエビデンスのほとんどが欧米人に立脚したデータである場合に，日本人患者についてはどうするのかが常に問題となる．

骨や副甲状腺の病変だけでなく，生命予後や心血管イベントリスク，骨折リスクを重視した CKD-MBD という新しい概念が提唱されたのは，2007年である[3)]．それ以前から存在していたガイドラインとしては，KDOQI[4)] や EDTA のものが挙げられ，KDOQI については実用的で，アジアの国などで，未だに従っている国も多い．しかし，この当時は，血液データの管理や骨代謝の正常化に主眼がおかれており，CKD-MBD が目標にしている生命予後の改善という観点からは，十分ではなかった．そこで，2008年に日本透析医学会（JSDT）が，2009年に KDIGO が，生命予後に立脚した CKD-MBD のガイドラインを発表した．

これらのガイドラインでは，カルシウム（Ca），リン（P）の管理目標には大きな違いはないものの，副甲状腺ホルモン（PTH）の目標値には大きな違いがみられる（表）．

筆者は，CKD-MBD の JSDT[5),6)] と，KDIGO のガイドライン策定[7)] ならびに改訂[8)] に関与したが，その作成過程と変遷を振り返り，わが国の慢性腎臓病患者にとって真に有益なガイドラインとは何か，を考えてみたい．

I．JSDT ガイドライン

JSDT がガイドラインの作成を決定したとき，きちんとした英文誌に発表された日本の患者データは数少なく，出版されたエビデンスだけにこだわると，ほとんど欧米のデータと同様になる可能性があった．そこで，長年蓄積してきた JSDT のデータベースの解析を根拠にして，生命予後との関連性で目標値を決定した[9)]．この方法は，改訂時にも重視され，それによって管理目標値や優先順位の妥

序 論

表 各国のガイドラインの PTH 管理目標値

Europe	
• European Renal Association–European Dialysis and Transplant Association（2000）	85〜170 pg/mL
• United Kingdom Renal Association（2002）	＜4 times upper normal range
North America	
• National Kidney Foundation（2003）	150〜300 pg/mL
• Canadian Society of Nephrology（2006）	100〜500 pg/mL
• Kidney Disease Outcomes Quality Initiative United States commentary（2010）	130〜600 pg/mL
Australia/New Zealand	
• Australian and New Zealand Society of Nephrology（2006）	1〜3 times upper normal range
Japan	
• Japanese Society for Dialysis Therapy（2008）	60〜180 pg/mL
• Japanese Society for Dialysis Therapy（2012）	60〜240 pg/mL
Worldwide	
• Kidney Disease Improving Global Outcomes（2009）	2〜9 times upper normal range

〔Tentori F, et al：Clin J Am Soc Nephrol 2015：10：98-109[16]に追加，改変〕

当性が支持された[10]．また，改訂時には，これに加えて，複数のコホート研究の結果や，近年使われるようになった新しい薬剤の治験データも，多く取り上げられた．

しかしながら，この改訂に用いられたデータは，カルシミメティクスの使われた期間は1年しか含まれておらず，次回の改訂では目標値も大幅に変わる可能性がある．さらに，良質の観察研究は多くなってきたが[11]，ランダム化比較試験（RCT）が少ない点も改善の余地がある．

▶ Ⅱ．KDIGO ガイドライン

2007 年に発表された最初の KDIGO のガイドラインは，オーソドックスな方法で，エビデンスに基づいて作成するという方針であったが，良質なエビデンスが少ないという現実に直面することになった．そこで，当時のKDIGO は方針を変え，エビデンスレベルと推奨レベルは必ずしも一致しなくてもよいと

いうことで作成された．

2017 年の改訂にあたっては，治療についてはRCT のみ，コホート研究は前向きのみ採用するという方針で，その間のエビデンスが精査された．およそ100 の論文が採用されたが，日本からの論文は5％を占めた．これらのエビデンスにより，半数近くのステートメントが書き換えられただけでなく，将来解決すべき問題が明らかにされた[12]．

まず，Ca，P の管理についてであるが，以前は基準値内を目標に管理するとあったが，今回ははっきりと「高 Ca 血症は避けるべき」と書いてある．これは，わが国の透析患者の予後との関係をみたMBD-5 D研究でも高Ca血症の危険性が明らかになったこととも符号する．また，P の管理については，食事の内容の記載が追加され，さらに，可能であればCa 非含有P 吸着薬の使用を推奨している．一方，高P 血症になる前からP 吸着薬を内服するという方法については，かえって血管石灰化を促進する危険性も指摘されており，現

時点では，血清P値が基準値上限を超えてから投与すべきと，慎重な姿勢を示している．

PTHの管理については，高いことで批判の多い目標値は，改訂に資するデータがないことから変更せず，内科治療抵抗例への副甲状腺摘除術に関するステートメントもそのままになっている．PTH管理の方法としては，以前にも増して，高Ca血症を避けることが強調された．まず，低Ca血症，高P血症，ビタミンD欠乏などの，明らかなPTH分泌刺激がないかを確認すべきことは変更ない．一方，保存期においては，心機能に対する活性型ビタミンD製剤の使用が効果なく，かえって高Ca血症が問題になったという複数のRCTのデータから，少なくとも無条件に活性型ビタミンD製剤を投与することは推奨していない．しかし，もちろん，PTHが上昇している症例には考えてもよく，個別の患者で低用量を注意深く投与することを否定するものではない．

透析患者のPTH管理についても，高Ca血症を避けるという観点から，カルシミメティクスを推す意見も強かったが，直接生命予後を比較したデータがないということで，カルシミメティクス，活性型ビタミンD製剤，もしくはその両方の使用が同列に挙げられている（実際は，アルファベット順に提示してある）．

骨そのものについては，最近のデータから，慢性腎臓病患者でも骨密度が骨折リスクの予想に役立つことが示され，その役割が見直され，必要な症例には推奨されるようになった．

もちろん，このグローバルガイドラインを，どこでもそのまま適応できるかについては議論があり，欧米からですら，position paperが出版されている[13),14)]．

▶Ⅲ. 将来のガイドラインは どの方向に向かうか

このように，ガイドライン作成は，エビデンスが足りないことを再認識するプロセスそのものでもあった．欧米との比較も人種差という意味で重要だが，アジアの国々では，医療制度の違いがもっと大きく影響することもわかってきている[15)]．さらに，最近話題になっている，patient-centered outcomeを，どのように定量化し，ガイドラインに入れ込むかも，近い将来解決すべき問題となろう．

ガイドラインは，その時点でのエビデンスに裏打ちされたベストな選択を示したもので，金科玉条ではなく，変わっていくものである．その適応も定型的ではなく，目の前の患者の状態を考えて使っていくものであることを，再確認して，有効に活用していきたい．

▶文 献

1) Uhlig K, Macleod A, Craig J, et al：Grading evidence and recommendations for clinical practice guidelines in nephrology. A position statement from Kidney Disease：Improving Global Outcomes（KDIGO）. Kidney Int　2006；70：2058-2065

2) Nitta K, Masakane I, Tomo T, et al and on behalf of the Scientific Academy Committee of Japanese Society for Dialysis Therapy（JSDT）：Policy for developing clinical practice guideline of Japanese Society for Dialysis Therapy. Renal Replacement Therapy　2017；3：34

3) Moe S, Drueke T, Cunningham J, et al：Definition, evaluation, and classification of renal osteodystrophy：a position statement from Kidney Disease：Improving Global Outcomes（KDIGO）. Kidney Int 2006；69：1945-1953

4) National Kidney Foundation：K/DOQI clinical guideline for the bone metabolism and disease in chronic kidney disease. Am J Kidney Dis　2003；42（Suppl 3）：S1-S201

5) Guideline working group, Japanese Society for Dialysis Therapy：Clinical practice guideline for the management of secondary hyperparathyroidism in chronic dialysis patients. Ther Apher Dial　2008；

序　論

12：514-525

6) Fukagawa M, Yokoyama K, Koiwa F, et al：CKD-MBD Guideline Working Group, Japanese Society for Dialysis Therapy：Clinical practice guideline for the management of chronic kidney disease-mineral and bone disorder (CKD-MBD). Ther Apher Dial 2013：17：247-288

7) Kidney Disease：Improving Global Outcomes (KDIGO) CKD-MBD Work Group：KDIGO clinical practice guideline for the diagnosis, evaluation, prevention and treatment of chronic kidney disease-mineral and bone disorder(CKD-MBD). Kidney Int 2009：76 (Suppl 113)：S1-S130

8) KDIGO 2017 clinical practice guideline update for the diagnosis, evaluation, prevention, and treatment of chronic kidney disease-mineral and bone disorder (CKD-MBD). Kidney Int Suppl 2017：7：1-59

9) Nakai S, Akiba T, Kazama J, et al：Effects of serum calcium, phosphorus, and intact PTH hormone levels on survival in chronic hemodialysiss patients in Japan. Ther Apher Dial 2008：12：49-54 観察研究（後ろ向き）

10) Taniguchi M, Fukagawa M, Fujii N, et al, Committee of Renal Data Registry of the Japanese Society for Dialysis Therapy：Impact of mineral metabolism on mortality in hemodialysis patients：Serum phosphate level should be controlled firstly and consistently. Ther Apher Dial 2013：17：221-228 観察研究（後ろ向き）

11) Hamano T, Sakaguchi Y, Fujii N, et al：Clinical features of CKD-MBD in Japan：Cohort studies and registry. Clin Exp Nephrol 2017：21 (Suppl 1)：9-20

12) Ketteler M, Block GA, Evenepoel P, et al：Executive summary of the 2017 KDIGO chronic kidney disease-mineral and bone disorder (CKD-MBD) guideline update：what's changed and why it matters. Kidney Int 2017：92：26-36

13) Goldsmith DJ, Covic A, Fouque D, et al：Endorsement of the Kidney Disease Improving Outcomes (KDIGO) chronic kidney disease-mineral and bone disorder (CKD-MBD) guidelines：a European Renal Best Practice (ERBP) commentatey statement. Nephrol Dial Transplant 2010：25：3823-3831

14) Isakova T, Nickolas TL, Denburg M, et al：KDOQI US commentary on the 2017 KDIGO clinical practice guideline update for the diagnosis, evaluation, prevention and treatment of chronic kidney disease-mineral and bone disorder (CKD-MBD). Am J Kidney Dis 2017：70：737-751

15) Fukagawa M, Komaba H：Chronic kidney disease-mineral and bone disorder in Asia. Kidney Dis 2017：3：1-7

16) Tentori F, Wang M, Bieber BA, et al：Recent changes in therapeutic approaches and association with outcomes among patients with secondary hyperparathyroidism on chronic hemodialysis：the DOPPS study. Clin J Am Soc Nephrol 2015：10：98-109

（深川雅史）

第1章

ミネラル代謝の生理

❶ 生物にとってミネラル代謝がなぜ必要か？ —ミネラル代謝の系統進化的意義

POINT
- リンは生命にとって欠くことできない元素であり，生体はリンをできるだけ吸収しようとする．
- リンと不溶性塩を形成する元素のなかで，カルシウムを安全に利用できるように生命は細胞外液維持システムを進化させてきた．
- 現代人の生活パターン，腎代替療法・腎不全医療の登場は，カルシウムもリンもPTHも高いという，生命の調整機構が想定していない事態を招いている．

▶はじめに

地球上に生命が登場してから少なくとも38億年が経過している．38億年前の地表には酸素も有機物も乏しく，原初生命は生き延びるために多様なミネラルを利用する道を選んだ．そのなかには有益なものもあれば有害なものもある．組み合わせも重要な要因だ．こうして生命は何十億年にもわたって，ミネラルを利用したり，制御したり，リスクマネージメントしたりしながら生き延びてきたのである．

▶Ⅰ．生体の材料としてのミネラル

1．生体にとってのリンの重要性

地球環境においてリンは決して豊富な元素ではない．ところが，生命はリンを異常に重用している．そもそも細胞膜はリン脂質であり，形質を次世代に引き継ぐDNA/RNAにも，代謝を営むシグナル伝達にも，リンは不可欠な要素として用いられている．このようにリンは生命にとって欠くことのできない元素であり，地球上の生命の間ではその奪い合いが絶え間なく展開されてきた．その結果，現在，地表のリンはそのほとんどが生体内あるいは生体由来物内に局在するという異常事態に陥っている．

第1章　ミネラル代謝の生理

このように，生命はリンを使うことを前提として設計されており，いまのところその例外は見つかっていない．かつてリンの代わりにヒ素を用いる生物が見つかったと世間を騒がせたこともあったが，どうやらそれも怪しいらしい．リンは必要不可欠なのである．ヒトにおける代謝を見てもその哲学は如実に現れている．経口摂取されたリンの消化管吸収効率は良好であり，摂取すればするほど吸収して，それを生理的に阻む手段をもち合わせていない．こうなるとリンは過剰摂取される危険が出てくる．その際には腎臓からの再吸収を抑制することで，余ったリンを捨ててしまうのだ．ここでもデフォルト状態はリンの再吸収であり，液性因子の働きでその手を緩めるというだけである．リンは外界から摂れるだけ摂って身体に貯め込もうという生命の意思，すなわち何よりもリンの不足を怖れる生命の恐怖がここに窺い知れる．ただし，生命史上のリアルワールドにおいて個体が腹いっぱいになるまでリンを経口摂取できることなど滅多になかったはずなので，これでもまだリンが不足したケースのほうが圧倒的に多かったのではないかと推測される．

2. 不溶性塩の形成

ところで，この大切なリン，正確にいえばリン酸＝HPO_4^-は，生体にとって扱いにくい特徴ももっている．多くの陽イオンと不溶性の塩を形成してしまうのだ．細胞外液やとくに細胞内液で不溶性の塩が形成されることは生体にとってきわめて不都合である．このためであろうか，生命は，リン酸との間で不溶性の塩を形成しやすい元素を極力使用しないという戦略をとっている．その代表はアルミニウムである．アルミニウムは地殻中に占める割合が第3位に相当するきわめてありふれた元素である．ところが生命はこのアルミニウムをまったくといってよいほど使用していないのだ．あまりにも不自然である．この謎

を解くカギの一つがリン酸との結合親和性であるように思う．というのは，このアルミニウムに限らず，クロム，ランタン，鉄，鉛，銅，カドミウムなどリン酸との親和性の高い陽イオンは，その地殻における含有量に比較して，生命体の材料としての使用量が軒並み少ないのだ．

3. カルシウムとリン

例外はカルシウムである．カルシウムはリン酸との間で比較的容易に塩を形成するが，生体にはしっかり使われている．それどころか，リン酸や炭酸などと塩を作りやすい性質を逆手にとって，カルシウムは内骨格・外骨格などの硬組織の形成に用いられるようになった．細胞外液にイオンとしても存在しうることは特筆すべき特徴である．ただし，そんなカルシウムでもさすがに細胞内液にはほとんど含有されていない．リン含有濃度の高い細胞内液に浸された核を守るためには当然のことである．細胞外液でも無尽蔵にイオン濃度を上げられるわけではない．「細胞内外の濃度差を前提とした細胞調整機能が変調をきたす」という教科書的説明以前の問題として，そもそもカルシウムはリン酸と塩を形成しうる生命にとって危険な元素なのである．ピロリン酸やフェチュインなど，細胞外液において塩が形成されることを阻む仕組みをしっかり配備することを前提として，生命はこの危険な状態を維持してきたのだ．結構大胆な綱渡りであるともいえる．

4. 鉄・銅とリン

鉄や銅もある意味では例外といえるかもしれない．これらは生理的に必要な元素であり，少量ではあるが消化管から補給される必要がある．なかでも鉄-硫黄クラスターは生命におけるもっとも歴史の古い機能蛋白モチーフであるので，少なくとも鉄はリン同様に生命にとって使うことを前提とした根源的

元素であると認識されているだろう．というわけで，これらの金属を生命は使用しないという選択肢をもたないのだが，しかし体液中でこの鉄はトランスフェリンやフェリチンなどの，また銅はセルロプラスミンやメタロチオネインなどの蛋白に捕捉されており，フリーの陽イオンとして振る舞うことを許されていない．もちろん酸素と出合って危険なラディカルを形成することも脅威だが，同時にリン酸と出合って塩を形成することも避けねばならない．これらの危険を抱えた鉄や銅は，体液中では蛋白に囲い込まれることによって酸素やリン酸と出合ってしまわないようリスクマネージメントされているのである．たとえばアルミニウムやランタンなども消化管から吸収されればトランスフェリンに結合するが，これら生理的役割をもたない金属群は鉄などのために構築された安全保障システムにただ乗りしているだけだろう．このただ乗りは，かえって生体に悪影響を及ぼす可能性すらある．

5．生理的金属の代謝の特徴

いまここで列挙したリン酸と不溶性の塩を形成しうる生理的金属の代謝の特徴は「少量摂取・少量排泄・貯蔵・再利用」である．細胞外液で過剰になることはきわめて危険であるため，消化管からの吸収は厳しく制御されている．その代わりに，不足しても困るので排泄量も絞って，蛋白で囲い込むなど危険のない形で貯蔵し，必要に応じて再利用するのだ．

Ⅱ．海を出た脊椎動物

古生代の始まり，カンブリアの海は修羅の世界であった．被食と捕食の関係が生まれたのである．あるいはここで被食と捕食の関係が生まれた背景に，地表のリンの枯渇が関連していたのかもしれない．いずれにせよ，この弱肉強食の海において，人類の遠い先祖である脊索動物は弱者であった．彼らは生き延びるために海を捨て，川に，そして陸に進出するしか選択肢がなかった．しかし，その選択が無力な脊索動物を強力な脊椎動物へと進化させる原動力となり，やがてその子孫は地表を制覇する王者となったのだ．壁を打ち破るためには危険を冒しても挑戦するしかない．われわれの遠いご先祖様が身をもって示した教訓である．

とはいえ，その途中過程は半端なく過酷な修行の旅であった．浸透圧の低い淡水や，乾燥や重力の危険を伴う陸上においては，従来の発想では細胞外液を維持することが難しい．原初的脊椎動物はこの危機を克服するために同時多発的にさまざまな臓器を進化させてきた．腎臓，肺，骨，皮膚などである．さらにこれらを繋ぐレニン・アンジオテンシン・アルドステロン系などの内分泌ネットワークも発達した．

1．カルシトニン

この一連の流れのなかでカルシウム・リン代謝も大きな変貌を遂げてきたのである．原初的魚類がまず用いたのがまだ前腎の段階に留まっていた腎臓における濃縮・再吸収機構であり，カルシウムに関してはカルシトニンがまずその調整因子に抜擢された．

神経ペプチドとして無脊椎動物から汎用されてきたcalcitonin gene-related peptide（CGRP）の遺伝子から別個にスプライシングされて得られたペプチドホルモンであるカルシトニンは，腎臓においては25ビタミンD1α水酸化酵素（CYP27B1）を活性化したり，遠位曲尿細管から接合尿細管にかけてのカルシウム再吸収を促進したりする．カルシトニンはリモデリング骨においては成熟破骨細胞に作用してその骨吸収を速やかに停止させる．このためにカルシトニンは細胞外液カルシウム濃度を上げるホルモンなのか下げるホ

第1章　ミネラル代謝の生理

ルモンなのかと一夜漬けに頼る医学生たちを
しばしば悩ませているのだが，おそらく答え
はそのどちらでもない．カルシトニンの本質
的役割とは，細胞外液濃度云々ではなく，生
体のカルシウム含有量を増やすことなのであ
る．このカルシトニンのホルモンとしての生
理的力価は，海水と淡水を行き来して生活す
るいわゆる「通し回遊魚」において飛びぬけ
て高い．カルシトニンはその破骨細胞抑制作
用を期待して薬物としても用いられている
が，それはヒトリコンビナントカルシトニン
ではなく，サケやウナギなどの通し回遊魚か
ら得られた異種カルシトニンである．なぜ通
し回遊魚においてそこまでカルシトニンの生
理的力価が高いのか，詳細はまだよくわかっ
ていないが，おそらくカルシウム代謝がその
答えではない．

2．1,25(OH)$_2$VitD

　進化した魚類が獲得した中腎はおもに両生
類において機能しているが，体腔への出口が
完全に閉じているわけではないのでその濃縮
力には限界がある．そこで両生類ではビタミ
ンDがカルシウム・リン代謝に特化して進化
を遂げた．

　1,25(OH)$_2$VitDも系統進化的には歴史の古
い生理活性物質である．1α位を水酸化して最
終活性型の1,25(OH)$_2$VitDとするCYP27B1
は全身のいたるところに局在している．本
来，1,25(OH)$_2$VitDとは局所で産生されてそ
の局所で消費されるオータコイド型の生理活
性物質であった．近年「ビタミンDの多様な
生理作用」ともてはやされるようになった免
疫系・血管系などへの作用のほとんどはこの
オータコイド型1,25(OH)$_2$VitDによってもた
らされるものと考えられ，したがって血中濃
度には依存しない．これに対して，腎臓で1
α水酸化され，血流に乗って遠隔臓器に到達
し，そこで選択的に作用を発揮する狭義のホ
ルモン型1,25(OH)$_2$VitDは両生類以降に獲得

されたものである．このホルモン型1,25
(OH)$_2$VitDの作用はミネラル代謝に限定さ
れ，血中濃度に依存する．外因的な活性型ビ
タミンD製剤の投与が思いのほか「多様な生
理活性」を誘導しないのは，局所でその作用
が発揮できるレベルの1,25(OH)$_2$VitD濃度に
到達する前に，血中の1,25(OH)$_2$VitD濃度が
高カルシウム血症に至ってしまうレベルに到
達してしまうからであろう．

　ホルモン型1,25(OH)$_2$VitDの最大の標的臓
器は消化管である．リン酸との結合親和性が
高いカルシウムは消化管からのエントリーが
厳しく制限されているが，1,25(OH)$_2$VitDは
そのリミッターを解除してしまうのである．
濃縮・再吸収だけでは維持できなくなった場
合に，体外から積極的にカルシウムを取り込
むという戦略オプションが加わったのだ．ホ
ルモン型1,25(OH)$_2$VitDはほかに腎臓の遠位
曲尿細管・接合尿細管におけるカルシウム再
吸収を促進し，再吸収・濃縮の強化にも役
立っている．

3．副甲状腺ホルモン

　爬虫類以降の脊椎動物は，羊膜をもつこと
で水棲生活から完全に足抜けすることに成功
した．腎臓では後腎を獲得して濾過・再吸収
の機能が格段に進歩し，ミネラル代謝におい
てはコントロールタワーである副甲状腺が登
場した．

　副甲状腺細胞はカルシウム感知受容体を介
して細胞外液カルシウム濃度を鋭敏に把握し
ている．その最大の標的臓器は骨である．副
甲状腺ホルモン（PTH）は骨リモデリングの
決定的な刺激因子である．リモデリングは上
流に骨吸収，下流に骨形成・石灰化をもつ一
連の流れから成る生理的営みであるが，その
骨吸収と骨形成の持続時間の違いを利用し
て，定常状態ではリモデリング頻度を制御す
ることで細胞外液カルシウム濃度が維持され
ている．このように，PTHと骨リモデリング

❶ 生物にとってミネラル代謝がなぜ必要か？—ミネラル代謝の系統進化的意義

は表裏一体の関係にあり，その生理的役割の本質は細胞外液カルシウム濃度を維持することである．一方，骨の力学的強度の維持はリモデリングの本質的な役割ではない．まあ，まったく関与しないかといえばそうでもないのかもしれないが，しかしリモデリングを捨てた海棲の硬骨魚類も身体の剛性を十分に担保しうるレベルの骨格強度は保持している．

PTHのもう一つの標的臓器は腎臓である．腎臓におけるPTHの機能はカルシトニンの機能によく似ており，爬虫類以降では上位互換ツールとして実質的にその役割を取って代わったように見える．一方，$1,25(OH)_2VitD$の腎作用はPTHとは微妙に異なっており，お互いに補い合う関係にある．また，PTHは近位曲尿細管においてNa/Pi共輸送体依存性のリン再吸収を抑制する．すなわちPTHによるリモデリングの刺激によって骨から細胞外液に放出されたカルシウムとリンのうち，カルシウムは腎臓でも再吸収によって有効に再利用される一方，リンは積極的に排泄することで細胞外液濃度の上昇が抑えられている．PTHとは突き詰めれば細胞外液のカルシウム濃度を上昇させるためのホルモンなのである．したがって，高カルシウム血症とPTHの上昇が共存することは生理状態ではありえない．

4. 三つのカルシウム代謝ホルモンの関係

腎臓におけるカルシウム再吸収機構が相補的であったように，PTHと$1,25(OH)_2VitD$の作用は持ちつ持たれつの関係にある．その分泌自体が互いのフィードバックループで縛られており，ミネラル代謝ネットワークの一員としてきちんと団体行動をとっている．ところが，三大カルシウム代謝ホルモンの残り一つであるカルシトニンはこのフィードバックループの頸木から外れており，その生理学的意義が見えにくい．すでに歴史的使命を終えた痕跡的ホルモンであるとする見方と，

フィードバックから離脱してもたとえば食後のようなタイミングで即効的に働く遊軍隊のようなホルモンとして新たな役割を得ているという見方がある．

▶Ⅲ. 慢性腎臓病にみられるカルシウム・リン代謝異常

リンは生命活動に必要不可欠な元素である．カルシウムはそのリン酸と不溶性の塩を形成するという決定的なリスクを秘めた元素であるが，通常その塩は生命にとってむしろ有用な役割を果たしている．このため，カルシウムはリン酸と不溶性の塩を形成する元素のなかでは例外的に細胞外液においてイオンの形で遊離することが許されている．ただし，これが危険な選択であることは十分に承知されており，だから細胞外液でこの二者が勝手に塩を形成してしまわないよう，生命は二重にも三重にも安全装置を張り巡らせているのだ．

しかし，生命が多細胞生物となって以来10億年近くかけて培ってきたこの細胞外液維持システムは，近代における人類の生活の劇的な変化までは想定に入れていなかった．本来，人類をはじめとする生物は飢えていることがデフォルト状態である．飢えているから，経口摂取されるリンの量は少ない．だから効率よく吸収する．そういう戦略だった．ところが現代は飽食の時代である．飢餓人口のほうが圧倒的に少数である．そして食べれば食べるほど，リンは体内に吸収される．ここを自発的に止める手段を生命はもち合わせていないのである．

それでも排泄経路が機能していれば問題にはならなかった．体内のリンの分布は85％が骨，細胞膜などの軟組織にも多く，また細胞内液の濃度も圧倒的に高い．細胞外液に分布する量などはごくわずかである．だというのに，細胞外液無機リン濃度はこれら体内の別

第 1 章　ミネラル代謝の生理

のコンパートメントとのやり取りではなく，なぜか体外との出納に大きく依存している．その理由はまったくわからない．リン代謝に関してはおそらくまだその役者が出揃っておらず，学問が全貌を俯瞰できるレベルに達していないのだろう．それにしても，事実として腎臓は大量の無機リンを排泄する能力を保持しており，これが機能しているかぎり高リン血症にはなり難かった．そして長い歴史において腎臓が機能しないという事態は個体死に直結していたため，それが実質的な問題となることもありえなかったのである．

　ところが，ここでまた人類は想定外のことを起こしてしまった．腎代替療法である．とくに血液透析は間欠的に腎機能を 0 にしたまま個体死をほぼ完全に防いでしまった．これでは絶え間なく消化管から入り続けるリンを十分に体外に排出することができない．かくして，人類は「捨てる力を超えるリンの流入」という未曾有の出来事に遭遇してしまったのである．

　腎不全医療の進歩はカルシウム代謝にも大きなインパクトを与えた．機能するネフロンの数が減少すると，副甲状腺細胞は低カルシウム状態と同様の反応を示す．いわゆる古典的トレードオフ仮説で説明される状態である．その原動力の一つは腎臓における CYP27B1 の総活性の低下，すなわちホルモン型 1,25(OH)$_2$VitD の不足である．ところが，これが外因性の活性型ビタミン D 製剤によって解消されてしまったのだ．もともと出入りの少ないカルシウムの入口側のリミッターを外すのだから，血清カルシウム濃度は容易に上昇する．加えて腎代替療法を施行するようになると透析液からも細胞外液にカルシウムが補充される．ところが，だからといって副甲状腺機能亢進症が克服されたわけでもない．病態が進行してしまうと，副甲状腺機能は細胞外液のカルシウムや無機リンだけでは制御されなくなってしまうからだ．

　かくして今日の慢性腎臓病患者は，カルシウムも，リンも，PTH も高いという，古典的な生理学的理論では説明困難なわけのわからない状態を呈することも珍しくなくなってしまった．生命が，なんとしても避けようとしてきた禁断の組み合わせである．

▶ おわりに

　ミネラルは生命にとって不可欠なお役立ちツールである．しかし，その扱いを誤るとミネラルは獰猛に牙をむく．生命は何十億年もかけてこのリスクを回避すべくさまざまな防御策を編み出してきた．まさに綱渡りである．ところが，近代人の生活パターンはこの何十億年分のリスクマネージメントを無意味にしてしまうほど劇的に変貌を遂げた．当然，払わなければならないツケもある．CKD-MBD もその一つなのである．

（風間順一郎）

2 生体における副甲状腺ホルモンの生理作用

> **POINT**
> - PTH, 1,25(OH)$_2$D, FGF-23 の 3 種類のホルモンが, 互いにフィードバックループを形成し, 協調的に働き, 血清 Ca・リンの恒常性維持（ホメオスタシス）を司る．
> - PTH は血清 Ca 濃度の分単位の変化に対応し, 血清 Ca 濃度の維持に寄与している．
> - PTH は, PTH/PTHrP 受容体をもつ腎・骨に作用することで, 血清 Ca 濃度の維持に寄与する．

I．PTH と関連ペプチド

副甲状腺ホルモン（PTH）は, そのアミノ末端（N 端）1-34 において, PTH-related peptide（PTHrP）と非常に相同性が高い. さらに, PTH, PTHrP はともに, 脳や精巣において発現している tuberoinfundibular peptide of 39 residues（TIP39）と相同性がある（図1）[1]. PTHrP は悪性腫瘍随伴性高カルシウム（Ca）血症の原因物質の一つとして同定されたが, 生理的には局所において軟骨形成や平滑筋の調節, 乳腺発育などに関与している. また, PTH, PTHrP, TIP39 の遺伝子構造は非常に似ている（図2）[2]. そのことからも, これらペプチドは, 共通の祖先遺伝子より進化したことが想定される.

II．PTH の分泌調節機構

血清 Ca・リン（P）濃度の維持には, PTH, 1,25-ジヒドロキシビタミン D［1,25(OH)$_2$D］, 線維芽細胞増殖因子 23（FGF-23）の 3 種類のホルモンが働き, フィードバックループを形成することで協調的に働いている（図3）[3]. PTH, 1,25(OH)$_2$D はともに血清 Ca 濃度の上

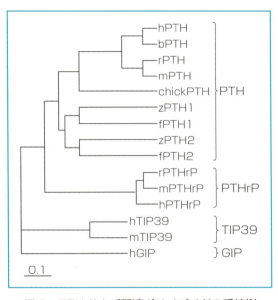

図1　PTH および関連ポリペプチドの系統樹
遺伝子配列からみた種々の動物における系統樹を示す. ヒト消化管抑制ポリペプチド（human gastrin inhibitory peptide；hGIP）をルートとして作成されている. 下目盛は進化分岐の程度を示す.
〔Gensure RC, et al：Endocrinology　2004[1] より改変〕

昇に寄与するが, とくに PTH は分単位での血清 Ca 濃度の調節に重要である.

副甲状腺には, ビタミン D 受容体（vitamin D receptor；VDR）, カルシウム感知受容体（calcium-sensing receptor；CaSR）, 線維芽細胞増殖因子受容体-Klotho 複合体（FGFR-

第1章　ミネラル代謝の生理

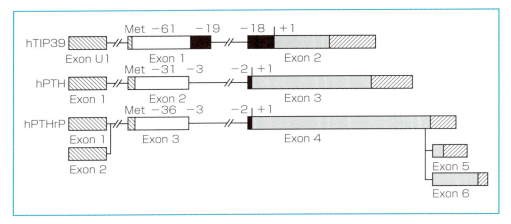

図2　PTH, PTHrP, TIP39の遺伝子構造

ボックス部分はエクソンを示す．白色部分はプレ配列，黒色はプロ配列，灰色は成熟タンパク部の配列を示す．斜線部は，非翻訳領域を示す．

〔John MR, et al：Endocrinology　2002[2]より引用〕

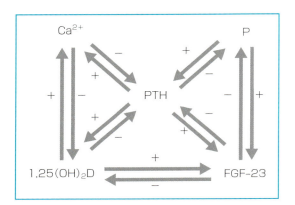

図3　Ca, Pのホメオスタシス

血中のCa, Pのホメオスタシスのために，PTH, 1,25(OH)₂D, FGF-23の，3種類のホルモンが働いている．それぞれのホルモン間にフィードバックループが形成され，血清Ca, Pのホメオスタシスにおいて重要な役割を担う．

〔Imanishi Y, et al：Expert Opin Drug Discov　2009[3]より改変〕

表　副甲状腺細胞においてPTH分泌に関連する受容体

受容体	細胞内部位
1．ビタミンD受容体（VDR）	細胞核
2．カルシウム感知受容体（CaSR）	細胞膜上
3．FGFR-Klotho complex	細胞膜上

Ⅲ．PTH受容体

1991年にPTH/PTHrP受容体（PTH1型受容体；PTHR1）がクローニングされ[4]，Gタンパク共役受容体の一つであることが示された．PTHとPTHrPはN端の構造が類似しており，PTH/PTHrP受容体に対し同等の親和性をもつ．PTHはホルモンとして腎・骨に作用し，PTHrPはオートクライン/パラクライン因子として，胎児の発達などに寄与している．PTHとPTHrPの共通の受容体であるPTH/PTHrP受容体は，PTHの古典的な標的臓器である腎・骨のみならず，大動脈・副腎・膀胱・乳腺・心臓・皮膚・筋など，非常に多くの臓器においても発現が報告されている．PTHは，PTH/PTHrP受容体と結合して細胞内にシグナルを伝達する．さらに，PTH

Klotho complex）などの受容体が存在する[3]（表）．これらの受容体は，それぞれ1,25(OH)₂D, Ca, FGF-23などの血中濃度の情報を副甲状腺細胞内に伝達し，副甲状腺細胞からのPTH分泌を調節し，血清Ca・P濃度のホメオスタシスを維持している．

はPTH/PTHrP受容体と結合したまま細胞内に取り込まれ、持続的にシグナルを伝達することも示されている[5]。

PTH2型受容体（PTHR2）は、1995年にPTH/PTHrP受容体（PTHR1）遺伝子のホモロジー解析で同定された[6]。体内におけるPTH2型受容体の発現部位は、視床下部、膵ラ氏島ソマトスタチン分泌細胞、甲状腺濾胞傍細胞、胃腸分泌腺細胞、心血管系などが報告されており、PTH/PTHrP受容体の発現部位とはかなり異なる。さらにPTH2型受容体はPTH、TIP39に対し応答するが、PTHrPにはほとんど反応しない。近年TIP39は、線維芽細胞膜上のPTH2型受容体に作用して細胞外マトリックスの産生を促すことが報告されており[7]、創傷治癒に関連していると考えられている。

▶ Ⅳ．PTHの作用

PTHの主たる作用は、血清Ca濃度の上昇である。もう一つの血清Ca濃度上昇に働くホルモンである$1,25(OH)_2D$は、PTHと異なり血清P濃度も上昇させる。PTHの古典的標的臓器としては、腎と骨が挙げられる。腎においては、PTHは遠位尿細管においてCa再吸収促進、近位尿細管においてはPや重炭酸イオンの再吸収抑制に働く。さらにビタミンDの活性化を行い、血清$1,25(OH)_2D$濃度の上昇に寄与している。

骨においては、持続的なPTHの刺激により破骨細胞が成熟化・活性化され、骨吸収が促進される。骨から血中へCaが動員されることにより、持続的なPTH刺激は血清Ca濃度の上昇に寄与している。成熟破骨細胞そのものにはPTH/PTHrP受容体は存在しておらず、PTHはPTH/PTHrP受容体を発現する骨芽細胞/間質細胞を介して、破骨細胞を活性化する。骨芽細胞/間質細胞が破骨細胞を活性化する機序として、破骨細胞膜上に存在するreceptor activator of NF-κB（RANK）が、骨芽細胞に存在するリガンドであるRANKLにより刺激される系が知られている。また、Eph/ephrin系の関与も報告されている[8]。

持続的なPTH高値は骨吸収に働くが、PTH間歇投与は海綿骨量を上昇させる。PTHのN端ペプチドであるテリパラチドは、強力な骨形成促進薬である。一過性の血中テリパラチドの重度の上昇では破骨細胞は活性化されないが、骨芽細胞は活性化され、骨密度が上昇する[9]。

重度の二次性副甲状腺機能亢進症を伴う慢性腎臓病患者において、骨・関節症状のみならず、筋脱力、皮膚瘙痒感、貧血、いらいら感などの症状が認められ、副甲状腺摘出術によりこれらの症状が改善することが報告されており、PTHが尿毒素の一つではないかと考えられている。PTH/PTHrP受容体は、腎・骨のみならず、非常に多くの臓器で発現が認められる。また、PTHのみに特異的に反応するPTHR2は、脳において発現が報告されている[6]。PTHR2や腎・骨以外のPTH/PTHrP受容体が、PTHによる尿毒症発症に関与することが示唆される。

▶ ま と め

PTHは、PTH/PTHrP受容体をもつ腎・骨に作用することで、血清Ca濃度の維持に寄与している。また、過剰なPTH濃度の上昇は、PTHR2や腎・骨以外のPTH/PTHrP受容体を介して、尿毒症の発症に寄与すると考えられている。

▶ 文 献

1) Gensure RC, Ponugoti B, Gunes Y, et al：Identification and characterization of two parathyroid hormone-like molecules in zebrafish. Endocrinology 2004；145：1634-1639
2) John MR, Arai M, Rubin DA, et al：Identification

and characterization of the murine and human gene encoding the tuberoinfundibular peptide of 39 residues. Endocrinology 2002;143:1047-1057

3) Imanishi Y, Inaba M, Kawata T, et al：Animal models of hyperfunctioning parathyroid diseases for drug development. Expert Opin Drug Discov 2009;4:727-740

4) Juppner H, Abou-Samra AB, Freeman M, et al：A G protein-linked receptor for parathyroid hormone and parathyroid hormone-related peptide. Science 1991;254:1024-1026

5) Okazaki M, Ferrandon S, Vilardaga JP, et al：Prolonged signaling at the parathyroid hormone receptor by peptide ligands targeted to a specific receptor conformation. Proc Natl Acad Sci USA 2008;105:16525-16530

6) Usdin TB, Gruber C, Bonner TI：Identification and functional expression of a receptor selectively recognizing parathyroid hormone, the PTH2 receptor. J Biol Chem 1995;270:15455-15458

7) Sato E, Zhang LJ, Dorschner RA, et al：Activation of parathyroid hormone 2 receptor induces decorin expression and promotes wound repair. J Invest Dermatol 2017;137:1774-1783

8) Charles JF, Aliprantis AO：Osteoclasts：more than 'bone eaters'. Trends Mol Med 2014;20:449-459

9) Dobnig H, Turner RT：The effects of programmed administration of human parathyroid hormone fragment（1-34）on bone histomorphometry and serum chemistry in rats. Endocrinology 1997;138:4607-4612

（今西康雄）

❸ ビタミンD代謝とその生理作用

POINT
- ビタミンDは食事として摂取，あるいは皮膚で合成され，体内で活性型の1,25(OH)$_2$Dに代謝されて作用する．
- 1,25(OH)$_2$DはビタミンD受容体に結合し，標的遺伝子の転写を制御する．
- 1,25(OH)$_2$Dの主たる作用は腸管における能動的経細胞Ca吸収の亢進である．
- 1,25(OH)$_2$Dは遠位尿細管におけるCa再吸収を増加させ，副甲状腺におけるPTH産生を低下させる．
- 骨における1,25(OH)$_2$Dの直接作用は，Caバランスに依存して変化する．

▶はじめに

ビタミンDは，体内で1,25水酸化ビタミンD［1,25(OH)$_2$D］に代謝され，遠隔臓器でビタミンD受容体（vitamin D receptor；VDR）に結合して作用を発揮する．そのため，1,25(OH)$_2$Dはホルモンとして認識されており，副甲状腺ホルモン（PTH）や線維芽細胞増殖因子23（fibroblast growth factor 23；FGF23）とともにカルシウム（Ca）やリン（Pi）の恒常性維持において中心的な役割を担う．本稿では，ビタミンDの代謝および生理作用について概説する．

▶I．ビタミンDの生合成と代謝

ビタミンDはセコステロイド骨格を有する脂溶性ビタミンで，D$_2$は植物性食品に，D$_3$は動物性食品に含まれる．D$_3$は食品からの摂取に加え，皮膚に波長280～315 nmの紫外線B波が照射されると，7-デヒドロコレステロール（プロビタミンD$_3$）から生合成される[1),2)]．

D$_2$とD$_3$はいずれもビタミンD結合蛋白質（vitamin D binding protein；DBP）と結合して循環血液中を移動し，肝臓で25水酸化ビタミンD（25-hydroxyvitamin D；25OHD）となる．シトクロムP450酵素CYP2R1が，生理的なビタミンD-25水酸化酵素である[3)]．

25OHDは，CYP27B1により1α位の水酸化を受け，1,25(OH)$_2$Dに代謝される[2)]．CYP27B1は腎近位尿細管をはじめ，皮膚角化細胞，胎盤，骨，マクロファージなど，さまざまな組織に発現している[2)]．腎臓では，糸球体で濾過された25OHD/DBP複合体が近位尿細管上皮細胞刷子縁に局在するmegalinと結合して細胞内へと取り込まれる[4)]．腎外組織のCYP27B1により産生される1,25(OH)$_2$Dは，局所でautocrine/paracrine作用を示すと考えられている．CYP27B1の発現はPTHにより誘導され，FGF23や1,25(OH)$_2$D自身により抑制される[2)]．

1,25(OH)$_2$Dは腎近位尿細管などに発現するCYP24A1により1,24,25(OH)$_3$Dに代謝され，不活性化される．CYP24A1は1,25(OH)$_2$Dを不活性化するとともに，25OHDを24,25(OH)$_2$Dに変換して1,25(OH)$_2$Dの産生を抑制する[2)]．

II. ビタミンDの生理作用

1. VDRによる遺伝子発現制御機構

$1,25(OH)_2D$ の作用のほとんどは核内受容体である VDR を介して発揮される．リガンド結合型 VDR がレチノイド X 受容体と異種2量体を形成して標的遺伝子の発現制御領域に存在するビタミン D 応答配列に結合すると，種々のコアクチベーター複合体がリクルートされ，転写が活性化される．VDR はビタミン D の古典的な標的臓器である腸管，腎臓，骨，副甲状腺に加え，皮膚角化細胞，膵 β 細胞，胎盤，マクロファージなど，さまざまな組織に発現している[2,5]．ビタミン D の代謝と古典的臓器における作用を図にまとめた．

2. 腸管におけるビタミンDの作用

$1,25(OH)_2D$ の主たる生理作用は腸管からの Ca 吸収の促進である．腸管において，Ca は能動的経細胞輸送と受動的傍細胞輸送の両方により吸収される．前者においては，腸管腔内を通過する Ca イオンは腸管上皮細胞微絨毛の先端に存在する Ca チャネル TRPV6 を介して細胞内に取り込まれ，calbindin-D_{9K} に結合して細胞内を基底外側膜へと移動した後，Ca^{2+}-ATPase（PMCA1b）により細胞外へと排出される．$1,25(OH)_2D$ は TRPV6 と calbindin-D_{9K} の発現を増加させることにより，Ca の吸収を促進する[2,6]．Pi の吸収も能動的経細胞輸送と受動的傍細胞輸送により行われ，前者はⅡb型 Na^+/Pi 共輸送担体（NaPi-Ⅱb）によって担われている．$1,25(OH)_2D$ は NaPi-Ⅱb の発現を増強することにより Pi の能動的吸収を促進する[2]．

3. 腎臓におけるビタミンDの作用

糸球体で濾過された Ca の約 65% は近位尿

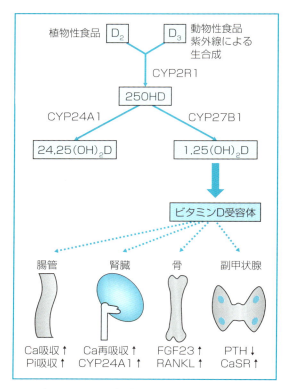

図 ビタミンDの代謝と古典的標的臓器における作用

食事として摂取あるいは皮膚で合成されたビタミン D は CYP2R1 により 25 位，CYP27B1 により 1α 位の水酸化を受け，活性型である $1,25(OH)_2D$ に代謝される．CYP24A1 は 24 位の水酸化を行う．$1,25(OH)_2D$ はビタミン D 受容体を介して，標的臓器である腸管，腎臓，骨，副甲状腺などにさまざまな作用を及ぼす．

細管でおもに受動的傍細胞輸送により再吸収される．一方，遠位尿細管においては，Ca は能動的経細胞輸送により再吸収され，管腔内の Ca イオンは TRPV5 や TRPV6 を介して細胞内に取り込まれ，calbindin-D_{28K} に結合して基底外側膜へと拡散し，Na^+/Ca^{2+} exchanger（NCX1）や PMCA1b により細胞外へと汲み出される．$1,25(OH)_2D$ は TRPV5 の発現を増加させることにより遠位尿細管における Ca の再吸収を増加させる[7]．PTH や FGF23，Klotho も TRPV5 の活性を上昇させる[2,5]．

近位尿細管においては，$1,25(OH)_2D$ は

$CYP24A1$ 遺伝子の転写を活性化して自身の不活性化をもたらす．また，$1,25(OH)_2D$ は骨における FGF23 の発現を強く誘導し[8]，この FGF23 が近位尿細管における Pi 排泄を増加させるとともに $CYP27B1$ の発現抑制と $CYP24A1$ の発現誘導により血中 $1,25(OH)_2D$ 値を低下させる．

4. 骨におけるビタミン D の作用

骨に対するビタミン D の作用のほとんどは腸管における Ca と Pi の吸収亢進を介しているが，前述した FGF23 の発現誘導など，直接的作用も存在する．*In vitro* においては，$1,25(OH)_2D$ は骨芽細胞における receptor activator of NF-κB ligand（RANKL）の発現を誘導して破骨細胞形成や骨吸収を促進する[9]．一方，*in vivo* では，骨量に対する $1,25(OH)_2D$ の作用は Ca バランスに依存して変化すると考えられている．腸管からの Ca 吸収が少ない腸管特異的 Vdr 欠損マウスにおいては，全身性 Vdr 欠損マウスよりも著明な骨量低下を示す[10]．これらのマウスでは血中 PTH や $1,25(OH)_2D$ が上昇している．腸管特異的 Vdr 欠損マウスでは骨芽細胞の Vdr は保持されているため，$1,25(OH)_2D$ も PTH とともに骨芽細胞の RANKL 発現を誘導し，全身性 Vdr 欠損マウスよりも著明な骨吸収をきたすことが示唆される．

5. 副甲状腺におけるビタミン D の作用

副甲状腺には Ca 感知受容体（calcium sensing receptor；CaSR）が存在し，細胞外液中の Ca イオンの結合により PTH の分泌が抑制される．$1,25(OH)_2D$ は Ca 吸収増加による血清 Ca 値上昇を介して PTH 分泌を抑制するとともに，直接 PTH 遺伝子の転写を抑制する[11]．さらに，$1,25(OH)_2D$ は CaSR の発現を増加させる[12]．

文献

1) Hossein-nezhad A, Holick MF：Vitamin D for health：a global perspective. Mayo Clin Proc 2013；88：720-755

2) Christakos S, Dhawan P, Verstuyf A, et al：Vitamin D：metabolism, molecular mechanisms of action, and pleiotropic effects. Physiol Rev 2016；96：365-408

3) Cheng JB, Levine MA, Bell NH, et al：Genetic evidence that the human CYP2R1 enzyme is a key vitamin D 25-hydroxylase. Proc Natl Acad Sci USA 2004；101：7711-7715

4) Nykjaer A, Dragun D, Walther D, et al：An endocytic pathway essential for renal uptake and activation of the steroid 25-(OH)vitamin D3. Cell 1999；96：507-515

5) Suda T, Masuyama R, Bouillon R, et al：Physiological functions of vitamin D：what we have learned from global and conditional VDR knockout mouse studies. Curr Opin Pharmacol 2015；22：87-99

6) Benn BS, Ajibade D, Porta A, et al：Active intestinal calcium transport in the absence of transient receptor potential vanilloid type 6 and calbindin-D9k. Endocrinology 2008；149：3196-3205

7) Hoendrop JG, Müller D, Van Der Kemp AW, et al：Calcitriol controls the epithelial calcium channel in kidney. J Am Soc Nephrol 2001；12：1342-1349

8) Liu S, Tang W, Zhou J, et al：Fibroblast growth factor 23 is a counter-regulatory phosphaturic hormone for vitamin D. J Am Soc Nephrol 2006；17：1305-1315

9) Kim S, Yamazaki M, Zella LA, et al：Activation of receptor activator of NF-kappa B ligand gene expression by 1,25-dihydroxyvitamin D3 is mediated through multiple long-range enhancers. Mol Cell Biol 2006；26：6469-6486

10) Lieben L, Masuyama R, Torrekens S, et al：Normocalcemia is maintained in mice under conditions of calcium malabsorption by vitamin D-induced inhibition of bone mineralization. J Clin Invest 2012；122：1803-1815

11) Mackey SL, Heymont JL, Kronenberg HM, et al：Vitamin D receptor binding to the negative human parathyroid hormone vitamin D response element does not require the retinoid x receptor. Mol Endocrinol 1996；10：298-305

12) Canaff L, Hendy GN：Human calcium-sensing receptor gene. Vitamin D response elements in promoters P1 and P2 confer transcriptional responsiveness to 1,25-dihydroxyvitamin D. J Biol Chem 2002；277：30337-30350

（道上敏美）

第1章　ミネラル代謝の生理

生体内でのカルシウム調節のメカニズム

POINT
- カルシウム（Ca）代謝に関与するおもな組織は，副甲状腺，腎，骨および小腸である．
- Ca代謝調節のトリガーは，副甲状腺細胞の表面に発現するCa感知受容体の活性化である．
- Ca代謝はおもに副甲状腺ホルモン（PTH）とビタミンDにより制御されており，PTHの標的組織は腎尿細管と骨であり，ビタミンDの標的組織はおもに小腸である．

▶ はじめに

　カルシウム（Ca）代謝調節は他のミネラルの代謝とは異なり，Ca・リン酸塩であるハイドロキシアパタイトに富む骨組織という巨大な貯蔵庫が非常に重要な役割を果たしている．したがって，Ca代謝調節機構を理解するためには，消化管での吸収や腎からの排泄による制御に加えて骨代謝の調節機構を知ることが重要となる．

▶ Ｉ．進化とCa代謝

　進化の過程を振り返ると，海中には豊富にCaが存在しており，そこで誕生した生命は，長い年月をかけてCaイオンを利用してさまざまな生理学的システムを構築してきた．その結果として，神経伝達，筋収縮，細胞内シグナル伝達などの複雑かつ繊細なシステムにおいて，Caイオンが重要な役割を果たしている．
　生物が海中から陸上へとそのテリトリーを拡げるに当たって，重大な障壁となったのは，空気から酸素を摂取する手段の獲得に加えて，重力に抗して身体を支持するというこ

 とと，体内環境におけるCaの恒常性を維持することであったと想像される．経口摂取可能な食物のCaの含有量は，ナトリウム（Na）やマグネシウム（Mg）あるいはリン（P）に比べて著しく少なく，陸上に進出した生命にとってCaの確保は大きな問題となった．
　合目的的な見方をすると，この問題と抗重力身体支持の問題を一挙に解決する方策として，骨組織にCa・リン酸塩〔$Ca_{10}(PO_4)_6(OH)_2$：ハイドロキシアパタイト〕を蓄積することが選択されたと考えられる．これにより，強固な骨格を得ると同時に，Caの大量な貯蔵（成人で約1 kg）が可能となった．さらに，骨の内部に造血組織である骨髄を誘導することにより，中空構造の組織が得られ，骨は軽量でありながら力学的強度の高い構造物となった．さらに，この骨髄を構成する細胞群の中に骨を溶解する細胞（破骨細胞）と骨を形成する細胞（骨芽細胞）の起源となる細胞が存在することにより，ダイナミックな骨組織の改変が可能となった．
　Ca代謝の視点から見ると，このように細胞レベルでダイナミックに骨代謝を制御するシステムが発達することによって，骨に貯蔵されているCaを必要に応じて体液中に溶出させる仕組みが確立され，恒常的にCa欠乏

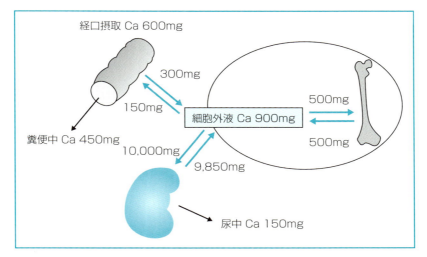

図1 カルシウム（Ca）出納バランス（成人1日当り）
1日600 mgの経口摂取Ca中，300 mgが十二指腸・空腸から吸収される．分泌される腸液中に150 mgのCaが含まれるため，正味のCa吸収は150 mgとなる．腎臓糸球体では10,000 mgのCaが濾過されるが，そのうち9,850 mgが尿細管で再吸収されるため，尿中に排泄されるCaは150 mgとなる．骨から細胞外液に500 mgのCaが供給される．細胞外液中のCa 500 mgが骨に取り込まれる．

の危機にさらされるという悩みから解放されることになったと考えられる．骨組織の代謝とCa代謝の密接な関連は，以上のような進化論的な背景を想像すると，理解が容易となるであろう．

さて，このようなダイナミックな代謝を制御するためには，繊細な調節機構が必要とされる．進化の過程では，やはり生命が陸上に進出する時期に初めて副甲状腺ホルモン（PTH）が出現しており，このホルモンがCa代謝にとって本質的に重要な役割を担うものであることが容易に推測される．その一方で，水棲生物にとってCa代謝に重要な役割を果たすカルシトニンが欠損しても，哺乳類では特段の問題が生じない．このことからも，生物が陸上へと進出する過程で，その内分泌システムに大きな変化が生じたことがうかがえる．

▶ II．生体内Caの恒常性

細胞外液，とくに血液中のCa濃度は厳密に制御されている．ヒトではCaは食物に含まれる栄養素として経口摂取されている．摂取されたCaはおもに十二指腸と空腸近位部で，ビタミンD作用に依存して能動的に吸収される（図1）．腸管から吸収されなかったCaおよび腸液として腸管に分泌されたCaは糞便として排泄される．血液中のCaは腎臓で濾過され，おもに遠位尿細管で再吸収される．尿細管で再吸収されなかったCaは尿中に排泄される．成人における腸管からの正味のCa吸収は1日当り約150 mgであり，ほぼ同量が尿中に排泄されることにより，Caの出納はバランスが維持されている．Caの出納バランスを保つためには，1日およそ600 mgのCa摂取が必要とされており，これが成人におけるCa所要量の目安となっている．

身体の内外でのCaバランスに加えて，体内でのCaバランスも重要である．体内Caバランスは骨からのCaの溶出と骨へのCaの沈着で成り立っている（図1）．骨からのCa溶出はおもに破骨細胞による骨吸収により生じるものであり，骨へのCa沈着は骨芽細胞に

第1章 ミネラル代謝の生理

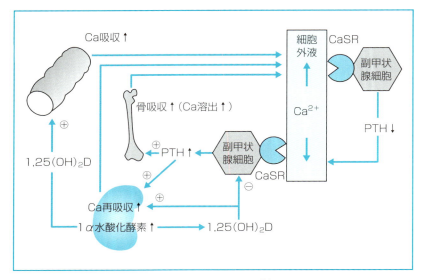

図2 細胞外液カルシウムイオン（Ca^{2+}）濃度の調節機構

細胞外液（血中）Ca^{2+}濃度が低下すると，副甲状腺細胞の表面に発現するCa感知受容体（CaSR）により感知され，副甲状腺ホルモン（PTH）の分泌が促進される．PTHは骨吸収を促進し，Caを細胞外液中に溶出する．また，PTHは腎臓に作用し，Ca再吸収を促進すると同時に1α水酸化酵素を活性化することにより，ビタミンDを活性型の1,25水酸化ビタミンD［1,25(OH)$_2$D］に変換する．1,25(OH)$_2$Dは腸管に作用し，Ca吸収を促進する．細胞外液中Ca^{2+}が上昇することにより副甲状腺細胞からのPTH分泌は抑制される．

よる骨形成に伴う骨基質石灰化により生じるものである．成人ではこのような機序で1日当り400〜500 mgのCaが骨と細胞外液との間を出入りしている．体内外のCaの出入りと体内での骨と細胞外液との間のCaの出入りでは，後者の割合が前者の3倍にも及ぶ．そのため，骨と細胞外液との間のCaバランスの破綻は，骨組織にとって大きな負荷となる．

III. Ca恒常性の維持機構

細胞外液中のCaのおよそ半分はアルブミンを主体とする蛋白と結合して存在している．細胞外液中でのCaの生理学的役割は，蛋白と結合していない2荷陽イオンであるCaイオンが担っている．したがって，Ca恒常性の本質は，おもに細胞外液，とくに血液中のCaイオン濃度を一定に維持することにある．陸棲生物であるヒトは常にCa不足の危険にさらされているため，血中Ca濃度の低下を代償する機構が発達している．そのシステムは，① 血中Ca濃度感知，② PTHによる血中Ca濃度上昇，③ 腸管からのCa吸収，④ 腎からのCa排泄，および ⑤ 骨組織からのCa溶出，に分けて考えることができる（図2）．

1. 血中Ca濃度感知

血中Ca濃度は，副甲状腺主細胞の細胞膜上に発現するCa感知受容体にCaイオンが結合することにより感知される[1]．Ca感知受容体は7回膜貫通型G蛋白共役受容体の一種であり，その細胞外領域にCaイオンが結合すると細胞内領域に結合するGq蛋白の活性化を介して細胞内シグナルを伝達する．Caイオンの結合により活性化されるシグナルにより，副甲状腺ホルモン遺伝子の転写が抑制されるとともにその分泌が抑制される．逆に血

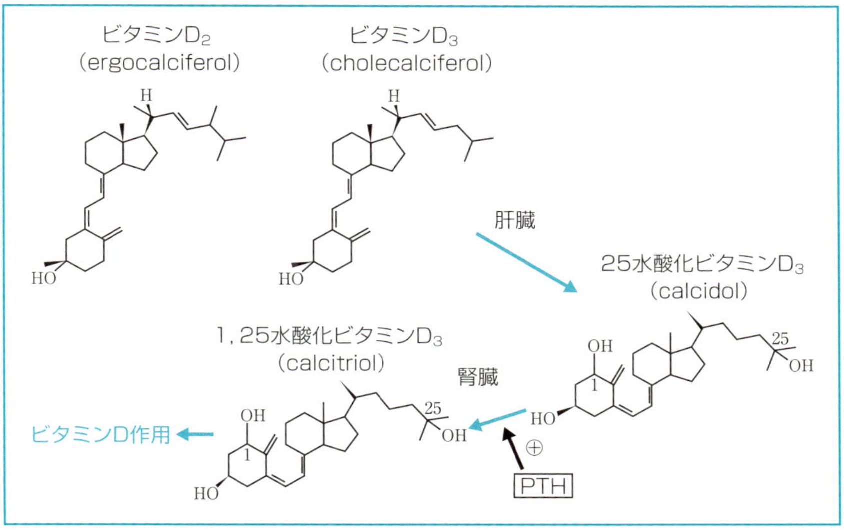

④ 生体内でのカルシウム調節のメカニズム

図3　ビタミンDの活性化機構
植物由来のビタミン D_2（ergocalciferol）および動物由来もしくは皮膚で合成されるビタミン D_3（cholecalciferol）は肝臓で，25 水酸化酵素により 25 水酸化ビタミン D（calcidol）に代謝される．さらに PTH の刺激により，腎臓で 1α 水酸化酵素の作用によって 1,25 水酸化ビタミン D（calcitriol）へと代謝され，ビタミン D 作用を発揮する活性型ビタミン D となる．

中 Ca 濃度が低下すると，PTH の合成と分泌が促進される[1]．

2. PTH による血中 Ca 濃度上昇

　副甲状腺主細胞から分泌される PTH は，腎尿細管と骨に作用して血中 Ca 濃度を上昇させる．PTH は腎近位尿細管においてビタミン D の 1α 水酸化酵素の発現を増加させ，25 水酸化ビタミン D の 1,25 水酸化ビタミン D への代謝を促進する．また，近位尿細管における P の再吸収を抑制するとともに重炭酸イオンの排泄を促進する．PTH は遠位尿細管における Ca 再吸収を促進する[2]．

　骨に対する PTH の主要な作用は，破骨細胞による骨吸収を促進して血液中へ Ca を動員することである[3]（図2）．しかしながら，PTH に対する受容体は破骨細胞ではなく骨芽細胞に存在することから，その作用は骨芽細胞を介して破骨細胞の形成を促進し骨吸収機能を高めることで発揮される．骨吸収の亢進に対する代償機構として，PTH は骨芽細胞による骨形成を促進する作用も併せもっている．

　食物（植物由来はビタミン D_2，動物由来はビタミン D_3）からの摂取により体内に取り込まれ，あるいは紫外線照射により皮膚で合成されたビタミン D は，肝臓で 25 位の水酸化を受け 25 水酸化ビタミン D となる（図3）．ホルモンとしてのビタミン D 作用をもつ 1,25 水酸化ビタミン D は，PTH 依存性に 25 水酸化ビタミン D を基質として腎近位尿細管で産生され，腸管と腎臓および骨に作用する（図3）．その主要な作用は腸管からの Ca と P の吸収を促進することである[4]．腎では遠位尿細管における Ca 再吸収を PTH と協調して促進する．ビタミン D の生理的な骨作用は現在においても十分に理解されていない．1,25 水酸化ビタミン D は破骨細胞の形成を促進するものの，その作用が欠失した状態でも十分に破骨細胞は形成される．また，ビタミン

第1章　ミネラル代謝の生理

D作用が欠如した状態でも，大量のCaとP を摂取させることにより，それらの血中濃度は維持され，骨にも影響が及ばないことが動物実験から明らかにされており，ビタミンD 作用としてもっとも重要なものは腸管からのCa・Pの吸収促進であると考えられている．

PTHはその作用の総和として，血中Ca濃度を上昇させ，P濃度を低下させる．これは，PTHによる骨からのCaとPの動員とビタミンD活性化による腸管からのCaとPの吸収促進に，腎でのP再吸収抑制およびCa再吸収促進の総和として考えることができる．このことからも，PTH作用の主体は血中Ca濃度の低下に拮抗することであるといえる．また，このようなPTH作用は，その7〜8割が活性型ビタミンDにより媒介されていることが，副甲状腺機能低下症の治療を通じて明らかにされている．

3．腸管からのCa吸収

Caの腸管からの吸収は，日常的な摂取量（400〜1,500 mg/日）では，ビタミンD作用に依存した能動的機序によって行われる．1日摂取量が2,000 mgを超えると，腸管の広い範囲で上皮細胞間隙を通過する受動的なCa吸収が生じる．そのため，大量のCa摂取は血中Ca濃度上昇の原因となる場合がある．

Caの能動的吸収に関与する部位は，十二指腸遠位部から空腸近位部のおよそ20 cmの範囲である．この部位の腸管上皮細胞にはビタミンD受容体とCaチャンネル〔transient receptor potential cation channel, subfamily V（TRPV）5および6〕が発現しており，ビタミンD作用に依存してCaの吸収が行われる[4]．

4．腎からのCa排泄

腎臓におけるCaの調節は，おもに遠位尿細管で行われている．同部位にはPTH受容体やCa感知受容体とともにCaチャンネル（TRPV5）が発現している[2]．PTHはCaの再吸収を促進し[2]，細胞外液中のCa濃度の上昇はCa感知受容体を活性化することによりCa再吸収を抑制する．ビタミンD作用も尿細管におけるCa再吸収を促進する．

5．骨組織からのCa溶出

骨組織はCaの貯蔵庫であり，必要に応じてCaは骨から細胞外液中に動員される．骨からのCa動員には二つの仕組みがある．主要な仕組みは破骨細胞による骨吸収を介するものであり，PTHの刺激により形成され活性化された破骨細胞から酸が分泌され，Ca・リン酸塩であるハイドロキシアパタイトが溶解し，Caとリン酸が細胞外液中に汲み出される．ほかに骨組織内の細胞外液中に存在するCaが動員される仕組みが存在する．

▶ IV．Ca調節ホルモンの作用機構

PTHは標的細胞に発現する特異的な7回膜貫通型G蛋白共役受容体に結合することによりその作用を発揮する[5]．この受容体は副甲状腺ホルモン関連蛋白（parathyroid hormone-related protein；PTHrP）の受容体でもあり，PTH/PTHrP受容体もしくはPTHR1受容体と呼ばれる．PTHR1受容体はアデニル酸シクラーゼを活性化することによりcAMP産生を促進するGs蛋白共役受容体である．この受容体はまたGq蛋白とも共役しており，細胞内Ca上昇によるシグナル伝達機構をも備えている．

ビタミンD作用は，1,25水酸化ビタミンDがビタミンD受容体（vitamin D receptor；VDR）に結合することにより発揮される．VDRはステロイド受容体ファミリーに属する核内転写因子であり，1,25水酸化ビタミンDと結合することにより，標的遺伝子の転写調節領域にあるVDR応答配列に結合し，その転写を促進する．

V. Ca 代謝における新たな展開

1. ビタミン D の生理的意義

ビタミン D 作用は，1,25 水酸化ビタミン D がビタミン D 受容体と結合することで生じると考えられている．しかしながら，ビタミン D 作用と血中 1,25 水酸化ビタミン D 濃度とが必ずしも相関しないことが知られており，ビタミン D 作用発現の機序について未知の領域が残されている．すなわち，ビタミン D 欠乏症に代表される臨床的なビタミン D 作用不全状態において，必ずしも血中 1,25 水酸化ビタミン D 濃度は低値を示さず，むしろ基準値の上限を上回ることさえあることが知られている．このような病態では，続発性副甲状腺機能亢進状態を認めることから，PTH による腎でのビタミン D の水酸化が促進されることで血中 1,25 水酸化ビタミン D 濃度が上昇すると説明されている．しかしながら，それでもなおビタミン D 作用不全状態が認められるとすれば，ビタミン D 作用は，1,25 水酸化ビタミン D のみでは説明がつかず，なんらかの未知の機序が想定されることになる．現時点では，この問題に関する説得力のある説明は得られていない．

ビタミン D が免疫系に密接に関与している可能性は 30 年前から示唆されていたが，最近では疫学レベルでヒトの健康とビタミン D との関連が，感染症や癌などを中心に議論されている．この問題についても，ビタミン D の生理学的意義として今後解明されるべき課題である．

2. PTH の骨作用

副甲状腺機能低下症における骨代謝異常は，少なくとも活性型ビタミン D 治療が行われている限りにおいては，臨床的な問題とし

て取り上げられることはない．このことは，PTH の生理的な骨作用について疑問を投げかける事実である．病態としての副甲状腺機能亢進症では骨代謝の活性化がもたらされ，とくに皮質骨での骨量の減少が生じる．一方で，PTH フラグメントであるテリパラチドの 1 日 1 回の間歇的投与は，同じく骨代謝の活性化をもたらすものの，海綿骨の著しい骨量増加が得られる．PTH の生理的な骨作用を解明することにより，Ca 代謝制御機構に新たな展開がもたらされる可能性がある．

おわりに

Ca 代謝調節機構に関しては，PTH とビタミン D をおもな調節因子とする緻密なシステムが構築されている．しかしながら，実際の現象を十分に理解するためには未だに不明な点が数多く残されている．

文　献

1) Brown EM, Gamba G, Riccardi D, et al：Cloning and characterization of an extracellular Ca^{2+}-sensing receptor from bovine parathyroid. Nature　1993；366：575-580

2) van Abel M, Hoenderop JG, van der Kemp AW, et al：Coordinated control of renal Ca（2+）transport proteins by parathyroid hormone. Kidney Int 2005；68：1708-1721

3) Suda T, Takahashi N, Udagawa N, et al：Modulation of osteoclast differentiation and function by the new members of the tumor necrosis factor receptor and ligand families. Endocr Rev　1999；20：345-357

4) Bouillon R, Van Cromphaut S, Carmeliet G：Intestinal calcium absorption：Molecular vitamin D mediated mechanisms. J Cell Biochem　2003；88：332-339

5) Juppner H, Abou-Samra A-B, Freeman M, et al：A G protein-linked receptor for parathyroid hormone and parathyroid hormone-related peptide. Science 1991；254：1024-1026

（竹内靖博）

第1章 ミネラル代謝の生理

生体内でのリン調整のメカニズム

POINT
- 成人体内には約600gのリンが存在する．細胞外液中のリンは，このうち1%にも満たない．
- 血中リン濃度は，腸管リン吸収，腎尿細管リン再吸収，および骨や細胞内への，あるいは骨や細胞内からの移動により調節されている．
- 腎尿細管でのリン再吸収が，慢性的なリン濃度調節に中心的な役割を果たしている．

はじめに

成人の体内には，約600gのリンが存在する．このうち約85%は骨や歯にハイドロキシアパタイト$[Ca_{10}(PO_4)_6(OH)_2]$として，また約15%は細胞膜や細胞内に存在する．したがって細胞外液中のリンは，体内のリンの1%に満たない．体内のリンは，ほぼすべてリン酸として存在している．リン酸には，有機リン酸と無機リン酸が存在する．血中には，有機リン酸が無機リン酸より多く含まれている．ただし臨床的に測定され，本稿で取り扱うのは無機リン酸である．

I．リンバランス

血中リン濃度は，腸管リン吸収，腎尿細管リン再吸収，および骨や細胞内への，あるいは骨や細胞内からの移動により調節されている．壮年期で骨量が変化しない時期には，リンバランスが維持されている．すなわち，腸管からの正味のリン吸収量と腎臓からのリン排泄量が釣り合っていることになる．腸管リン吸収により，速やかに尿中リン排泄が増加することが報告されている[1]．このような腸管と腎臓との機能連関により，リンバランスが維持されるものと推察される．ただし，この機能連関の詳細な機序は不明である．

II．腸管リン吸収

血中リン濃度調節に関与するおもな臓器は，腸管と腎臓である．腸管でのリン吸収には，ナトリウム依存性の細胞を介する吸収と，細胞間を通った吸収がある．このうち細胞を介する吸収では，管腔側に存在し，*SLC34A2*遺伝子によりコードされる2b型ナトリウム-リン共輸送体（NaPi2b）が，おもにリンの腸管細胞への取り込みを媒介している．このNaPi2bの発現は，1,25-水酸化ビタミンD$[1,25(OH)_2D]$や低リン食により亢進する[2]．一方高リン食では，ナトリウム非依存性のリン吸収が増加する．

III．腎尿細管リン再吸収

糸球体で濾過されたリンの約80～90%は，近位尿細管でナトリウム依存性に再吸収される．この近位尿細管でのリン再吸収を担うのが，*SLC34A1*と*SLC34A3*によりコードされ，近位尿細管刷子縁膜に発現する2a型，および2c型ナトリウム-リン共輸送体（NaPi2a，NaPi2c）である．NaPi2aとNaPi2cによる近

位尿細管でのリン再吸収が，慢性的な血中リン濃度調節に中心的な役割を果たしている．

NaPi2a や NaPi2c の発現量，あるいは活性は，種々の因子により調節されている．副甲状腺ホルモン（PTH）や副甲状腺ホルモン関連蛋白（PTH-related protein；PTHrP）は，PTH1 受容体を介して刷子縁膜上での NaPi2a や NaPi2b の発現を抑制することにより，近位尿細管リン再吸収を抑制する．また FGF23 も，同様に NaPi2a や NaPi2b の発現を低下させる．したがって PTH 作用過剰状態である原発性副甲状腺機能亢進症や X 染色体優性低リン血症性くる病などの FGF23（fibroblast growth factor 23）作用過剰状態では，低リン血症が惹起される．逆に，副甲状腺機能低下症や FGF23 作用障害による家族性高リン血症性腫瘍状石灰沈着症では，高リン血症が認められる．したがって PTH や FGF23 は，生理的なリン再吸収や血中リン濃度の調節因子である．近位尿細管でのリン再吸収はまた，リン欠乏やインスリン様成長因子-I により促進され，グルココルチコイドや高リン食，エストロゲンなどにより抑制される[3]．

Ⅳ．血中リン濃度の調節機構

低リン血症は，骨石灰化障害や各種臓器の機能障害の，逆に高リン血症は，異所性石灰化の原因となる．このことは，生体には血中リン濃度を一定の範囲に維持する機構が存在することを示している．血中カルシウム（Ca）濃度の調節機構に関しては，PTH が骨吸収や腎遠位尿細管 Ca 再吸収の促進，1,25 $(OH)_2D$ 産生亢進を介した腸管 Ca 吸収の促進により血中 Ca 濃度を上昇させ，逆に Ca 濃度の上昇が Ca 感知受容体を介して PTH 分泌を抑制するというネガティブフィードバック機構の存在が知られている．一方リン濃度調節に関しては，生体のリン感知機構が明らかではないことから，不明な点が残されている．

血中リン濃度の上昇は，腸管リン吸収の亢

表1　高リン血症の原因

1．PTH1 受容体を介する系の障害
- 副甲状腺機能低下症

2．ビタミン D 受容体を介する系の亢進
- ビタミン D 中毒
- 活性型ビタミン D 製剤の過剰投与
- サルコイドーシスなどの肉芽腫性疾患

3．FGF23 作用障害
- 家族性高リン血症性腫瘍状石灰沈着症

4．リン摂取の亢進
- リン製剤の過剰投与　など

5．尿中リン排泄障害
- 慢性腎臓病
- 先端巨大症

6．骨や細胞内からのシフト
- 多発性骨転移
- 不動
- 腫瘍崩壊症候群　など

表2　低リン血症の原因

1．PTH1 受容体を介する系の亢進
- 原発性副甲状腺機能亢進症
- Humoral hypercalcemia of malignancy など

2．ビタミン D 受容体を介する系の障害
- ビタミン D 欠乏
- ビタミン D 依存症 1 型，2 型

3．FGF23 作用過剰
- X 染色体優性低リン血症性くる病
- 腫瘍性骨軟化症　など

4．リン吸収の低下
- 栄養不良
- 短腸症候群　など

5．尿中リン排泄亢進
- ファンコニ症候群
- デント病
- クッシング症候群　など

6．骨や細胞内へのシフト
- 骨形成性骨転移
- リフィーディング　など

第1章 ミネラル代謝の生理

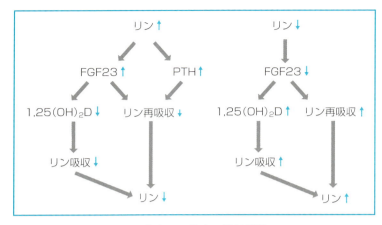

図 血中リン濃度の維持機構

高リン血症やリン負荷は，FGF23やPTH濃度を上昇させる．FGF23やPTHは腎尿細管リン再吸収を抑制し，FGF23はまた1,25(OH)$_2$D濃度の低下を介して腸管リン吸収を低下させる．逆に過剰なFGF23活性以外の原因による低リン血症では，血中FGF23濃度は低下し，腎尿細管リン再吸収や腸管リン吸収が亢進する．

進，尿細管リン再吸収の促進，あるいは骨や細胞内からのリンの細胞外へのシフトにより惹起されうる（表1）．ただし腎機能が障害されていない場合には，リンのシフトや腸管リン吸収の亢進は，尿中リン排泄の促進を惹起し，慢性の高リン血症の原因となることはまれである．高リン食は，FGF23濃度を上昇させる[4]．また高リン血症は，とくにCKDが存在する場合にはPTH産生を促進する[5]．FGF23は上述のリン再吸収抑制作用に加え，ビタミンD代謝酵素の発現を変化させることにより血中1,25(OH)$_2$D濃度を低下させ，腸管リン吸収も抑制する[6]．したがって血中リン濃度が上昇した場合には，PTHやFGF23作用の亢進などにより生体は血中リン濃度を正常化させるものと考えられる（図）．逆に低リン血症の原因は，腸管リン吸収の低下，尿中リン排泄の増加，あるいは骨や細胞内へのリンのシフトである（表2）．過剰なFGF23活性以外の原因による低リン血症では，FGF23は低値を示す[7]．このことは，低リン血症の際には生体はFGF23産生を抑制し，血中リン濃度を上昇させようとしていることを示している（図）．

▶文 献

1) Berndt T, Thomas LF, Craig TA, et al：Evidence for a signaling axis by which intestinal phosphate rapidly modulates renal phosphate reabsorption. Proc Natl Acad Sci USA 2007；104：11085-11090

2) Lee GJ, Marks J：Intestinal phosphate transport：a therapeutic target in chronic kidney disease and beyond. Pediatr Nephrol 2015；30：363-371

3) Biber J, Hernando N, Forster I：Phosphate transporters and their function. Annu Rev Physiol 2013；75：535-550

4) Ferrari SL, Bonjourn JP, Rizzoli R：Fibroblast growth factor-23 relationship to dietary phosphate and renal phosphate handling in healthy young men. J Clin Endocrinol Metab 2005；90：1519-1524
RCT以外の介入研究

5) Silver J, Naveh-Many T：Phosphate and the parathyroid. Kidney Int 2009；75：898-905

6) Shimada T, Hasegawa H, Yamazaki Y, et al：FGF-23 is a potent regulator of vitamin D metabolism and phosphate homeostasis. J Bone Miner Res 2004；19：429-435

7) Endo I, Fukumoto S, Ozono K, et al：Clinical usefulness of measurement of fibroblast growth factor 23 (FGF23) in hypophosphatemic patients：proposal of diagnostic criteria using FGF23 measurement. Bone 2008；42：1235-1239

〈福本誠二〉

6 生体内でのマグネシウム調整のメカニズム

POINT
- Mgの代謝は，腸管，腎臓および骨などの組織により調節されている．
- 腸管におけるMgの吸収は，小腸では傍細胞輸送，大腸ではTRPM6とTRPM7を介した経細胞輸送によっている．
- 骨のMgの約50%は，ヒドロキシアパタイト結晶の表面に結合しており，持続的に血液中のMgと交換されている．
- 近位尿細管やヘンレの係蹄太い上行脚における，Mgの再吸収は傍細胞輸送によっている．後者では，Mg再吸収に対し，クローディン16と19は促進的に，クローディン10と14は抑制的に作用している．
- 遠位曲尿細管におけるMgの再吸収は，TRPM6とTRPM7を介した経細胞輸送によっている．

はじめに

マグネシウム（Mg）は，生体にとって必須のミネラルであり，体内ではカルシウム（Ca），ナトリウム（Na），カリウム（K）に次いで4番目に，そして細胞内ではKに次いで2番目に多い陽イオンである．細胞内に存在するMgは，多くの酵素の活性化に必要であり，細胞膜機能，DNAや蛋白質合成など生体の生理機能の維持に重要な役割を担っている．Mg代謝のバランスは，腸管，腎臓および骨などの組織で調節されているが，とくに腎臓の役割は重要である．本稿では，生体内でのMg調節のメカニズムについて概説する．

I．Mgの輸送

上皮細胞におけるMgなどの物質の輸送には，細胞膜を介する経細胞輸送と，細胞間隙を介する傍細胞輸送の二つの経路がある．

1．経細胞輸送

Mgの経細胞輸送には，腸管や尿細管の管腔側に発現するtransient receptor potential channel melastatin member 6（TRPM6）とTRPM7が関与している[1]．TRPM6は，234 kDaの膜蛋白で，腸管では大腸に，腎臓においては遠位曲尿細管に多く発現しており，その活性は細胞内Mgによって調節されている[2]．TRPM6は，ホモ4量体もしくはTRPM7とのヘテロ4量体を形成し，TRPM7依存性およびTRPM7非依存性の両方で活性が認められる[3]．なお，TRPM6のMgに対する親和性は，Caよりも約5倍高いとされている．インスリン，上皮成長因子（epidermal growth factor；EGF），食事性Mg摂取，エストロゲン，酸塩基平衡の変化などがTRPM6発現や活性を修飾しているとされている[4]．TRPM6欠損マウスでは，Caなどのミネラルには変化を認めなかったが，血清Mg濃度は低下し，骨のMg含有量もコントロールの24%に低下していたことが報告されている[5]．

2. 傍細胞輸送

傍細胞輸送の律速となるのは，細胞間接着装置のタイトジャンクションであり，そこにはクローディンと呼ばれる4回膜貫通型の蛋白質が発現している．クローディンは，分子量が20〜28 kDaの小さな蛋白質で，タイトジャンクションにおけるバリアの形成において重要な役割を果たしている．クローディンには，少なくとも26のタイプがあり，組織によってその発現が異なっている．この発現しているクローディンの機能によって，その傍細胞輸送の透過性が規定されている[6]．

II. 腸管における吸収

摂取したMgは，その30〜60%程度が腸管で吸収されるが，その吸収率はMg摂取量の影響を受けている．Mg摂取量が少ないときには，吸収率は80%程度まで上昇し，多いときには20%にまで低下する．

1. 小　腸

小腸におけるMgの吸収は，管腔側のMg濃度と直線的に相関していることや小腸にはTRPM6は発現していないことから，おもに傍細胞輸送によって行われていると考えられている[7]．小腸における水の吸収は，管腔側のMg濃度を上昇させることになるので，結果としてMg吸収を増加させると考えられる．しかし，小腸でのMg吸収における，タイトジャンクションの透過性に関しては十分には解明されていない．なお，発現量は比較的少ないが，小腸ではクローディン1, 3, 4, 5および8が発現している．

2. 大　腸

大腸においては，TRPM6とTRPM7による経細胞輸送により，Mgが吸収されている[1]．動物実験では，大腸におけるMgの吸

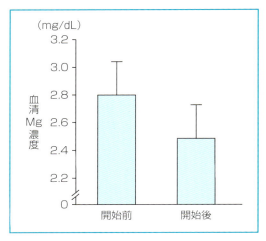

図　プロトンポンプ阻害薬による血清マグネシウム（Mg）濃度の変化（自験例）

プロトンポンプ阻害薬を1年継続して服用している透析患者（n＝37）を対象とした．血清Mg濃度は，月に1回測定し，プロトンポンプ阻害薬開始前3カ月間の平均値と，開始10〜12カ月後の3カ月間の平均値を比較した．プロトンポンプ阻害薬開始後では，血清Mg濃度には有意な低下が認められた（2.8±0.3 mg/dL vs 2.5±0.3 mg/dL，p＝0.0007）．

収の37%は，経細胞輸送であったことが報告されている．プロトンポンプ阻害薬により，血清Mg濃度が低下することが知られているが（図），その機序の一つとして，プロトンポンプ阻害薬による腸内のpH上昇により，TRPM6活性が低下することが考えられている[8]．

III. 骨との移動

骨や軟部組織へのMgの流入および流出の調節については，あまり解明されていない．骨におけるCa/Mg比は約50であり，この比率は皮質骨よりも海綿骨で高いとされている．骨のMgは，骨マトリックスには比較的少なく，50%程度はヒドロキシアパタイト結晶の表面に結合している．血清Mg濃度は，骨代謝と密に関連しており，骨表面のMgは，持続的に血液中のMgと交換されてい

る．しかし，この Mg の平衡は Ca にみられ
るような迅速なものではなく，相対的に緩徐
であると考えられている．副甲状腺機能亢進
症では，骨吸収が促進し，骨からの Mg 放出
が増加していると考えられる．二次性副甲状
腺機能亢進症を伴った血液透析患者におい
て，副甲状腺摘出術により血清 PTH（副甲状
腺ホルモン）濃度が低下すると，血清 Mg 濃
度も有意に低下したことが示されている．

Ⅳ．腎臓における再吸収

腎機能が正常な場合，1 日に約 2,400 mg の
Mg が糸球体で濾過され，その 90～95％程度
が再吸収され，残りが尿中に排泄されている．

1．近位尿細管

近位尿細管では，濾過された Mg の 10～
25％程度が再吸収されるが，Na や Ca の場合
に比較すると，比較的少ない比率である．近
位尿細管での Mg 再吸収の機序は十分には解
明されていないが，傍細胞輸送により行われ
ていると考えられている．近位曲尿細管の最
初の部分で，Mg の吸収に先だって，まず
Na，Ca や水が再吸収される．濾過液が近位
尿細管のより遠位部に到達すると，水の再吸
収により管腔内の Mg 濃度は上昇し，濃度勾
配が大きくなることによって，Mg の再吸収
が促進されると考えられる．水輸送には Na
輸送が関連してくるため，Na の再吸収を調
節する因子は Mg の再吸収にも影響している
と考えられている．

2．ヘンレの係蹄太い上行脚

ヘンレの係蹄太い上行脚では，濾過された
Mg の 50～70％が再吸収され，その機序は傍
細胞輸送によると考えられている．この部に
発現するおもなクローディンは，10，14，16，
19 である．クローディン 16 と 19 は，安定し
た 2 量体を形成しており，Mg の再吸収に影

響する主要なクローディンと考えられてい
る[6]．

クローディン 16 は，Na 透過性チャネルで
あり，Na の透過性を亢進させ，電気勾配を調
節することにより，Mg 再吸収を調節してい
るとされている．細胞外 Mg 濃度は，クロー
ディン 16 の遺伝子発現を調節していると考
えられている．クローディン 16 遺伝子には，
直接細胞外 Mg 濃度の変化に反応するシーク
エンスが存在し，低 Mg 食で飼育したマウス
は，腎臓でのクローディン 16 の発現レベルが
有意に高いことが示されている[9]．また，ク
ローディン 16 は，$1,25(OH)_2D$ によっても調
節されており，$1,25(OH)_2D$ 投与により，腎臓
でのクローディン 16 発現の有意な低下が報
告されている[10]．

クローディン 19 に関しては，ヒトにおける
そのミューテーションにより低 Mg 血症が発
症することや，クローディン 19 欠損マウスで
は，尿中 Mg 排泄が増加し，血清 Mg 濃度が
低下したことが報告されている．また，ク
ローディン 19 のタイトジャンクションにお
ける局在は，クローディン 16 により調節され
ていると考えられている．

クローディン 14 は，クローディン 16 の陽
イオン透過性を抑制する作用を有しており，
マウスの腎臓にクローディン 14 を過剰発現
させると，腎臓からの Mg 排泄が増加する[11]．
Ca 感受受容体は，腎尿細管の基底膜側にお
いても発現しており，miR-9 や miR-374 と
いった microRNA を介して，クローディン 14
の発現を調節し[12]，Mg 再吸収にも関連して
いると考えられている．

クローディン 10 は，Na 透過性蛋白である
が，Mg の再吸収に対して抑制的に作用して
いると考えられている．クローディン 10 欠損
動物では，Na 再吸収の障害に加えて，尿中へ
の Mg 排泄が障害され，血清 Mg 濃度の上昇
が認められている[13]．

第1章　ミネラル代謝の生理

3. 遠位曲尿細管

糸球体で濾過された Mg の 10% 程度が，遠位曲尿細管で再吸収される．この部位での再吸収は，管腔側に存在する TRPM6 および TRPM7 を介した，経細胞輸送により行われており，尿中 Mg 排泄の最終調整をしていると考えられている．

▶おわりに

Mg は，高血圧，心血管疾患や糖尿病といった疾患と関連している重要なミネラルであることが知られている．この Mg の代謝における，腸管での吸収や，腎尿細管での再吸収のメカニズムに関する研究は近年進歩してきている．しかし，これら生体内での Mg 調節についてはまだ解明されていない部分も多く残されている．今後，Mg がより注目され，生体内での Mg 代謝に関連する研究がさらに進歩することが望まれる．

▶文　献

1) de Baaij JHF, Hoenderop JGJ, Bindels RJM：Magnesium in man：implications for health and disease. Physiol Rev　2015；95：1-46
2) Voets T, Nilius B, Hoefs S, et al：TRPM6 forms the Mg^{2+} influx channel involved in intestinal and renal Mg^{2+} absorption. J Biol Chem　2004；279：19-25
3) Li M, Jiang J, Yue L：Functional characterization of homo- and heteromeric channel kinase TRPM6 and TRPM7. J Gen Physiol　2006；127：525-537
4) Li H, Sun S, Chen J, et al：Genetics of magnesium disorders. Kidney Dis　2017；3：85-97
5) Chubanov V, Ferioli S, Wisnowsky A, et al：Epithelial magnesium transport by TRPM6 is essential for prenatal development and adult survival. Elife 2016；5：e20914
6) Gong Y, Hou J：Claudins in barrier and transport function-the kidney Pflugers Arch　2017；469：105-113
7) Schuchardt JP, Hahn A：Intestinal absorption and factors influencing bioavailability of magnesium—an update. Curr Nutr Food Sci　2017；13：260-278
8) William JH, Danziger J：Proton-pump inhibitor-induced hypomagnesemia：Current research and proposed mechanisms. World J Nephrol　2016；5：152-157
9) Efrati E, Hirsch A, Kladnitsky O, et al：Transcriptional regulation of the claudin-16 gene by Mg^{2+} availability. Cell Physion Biochem　2010；25：705-714
10) Kladnitsky O, Rozenfeld J, Azulay-Debby H, et al：The claudin-16 channel gene is transcriptionally inhibited by 1,25-dikydroxyvitaminD. Exp Physiol 2015；100：79-94
11) Gong Y, Hou J：Claudin-14 nuderlies Ca^{++}-sensing receptor-mediated Ca^{++} metabolism via NFAT-microRNA-based mechanism. J Am Soc Nephrol 2014；25：745-760
12) Gong Y, Renigunta V, Himmerkus N, et al：Claudin-14 regulates renal Ca^{++} transport in response to CaSR signaling via a novel microRNA pathway. EMBO J　2012；31：1999-2012
13) Breiderhoff T, Himmerkus N, Stuiver M, et al：Deletion of claudin-10（Cldn 10）in the thick ascending limb impairs paracellular sodium permeability and leads to hypermagnesemia and nephrocalcinosis. Proc Natl Acad Sci USA　2012；109：14241-14246

（奥野仙二，稲葉雅章）

7 骨代謝の病態生理学的機序

POINT

- 骨芽細胞と骨細胞・骨細管系：骨芽細胞はさまざまな酵素・膜輸送体を用いて基質小胞性石灰化を誘導する．また，骨細胞・骨細管系は骨基質ミネラルを維持・調節するのに都合の良いネットワークを発達させている．
- 副甲状腺ホルモン（PTH）に対する骨の反応：PTH間歇投与では前骨芽細胞の増殖と成熟骨芽細胞の基質合成が誘導されるが，前骨芽細胞から成熟骨芽細胞への分化には破骨細胞からの細胞性カップリングが必要と思われる．
- 活性型ビタミンD製剤（エルデカルシトール）に対する骨の反応：エルデカルシトール投与では，前骨芽細胞ネットワークは発達せず，破骨細胞分化は抑制されるほか，ミニモデリングにより骨が形成されると考えられる．
- FGF23/αklotho欠損における骨代謝異常：FGF23/αklothoが欠損すると血中Ca/Pi濃度が上昇するが，骨基質石灰化は亢進せず，未石灰化骨基質が広範囲に認められる．

はじめに

骨代謝の血中ミネラルに対する影響は，骨形成と骨吸収によるカルシウム（Ca）・リン酸（Pi）の流出と流入および，機能的グループを形成している骨芽細胞・骨細胞による石灰化骨基質の維持・調節機構の二つを考えることができる．これらの機構は，副甲状腺ホルモン（PTH）や活性型ビタミンD_3により大きく影響を受けるほか，また，FGF23/αklothoを介した血中リン調節機構にも関与している．ここでは，Ca/Piをはじめとする血中ミネラル代謝およびそれを調節するホルモンなどにより骨代謝がどのように変化するか概説する．

I．骨における生理的な血中ミネラルの流出・流入

1．骨リモデリングにおけるミネラル代謝

骨リモデリングは破骨細胞の骨吸収とそれに引き続く骨芽細胞の骨形成により骨基質を絶えず古いものから新しいものへと改変してゆく現象であるが，それは同時に，骨にかかる力学的負荷に対応した幾何学構造や物性維持にもつながる．一方，骨リモデリングが頻繁に行われた場合（高骨代謝回転）や，腫瘍の骨転移などで局所的な骨吸収が亢進した場合には，血中Ca/Pi濃度に影響が及ぶ．

破骨細胞が骨吸収を行うことで，骨基質のCa/Piが組織液・血中へと放出されるが，波状縁直下で塊状の骨基質ミネラルがこまかな結晶塊にほぐされ，破骨細胞の内部に取り込まれ，その後，イオンレベルまで分解されて，破骨細胞の血管側（骨髄側）の細胞膜から放

第1章 ミネラル代謝の生理

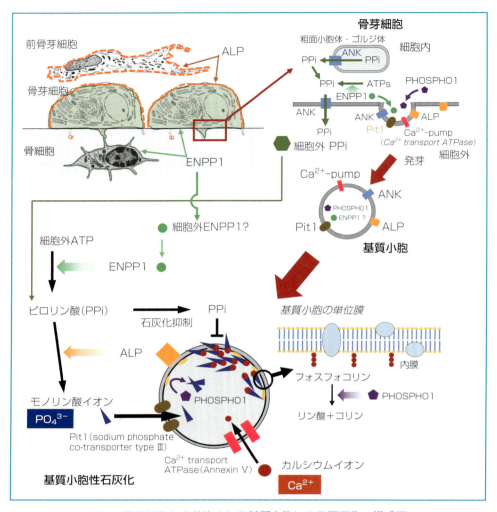

図1 骨芽細胞から分泌される基質小胞による石灰化の模式図
〔文献1）より改変〕

出されることが知られている（trancytosis）.破骨細胞の骨吸収活性は，おもに前骨芽細胞などで調節されることが知られている．よって，以下に骨芽細胞・骨細胞に焦点を当てて述べる.

2. 骨芽細胞の骨基質石灰化における血中 Ca/Pi の動員

骨芽細胞は骨基質上に局在し，石灰化骨基質を合成しうる細胞である．骨芽細胞はコラーゲン線維と非コラーゲン性蛋白（オステオカルシン，オステオポンチン，骨シアロ蛋白など）を分泌するほか，基質小胞（matrix vesicle）を分泌する．基質小胞の中に血液中の Ca/Pi が流入し，リン酸カルシウム結晶の核形成およびその後の成長が誘導され，基質小胞の単位膜から外界に出て石灰化球という球状の石灰化構造物を形成する．この石灰化球は骨芽細胞自らが分泌したコラーゲン線維に接触すると，その接触部位からコラーゲン線維に石灰化を波及させてゆく[1]（図1）.

この石灰化プロセスには，血中の Ca/Pi がそのまま使われるのではない．とくに Pi については，さまざまな膜輸送体・酵素の働きを

必要とする．有機リン酸化合物（おそらく，細胞外 ATP）にピロリン酸合成酵素である ENPP1 が作用しピロリン酸（PPi）が生成され，それを組織非特異型アルカリホスファターゼ（ALP）がモノリン酸に切断することで，基質小胞の単位膜に備わっているナトリウム（Na）/Pi co-tranporter type Ⅲ（Pit1）によって基質小胞内部に Pi が入り込む．また，それだけでなく，基質小胞内部の PHOS-PHO1 が基質小胞の単位膜の構成成分であるフォスフォエタノールアミンやフォスフォコリンから Pi を生成する機序も考えられている．一方，Ca^{2+} は組織液に遊離の状態で存在することが多く，Ca^{2+}-ATPase transporter（Annexin V が想定）によって基質小胞内部に輸送されるとされている[1]．

3. 骨芽細胞と骨細胞による骨基質ミネラルの調節機構

骨芽細胞・骨細胞系はギャップ結合によって機能的グループを形成しており，一定領域において骨細胞・骨芽細胞系によるミネラルの細胞内輸送経路を可能にしている．すなわち，骨芽細胞・骨細胞系は骨基質内の液相の区画を作り，Ca の流量調節機構，とくに骨からの Ca 放出に対して大きな役割を果している可能性が論じられている．

骨芽細胞に比べて，骨細胞の占める細胞数は圧倒的に多い．骨細胞は多数の細胞突起を骨細管と呼ばれる細い管を通して骨基質内に張り巡らせている．骨細胞の細胞突起は，骨細胞同士や骨表面に位置する骨芽細胞の突起と互いにギャップ結合で連絡することで，細胞性ネットワーク，すなわち骨細胞・骨細管系を形成している（図2）[2],[13]．したがって，上述の「骨芽細胞・骨細胞系による骨基質内の液相の区画」というのは，微細構造学的には，骨細胞・骨細管系が相当すると考えられる．骨細管は平均直径が約 300 nm であり，その中に直径 100 nm ほどの細胞突起を挿入

している．骨細管と細胞突起の間隙はコンドロイチン硫酸などのプロテオグリカンを多量に含む組織液で満たされていると考えられており，この環境は骨細管内部が石灰化しないように役立つ一方で，細胞外輸送の経路としても重要な役割を担うことが推測されている．

近年，骨細胞と骨芽細胞が連携して Ca を溶解・流出する可能性に注目が集まっている．それは，古くから骨細胞性骨溶解（osteocytic osteolysis）と呼ばれてきた[3]．たとえば PTH 投与，授乳期，低 Ca 餌給餌の場合には，破骨細胞が増加・活性化する前に血中 Ca の上昇がみられるが，それは骨細胞性骨溶解によるという．骨細胞性骨溶解にみられる一般的な現象として，骨小腔の拡大化が指摘されているが，これは可逆性であり，血中 Ca 濃度の上昇が必要なくなった場合に，骨小腔壁に骨基質ミネラルが沈着することが述べられている．

▶ Ⅱ．血中ミネラル調節ホルモンである PTH と活性型ビタミン D 製剤による骨代謝の変化

1. PTH に対する骨代謝の変化

PTH 受容体は破骨細胞ではなく骨芽細胞および前骨芽細胞に存在する．PTH の基本的な骨代謝作用としては，間歇投与で骨形成，持続注入で骨吸収という二面性を有するが，それを利用して，PTH はテリパラチド（hPTH［1-34］）として骨粗鬆症治療薬に使用されている．PTH の間歇投与では，PTH が前骨芽細胞に作用して細胞増殖を亢進させて細胞プールを形成する機序，また，成熟した骨芽細胞に対しては骨形成を促進する機序，の二点があげられる[4]．しかし，もっとも肝心なプロセスである前骨芽細胞から成熟した骨芽細胞への分化においては，破骨細胞からの細胞学的なカップリングが必要であり，破骨細胞が存在しないマウスでは PTH

第1章　ミネラル代謝の生理

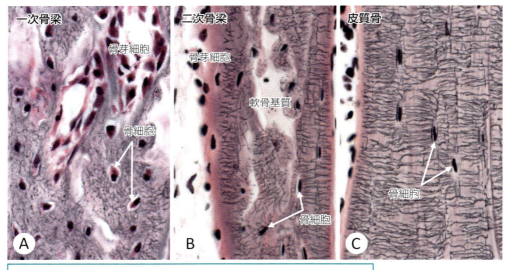

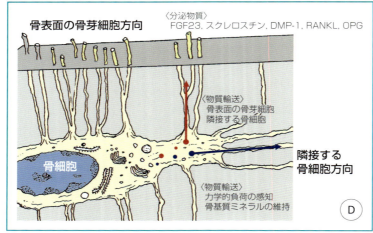

図2　鍍銀染色による骨細胞・骨細管系の分布
A：一次骨梁における骨細胞と骨細管の不規則な走行．
B：二次骨梁における骨細胞・骨細管系を示す．また，一部，軟骨基質が残存している．
C：皮質骨における骨細胞・骨細管系は規則的な走行を示す．
D：骨細胞の機能を示した模式図．

〔文献13) より改変〕

を投与しても骨形成は誘導されない[4]．

　さて，テリパラチドの処方には連日投与と週1回投与があり，どちらも骨量を増加させる．しかし，投与頻度が異なる投与法で，同じ量あるいは形状の骨が形成されるのか疑問に思われることから，われわれは，マウスを用いて，ヒトの骨代謝回転（activation frequency）に合わせた hPTH［1-34］投与実験を行った[5]．その結果，hPTH［1-34］の高頻度投与では前骨芽細胞のネットワークが拡大し破骨細胞形成が亢進する一方，骨芽細胞による骨形成も亢進するといった，高代謝回転の骨リモデリングが生じる．この場合において，相対的に骨吸収よりも骨形成が優位となるため，骨全体としては骨形成促進となる．一方，低頻度投与の場合，前骨芽細胞のネットワークと破骨細胞形成は亢進せず，骨リモデリングの高代謝回転はそれほど上昇しな

い．また，興味深いことに，ミニモデリング（mini-modeling；破骨細胞の骨吸収に依存せず，休止期骨芽細胞が既存骨の上に新しい骨を作る現象）で骨形成が誘導されることが示されている[5]．なお，PTH 投与により骨から多量の FGF23 の遺伝子発現ならびに蛋白産生が報告されている．

2. 活性型ビタミン D 製剤に対する骨代謝の変化

骨粗鬆症治療に用いられる活性型ビタミン D 製剤としてエルデカルシトールが挙げられる．エルデカルシトールは血中 Ca 濃度を上昇させる傾向があるが，プロドラッグのアルファカルシトールよりも骨量増加能が高い．その理由として，破骨細胞の分化形成の抑制することが知られているが，その機序として，前骨芽細胞ネットワークの発達を抑えることで破骨細胞の分化形成を低下させる機序[6]，および，スフィンゴシン-1-リン酸が関与し，破骨細胞前駆細胞が骨組織へと遊走することを防ぐ機序が報告されている．した

がって，エルデカルシトールを投与すると，骨代謝回転は低下する．さらに重要な現象として，エルデカルシトールはミニモデリングにより骨形成を誘導する能力が高く，ラット[6]などの小動物ばかりでなく，サル[7]，ヒト[8]でもエルデカルシトールによるミニモデリングが報告されている．

Ⅲ．血中 P 濃度と FGF23/αklotho および骨基質石灰化について

FGF23 の研究は，骨，とくに骨細胞が全身性のリン調節に関与しており，臓器としての骨が認識される大きなきっかけとなった．われわれの観察では，規則的な骨細管系を示す骨細胞にもっとも強い FGF23 陽性反応を認めている[9]．たとえば，骨幹端の一次骨梁は不規則な骨細管系を示し，そこにおける骨細胞は dentin matrix protein (DMP)-1 産生を行うが，FGF23 陽性反応を示さない．一方，皮質骨は規則的な骨細管系を示しており，多数の FGF23 陽性骨細胞を観察することがで

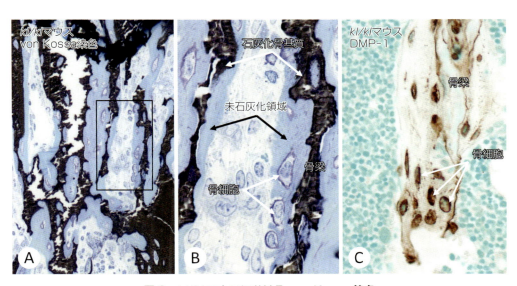

図 3　kl/kl マウスにおける von Kossa 染色
A，B：石灰化領域は黒く，また，未石灰化領域は青く示される（B は A の枠内の拡大像）．
C：骨細胞には多量の DMP-1 の発現が認められる．

〔文献 13）より改変〕

第1章　ミネラル代謝の生理

きる．近年のわれわれの解析では，胎生期・新生期の骨では骨芽細胞も FGF23 を発現するが成獣期になると骨細胞が優位に FGF23 を発現すること，一方，FGFR1c および αklotho は胎生期・新生期に高い遺伝子発現を認めるが成獣期では低下することを認めている[10]．

　それでは，血中 Ca/Pi 濃度が上昇すると，骨基質もそれに平行して石灰化が亢進するのであろうか？　大変興味深い現象として，αklotho 遺伝子欠損（αklotho−/−）マウスおよび αklotho 変異（kl/kl）マウスともに，高リン・高 Ca 血症を呈するにもかかわらず，骨基質は広範囲な未石灰化領域を有していた（図3）[11),13]．さらに，低リン餌給餌を行うと，kl/kl マウスでは αklotho の遺伝子発現が若干回復し，正常な石灰化骨基質を示すこと，しかし，αklotho−/− マウスでは低リン餌給餌では骨基質異常が回復しないことを明らかにしている[12]．このことは，血中 Ca/Pi 濃度によって，物理化学的に骨基質石灰化が影響されるわけではないことを強く示唆している．

　また，αklotho−/− マウスや kl/kl マウスと同様に，FGF23 遺伝子欠損（Fgf23−/−）マウスもまったく同様の異常を示す．Fgf23−/− マウス未石灰化骨基質に存在する骨芽細胞は，局所の Pi 調節に関わる ALP の発現低下と ENPP1 の発現上昇による PPi 濃度の上昇が推測されている．一方，SIBLING ファミリー蛋白である DMP-1 や osteopontin を強発現し石灰化を受けている骨細胞が存在した．Fgf23−/− マウスの大腿骨・脛骨では，Dmp-1，Osteopontin，Mepe 遺伝子の発現が上昇する一方，SIBLING ファミリー蛋白を基質とする Phex 遺伝子の発現上昇も認められたことから，骨細胞による石灰化抑制作用が解除され，石灰化沈着が誘導された可能性が推測されている．

■ おわりに

　骨代謝は常に血中ミネラルそのものと血中ミネラル調節ホルモンなどと密接な関係にあり，腎臓や副甲状腺をはじめとする多臓器との連関が強く示唆されている．将来の骨代謝研究に期待したい．

■ 文　献

1) Hasegawa T：Ultrastructure and biological function of matrix vesicles in bone mineralization. Histochem Cell Biol　2018（in press）
2) Hasegawa T, Yamamoto T, Hongo H, et al：Three-dimensional ultrastructure of osteocytes assessed by focused ion beam-scanning electron microscopy （FIB-SEM）. Histochem Cell Biol　2018（in press）
3) Bélanger LF：Osteocytic osteolysis. Calcif Tissue Res　1969：4：1-12
4) Luiz de Freitas PH, Li M, Ninomiya T, et al：Intermittent PTH administration stimulates pre-osteoblastic proliferation without leading to enhanced bone formation in osteoclast-less c-fos （−/−） mice. J Bone Miner Res　2009：24：1586-1597
5) Yamamoto T, Hasegawa T, Sasaki M, et al：Frequency of teriparatide administration affects the histological pattern of bone formation in young adult male mice. Endocrinology　2016：157：2604-2620
6) de Freitas PH, Hasegawa T, Takeda S, et al：Eldecalcitol, a second-generation vitamin D analog, drives bone minimodeling and reduces osteoclastic number in trabecular bone of ovariectomized rats. Bone　2011：49：335-342
7) Saito M, Grynpas MD, Burr DB, et al：Treatment with eldecalcitol positively affects mineralization, microdamage, and collagen crosslinks in primate bone. Bone　2015：73：8-15
8) Hikata T, Hasegawa T, Horiuchi K, et al：Histomorphometric analysis of minimodeling in the vertebrae in postmenopausal patients treated with anti-osteoporotic agents. Bone Rep　2016：5：286-291
9) Ubaidus S, Li M, Sultana S, et al：FGF23 is mainly synthesized by osteocytes in the regularly distributed osteocytic lacunar canalicular system established after physiological bone remodeling. J Electron Microsc　2009：58：381-392, Tokyo
10) Sakurai A, Hasegawa T, Kudo A, et al：Chronologi-

cal immunolocalization of sclerostin and FGF23 in the mouse metaphyseal trabecular and cortical bone. Biomed Res 2017；38：257-267

11) Sasaki M, Hasegawa T, Yamada T, et al：Altered distribution of bone matrix proteins and defective bone mineralization in klotho-deficient mice. Bone 2013；57：206-219

12) Hikone K, Hasegawa T, Tsuchiya E, et al：Histochemical examination on periodontal tissues of klotho-deficient mice fed with phosphate-insufficient diet. J Histochem Cytochem 2017；65：207-221

13) Amizuka N, Hasegawa T, Yamamoto T, et al：Cellular function of osteocytes in normal and aklotho-deficient mice. Hokkaido J Dent Sci 2017；38（special issue）：56-62

（網塚憲生，邱　紫璇，長谷川智香）

第2章

CKD-MBD の病態機序

1 ビタミンDの臓器保護作用

POINT
- CKD患者における観察研究では，活性型ビタミンD製剤使用は総死亡，CVD死亡，CVD発症の低リスクと関連している．
- CKD患者における観察研究では，活性型ビタミンD製剤使用は免疫異常，感染症入院リスクなどとの関連も示されている．
- 基礎研究では，活性型ビタミンDと免疫・炎症，動脈硬化抑制効果，左室肥大抑制効果などが示されている．
- CKDを対象とした活性型ビタミンDを用いたランダム化比較試験では，心血管系に対するベネフィットは示されていない．

はじめに

ビタミンDと健康アウトカムとの関連に関心が高まり，「長寿ホルモン」ではないかとの期待がもたれてきた．本稿では，これまでのおもに観察研究と基礎研究に基づく知見，最近数年間に発表されたCKD患者を対象とする活性型ビタミンD製剤（VDRA）のおもに心血管保護効果についての介入試験の結果を整理し，どう理解し，どう診療に活用するのかを考える材料を提供したい．

I．観察研究

2004年以降，おもに血液透析患者におけるコホート研究において，VDRA使用の有無と総死亡[1]，心血管疾患（CVD）による死亡[2]，CVD発症リスク[3]などとの関連が報告された．表1におもなものを要約した．これらによれば，VDRA非使用群に比較して，使用群では総死亡リスクは25％前後低く，総死亡のおよそ半分を占めるCVD死亡のリスクは約50％程度低いことになる．

CVD死亡リスクは，概念的にはCVD発症リスクとその後の致死リスクの積として理解できる[4]．日本透析医学会統計調査委員会の報告[3]によると，VDRA投与の有無はCVD発症リスクと有意な関連を示すものの，発症後の致死リスクとの関連は有意ではなかった．ちなみに，intact PTH値はCVD発症リスクと関連し，血清補正カルシウム（Ca）値や血

第 2 章　CKD-MBD の病態機序

表 1　透析患者における VDRA 使用の有無と総死亡・心血管死亡の関連を見たおもなコホート研究

報告	人数	追跡	ビタミン D 製剤	死亡ハザード比*
Shoji （NDT 2004）	242	5 年	内服 $1\alpha(OH)D_3$	心血管死亡 0.377（0.246〜0.578）
Teng （JASN 2005）	51,037	2 年	静注 D 製剤	全死亡 0.75（0.72〜0.78）
Tentori （KI 2006）	7,731	37 週	静注 D 製剤 （3 製剤）	全死亡 0.78〜0.83
Kalantar-Zadeh （KI 2006）	58,058	2 年	静注 paricalcitol	全死亡 約 0.6（15 μg/week 未満で）
Melamed （KI 2006）	1,007 （PD 含）	3 年	calcitriol	全死亡 0.62〜0.74
Wolf （KI 2007）	175＋750 （HD＋PD）	90 日	血中ビタミン D 濃度， ビタミン D 投与の有無	低濃度×非投与で死亡リスク 最高
Naves-Diaz （KI 2008）	16,004	4 年	内服	全死亡 0.55

＊：年齢，性別，透析年数，糖尿病の有無，人種で調整した多変量モデル

（著者作成）

清リン（P）の値はともに CVD 発症後の致死リスクと関連すると報告されている．

　また，左室肥大に VDRA が関連することも報告された．比較群のない 1-arm の少数例での前後比較の報告[5]では，VDRA 投与後に左室肥大が改善していたという．

　VDRA は血清 P，Ca 濃度を上昇させるため，血管石灰化に悪影響を及ぼすのではないかとの懸念がある．しかし，透析患者の石灰化を経時的に評価した研究[6]によると，血管石灰化が進行した群に比較し，進行しなかった群では，VDRA の総投与量が多かったと報告されている．

　そのほかに，VDRA 使用の有無は呼吸器感染症入院リスクとの関連が報告されている[7]．免疫能の一つの指標とされる非特異的マイトジェンによるリンパ球増殖能反応は，健常群に比較して透析患者で低下していたが，アルファカルシドール 0.5 μg/day を血液透析患者に 4 週間投与した後にはほぼ正常レベルに改善した[8]．同じ介入により，透析患者の末梢血単核細胞からの IL-2 分泌障害が改善する[9]ことから，透析患者の細胞性免疫障害に活性型ビタミン D 欠乏が関与する可能性が議論されている．

Ⅱ．基礎研究

　VDRA は抗動脈硬化作用をもつことが示唆されてきた．すなわち，リポポリサッカライド刺激による血管内皮細胞の炎症性反応[10]，血管平滑筋細胞の増殖[11]，マクロファージが変性 LDL を取り込むのに利用されるスキャベンジャー受容体の発現は，VDRA により抑制される[12]ことが実験的に示されている．

　ビタミン D 受容体（VDR）ノックアウトマウスでは，腎臓の JG 細胞（傍糸球体細胞）が増殖し，レニンの産生が増加し，左室肥大が生じる．この左室肥大はカプトプリル投与により回避できた[13]．ビタミン D の活性化を担う 1α 水酸化酵素を欠損させたマウスにおい

❶ ビタミン D の臓器保護作用

表2　VDRA が透析患者の予後に関係する機序の可能性

	標的臓器	作　用
PTH 抑制を介した作用	心臓	左心室収縮能↑，左室肥大↓，線維化↓，弁石灰化↓
	血管	内皮機能↑，血管拡張↑，血管石灰化↓
	代謝	インスリン抵抗性↓，脂質代謝↑
	骨髄	骨髄線維化↓，赤血球造血↑
	免疫	免疫機能↑

	標的臓器	作　用
PTH 抑制を介さない作用	心臓	レニン・アンジオテンシン系↓，ANP↑，ET↓
	血管	粥状動脈硬化↓（TNF-α↓，IL-1β↓，IFN-γ↓，IL-10↑など） 血管石灰化↓（MGP↑，Run×2/Cbfa1↓，BMP2↓，1型コラーゲン↓） 血栓形成↓（血小板凝集↓，組織因子↓，AT-Ⅲ↑，TM↑）
	免疫	カテリシジン↑
	腫瘍	P21↑，p27↑

〔Kovesdy CP, et al：Kidney Int　2008[16]より作成〕

ても，同様の現象が観察された[14]．したがって，活性型ビタミン D 作用の欠乏は，レニン−アンジオテンシン系の亢進を介して，左室肥大を生じるものと考えられた．

血管石灰化に対しても VDRA は抑制的に作用する可能性が指摘されている．血管平滑筋細胞の Klotho 蛋白は血管石灰化抑制的に作用し，腎機能の低下した動物では血管平滑筋細胞の Klotho 発現は低下しているが，VDRA 投与により Klotho 発現が改善する[15]．

これら以外にも，骨ミネラル作用以外に VDRA はさまざまな作用が報告されており，VDRA は副甲状腺ホルモン（PTH）を抑制することで，あるいは PTH 抑制を介さない機序で，CKD 患者の健康アウトカムを改善している可能性が考えられてきた（表2）[16]．

▶Ⅲ．介入試験

CKD 患者を対象とし，VDRA の心血管作用を検証したランダム化比較試験が実施された．最初に報告されたのが PRIMO 試験[17]であり，二次性副甲状腺機能亢進症（SHPT）を伴う未透析 CKD 患者 227 人において1年間の paricalcitol 治療の左室肥大（left ventricular mass index）抑制効果をプラセボと比較した．その結果，有意な左室肥大抑制効果は示されなかった．これとほぼ同じ結果が OPERA 試験[18]からも報告された．

PRIMO 試験と同様の試験が SHPT を伴う血液透析患者でも実施が検討されたが，試験参加医師たちは透析患者には VDRA は必要であると考え，ランダム化比較試験への症例登録が進まなかったために試験中止となった．

上記の二つの試験では左室肥大というサロゲートマーカーがエンドポイントとされたのに対し，わが国で実施された J-DAVID 試験[19]では心血管複合エンドポイントに対する効果が検証された．対象は SHPT を伴わない（intact PTH≦180 pg/mL）維持血液透析患者 976 人で，アルファカルシドール投与（開始時投与量 0.5 μg/day で調整許容）の介入群と VDRA 非投与の比較群にランダム割付し，4年間の心血管複合エンドポイントへの効果を比較した．4年後まで割付治療が継続されていた割合は両群とも 60％以上であり，介入群

第2章　CKD-MBDの病態機序

表3　CKDにおけるVDRAの心血管効果を検証した代表的ランダム化比較試験

	PRIMO[17] Thadhani R, et al. JAMA 2012	OPERA[18] Wang AYM, et al. JASN 2014	J-DAVID[19] This study （投稿中）
対　象	SHPT を伴う CKD Stage 3-4 症例 N＝227	SHPT を伴う CKD Stage 3-5 症例 N＝60	SHPT を伴わない CKD Stage 5 D（HD） N＝976（ランダム化） N＝964（解析症例）
介　入	経口 paricalcitol 2 μg/day	経口 paricalcitol 1 μg/day	経口アルファカルシ ドール 0.5 μg/day
比　較	プラセボ	プラセボ	VDRA 非投与
主要評価項目	MRIによるLVMI （48 週間）	MRIによるLVMI （52 週間）	心血管複合エンドポイ ント（48 カ月）
結　果	有意差なし	有意差なし	有意差なし

LVMI：左室重量係数　　　　　　　　　　　　　　　　　　　　　（著者作成）

でのアルファカルシドール投与量の中央値は0.25 μg/day であった．full analysis set を用いた intention-to-treat 解析の結果，比較群に比べ，介入群における心血管複合エンドポイントの発生リスクは有意ではないものの上昇し（ハザード比 1.25），総死亡にも有意な改善効果は認められなかった（**表3**）．

　J-DAVID 試験のデータを用いて，割付治療が中止された時点で打ち切りとし，割付治療中止後に発生したイベントはカウントしない per-protocol 解析や，割付治療が中止されても介入群でアルファカルシドール内服から静注 VDRA に切り替わった患者では打ち切りとしない modified per-protocol 解析を行うと，心血管複合エンドポイントのハザード比はさらに大きくなる傾向が認められた．

▶ Ⅳ．どう理解すればよいのか

　基礎研究から VDRA に心血管系に好ましい直接作用があることは間違いないし，観察研究でも同じ方向のデータが示されていたが，実際の CKD 患者を対象にランダム化比較試験を実施したところ，期待された結果は得られなかった．この食い違いをどう説明すればよいのか．

　第一の説明として，対象により VDRA のベネフィットの現れ方に差があるのではないかという可能性がある．VDRA の非ミネラル作用を認めても，ミネラル作用があるため，血清 Ca 濃度や血清 P 濃度に影響を与え，また Ca 負荷を大きくすることで，ベネフィットがキャンセルされてしまった可能性がある．とくに J-DAVID 参加者のベースラインでは，透析液 Ca 濃度が 3.0 mEq/L の症例が多く，炭酸 Ca を投与されている症例が多く，また SHPT のない症例を対象とせざるをえなかったため，低めの骨代謝回転で Ca 負荷が増加し，骨以外の組織への影響があったのかもしれない．一方，コホート研究のもとになるリアルワールドでは，VDRA は SHPT 治療目的で使用されていたはずであり，そのような患者集団に対しては VDRA の有益性があるということかもしれない．

　第二の説明として，コホート研究はランダム化比較試験を再現できていないという可能性である．VDRA のコホート研究では，投与群と非投与群で血清 P, Ca, PTH の値の影響

❶ ビタミンＤの臓器保護作用

を統計学的に調整しているが，それらが VDRA 投与前の値ではなく投与中の値であれば，ランダム化比較試験とは同じにならない．コホート研究では，VDRA 投与の影響をみているのではなく，継続投与できる症例と継続投与できなくなる症例の，たとえば遺伝的背景の違いをみているのかもしれない．特定の遺伝子多型で Ca・ビタミンＤ補充による反応性に差があることが知られている[20]．測定されていない変数に対する調整はできないコホート研究の限界である．

▶おわりに─診療はどうするか

未透析 CKD においても，維持血液透析患者においても，現時点では VDRA の心血管保護作用を示した介入試験によるエビデンスはない．したがって，心血管保護を期待して，すべての症例に対して VDRA 投与を行うことについては推奨することはできない．VDRA はすべての人に対して「長寿ホルモン」とはならないと考えられる．しかしながら，SHPT を有する透析患者における VDRA 治療を否定するものではない．

活性型ビタミンＤはステロイドホルモンであり，少量で生理作用が発揮されるため，「患者を選ぶ」薬なのであろう．腎臓に効くからといってプレドニゾロンを糖尿病腎症患者には投与しないのと同じかもしれない．

▶文 献

1) Wolf M, Betancourt J, Chang Y, et al：Impact of activated vitamin D and race on survival among hemodialysis patients. J Am Soc Nephrol 2008；19：1379-1388 観察研究（後ろ向き）

2) Shoji T, Shinohara K, Kimoto E, et al：Lower risk for cardiovascular mortality in oral 1alpha-hydroxy vitamin D3 users in a haemodialysis population. Nephrol Dial Transplant 2004；19：179-184 観察研究（後ろ向き）

3) Shoji T, Marubayashi S, Shigematsu T, et al：Use of vitamin D receptor activator, incident cardiovascu-

lar disease and death in a cohort of hemodialysis patients. Ther Apher Dial 2015；19：235-244 観察研究（後ろ向き）

4) Nishizawa Y, Shoji T, Ishimura E, et al：Paradox of risk factors for cardiovascular mortality in uremia：is a higher cholesterol level better for atherosclerosis in uremia? Am J Kidney Dis 2001；38：S4-S7

5) Park CW, Oh YS, Shin YS, et al：Intravenous calcitriol regresses myocardial hypertrophy in hemodialysis patients with secondary hyperparathyroidism. Am J Kidney Dis 1999；33：73-81 RCT 以外の介入研究

6) Ogawa T, Ishida H, Akamatsu M, et al：Relation of oral 1alpha-hydroxy vitamin D3 to the progression of aortic arch calcification in hemodialysis patients. Heart Vessels 2010；25：1-6 観察研究（後ろ向き）

7) Tsujimoto Y, Tahara H, Shoji T, et al：Active vitamin D and acute respiratory infections in dialysis patients. Clin J Am Soc Nephrol 2011；6：1361-1367 観察研究（後ろ向き）

8) Tabata T, Suzuki R, Kikunami K, et al：The effect of 1 alpha-hydroxyvitamin D3 on cell-mediated immunity in hemodialyzed patients. J Clin Endocrinol Metab 1986；63：1218-1221 RCT 以外の介入研究

9) Tabata T, Shoji T, Kikunami K, et al：In vivo effect of 1 alpha-hydroxyvitamin D3 on interleukin-2 production in hemodialysis patients. Nephron 1988；50：295-298 RCT 以外の介入研究

10) Equils O, Naiki Y, Shapiro AM, et al：1,25-Dihydroxyvitamin D inhibits lipopolysaccharide-induced immune activation in human endothelial cells. Clin Exp Immunol 2006；143：58-64

11) Carthy EP, Yamashita W, Hsu A, et al：1,25-Dihydroxyvitamin D3 and rat vascular smooth muscle cell growth. Hypertension 1989；13：954-959

12) Suematsu Y, Nishizawa Y, Shioi A, et al：Effect of 1,25-dihydroxyvitamin D3 on induction of scavenger receptor and differentiation of 12-O-tetradecanoylphorbol-13-acetate-treated THP-1 human monocyte like cells. J Cell Physiol 1995；165：547-555

13) Li YC, Kong J, Wei M, et al：1,25-Dihydroxyvitamin D3 is a negative endocrine regulator of the renin-angiotensin system. J Clin Invest 2002；110：229-238

14) Levin A, Li YC：Vitamin D and its analogues：do they protect against cardiovascular disease in patients with kidney disease? Kidney Int 2005；68：1973-1981

15) Lim K, Lu TS, Molostvov G, et al：Vascular Klotho

deficiency potentiates the development of human artery calcification and mediates resistance to fibroblast growth factor 23. Circulation 2012；125：2243-2255

16）Kovesdy CP, Kalantar-Zadeh K：Vitamin D receptor activation and survival in chronic kidney disease. Kidney Int 2008；73：1355-1363

17）Thadhani R, Appelbaum E, Chang Y, et al：Vitamin D receptor activation and left ventricular hypertrophy in advanced kidney disease. Am J Nephrol 2011：33：139-149 RCT

18）Wang AY, Fang F, Chan J, et al：Effect of paricalcitol on left ventricular mass and function in CKD — The OPERA Trial. J Am Soc Nephrol 2014；25：175-186 RCT

19）Shoji T, Inaba M, Nishizawa Y：Vitamin D receptor activator and prevention of cardiovascular events in hemodialysis patients-rationale and design of the Japan Dialysis Active Vitamin D（J-DAVID）trial. Renal Replacement Therapy 2016；2：19 RCT の Method 論文

20）Gaffney-Stomberg E, Lutz LJ, Shcherbina A, et al：Association between single gene polymorphisms and bone biomarkers and response to calcium and vitamin D supplementation in young adults undergoing military training. J Bone Miner Res 2017；32：498-507

（庄司哲雄）

2 FGF23と炎症

POINT
- 血中FGF23濃度はさまざまな炎症マーカーと正相関関係を示す．
- 炎症はFGF23の産生を促進し，FGF23は炎症を惹起する．しかしながら，FGF23と炎症の悪循環は，腎不全などの病態下でなければ形成されない．
- 血中FGF23濃度高値が臓器予後および生命予後悪化につながることが知られているが，この関係が炎症を介したものであるか否かは不明である．

はじめに

Fibroblast growth factor 23（FGF23）はおもに骨で産生されるリン利尿因子である．これまでに行われた多くの観察研究により，さまざまな対象者において血中FGF23濃度高値が全死亡リスク・心血管イベント発症・腎予後悪化と正相関することが明らかにされた[1,2]．一方，炎症が死亡リスク・心血管イベント発症・腎予後悪化の原因となることも古くから知られている．このため，本稿ではFGF23と炎症の関わりについて概説する．

なお，血中にはリン利尿作用をもつintact FGF23（iFGF23）およびfurinなどによる分解でリン利尿作用をもたなくなったFGF23フラグメントの両者が存在しており，これらの血中濃度はおもにenzyme-linked immunosorbent assay（ELISA）を用いて測定される．現在市販されているFGF23 ELISAはiFGF23のみを測定するiFGF23-ELISAと，iFGF23およびC末FGF23（cFGF23）の両者を測定するcFGF23-ELISAの大きく2種類に分けることができる．本稿で用いるcFGF23という用語はcFGF23 ELISAで測定されたFGF23のことを指し，iFGF23・cFGF23両者をあわせたものであることに注意されたい．

I．FGF23と炎症の相関関係

本稿執筆時点で"FGF23""inflammation"をキーワードにPubMedを検索すると，79文献がヒットした．これらのうち，ヒトにおいてFGF23と炎症の関係を最初に報告したのは，アメリカの慢性腎不全コホート研究〔Chronic Renal Insufficiency Cohort（CRIC）研究〕であり，CKD stage 2～4の保存期慢性腎臓病患者において血漿cFGF23濃度が血漿interleukin 6（IL-6），C-reactive protein（CRP），tumor necrosis factor α（TNF-α），fibrinogen濃度と正相関することが明らかにされた[3]．FGF23と炎症の相関関係はCKDを有しない一般住民においても成り立ち，血中cFGF23濃度がIL-6，高感度CRPといった炎症関連因子と正相関することがHanksらにより報告されている[4]．前述のとおり，血中FGF23濃度高値は心血管イベント発症や死亡リスクの増大と相関することが知られているが，CRIC研究の報告では，血漿cFGF23，IL-6，高感度CRP濃度がそれぞれ独立して腎代替療法開始前に死亡するリスクに寄与することが明らかにされている[5]．また，血液透析患者を対象としたHemodialysis（HEMO）studyでも血清iFGF23濃度が高いと感染性疾患，心血管病，全死亡のリスクが

第2章　CKD-MBDの病態機序

上昇するが，このリスク上昇は血清高感度CRP，IL-6，TNF-α，interferon-γ濃度といった炎症関連因子で補正しても有意であったと報告されている[6]．本稿の後半でFGF23と炎症には双方向性の因果関係があることを述べるが，CRICおよびHEMO studyの結果からは，ヒトにおける血中FGF23濃度高値と予後増悪の相関関係が，少なくともCRP，IL-6，TNF-α，interferon-γを介したものではないことが推察される．なお，これらの観察研究の結果は，研究で測定されなかった炎症関連因子を介してFGF23と予後の関係が成り立つ可能性を否定するものではなく，詳細については今後の解明が待たれる．

▶Ⅱ．因果関係1：炎症がFGF23産生を促進する

炎症とFGF23の因果関係をヒトにおいて証明することは困難であり，両者の因果関係の解明を目的に，培養細胞や動物を用いた検討がなされている．炎症とFGF23には双方向性の因果関係が認められるが，ここではまず炎症→FGF23向きの因果関係について述べる．

炎症がFGF23産生を促進することを最初に明確に示したのはItoらの報告である[7]．Itoらは敗血症患者が一時的な低リン血症を呈することから炎症がFGF23産生を促進するのではないかと考え，骨細胞様細胞であるIDG-SW3を用いてTNF-α，IL-1β，TNF-like weak inducer of apoptosis（TWEAK），lipopolysaccharide（LPS）といった炎症促進因子がFGF23 mRNAを上昇させ，TNF-αおよびIL-1βのFGF23 mRNA上昇作用はnuclear factor-kappa B（NF-κB）を介したものであることを示した[7]．しかしながら，IDG-SW3細胞培養液中のFGF23濃度を測定するとiFGF23は上昇せずcFGF23のみが上昇しており，furin阻害薬添加条件下においてのみ細胞培養液中のiFGF23が上昇することが明らかとなった[7]．すなわち，炎症関連因子は骨細胞におけるFGF23の産生は促進するものの，リン利尿因子として作用しうるiFGF23の産生にはつながらなかったのである．

血中iFGF23ではなくcFGF23のみが上昇するという現象は，鉄欠乏によっても引き起こされることが知られている．FarrowらはFurin分解抵抗性FGF23（R176Q）が原因であるautosomal dominant hypophosphatemic rickets（ADHR）が，女性において思春期や妊娠などの鉄欠乏状態でしばしば発症することにヒントを得て，FGF23（R176Q）をノックインしたADHRモデルマウスを作製し，鉄欠乏がFGF23に与える影響を調べている．その結果，鉄欠乏は野生型マウスにおいて血清iFGF23ではなくcFGF23のみを上昇させるのに対し，ADHRモデルマウスでは血清iFGF23・cFGF23の両者を上昇させ骨軟化症を発症させることが明らかとなった[8]．生体は炎症時にバクテリアの増殖を抑制するため網内系などに鉄を囲い込み，機能的鉄欠乏状態を引き起こすことが知られている．DavidらはこのKnowledgeに基づき，炎症によるFGF23産生にも機能的鉄欠乏が関与していることを明らかにしたが，この報告においても野生型マウスが炎症により血清cFGF23濃度を顕著に上昇させるのに対し血清iFGF23濃度の上昇はごく軽度にとどまることが明らかにされている[9]．なお，DavidらによりCKDモデルマウスを用いると炎症により血清iFGF23が上昇することが明らかにされていること，およびMaceらによりラット腎摘モデルにおいて腎摘後1時間以内に血漿iFGF23濃度およびiFGF23/cFGF23濃度比が上昇することが明らかにされていることから，iFGF23/cFGF23比の調整はFGF23の産生臓器である骨ではなく腎臓で行われている可能性が示唆されるが，iFGF23/cFGF23比の調整メカニ

ズムについては未だ不明な点が多く残されている[9),10)].

Ⅲ. 因果関係2：FGF23が炎症を惹起する

FGF23と炎症の因果関係においては，FGF23→炎症向きの関係も存在する．Daiらは，マウス腎においてFGF23により発現が変化する遺伝子群をマイクロアレイを用いて網羅的に解析し，FGF23によりTNF-αシグナル伝達経路が活性化されうることを示した[11)]．また，Masudaらはマウス腹腔マクロファージにおいてFGF23がFGF受容体（FGFR）依存性にTNF-αの発現を上昇させるが，IL-1βおよびIL-6の発現には影響を与えないことを報告している[12)]．さらに，SinghらはFGF23が肝細胞においてFGFR4依存性にcalcineurin/nuclear factor of activated T-cells（NFAT）を活性化させ，IL-6やCRPを上昇させることを明らかにしている[13)]．これらの報告は，前述の炎症→FGF23向きの因果関係とあわせて考えると，FGF23と炎症が互いを増強させる悪循環を形成すると捉えることも可能であるが，① 炎症→FGF23向きの因果関係は，腎機能が正常であればiFGF23の上昇をきたさなかったこと，および② FGF23→炎症向きの因果関係は，α-klothoを発現していないマクロファージや肝細胞においてかなり高濃度のFGF23を使って得られたものであることなどから，ステージの浅い保存期CKD患者において上述のFGF23と炎症の悪循環が存在するか否かは不明である．なお，FGF23はケモカインによるβ₂ integrinの活性化をFGFR2を介して抑制し，白血球の遊走を阻害することも知られている[14)]．

おわりに

以上，炎症とFGF23の関係を「相関関係」「炎症→FGF23向きの因果関係」「FGF23→炎症向きの因果関係」に分けて概説した．炎症とFGF23に密接な関わりがあることは上述の因果関係の部分で取り上げた研究から明らかであるが，この関係がヒトの病態形成にどのような役割を担っているかは不明な点が多く，今後さらなる研究が必要である．

文 献

1) Gutierrez OM, Mannstadt M, Isakova T, et al：Fibroblast growth factor 23 and mortality among patients undergoing hemodialysis. N Engl J Med 2008；359：584-592

2) Wolf M：Update on fibroblast growth factor 23 in chronic kidney disease. Kidney Int 2012；82：737-747

3) Munoz Mendoza J, Isakova T, Ricardo AC, et al：Fibroblast growth factor 23 and inflammation in CKD. Clin J Am Soc Nephrol 2012；7：1155-1162

4) Hanks LJ, Casazza K, Judd SE, et al：Associations of fibroblast growth factor-23 with markers of inflammation, insulin resistance and obesity in adults. PLoS One 2015；10：1-12

5) Munoz Mendoza J, Isakova T, Cai X, et al：Inflammation and elevated levels of fibroblast growth factor 23 are independent risk factors for death in chronic kidney disease. Kidney Int 2017；91：711-719

6) Chonchol M, Greene T, Zhang Y, et al：Low vitamin D and high fibroblast growth factor 23 serum levels associate with infectious and cardiac deaths in the HEMO study. J Am Soc Nephrol 2016；27：227-237

7) Ito N, Wijenayaka AR, Prideaux M, et al：Regulation of FGF23 expression in IDG-SW3 osteocytes and human bone by pro-inflammatory stimuli. Mol Cell Endocrinol 2015；399：208-218

8) Farrow EG, Yu X, Summers LJ, et al：Iron deficiency drives an autosomal dominant hypophosphatemic rickets（ADHR）phenotype in fibroblast growth factor-23（Fgf23）knock-in mice. Proc Natl Acad Sci USA 2011；108：E1146-E1155

9) David V, Martin A, Isakova T, et al：Inflammation

第2章　CKD-MBDの病態機序

and functional iron deficiency regulate fibroblast growth factor 23 production. Kidney Int 2016；89：135-146

10）Mace ML, Gravesen E, Hofman-Bang J, et al：Key role of the kidney in the regulation of fibroblast growth factor 23. Kidney Int 2015；88：1304-1313

11）Dai B, David V, Martin A, et al：A comparative transcriptome analysis identifying FGF23 regulated genes in the kidney of a mouse CKD model. PLoS One 2012；7：1-15

12）Masuda Y, Ohta H, Morita Y, et al：Expression of Fgf23 in activated dendritic cells and macrophages in response to immunological stimuli in mice. Biol Pharm Bull 2015；38：687-693

13）Singh S, Grabner A, Yanucil C, et al：Fibroblast growth factor 23 directly targets hepatocytes to promote inflammation in chronic kidney disease. Kidney Int 2016；90：985-996

14）Rossaint J, Oehmichen J, Van Aken H, et al：FGF23 signaling impairs neutrophil recruitment and host defense during CKD. J Clin Invest 2016；126：962-974

（松井　功，猪阪善隆）

③ Klothoの腎保護作用と心血管保護作用

POINT
- Klothoの発現低下は，線維化を誘発する．
- Klotho蛋白の投与や，*Klotho*遺伝子の過剰発現は，腎保護作用のみではなく，心線維化の抑制，血管石灰化抑制作用を示す．
- Klothoの機能は多彩であり，どの機能が真に重要かについては結論が出ていない．

はじめに

　Klotho蛋白は，膜結合型蛋白で，腎臓の主として遠位尿細管で発現している．*Klotho*欠損マウスは，寿命が8週程度と短命であることに加え，動脈の石灰化や異所性石灰化，骨粗鬆症，成長障害，皮膚・筋肉の萎縮，性腺機能障害など慢性腎不全患者の症状と類似した表現型を示す[1]．これらの症状は，高リン（P）血症や高ビタミンD血症の是正などにより改善がみられることから，カルシウム（Ca）・P・ビタミンD代謝異常により上記症状を発症していると考えることもできる．

　その一方で，*Klotho*欠損マウスに，Klotho蛋白を投与すると，Pの濃度を変えずにphenotypeを部分的に改善するという報告もあり[2]，これらは分泌型Klothoに生理活性が存在することを示唆している．したがって，KlothoがだだKa・P・ビタミンD代謝の調節因子として機能しているだけではなく，液性因子として全身の臓器に影響を及ぼしている可能性がある．さらに最近は，細胞内Klothoが慢性炎症を制御しているとの報告もあり[3]，Klothoの多彩な作用を理解するためにはもう少し時間がかかりそうである．

　これまでにKlotho蛋白投与や*Klotho*遺伝子の過剰発現による臓器保護効果が数多く報告されている．その一方で，Klotho発現の低下自体が線維化を促進することも報告されている[4]．また，腎臓のみではなく，Klothoを微量にしか発現していない臓器においても，その発現自体が臓器保護作用を示唆する論文も存在する[5]．本稿では，Klothoの腎と心血管保護作用について解説する．

I. Klotho蛋白の腎疾患モデルに対する作用

1. 腎虚血再灌流傷害

　腎虚血再灌流傷害モデルの病理学的特徴は，近位尿細管細胞の基底膜からの脱落による尿細管腔の閉塞で，この過程に活性酸素が重要な役割を果たす．これまでに，*Klotho*ヘテロ欠損マウスやトランスジェニックマウス，アデノウイルスによる*Klotho*遺伝子の導入，Klotho蛋白投与によって，腎保護的な作用を有することが明らかになった．この機序が，酸化ストレスの軽減作用や，heat shock protein 70の発現誘導によるBcl-xlやBcl-2などの抗アポトーシス因子の増加であることが示されている[6]．さらに，Klothoがエリスロポエチンレセプターを誘導することで，過酸化酸素による細胞障害を軽減するという報告もある[7]．

第2章　CKD-MBD の病態機序

2．シスプラチン腎症

シスプラチンは白金錯体に分類される抗癌薬である．シスプラチンは近位尿細管上皮細胞の血管側底膜に局在する有機カチオントランスポーター（organic cation transporter-2；OCT2）によって，上皮細胞内に取り込まれ，核内のDNAやさまざまな蛋白と結合し，最終的にDNAの切断と細胞のエネルギー代謝の停止を誘導する．DNAの損傷は，アポトーシス促進因子の転写誘導を引き起こすが，この薬理作用はシスプラチンの抗癌薬としての効果発現の機序としても重要である．Klotho は，OCT2の発現を，遺伝子レベルではなく，蛋白レベルで阻害する効果があり，シスプラチンで誘導される腎障害を抑制することが報告されている[8]．

3．腎線維化

慢性腎臓病（CKD）の原因は，加齢に始まり，慢性糸球体腎炎，糖尿病，高血圧などさまざまであるが，腎線維化はすべての腎疾患に共通した病態である．Klotho ヘテロ欠損マウスに，片側尿細管結紮（unilateral ureteral obstruction；UUO）を施行したところ，腎線維化の増悪を認めた[9]．この機序として，腎線維化の主要なメディエーターである TGF-β1 の産生亢進が示されている．われわれが，Klotho 蛋白の TGF-β1 シグナルに対する効果を検討したところ，Klotho 蛋白はⅡ型 TGF-β 受容体に結合することで，そのシグナル伝達を阻害し，抗線維化作用を示すと考えられた[10]．さらに，Klotho トランスジェニックマウスを使った研究では，Wnt シグナル阻害により，抗線維化作用を示すことが報告されており[11]，Klotho の多彩な作用によって腎線維化が改善することが明らかにされている．

4．アンジオテンシンⅡによる腎障害

レニン-アンジオテンシン-アルドステロン系（renin-angiotensin-aldosterone system；RAS）に対する阻害薬は，CKD の治療薬として広く用いられており，糸球体内圧の低下作用とは独立して，腎線維化を軽減することが報告されている[12]．このなかでもアンジオテンシンⅡは，糸球体高血圧の発症や TGF-β1，活性酸素の産生を増加させる作用をもち，腎障害の進展に深く関与している．Klotho の mRNA は，ノルエピネフリンの刺激では低下しないが，アンジオテンシンⅡの刺激で低下し，アンジオテンシンⅡの持続注入による腎障害は Klotho のアデノウイルスベクターの導入で改善することが示されている．また，アンジオテンシンⅡによる Klotho 発現の低下は，アンジオテンシンⅡ遮断薬であるロサルタンで抑制できるが，正常ラットにロサルタン投与を行っても，Klotho の発現を亢進させないことも明らかにされている[13]．

5．食塩感受性高血圧

食塩感受性は病態によって異なっており[14]，食塩摂取に伴う血圧の上昇に炎症が重要な役割を果たすことが明らかにされている[15]．monocyte chemotactic protein（MCP）-1 は，その受容体である CC chemokine receptor 2（CCR2）に結合することで，単球/マクロファージの遊走・浸潤に関与する．Klotho ヘテロ欠損マウスに，食塩負荷を行うと収縮期血圧が上昇するが，CCR をブロックすると血圧上昇や腎障害が改善することから，CKD に伴って低下する Klotho の発現が，食塩感受性を亢進させている可能性がある[16]．

6．腎摘後代償性肥大

腎摘出は，腎癌患者や移植ドナーに行われ，術後腎機能の悪化を認める症例も存在する．腎摘出によりネフロン数が減少する結果，非摘出腎に糸球体容積の増大や近位尿細管細胞の腫大といった代償性変化が起こる

が，この過程に insulin-like growth factor (IGF)-1 が中心的な役割を果たすことが報告されている[17]．Klotho トランスジェニックマウスでは，腎摘出後の血清クレアチニンの上昇や腎重量の増加，糸球体の腫大が，野生型タイプと比較して軽微であった．また，血清中の IGF-1 濃度に差はないものの insulin receptor substrate (IRS)-1 のリン酸化が抑制されていたことから，Klotho トランスジェニックマウスにおける腎摘後代償性肥大の抑制効果は，IGF シグナルの抑制作用によると考えられた[18]．

7. 進行性腎障害モデル

ICR-derived glomerulonephritis (ICGN) マウスは，tensin 2 の遺伝子欠損が原因で，40 週齢までにネフローゼ症候群，腎不全を呈し，約 50% が死に至る進行性腎不全のモデルである．病理学的には，腎糸球体基底膜の肥厚，糸球体足突起消失や細胞増殖を伴わないメサンギウム領域の拡張を特徴とする糸球体病変に加えて，病態末期においては尿細管拡張，尿細管間質部病変も認められる．このモデルにおいて，Klotho の発現は著しく低下し，老化マーカーである senescence associated β-glucosidase 活性の上昇や酸化ストレスマーカーの上昇を認めている．さらに，ICGN マウスを Klotho トランスジェニックマウスと交配させることによって，腎障害の改善と寿命の延長を認めている[19]．本研究は，腎疾患が腎老化を誘導することを示唆している点で，今後の腎臓領域の研究に大きな影響を及ぼすと考えられる．

8. 糖尿病性腎症マウス

糖尿病性腎症は透析の導入の原疾患として最多であり，これに対する治療法の確立が求められている．糖尿病性腎症の成立に TGF-β1 に加え，mammalian target of rapamycin (mTOR) が深く関与していることが報告

されている[20]．Klotho ヘテロ欠損マウスにストレプトゾトシンを投与し糖尿病を発症させると，腎での Smad 2 や mTOR，mTOR の下流にある S6 のリン酸化を認めたことから，Klotho の発現低下は，高血糖下での TGF-β1 と mTOR シグナルの亢進に寄与すると考えられた．さらにこのモデルにおいて，Klotho ヘテロ欠損マウスでは，メサンギウム領域のマトリックス拡大が野生型マウスよりも増悪していることも示されている．また，Klotho ヘテロ欠損マウスでは，130 kD の Klotho 蛋白の発現は低下しているが，65 kD の short length の Klotho 蛋白は低下していないこと，オートファジーの活性化状態に変化はみられないことなどが報告されている．しかし，糖尿病性腎症モデルといわれるもののなかには，糸球体肥大，メサンギウム基質の増加，糸球体基底膜の肥厚，間質の線維化，マクロファージの浸潤に加え，長期モデルにおいては結節性病変を認めるものも存在するが，末期腎不全に至るモデルは報告されておらず，この点でヒトと大きく異なる．

▶ Ⅱ. Klotho の心血管障害保護作用

1. 心血管系の線維化

心臓における Klotho の発現は，洞房結節のみに認められると報告されているため[21]，Klotho の心臓に対する効果の大部分は，腎由来の分泌型 Klotho によると考えられる．実際に，Klotho 欠損マウスで心肥大を起こすことが知られているが，5/6 腎摘マウスでも心肥大がみられることより[22]，間接的ではあるが，分泌型 Klotho の欠損が心肥大の進展に関与していることが示唆される．一方で，Klotho ヘテロ欠損マウスでは，left ventricular ejection fraction や stroke volume，cardiac out put の減少を認める[23]．これらは，主として心臓の線維化によると考えられる

第2章　CKD-MBDの病態機序

表　Klothoの心臓の線維化に対する抑制効果

Klotho intervention	Model	Time point	Reference
Genetic Klotho overexpression	5/6 nephrectomy	4 weeks	22
Genetic Klotho overexpression	High phosphate diet in aging mice	9, 15 months	24
Genetic Klotho overexpression	Angiotensin II in mice	4 weeks	25
Klotho protein treatment（ip）	Isoproterenol in mice	Day 2, 5, 9	26
Klotho protein treatment（ip）	Bilateral renal ischemic reperfusion mice	20 weeks	27
Klotho protein treatment（mini-pomp, ip）	High phosphate diet in uninephrectomy + ischemic reperfusion	3 months	27

が，表に示すように*Klotho*遺伝子の過剰発現，あるいは，蛋白の投与によって心臓の線維化が改善することが明らかにされている[24]～[27]．*Klotho*ヘテロ欠損マウスにおける線維化の促進は，大動脈においても観察されているが[28]，*Klotho*蛋白投与の効果を検討した報告はない．また，*Klotho*ヘテロ欠損マウスでは，弁の線維化は認めないが，高脂肪食を食べさせると線維化をきたすことが報告されている[29]．

2. 血管石灰化

*Klotho*欠損マウスは血管石灰化を示すことから，Klothoの欠乏と血管石灰化の関連に関心が寄せられている．前述のごとく，Klotho蛋白は，IGF-1シグナルの阻害作用を有しているが，*Klotho*欠損マウスにIRS-1の発現を低下させると，寿命が延長するばかりでなく，動脈硬化や異所性石灰化などが改善する[30]．さらに，Klotho蛋白は，細胞内へのP取り込みを阻害することで血管平滑筋の形質転換を抑制するという報告[31]や，前述のように*Klotho*欠損マウスに，Klotho蛋白を投与すると，Pの濃度を変えずに石灰化が抑制されたという報告[2]もあり，Klothoの発現が石灰化の進展に，直接寄与していることが示唆される．

▶おわりに

以上，Klothoの腎保護効果，心血管保護効果を中心に概説した．*Klotho*欠損マウスでは，Klothoの欠損に付随して，Ca・P代謝異常が加わるため，病変としてインパクトの強い石灰化などに着目しがちである．しかし，*Klotho*ヘテロ欠損マウスの解析から見えてくるものは線維化であり，Klothoの抗線維化作用は，今回記した腎臓，心臓だけではなく，肝臓，小腸，肺でも認められる[32]．その一方で，これまでにKlothoには多くの作用が報告されており，Klothoの腎保護作用やその発現低下がなぜ線維化を引き起こすかについて，結論に至っていない．今後の研究で，これらの詳細な機序が解明されることに期待したい．

▶文　献

1) Kuro-o M, Matsumura Y, Aizawa H, et al : Mutation of the mouse klotho gene leads to a syndrome resembling ageing. Nature　1997；390：45-51

2) Chen TH, Kuro-o M, Chen CH, et al : The secreted Klotho protein restores phosphate retention and suppresses accelerated aging in Klotho mutant mice. Eur J Pharmacol　2013；698：67-73

3) Liu F, Wu S, Ren H, et al : Klotho suppresses RIG-I-mediated senescence-associated inflammation. Nat Cell Biol　2011；13：254-262

4) Sugiura H, Yoshida T, Mitobe M, et al : Klotho reduces apoptosis in experimental ischaemic acute kidney injury via HSP-70. Nephrol Dial Transplant 2010；25：60-68

5) Lim K, Lu TS, Molostvov G, et al：Vascular Klotho deficiency potentiates the development of human artery calcification and mediates resistance to fibroblast growth factor 23. Circulation 2012；125：2243-2255

6) Sugiura H, Yoshida T, Mitobe M, et al：Klotho reduces apoptosis in experimental ischaemic acute kidney injury via HSP-70. Nephrol Dial Transplant 2010；25：60-68

7) Hu MC, Shi M, Cho HJ, et al：Klotho deficiency is an early biomarker of renal ischemia-reperfusion injury and its replacement is protective. Kidney Int 2013；84：468-481

8) Panesso MC, Shi M, Cho HJ, et al：Klotho has dual protective effects on cisplatin-induced acute kidney injury. Kidney Int 2014；85：855-870

9) Sugiura H, Yoshida T, Shiohira S, et al：Reduced Klotho expression level in kidney aggravates renal interstitial fibrosis. Am J Physiol Renal Physiol 2012；302：F1252-F1264

10) Doi S, Zou Y, Togao O, et al：Klotho inhibits transforming growth factor-β1（TGF-β1）signaling and suppresses renal fibrosis and cancer metastasis in mice. J Biol Chem 2011；286：8655-8665

11) Satoh M, Nagasu H, Morita Y, et al：Klotho protects against mouse renal fibrosis by inhibiting Wnt signaling. Am J Physiol Renal Physiol 2012；303：F1641-F1651

12) Sica DA, Bakris G：Type 2 diabetes：RENAAL and IDNT—the emergence of new treatment options. J Clin Hypertens 2002；4：52-57

13) Mitani H, Ishizaka N, Aizawa T, et al：In vivo klotho gene transfer ameliorates angiotensin Ⅱ-induced renal damage. Hypertension 2002；39：838-843

14) 土橋卓也：食塩感受性高血圧の概要とその評価法. Medical Technology 2013；41：319-323

15) Doi T, Doi S, Nakashima A, et al：Mizoribine ameliorates renal injury and hypertension along with the attenuation of renal caspase-1 expression in aldosterone-salt-treated rats. PLoS One 2014；9：e93513

16) Zhou X, Chen K, Lei H, et al：Klotho gene deficiency causes salt-sensitive hypertension via monocyte chemotactic protein-1/CC chemokine receptor 2-mediated inflammation. J Am Soc Nephrol 2015；26：121-132

17) Cingel-Ristić V, Flyvbjerg A, Drop SL：The physiological and pathophysiological roles of the GH/IGF-axis in the kidney：lessons from experimental rodent models. Growth Horm IGF Res 2004；14：418-430

18) Nagasu H, Satoh M, Kuwabara A, et al：Overexpression of klotho protein modulates uninephrectomy-induced compensatory renal hypertrophy by suppressing IGF-Ⅰ signals. Biochem Biophys Res Commun 2011；407：39-43

19) Haruna Y, Kashihara N, Satoh M, et al：Amelioration of progressive renal injury by genetic manipulation of Klotho gene. Proc Natl Acad Sci USA 2007；104：2331-2336

20) Lin Y, Kuro-o M, Sun Z：Genetic deficiency of anti-aging gene klotho exacerbates early nephropathy in STZ-induced diabetes in male mice. Endocrinology 2013；154：3855-3863

21) Takeshita K, Fujimori T, Kurotaki Y, et al：Sino-atrial node dysfunction and early unexpected death of mice with a defect of klotho gene expression. Circulation 2004；109：1776-1782

22) Xie J, Yoon J, An SW, et al：Soluble Klotho protects against uremic cardiomyopathy independently of fibroblast growth factor 23 and phosphate. J Am Soc Nephrol 2014；26：311-330

23) Xie J, Cha SK, An SW, et al：Cardioprotection by Klotho through downregulation of TRPC6 channels in the mouse heart. Nat Commun 2012；3：1238

24) Hu MC, Shi M, Cho HJ, et al：Klotho and phosphate are modulators of pathologic uremic cardiac remodeling. J Am Soc Nephrol 2014；26：1290-1302

25) Liu X, Chen Y, McCoy CW, et al：Differential regulatory role of soluble Klothos on cardiac fibrogenesis in hypertension. Am J Hypertens 2016；29：1140-1147

26) Song S, Gao P, Xiao HY, et al：Klotho suppresses cardiomyocyte apoptosis in mice with stress-induced cardiac injury via downregulation of endoplasmic reticulum stress. PLoS One 2013；8：e82968

27) Hu MC, Shi M, Gillings N, et al：Recombinant alpha-Klotho may be prophylactic and therapeutic for acute to chronic kidney disease progression and uremic cardiomyopathy. Kidney Int 2017；91：1104-1114

28) Lin Y, Chen J, Sun Z：Antiaging gene Klotho deficiency promoted high-fat diet-induced arterial stiffening via inactivation of AMP-activated protein kinase. Hypertension 2016；67：564-573

29) Chen J, Lin Y, Sun Z：Deficiency in the anti-aging gene Klotho promotes aorticvalve fibrosis through AMPKalpha-mediated activation of RUNX2. Aging Cell 2016；15：853-860

30) Kurosu H, Yamamoto M, Clark JD, et al：Suppression of aging in mice by the hormone Klotho. Science 2005；309：1829-1833

31) Hu MC, Shi M, Zhang J, et al：Klotho deficiency causes vascular calcification in chronic kidney disease. J Am Soc Nephrol 2011；22：124-136

32) Mencke R, Olauson H, Hillebrands JL：Effects of Klotho on fibrosis and cancer：A renal focus on mechanisms and therapeutic strategies. Adv Drug Deliv Rev 2017；121：85-100

（土井盛博）

マグネシウムとCKD-MBD

POINT
- マグネシウム（Mg）の血管石灰化抑制効果が実験的に証明されている．
- 血中Mg濃度の高い血液透析患者では死亡や大腿骨近位部骨折のリスクが低下している．
- 血中Mg濃度の高い血液透析患者では高リン血症と心血管死亡リスクの関連が減弱している．
- Mgによる介入の効果については現在進行中のランダム化比較試験の結果が待たれる．

はじめに

腎不全患者の血管石灰化・骨代謝異常に対するマグネシウム（Mg）の影響については，1970年代以降，一部の研究者により慎ましやかに知見が集積されてはいたが，CKD-MBDとの関わりにおいて本格的に研究が行われ始めたのは実にここ数年のことである．発展途上にあるこの古くて新しいミネラルのエビデンスを概説する．

I．Mgと血管石灰化

結晶構造学的にMgはリン酸カルシウムの結晶化を阻害する性質を有する．Mgはamorphous calcium phosphateの表面に結合するかもしくはその構造内部に取り込まれることで，hydroxyapatiteへの成熟を阻止し，結晶の伸長反応を抑制する．

この物理化学的現象が脊椎動物にとって不可欠であることは，骨にごく微量ながら含まれるMgの存在意義を考えれば明白である．Mgを欠乏させたラットの骨は石灰化が過度に亢進し，力学的に脆弱で折れやすい骨が形成される[1]．つまりMgは骨の石灰化を適度に防ぐことで弾性の維持に寄与している．

Mgが持つこの特性が血管石灰化の抑制に有用である可能性を最初に指摘したのは30年前のMeemaらの論文である[2]．彼らは腹膜透析患者を対象とした縦断研究において，高Mg血症群（2.6 mg/dL以上）では血管石灰化の進行が緩徐であることを報告した．以後，複数の観察研究で同様の結果が確認されている．

実際にMgの血管石灰化抑制効果が基礎研究において明瞭に示されている[3]．Mgは *in vitro* でリン（P）負荷により惹起される血管平滑筋細胞の石灰化を強力に抑制する．また，5/6腎摘ラットへの高P食負荷で生じる大動脈石灰化は食餌中Mg量の増加で抑制されるだけでなく，硫酸Mgの腹腔内投与でも抑制されることから，腸管内でのP吸着作用とは独立したMgの血管石灰化抑制作用が示されている[4]．

メカニズムに関しては，Mgが血管平滑筋細胞の骨芽細胞様細胞への形質転換に関わる遺伝子発現を抑制することや，Wnt/β-catenin pathwayを阻害することが *in vitro* で示されているが，これらの系に対してMgが直接的に作用しているのか，より上流に作用点があるのかは不明である．細胞内外のど

ちらで効果を発揮しているのかについても，TRPM7（transient receptor potential melastatin 7）の阻害実験だけでは結論を下しにくい．Mgがcalciprotein particles（CPPs）の成熟を阻止することが示されており[5]，細胞外でのCPPsに対するMgの効果が重要なのかもしれない．

II．Mgと心血管予後

Mg欠乏は高血圧やインスリン抵抗性，血管内皮障害を惹起する．また，Mg投与はこれらの病態を改善させる．一般住民を対象にした疫学研究において，血中Mg濃度低値やMg摂取不足が心筋梗塞・脳卒中のリスク上昇と関連することが報告されている．

一方，慢性腎臓病患者では一般に血中Mg濃度は高く，血中Mg濃度低値の臨床的意義が顧みられることはほとんどなかった．

しかし，ここには二つの盲点が潜む．第一に，確かに慢性腎臓病患者には血中Mg濃度が高い症例が多いのは事実であるが，逆説的ではあるが，低Mg血症例も実際には無視できない頻度で存在している[6]．第二に，ミネラル代謝が文字通り異常化したこの集団において，血中Mg濃度を健常人の基準値に照らして判断することが妥当なのか定かでない．

近年，慢性腎臓病患者の血中Mg濃度と生命予後の関連を検討したコホート研究が相次いで報告された．患者背景は各研究間で異なるが，概して，血中Mg濃度が低い患者の死亡リスクは上昇しており，軽度の高Mg血症（2.7～3.0 mg/dL）で生命予後は良好であった[7]．ただし，血液透析患者では血中Mg濃度が3.0～3.5 mg/dL以上でリスクが再上昇する可能性があることは留意すべきである．

一方，Mgが高P血症と心血管死亡リスクの関係を修飾することも判明した．血液透析患者における高P血症と心血管死亡リスクの関連は血中Mg濃度が相対的に低い群（～2.6 mg/dL）で顕著であるが，血中Mg濃度の増加に伴ってこの関連は減弱した[8]（図）．血管石灰化の病態における両者の関係性と符合して，生命予後の観点においても，Mgが高い状態はPの有害性を軽減してくれる可能性がある．

腎不全患者へのMg投与に際しては高Mg血症による有害事象の発生（悪心・嘔吐，筋力低下，腱反射減弱，血圧低下，意識障害，呼吸筋麻痺，不整脈）に注意する必要がある．

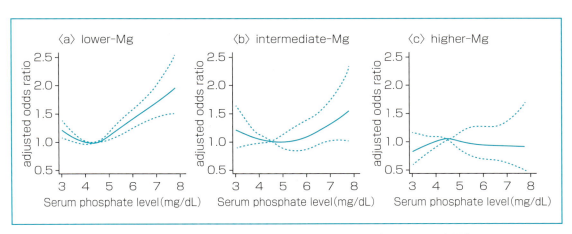

図　血液透析患者の心血管死亡リスクに対するリンとマグネシウムの交互作用
血中Mg濃度；〈a〉～2.6 mg/dL，〈b〉2.7～3.0 mg/dL，〈c〉3.1～mg/dL
〔Sakaguchi Y, et al：PLoS One 2014；9：e116273[8]より引用〕

第2章　CKD-MBD の病態機序

ただし，血清総 Mg 濃度 3 mg/dL 程度でこれらの症状が出現することは考え難い．また，血液透析患者の場合には血中で Mg と錯体を形成する陰イオン（リン酸など）の蓄積により，生理活性をもつイオン化 Mg の割合が低下しており[9]，同じ総 Mg 濃度であれば腎機能正常者よりも有害事象が出現し難いことが予想される．

Ⅲ．Mg と骨折

Mg は骨の形成に必須のミネラルである．しかし，末期腎不全患者では骨に過剰に蓄積した Mg が骨石灰化を抑制し骨軟化症の原因になる可能性が懸念されてきた．ただし，これには明確な臨床的エビデンスは存在せず，否定的な見解もある．

本邦の血液透析患者約 16 万例を対象に，透析前血中 Mg 濃度と新規大腿骨近位部骨折発症リスクの関連を調べたコホート研究では，血中 Mg 濃度の増加に伴って骨折リスクは線形に低下し，高 Mg 血症域（〜4.0 mg/dL）でのリスク上昇は認めなかった[10]．少なくともこの程度の高 Mg 血症で骨に悪影響があるとは考え難い結果である．本研究において骨折発症に対する血中 Mg 濃度の人口寄与危険割合はカルシウム（Ca），P，副甲状腺ホルモン（PTH）のそれよりも遥かに大きく，透析患者の骨病態に対する Mg の重要性をうかがわせる．

なお，Mg と骨折リスクの関係には PTH への効果が一部介在している可能性はある．Ca 感受性受容体への Mg の affinity は Ca の約 1/5 程度と弱く，Mg の PTH 分泌抑制効果は Ca に比して矮小とされるが，一方で，Ca 濃度がやや低めの範囲では Mg の影響が無視できないことが示されている[11]．実際，血液透析患者における検討では，透析液 Mg 濃度を高めれば PTH が低下し，それに伴って血中 Ca 濃度も低下している[12]．症例によっては，

Mg の PTH 抑制効果が期待できるのかもしれない．

おわりに

今後，Mg をどのような症例にどの程度まで介入することがどのアウトカムの改善に有用であるか（否か）について，介入研究によるエビデンスを構築していく必要がある．現在，Mg に関する複数のランダム化比較試験が進行中であり，これらの結果に基づき，実臨床でいかに Mg を活かしていくかを模索すべきである．本書の次回改訂時にはこのレトロなミネラルの新しい局面が拓けているのではないだろうか．

文　献

1) Amizuka N, Li M, Kobayashi M, et al：Vitamin K2, a gamma-carboxylating factor of gla-proteins, normalizes the bone crystal nucleation impaired by Mg-insufficiency. Histol Histopathol　2008：23：1353-1366

2) Meema HE, Oreopoulos DG, Rapoport A：Serum magnesium level and arterial calcification in end-stage renal disease. Kidney Int　1987：32：388-394　観察研究（前向き）

3) Ter Braake AD, Shanahan CM, de Baaij JHF：Magnesium counteracts vascular calcification：Passive interference or active modulation?　Arterioscler Thromb Vasc Biol　2017：37：1431-1445

4) Diaz-Tocados JM, Peralta-Ramirez A, Rodríguez-Ortiz ME, et al：Dietary magnesium supplementation prevents and reverses vascular and soft tissue calcifications in uremic rats. Kidney Int　2017：92：1084-1099

5) Pasch A, Farese S, Gräber S, et al：Nanoparticle-based test measures overall propensity for calcification in serum. J Am Soc Nephrol　2012：23：1744-1752

6) Oka T, Hamano T, Sakaguchi Y, et al：Proteinuria-associated renal magnesium wasting leads to hypomagnesemia：a common electrolyte abnormality in chronic kidney disease. Nephrol Dial Transplant［Epub ahead of print］

7) Hamano T, Sakaguchi Y, Fujii N, et al：Clinical features of CKD-MBD in Japan：cohort studies and

④ マグネシウムと CKD-MBD

registry. Clin Exp Nephrol　2017：21：9-20

8）Sakaguchi Y, Fujii N, Shoji T, et al：Magnesium modifies the cardiovascular mortality risk associated with hyperphosphatemia in patients undergoing hemodialysis：a cohort study. PLoS One 2014：9：e116273　観察研究（前向き）

9）Sakaguchi Y, Hamano T, Kubota K, et al：Anion gap as a determinant of ionized fraction of divalent cations in hemodialysis patients. Clin J Am Soc Nephrol　2018：13：274-281　観察研究（前向き）

10）Sakaguchi Y, Hamano T, Wada A, et al：Magnesium and risk of hip fracture among patients undergoing hemodialysis. J Am Soc Nephrol　2018：29：991-

999

11）Rodríguez-Ortiz ME, Canalejo A, et al：Magnesium modulates parathyroid hormone secretion and upregulates parathyroid receptor expression at moderately low calcium concentration. Nephrol Dial Transplant　2014：29：282-289

12）Pletka P, Bernstein DS, Hampers CL, et al：Relationship between magnesium and secondary hyperparathyroidism during long-term hemodialysis. Metabolism　1974：23：619-630　RCT

（坂口悠介）

第2章 CKD-MBDの病態機序

5 CKDにおける骨組織像

POINT
- RODは多因子が関与した代謝性骨疾患であり，確定診断には骨生検組織診断が必須である．
- 組織像から病態を知るためには休止，活性，吸収，逆転，形成の各相（リモデリング）を理解することが重要である．
- RODの組織型分類にはSherrardらの分類とTMV（turnover, mineralization, volume）分類（KDIGO）が用いられている．
- Sherrardらの分類は線維組織量（Fib.V/TV），類骨量（OV/BV）に骨形成速度（BFR/BV）を加味して5型に分類する方法で，臨床的にわかりやすい．

▶はじめに

腎性骨異栄養症（renal osteodystropy；ROD）は，多因子が関与した代謝性骨疾患であり，確定診断には組織診断が必須である．本項ではROD組織像の基本的事項につき概説する．

▶I．骨のリモデリング

成人の骨は破骨細胞による吸収と骨芽細胞による形成の繰り返しで骨量が維持されている（リモデリング）．光顕レベルで観察されるリモデリングの最小単位がBMU（basic multicellular unit）であり，休止相から形成相までの連鎖を保ちながら代謝を繰り返している（図1）．その速度は骨形成速度（BFR/BVやBFR/BS）で表される．BFR/BVの正常範囲をSherrardら[1]は108〜500 $\mu m^2/mm^2$ tissue area/day，内山ら[2]はこれを%/yearに換算し，わかりやすく3.9〜18.25%/yearとしている（表1）．

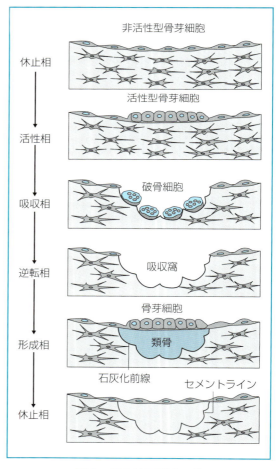

図1 骨のリモデリング
（原図：栗原，1995）

84

❺ CKD における骨組織像

表1　ROD 組織分類：Sherrard らの分類

組織型	線維量 （Fib.V/TV：%）	類骨量 （OV/BV：%）	骨形成速度 （BFR/BV：%/year）*
線維性骨炎型（OF）	>0.5	<15	X（亢進）
骨軟化症型（OM）	<0.5	>15	X（低下）
混在型（MIX）	>0.5	>15	X（正常～低下）
軽度変化型（MIL）	<0.5	<15	>3.9
無形性骨症型（ABD）	<0.5	<15	<3.9（高度低下）
正常域	0	1～7	3.9～18.25

X is not a diagnostic criteria.

〔*一部改変（内山ら）〕

表2　ROD 組織分類：TMV 分類

Turnover （骨代謝回転）	Mineralization （石灰化）	Volume （骨量）
Low	Normal	Low
Normal		Normal
High	Abnormal	High

〔Moe S, et al：Kidney Int　2006；69：1945-1953[5]に基づく〕

▶ Ⅱ．組織形態計測

　動的パラメータを得るためには，生検前に2回のテトラサイクリン（TC）標識[3]を行っておくことが重要である．採取標本は70％エタノールで固定し，前染色（Villanueva stain）後にメタクリル樹脂包埋して薄切標本を作製する．面積，長さ，幅，数の一次パラメータを測定し，計算式から線維量，類骨量，石灰化速度，骨形成速度などの二次パラメータを算出する[4]（表3を参照）．

▶ Ⅲ．ROD 組織の病型分類

　Sherrard ら[1]の分類に代わる新しい TMV 分類が2006年に KDIGO から提唱された[5]．それは turnover（T），mineralization（M），volume（V）の3パラメータで表2のごとくに分類するものである．一方，Sherrard らの分類は線維量，類骨量に骨形成速度を加味して5型に分類するもので臨床的にわかりやすい．ここでは日本人標準値を加味した[6]Sherrard らの分類で説明する．

1）線維性骨炎（OF）型

　副甲状腺ホルモン（PTH）過剰分泌時にみられ，高回転骨で，線維量，破骨細胞数，吸収窩，類骨の増加がみられる．骨形成速度亢進，石灰化異常を反映した幅広，広範囲，不明瞭な多重の TC 標識が認められる（図2A）．診断基準は Fib.V/TV；>0.5％，OV/BV；<15％で，TMV 分類では high T & abnormal M bone に相当する．

2）骨軟化症（OM）型

　VD$_3$欠乏やアルミニウム（Al），鉄（Fe）の蓄積症でみられる石灰化障害が主体の組織型である．石灰化速度の低下を反映し TC の取り込みが高度に減少し，類骨が異常に増加する（図2B）．石灰化前線に Al や Fe が検出される場合がある（図2D）．診断基準は Fib.TV；<0.5％，OV/BV；>15％で，TMV 分類では low T & abnormal M bone に相当する．

3）混在（Mixed；MIX）型

　OF と OM の混在型．

4）軽度変化（MIL）型

　各パラメータが正常範囲内にある組織像．

5）無形性骨症（ABD）型

　骨芽細胞，破骨細胞，類骨が極端に減少し，TC の標識はほとんど確認できない（図2C）．

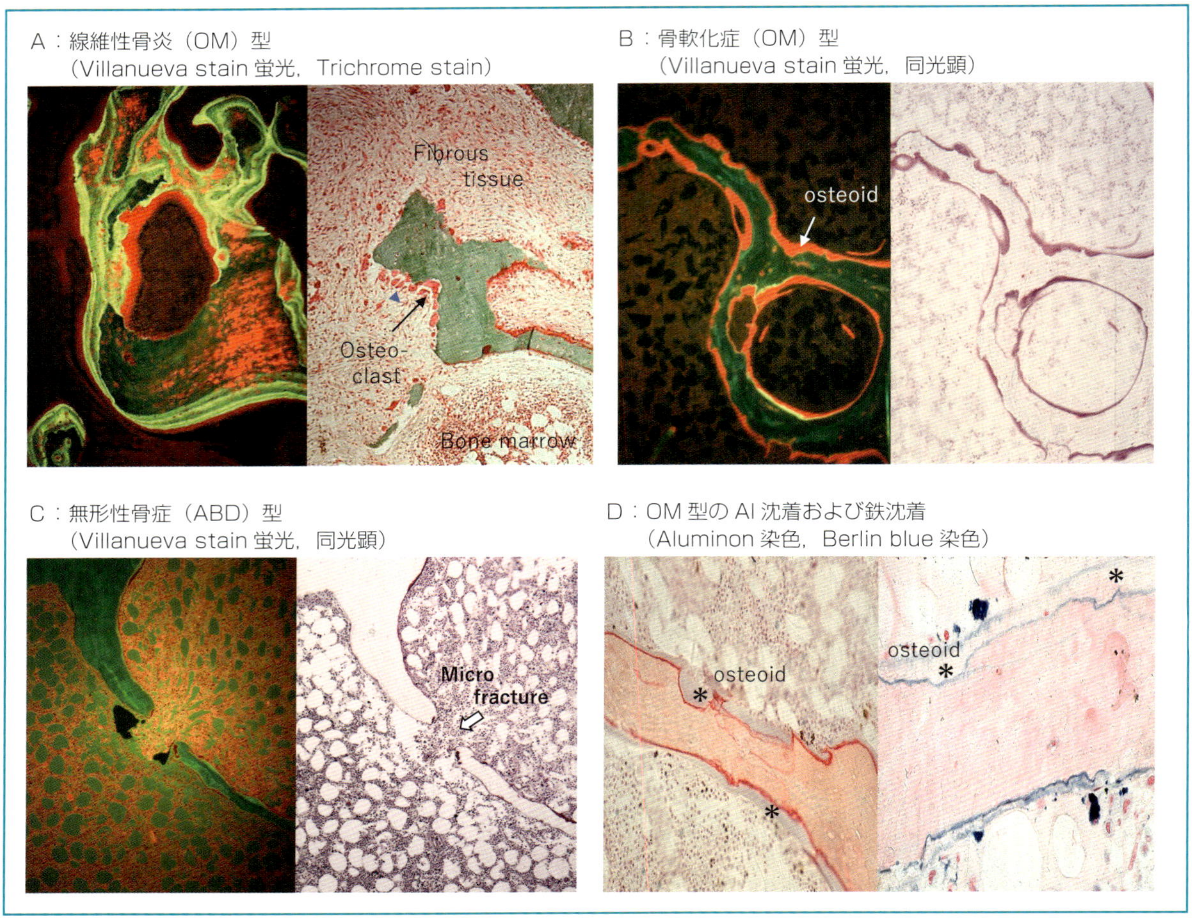

第 2 章　CKD-MBD の病態機序

A：線維性骨炎（OM）型
　　（Villanueva stain 蛍光，Trichrome stain）

B：骨軟化症（OM）型
　　（Villanueva stain 蛍光，同光顕）

C：無形性骨症（ABD）型
　　（Villanueva stain 蛍光，同光顕）

D：OM 型の Al 沈着および鉄沈着
　　（Aluminon 染色，Berlin blue 染色）

図 2　ROD 組織の病型分類（Sherrard の分類に基づく）

骨梁幅や骨量は低下し，骨梁の micro fracture を認めることもある．低 PTH 分泌状態を反映した高度の低回転骨であり，Al 沈着，副甲状腺摘除後，高齢者などでみられる．診断基準は Fib.V/TV：<0.5%，OV/BV：<15%，BFR/BV：<3.9%/year で，TMV 分類では low T，abnormal M & low V bone に相当する．

▶Ⅳ．臨床例

症例 1；治療効果の確認例

透析歴 18 年の 70 歳代，男性．intact PTH 980 pg/mL．シナカルセト塩酸塩治療前後で骨生検を実施．海綿骨部と皮質骨部での計測結果を示した（表 3）．組織型は前の OF 型から後の MIL 型へ改善し，皮質骨部においては皮質幅，全皮質骨の増加が得られた．

症例 2；骨生検なしには診断不可能であった例（図 3）

透析歴 7 年の 50 歳代，男性．intact PTH 1,520 pg/mL で maxacalcitol（OCT）臨床試験に導入．投与前組織型は予想に反し OM 型であった．高カルシウム（Ca）血症で十分な OCT 投与ができないまま 1 年後に 2 回目の生検が行われた．これも予想に反し典型的な OF 型であった．高 PTH 状態にありながら OM 型を呈し，OCT 投与で OF 型に変化した

❺ CKD における骨組織像

表 3　症例 1 の骨形態計測報告書（海綿骨，皮質骨）

骨形態計測指標（海綿骨）

	パラメータ略号（英語略；単位）	治療前	治療 1 年後	正常値（男，71 歳<）*
骨量	骨量（BV/TV；%）	12.3	13.0	10.6 ± 2.5
	骨梁幅（Tb.Th；mcm）	140.3	117.2	129.5 ± 19.4
	骨量単位幅（W.Th；mcm）	NM	33.0（4 個計測）	41.0 ± 4.0
類骨	類骨量-組織量（OV/TV；%）	1.32	0.59	0.1 ± 1.0
	類骨量-骨量（OS/BV；%）	10.8	4.52	3.1 ± 2.0
	類骨面（OS/BS；%）	55.0	41.1	15.2 ± 4.0
	類骨幅（O.Th；mcm）	14.0	9.1	7.4 ± 1.5
吸収	吸収面（ES/BS；%）	35.6	19.6	4.1 ± 1.2
	破骨細胞数（N.Oc/BS；#/mm）	0.88	0.14	
	線維量（Fib.V/TV；%）	1.65	0.05	0
石灰化	石灰化速度（MAR；mcm/day）	0.71	0.38	0.66 ± 0.13**
	二重標識面（dLS/BS；%）	7.49	0.55	
	一重標識面（sLS/BS；%）	18.8	7.93	
	骨形成速度/骨梁面（MAR；mm³/mm²/year）	0.0438	0.0062	
	骨形成速度/骨量（BFR/BV；%/year）	62.5	10.73	
	骨形成速度/組織量（BFR/TV；%/year）		14.0	
	活性化速度（Ac.f；N/year）***		0.0138	
ROD 骨型		線維性骨炎型	軽度変化型	

骨形態計測指標（外側皮質骨）

パラメータ略号（英語略；単位）	治療前	治療後
皮質幅（Ct.Wi；mm）	0.216	0.443
全皮質骨（Tt.Ct；mm²）	0.954	3.247
粗鬆化面（Po.Ar；mm²）	0.092	0.693
皮質面（Ct.Ar；mm²）	0.862	2.55
粗鬆化面/全皮質骨（Po.Ar/Tt.Ct；%）	9.63	21.4
類骨幅（O.Wi；mcm）	11.5	6.49
骨単位幅（W.Wi；mcm）	NM	35.1（2 個計測）
類骨層数/皮質面（N.Sm/Ct.Ar；N/mm²）	1.74	0.39
吸収腔数/皮質面（N.E/Ct.Ar；N/mm²）	0.58	0.39
類骨面/皮質面（OS/Ct.Ar；mcm/mm²）	1127.1	640.8
吸収面/皮質面（ES/Ct.Ar；mcm/mm²）	484.6	409.1
二重標識/皮質面（dLS/Ct.Ar；mcm/mm²）	336.4	0
一重標識/皮質面（sLS/Ct.Ar；mcm/mm²）	193.2	0
類骨面/骨面（OS/BS；%）	52.4	22.2
吸収面/骨面（ES/BS；%）	22.5	14.2
二重標識/骨面（dLS/BS；%）	15.6	0
一重標識/骨面（sLS/BS；%）	8.99	0
石灰化速度（MAR；mcm/day）	0.92	NC
骨形成速度（BFR/Ct.Ar；%/year）	14.5	0
骨形成速度/骨面（BFR/BS；mm³/mm²/year）	0.0676	0

*今野俊幸：日整会誌　1987；61：1081-1091[6]　**Parafitt AM, et al：JBMR　1987；2：595-610
***Ac.f＝（BFR/BS/W.Th）
NM：not mesured，NC：not calculated

（新潟骨の科学研究所：硬組織標本より作成）

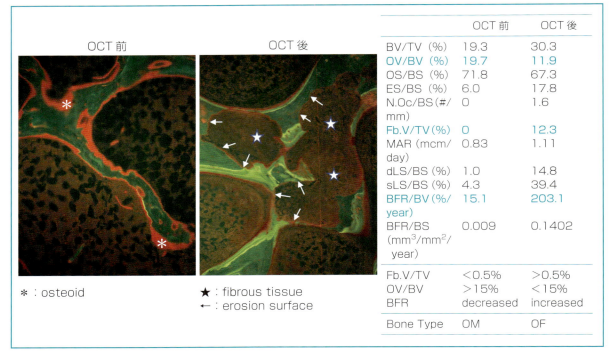

図3　症例2のOCT治療前後のVillanueva stain蛍光観察，形態計測結果
（新潟骨の科学研究所：硬組織標本）

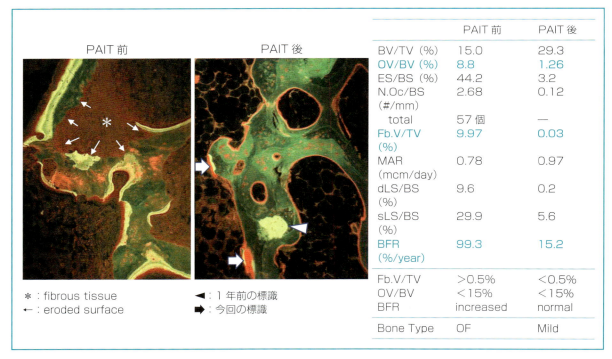

図4　症例3のPAIT施行前後のVillanueva stain蛍光観察，形態計測結果
（新潟骨の科学研究所：硬組織標本）

まれな症例であった。VD$_3$の長期自己中断がOM を発症，VD$_3$の補充で高回転骨が顕在化したと考えられた。

症例3；副甲状腺インターベンション効果の確認例（図4）

透析歴15年の40歳代，男性。intact PTH 1,600 pg/mL，腫大 PTG に計3回の経皮的酢酸注入（PAIT）を施行し，1年後に再生検を実施。骨組織は前の高度の OF 型から MIL 型に改善していた。

▶おわりに

骨組織を詳細に検討することは ROD の病態究明，治療方針の決定，治療効果の判定などに貴重な情報を提供してくれる。しかし本邦における骨生検施行施設はきわめて少ないのが現状である。透析医が関心をもち，可能なかぎり骨生検診断を実施して臨床知見を集積していくことが必要である。

▶文 献

1) Sherrard DJ, Hercz G, Pei Y, et al：The spectrum of bone disease in end-stage renal failure—An evolving disorder. Kidney Int 1993；43：436-442 RCT 以外の臨床研究

2) 内山 徹，谷澤龍彦，高橋栄明：長期透析患者の合併症—克服のための理論と実際；低回転骨症。Modern Physician 1996；16：337-339

3) Recker RR, Kimmmel DB, Parafitt AM, et al：Static and tetracycline-based bone histomorphometric data from 34 normal postmenopausal females. J Bone Miner Res 1988；3：133-144 RCT 以外の臨床研究

4) 高橋栄明：海綿骨の組織学的形態計測パラメータ。高橋栄明 編：骨形態計測ハンドブック（第2版）。1992，76-82，西村書店，新潟

5) Moe S, Drucke T, Cunningham J, et al：Definition, evaluation, and classification of renal osteodystrophy：a position statement from Kidney Disease；Improving Global Outcomes（KDIGO）. Kidney Int 2006；69：1945-1953

6) 今野俊幸，高橋栄明，田島達也：人腸骨の組織形態計測学的研究。日整会誌 1987；61：1081-1091 RCT 以外の臨床研究

（栗原 怜）

第2章 CKD-MBDの病態機序

⑥ 尿毒症物質と骨

POINT
- 尿毒症物質の蓄積が始まる CKD 早期から脆弱性骨折が起こっている.
- 骨に影響する尿毒症物質は蛋白結合型のものが多い.
- 骨細胞が産生する液性因子も骨代謝に影響する.
- CKD では尿毒症物質による骨質劣化が生じ, 骨脆弱性を誘発する.

▶ はじめに

慢性腎臓病（CKD）に伴う骨の問題点は骨形態の変化ではなく身体支持組織としての機能低下（脆弱化）である. 比較的軽微な外力によって発生する骨折を脆弱性骨折というが, CKD 患者はこの骨折が多い. また CKD 脆弱性骨折の特徴として早期 CKD から発生頻度が高く, 病態進行に伴ってさらに上昇すること, 若年層でもその頻度が高いことが挙げられる[1]. 骨折を誘発する要因は多様であるが, これらの特徴を説明できる候補因子の一つが尿毒症物質（uremic toxins；UTx）である. UTx は The European Uremic Toxin Work Group（EUTox）により現在 130 の物質が公開されているが, 骨脆弱性との関連が検討されている UTx はきわめて少ない.

▶ Ⅰ. 既存 UTx の骨への影響

1. Indoxyl sulfate（IS）

IS は食物由来の tryptophan が大腸で *Escherichia coli* などによって indole に変換され吸収されたのち, 肝臓で cytochrome P450（CYP）2E1 による硫酸抱合を受けて生成される蛋白結合型 UTx である. CKD での血中濃度は健常人の約 68.34 倍（フリー体：7.19 倍）

を示す. 骨組織に発現する有機アニオントランスポーター（organic anion transporter：OAT）-3 によって細胞内に取り込まれ[2)~4)], 骨芽細胞の分化・石灰化抑制[2)~4)], アポトーシス誘導[3)], 破骨細胞の生存並びに骨吸収抑制[4),5)] を引き起こす. CKD に特有の骨 PTH 抵抗性は PTH 受容体発現低下が原因の一つとされるが, IS はこの PTH 受容体発現低下を誘導する[2)]. IS による骨芽細胞, 破骨細胞の機能低下は, 低回転骨発症へと進展する[6),7)].

2. p-cresyl sulfate（PCS）

PCS は腸内細菌が tyrosine や phenylalanine を 4-hydroxyphenylacetic acid へと変換し, 脱炭酸することで生じる p-cresol の硫酸抱合体で, 蛋白結合型 UTx である. 血中ではフリー体の割合が多い（32.5 倍）ことから IS よりも低濃度で骨芽細胞機能障害を示す[8)]. IS と同様に OAT-3 を介して細胞に取り込まれた PCS は酸化ストレスを亢進し, JNK/p38MAPK 活性化による細胞生存低下を誘導する[8)]. 破骨細胞に対する検討はまだ報告されていないが, 骨芽細胞機能低下を介した低回転骨発症に関与すると考えられる.

3. 終末糖化産物（advanced glycation end products；AGEs）

糖とアミノ酸の非酵素的反応や酸化反応によって生成される AGEs もその受容体である

RAGEを介して骨芽細胞や破骨細胞の分化抑制作用を示す．骨細胞に対するアポトーシス作用もある．血中AGEsだけでなく骨基質自体がAGEs化されると骨形成，骨吸収ともに抑制される．AGEsの一種であるペントシジンはコラーゲン架橋として骨中にも存在するが，透析患者[9]やCKD動物では増加している[7),10),11]．ペントシジン架橋の増加は骨弾性率の低下に影響することが動物実験で確認されている[7),10]．

4. 副甲状腺ホルモン（parathyroid hormone；PTH）

CKD中期以降から著明な濃度上昇がみられるPTHは，骨吸収を亢進させることにより皮質骨の菲薄化，多孔化，海綿骨の連結性低下や消失を招く．このような構造変化は原発性骨粗鬆症よりも激しく，高PTHを伴う骨では有限要素解析から推定される骨stiffness値は低値を示す[12]．またPTH濃度による代謝回転の極端な変化は骨の材質にも影響する．CKDでは石灰化の程度やハイドロキシアパタイト中の炭酸置換比といった骨剛性に影響する材質指標の一部が骨代謝回転と連動して変動することが確認されている[7),10),13]．

Ⅱ．新規UTxおよび候補物質の骨への影響

fibroblast growth factor 23（FGF23）とsclerostinはCKD病態の進行とともにその血中濃度が上昇し，CKD患者の病態増悪や血管合併症発症率，死亡率などと関連する．これらの蛋白質は早期CKD（ステージ2,3）ですでに骨での産生が亢進している[14]．

FGF23は新規UTxの一つで骨細胞および骨芽細胞が産生する．CKDではポジティブフィードバックによるFGF23産生亢進の仕組みが存在すること，この産生亢進には骨に存在するKlothoが関与することをLanskeら

が明らかにした[15]．CKD動物の骨Klotho発現は高度なリン負荷がかからない条件では低下がみられなかったことから，この仕組みによりCKD病初期でのFGF23産生が亢進すると考えられる．またCarrillo-Lópezらの検討からFGF23がKlothoを介してDickkopf-1（Dkk1）（Wnt/βcatenin アンタゴニスト）を増加させることでautocrine/paracrine的に骨芽細胞機能抑制に関与する可能性が示された[16]．一般にPTHはDkk1発現を抑制するが，CKDでみられるような高濃度のFGF23が共存するとその作用がキャンセルされることも確認されている[16]．さらにFGF23は骨芽細胞でのtissue nonspecific alkaline phosphatase（TNAP）並びにosteopontin発現を抑制することも見出された[17]．TNAPは石灰化過程に重要な酵素で，細胞膜での活性が低下するとピロリン酸の分解が障害され，石灰化に必要な無機リン供給が減少する．よってCKDでのFGF23産生亢進と血中濃度の増加は，骨芽細胞の分化抑制や石灰化遅延などをもたらすと考えられる．

Dkk1と同様にWnt/βcatenin シグナルの拮抗物質であるsclerostinはCKDでも血中濃度と骨密度が相関する．血中sclerostin濃度は低代謝回転骨の予測因子であること[14]や透析患者の骨量減少の予測因子であること[18]が示されている．Sclerostinは活性型ビタミンD産生を抑制することから，Wntシグナル減弱による骨芽細胞機能低下だけでなく，PTH分泌亢進を介した骨代謝回転上昇作用にも関与すると考えられる．

一方，Yamamotoらは二次性副甲状腺機能亢進症を伴う維持透析患者を対象とした調査データからアンジオテンシン変換酵素阻害薬やアンジオテンシンⅡ（AⅡ）受容体拮抗薬の使用が骨折による入院率を減少させることを示した．年齢や透析歴，骨代謝調節薬の使用などを調整してもハザード比は35%低減する[19]．AⅡ受容体ノックアウトマウスでは

第2章 CKD-MBDの病態機序

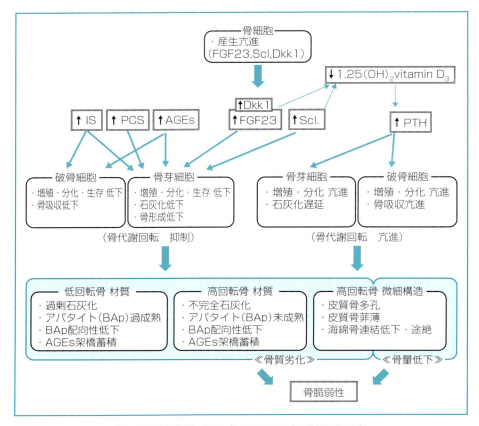

図 尿毒症物質（UTx）による骨脆弱性発症機序

骨形成亢進による骨量増加[20]が確認されていることから，AⅡもCKDの骨脆弱性発生に関与するUTxであることが最近示された．

Ⅲ．UTxによる骨脆弱性発症機序

骨の力学強度は骨量と骨質で定義されることから，一方または両方が障害されると骨は脆弱化する．CKD動物ではアパタイト結晶化度の低下やペントシジン架橋の増加など，骨質劣化による骨弾性率低下が生じているが[7),10)]，経口吸着剤でUTx血中濃度上昇を抑制すると，この骨弾性率低下の進行を防止できることが示された[7)]．また骨質劣化は高・低いずれの骨代謝回転でも生じていることが見出されている[7),10),11),13)]．微細構造変化は材質変化であるが，これが助長されると骨量低下となる．よってUTxによる骨代謝回転の大きな変動が骨質劣化を招き，骨脆弱性を発生させると考えられる．一方，前述のFGF23, sclerostin, Dkk1はいずれも骨細胞が産生する．骨細胞はこれらの蛋白質を産生するだけでなく，骨芽細胞，破骨細胞の機能を調整する司令塔の役割を担うため，CKDでの骨細胞の機能異常も脆弱性発生に関与していると考えられる（図）．

おわりに

PTHのコントロールが可能になった現在でもCKD患者の骨折発生率は相変わらず高い．CKDのステージ別にrenal osteodystrophyを調査した検討では早期に低回転骨が多いことが報告されており，UTxによる骨代謝

回転の抑制が骨折率増加の主原因なのかもしれない．一方でPTHのように骨代謝回転を亢進する新規のUTxが存在する可能性もある．UTx候補物質を含め，さまざまなUTxの骨への影響を明らかにすることが脆弱性骨折の予防と治療につながると考える．

▶文献

1) Moe SM, Nickolas TL：Fractures in patients with CKD：Time for action. Clin J Am Soc Nephrol 2016；11：1929-1931

2) Nii-Kono T, Iwasaki Y, Uchida M, et al：Indoxyl sulfate induces skeletal resistance to parathyroid hormone in cultured osteoblastic cells. Kidney Int 2007；71：738-743

3) Kim YH, Kwak KA, Gil HW, et al：Indoxyl sulfate promotes apoptosis in cultured osteoblast cells. BMC Pharmacol Toxicol 2013；14：60

4) Watanabe K, Tominari T, Hirata M, et al：Indoxyl sulfate, a uremic toxin in chronic kidney disease, suppresses both bone formation and bone resorption. FEBS Open Bio 2017；7：1178-1185

5) Mozar A, Louvet L, Godin C, et al：Indoxyl sulphate inhibits osteoclast differentiation and function. Nephrol Dial Transplant 2012；27：2176-2181

6) Hirata J, Hirai K, Asai H, et al：Indoxyl sulfate exacerbates low bone turnover induced by parathyroidectomy in young adult rats. Bone 2015；79：252-258

7) Iwasaki Y, Kazama JJ, Yamato H, et al：Accumulated uremic toxins attenuate bone mechanical properties in rats with chronic kidney disease. Bone 2013；57：477-483

8) Tanaka H, Iwasaki Y, Yamato H, et al：p-Cresyl sulfate induces osteoblast dysfunction through activating JNK and p38 MAPK pathways. Bone 2013；56：347-354

9) Mitome J, Yamamoto H, Saito M, et al：Nonenzymatic cross-linking pentosidine increase in bone collagen and are associated with disorders of bone mineralization in dialysis patients. Calcif Tissue Int 2011；88：521-529　観察研究（後ろ向き）

10) Iwasaki Y, Kazama JJ, Yamato H, et al：Altered material properties are responsible for bone fragility in rats with kidney injury. Bone 2015；81：247-254

11) Allen MR, Newman CL, Chen N, et al：Changes in skeletal collagen crosslinks and matrix hydration in high and low turnover chronic kidney disease. Osteoporos Int 2015；26：977-985

12) Trombetti A, Stoermann C, Chevalley B, et al：Alterations of bone microstructureand strength in end-stage renal failure. Osteopors Int 2013；24：1721-1732　観察研究（後ろ向き）

13) Malluche HH, Mawad HW, Monier-Faugere MC：Renal osteodystrophy in the first decade of the new millennium：analysis of 630 bone biopsies in black and white patients. J Bone Miner Res 2011；26：1368-1376　観察研究（後ろ向き）

14) Graciolli FG, Neves KR, Barreto F, et al：The complexity of chronic kidney disease-mineral and bone disorder across stages of chronic kidney disease. Kidney Int 2017；91：1436-1446　観察研究（後ろ向き）

15) Kaludjerovic J, Komaba H, Sato T, et al：Klotho expression in long bones regulates FGF23 production during renal failure. FASEB J 2017；31：2050-2064

16) Carrillo-López N, Panizo S, Alonso-Montres C, et al：Direct inhibition of osteoblastic Wnt pathway by fibroblast growth factor 23 ontributes to bone loss in chronic kidney disease. Kidney Int 2016；90：77-89

17) Murali SK, Roshger P, Zeits U, et al：FGF23 regulates bone mineralization in a $1,25(OH)_2D_3$ and klotho-independent manner. J Bone Miner Res 2016；31：129-142

18) Malluche HH, Monier-Faugere MC, Blomquist G, et al：Two-year cortical and trabecular bone loss in CKD-5 D：biochemical and clinical predictors. Osteoporos Int 2018；29：125-134　観察研究（前向き）

19) Yamamoto S, Kido R, Onishi Y, et al：Use of renin-angiotensin system inhibitors is associated with reduction of fracture risk in hemodialysis patients. PLoS One 2015；10：e0122691. doi：10.1371　観察研究（前向き）

20) Asaba Y, Ito M, Fumoto T, et al：Activation of renin-angiotensin system induces osteoporosis independently of hypertension. J Bone Miner Res 2009；24：241-250

（岩崎香子）

第2章 CKD-MBDの病態機序

骨・血管連関

POINT
- 骨組織と血管の間では，骨粗鬆症と血管石灰化の共存が報告され，「骨・血管連関」が存在する．
- 血管石灰化はCKDの合併症であり，心血管障害の発症に深く関わっている．
- 石灰化は血管内膜および中膜に起こる．内膜における石灰化は連続的に起こり，内皮細胞障害とマクロファージの遊走が関与している．中膜石灰化は非連続的にみられるが，平滑筋細胞が主役を担っている．
- CKDにおいては，カルシウム（Ca）・リン（P）代謝異常が関与しており，骨におけるCa代謝と類似した病態と認識されている．
- 石灰化をきたした中膜においては，平滑筋細胞における骨関連蛋白の発現を伴う形質転換をきたしている．
- 血管石灰化を抑制するためには，Ca・P代謝の制御とともに，有効な手段がいくつか考えられている．

はじめに

内的・外的負荷に対する個体のホメオスターシス維持のために，神経，内分泌および免疫系を介した相互調節を受ける多臓器連関が存在することが明らかになってきた．骨組織と血管の間では，骨粗鬆症と血管石灰化の共存が報告され，共通の分子生物学的メカニズムが作動していることが判明し，「骨・血管連関」が存在する．

CKDとくに透析患者では，血管石灰化を伴うことが多く，死因の40%以上が心血管系合併症によるものである．透析患者では，若年者であっても血管石灰化が進行しており，カルシウム（Ca）・リン（P）積上昇の関与が報告されている[1]．一方，CKDにおいては，骨病変を合併することが多く，CKD-MBDの概念に包括されており，骨密度の減少と血管石灰化との関連性が報告されている．本稿では，最近注目されている石灰化調節因子を中心に，骨病変と血管石灰化の発症・進展に関して概説する．

I. 血管石灰化と骨関連蛋白

透析患者では，動脈硬化病変として内膜プラーク内に認められる石灰化病変のほかに，中・小筋型動脈の中膜にみられるメンケベルグ型中膜石灰化がある．冠動脈などでは，これらの石灰化病変がしばしば混在して認められる．石灰化病変では，osteopontin（OPN），osteocalcin（OC），osteoprotegerin（OPG），matrix Gla protein（MGP），bone morphogenic protein（BMP）-2など，骨芽細胞および軟骨細胞で産生される種々の骨関連蛋白の存在が証明されている[2),3)]．さらに，ノックアウトマウスの研究から，MGP，OPN，OPGおよびa_2-HS-glycoprotein（AHSG/fetuin-A）が血管石灰化の抑制因子であることが判明した[4)〜7)]．

MGPの血清濃度は重症の動脈硬化症で上

昇し，EBCT（electron beam computed tomography）で計測した冠動脈石灰化（coronary artery calcification；CAC）が強い群で低下していることが報告された[8),9)]．また，血中 OPG レベルは，大動脈石灰化の程度[10)]や冠動脈疾患の重症度[11)]と相関することも報告されており，石灰化の進行への関与が想定される[12)]．透析患者では，血漿 OPN レベルは健常者と比べて高値を示し，血漿 OPN レベルと大動脈石灰化の程度との間に有意な正の相関がある[13)]．また，AHSG/fetuin-A の血清濃度が透析患者で有意に低下し，心血管合併の頻度および死亡率に影響している[14)]．よって，血管石灰化抑制骨関連蛋白の機能低下が石灰化を促進する可能性が示唆される．

骨細胞から分泌される sclerostin は，骨芽細胞の Wnt/β-カテニン経路を阻害することで，骨形成を抑制することが知られている．新規骨粗鬆症治療薬として抗 sclerostin モノクローナル抗体を用いた臨床研究が進んでいる．この抗体が血管石灰化を抑制する可能性があり，臨床研究の結果が待たれる[15)]．

▶ II．血管石灰化の進展における P の関与

血管石灰化の評価手段として EBCT が開発され，CAC score（CACS）が定量的に評価されるようになった．CACS の計測には，Agatston らの方法がよく利用される[16)]．EBCT は高価であるため，より安価で応用範囲の広い multi-slice CT が世界的に普及しつつある．しかし，被曝線量が大きいことや，解像度などの問題点が指摘されている．

CACS には組織学的な動脈硬化病変と有意な相関関係があり，動脈硬化の有用なマーカーと考えられるようになった[17)]．透析患者において CACS に寄与する危険因子も明らかになり，年齢，性別（男性），糖尿病，透析期間に加え，血清 Ca および P レベルとの間

にも有意な相関関係が認められた．維持透析患者の動脈硬化の進展には，一般的な冠動脈疾患の危険因子に加え，維持透析患者に独自の危険因子が存在していることを推察させる[18)]．血清 P 濃度と死亡リスクとの間に有意な相関があり，P のコントロールが悪く高 P 血症を呈する群は，死亡リスクが高いことも判明した[19)]．これらの臨床データより，高 P 血症が冠動脈石灰化を促進し，死亡リスクに関与していると考えられた．健常成人における血清 P 濃度は，2.5〜4.5 mg/dL に調節されている．腎不全患者では，腎機能の低下・廃絶のため，尿中 P 排泄能の低下，ビタミン D 活性化の低下により高 P 血症を呈するようになる．高 P 血症は，二次性副甲状腺機能亢進症を引き起こすことで骨量を減少させ，さらに Ca・P 積の上昇を惹起する．高 P 血症，Ca・P 積の上昇，二次性副甲状腺機能亢進症という病態が，血管石灰化の進展に複合的に関与している[20)]．

▶ III．細胞外 P 濃度と血管石灰化

Jono ら[21)]は，ヒト血管平滑筋細胞を用いて，細胞外 P 濃度を 2 mM（約 6 mg/dL）に上昇させることにより，濃度依存性に血管平滑筋細胞の細胞間への Ca 沈着が観察され，その機序に Type III ナトリウム（Na）-P 共輸送体が関与していることを示した．Type III Na-P 共輸送体は，骨や消化管をはじめ多くの組織で発現が確認されており，Pit-1 と Pit-2 の二つのアイソフォームが存在していることが報告されている[22)]．血管平滑筋細胞では Type III Na-P 共輸送体の Pit-1 のみが発現しており，ヒト大動脈および石灰化動脈硬化病巣においても Pit-1 が強く発現していることが確認された．また，リン酸トランスポーターの特異的阻害薬である phosphonoformic acid（PFA）により，P 輸送を阻害することで石灰化も抑制される．

第2章　CKD-MBDの病態機序

以上より，細胞外P濃度の上昇による石灰化はPit-1による細胞内へのP輸送に依存していると考えられる．

Ⅳ．Pと骨関連蛋白

血管石灰化には，骨・軟骨形成に類似した機序が関与しており，Pの刺激により細胞内に入ったシグナルは，血管平滑筋細胞を骨・軟骨様細胞に分化させることにより，血管石灰化を誘導している可能性が推察されている．細胞外P濃度の上昇により骨芽細胞の分化マーカーであるOCや骨芽細胞への分化を規定する転写因子であるcore binding factor-1（Cbfa-1）の遺伝子発現が増加する．さらに，PFAを用いてこの細胞外から細胞内へのP輸送を阻害することで，それらの遺伝子発現は抑制される．血管平滑筋細胞とマクロファージとの共存培養系では，炎症性メディエーターにより骨芽細胞の分化マーカーの一つであるalkaline phosphatase（ALP）の発現が誘導され，β-グリセロリン酸を添加することにより石灰化が誘導される[23]．このALP活性の上昇は，細胞外Pの供給源であるβ-グリセロリン酸を代謝することにより細胞外P濃度を上昇させ，その結果として石灰化が誘導されるという可能性を示唆している．この実験系でも，石灰化の誘導により，骨芽細胞の分化マーカーであるALP，OPN，OCなどの遺伝子発現は増加していた．さらに，骨芽細胞様細胞株であるMC3T3E1細胞において，細胞外P濃度がOPNのプロモーター活性を促進することにより，転写レベルでOPNの遺伝子発現を調節しているという報告がある[24]．

よって，P輸送機構は直接的に骨関連蛋白の発現を変化させ，血管平滑筋細胞の骨芽細胞様細胞への分化を促進することにより，血管石灰化に重要な役割を果たしていると考えられる．

Ⅴ．冠動脈石灰化の臨床的意義

Goodmanら[1]が，若年成人（小児を含む）の透析患者でCACが高頻度であることを報告してから，とくにP吸着薬としての炭酸Caおよび透析液のCa濃度が問題となっている．CACSが高いほど心血管系障害による死亡率が高いと考えられる．Matsuokaら[25]の検討でも，CACS 200以上の群で有意に生命予後が不良であった．しかし，必ずしも心血管系の死亡は多くなかった．CACSがゼロ以上の症例は，冠動脈の内膜または中膜のいずれか，あるいは両方に石灰化が認められる．CACSが高値であるほど，内膜にも石灰化が認められ動脈硬化の確率が高いと推測される．冠動脈血管造影との対比では，虚血性心疾患診断の感度および特異度はそれほど高くない．

日本透析医学会の統計調査委員会の資料によると，透析前の血清P濃度と1年生存率の関係では，4〜6 mg/dLを中心にこれよりも低くても，高くても生命予後は不良となっている．血清P濃度が9 mg/dL以上では，死亡の補正ハザード比が2.2と有意に高く，死因としてCACが関与している可能性がある．

Ⅵ．冠動脈石灰化を規定する因子

CACの進行因子として，Hujairiらの総説が引用される[26]．Ca・P代謝異常，副甲状腺ホルモン（PTH），ビタミンD代謝異常は，古典的な異所性石灰化の成因として挙げられている．さらに，酸化ストレスなどによる慢性炎症や脂質代謝異常の関与も指摘されている．これらの因子は保存期腎不全の時期からCACSへ影響を与えていると想定される．血管内腔の障害部位にCa，Pが沈着する機序には，ヒドロキシ・アパタイト沈着阻止因子の欠乏も関与している可能性がある．透析患者

のCACSは，一般住民に比し明らかに高値であり，透析歴が長期化するにつれて高値になることから，透析療法ないし薬物療法にも問題があると考えられる．しかし，10〜20％の患者はCACSがゼロ（正常）である．

最近発表されたK/DOQIガイドラインでは，透析液のCa濃度を2.5 mEq/Lにすべきであるとされている[27]．しかし，米国ではP結合薬としての炭酸Caの使用量が大量であったこと，透析時間が短く，摂取Ca量が多いなど，わが国の状況とかなり異なる．また，米国では活性型ビタミンD製剤はほとんど静注で用いられているが，わが国では透析液のCa濃度は2.8〜3.0 mEq/Lの施設が多く，摂取Ca量も多くないと報告されている．

Ⅶ. 血管石灰化の治療

まず，Ca・P代謝バランスを適正化することが第一である．P摂取制限（蛋白摂取量は1.2 g/kg/dayを超えない）に加え，ハイフラックス膜などを使用して十分な透析によりPを除去し，Caを含まないP吸着薬として塩酸セベラマー[28]や炭酸ランタン[29]を服用することが勧められる．目標となる血清P値は，3.5〜5.5 mg/dLである．高Ca血症のコントロールも大切である．食事中のCaあるいはCa含有製剤の制限，活性型ビタミンDを適量とする，低Ca透析液にするなどの工夫が必要である．目標となる血清Ca値は，8.4〜9.5 mg/dLであり，Ca×P積を55以下に維持するのが望ましい．血清intact PTH値は，150〜300 pg/mLを目標にする．

CRP値を参考にして，慢性炎症をできるだけ排除する．動脈硬化を抑制するためには，体液過剰の抑制とアンジオテンシン変換酵素阻害薬やアンジオテンシン受容体拮抗薬などによる血圧管理，ビタミンEの服用に加え，スタチンなどによりLDL-コレステロールを100 mg/dL以下にすることが重要であるが，

透析患者における血管石灰化の進行を予防できるかどうかに関してはエビデンスがない．骨粗鬆症の治療薬であるビスホスホネート（エチドロネート）には，抗動脈硬化作用および異所性石灰化抑制作用が知られており[30]，透析患者でもエチドロネート使用によりCACSの減少が期待できる[31]．

おわりに

透析患者の血管石灰化の発生機構におけるPの役割および骨関連蛋白との関係について概説した．高P血症は，血管石灰化をはじめとする動脈硬化の進展の主要な調節因子であることが明らかにされてきている．高P血症のコントロールは生命予後を左右する重要な因子と認識され，今後ますます重要になると思われる．multi-slice CTの普及により，CACSの定量化が普及することにより，治療効果の判定が容易になると考えられる．

文 献

1) Goodman WG, Goldin J, Kuizon BD, et al：Coronary-artery calcification in young adults with end-stage renal disease who are undergoing dialysis. N Engl J Med 2000；342：1478-1483 観察研究（後ろ向き）

2) Giachelli CM：Ectopic calcification：gathering hard facts about soft tissue mineralization. Am J Pathol 1999；154：671-675 総説

3) Shanahan CM, Cary NR, Salisbury JR, et al：Medial localization of mineralization-regulating proteins in association with Monckeberg's sclerosis：evidence for smooth muscle cell-mediated vascular calcification. Circulation 1999；100：2168-2176 観察研究（後ろ向き）

4) Speer MY, McKee MD, Guldberg RE, et al：Inactivation of the osteopontin gene enhances vascular calcification of matrix Gla protein-deficient mice：evidence for osteopontin as an inducible inhibitor of vascular calcification in vivo. J Exp Med 2002；196：1047-1055 動物実験

5) Bucay N, Sarosi I, Dunstan CR, et al：osteoprotegerin-deficient mice develop early onset osteoporosis and arterial calcification. Genes Dev 1998；12：1260-1268

第 2 章　CKD-MBD の病態機序

6) Schafer C, Heiss A, Schwarz A, et al：The serurm protein alpha 2-Heremans-Schmid glycoprotein/fetuin-A is a systemically acting inhibitor of ectopic calcification. J Clin Invest　2003；112：357-366　動物実験

7) Luo G, Ducy P, McKee MD, et al：Spontaneous calcification of arteries and cartilage in mice lacking matrix GLA protein. Nature　1997；386：78-81　動物実験

8) Braam LA, Dissel P, Gijsbers BL, et al：Assay for human matrix Gla protein in serum：potential applications in the cardiovascular field. Arterioscler Thromb Vasc Biol　2000；20：1257-1261　基礎実験

9) Jono S, Ikari Y, Vermeer C, et al：Matrix Gla protein is associated with coronary artery calcification as assessed by electron-beam computed tomography. Thromb Haemost　2004；91：790-794　観察研究（後ろ向き）

10) Nitta K, Akiba T, Uchida K, et al：Serum osteoprotegerin levels and the extent of vascular calcification in haemodialysis patients. Nephrol Dial Transplant　2004；19：1886-1889　観察研究（後ろ向き）

11) Jono S, Ikari M, Shioi A, et al：Serum osteoprotegerin levels are associated with the presence and severity of coronary artery disease. Circulation　2002；106：1192-1194　観察研究（後ろ向き）

12) Nitta K, Akiba T, Uchida K, et al：The progression of vascular calcification and serum osteoprotegerin levels in patients on long-term hemodyalysis. Am J Kidney Dis　2003；42：303-309　観察研究（後ろ向き）

13) Nitta K, Ishizuka T, Horita S, et al：Soluble osteopontin and vascular calcification in hemodialysis patients. Nephron　2001；89：455-458　観察研究（後ろ向き）

14) Ketteler M, Bongartz P, Westenfeld R, et al：Association of low fetuin-A（AHSG）concentrations in serum with cardiovascular mortality in patients on dialysis：a cross-sectional study. Lancet　2003；361：827-833　観察研究（後ろ向き）

15) Pietrzyk B, Smertka M, Chudek J：Sclerostin：Intracellular mechanisms of action and its role in the pathogenesis of skeletal and vascular disorders. Adv Clin Exp Med　2017；26：1283-1291　総説

16) Agatston AS, Janowitz WR, Hildner FJ, et al：Quantification of coronary artery calcium using ultra fast computed tomography. J Am Coll Cardiol　1990；15：827-832　観察研究（後ろ向き）

17) Rumberger JA, Simons DB, Fitzpatrick LA, et al：Coronary artery calcium area by electron-beam computed tomography and coronary atherosclerotic plaque area A histopathologic correlative study. Circulation　1995；92：2157-2162　観察研究（後ろ向き）

18) Raggi P, Boulay A, Chasan-Taber S, et al：Cardiac calcification in adult hemodialysis patients. A link between end-stage renal disease and cardiovascular disease？ J Am Coll Cardiol　2002；39：695-701　観察研究（後ろ向き）

19) Block GA, Hulbert-Shearon TE, Levin NW, et al：Association of serum phosphorus and calcium×phosphate product with mortality risk in chronic hemodialysis patients：a national study. Am J Kidney Dis　1998；31：607-617　観察研究（後ろ向き）

20) Cozzolino M, Dusso AS, Slatopolsky E：Role of calcium-phosphate product and bone-associated proteins on vascular calcification in renal failure. J Am Soc Nephrol　2001；12：2511-2516　観察研究（後ろ向き）

21) Jono S, McKee MD, Murry CE, et al：Phosphate regulation of vascular smooth muscle cell calcification. Circ Res　2000；87：E10-E17　基礎実験

22) Palmer G, Bonjour JP, Caverzasio J：Expression of a newly identified phosphate transporter/retrovirus receptor in human SaOS-2 osteoblast-like cells and its regulation by insulin-like growth factor I. Endocrinology　1997；138：5202-5209　基礎実験

23) Shioi A, Katagi M, Okuno Y, et al：Induction of bone-type alkaline phosphatase in human vascular smooth muscle cells：roles of tumor necrosis factor-alpha and oncostatin M derived from macrophages. Circ Res　2002；91：9-16　基礎実験

24) Beck GR Jr, Zerler B, Moran E：Phosphate is a specific signal for induction of osteopontin gene expression. Proc Natl Acad Sci USA　2000；97：8352-8357　基礎実験

25) Matsuoka M, Iseki K, Fujimoto N, et al：Significance of high coronary artery calcification score（CACS）on survival in patients on chronic hemodialysis. Clin Exp Nephrol　2004；8：54-58　観察研究（後ろ向き）

26) Hujairi NMA, Afzali B, Goldsmith DJ：Cardiac calcification in renal patients：What we do and don't know. Am J Kidney Dis　2004；43：234-243　総説

27) National Kidney Foundation K/DOQI Clinical Practice Guidelines for Bone Metabolism and Disease in Chronic Kidney Disease. Am J Kidney Dis　2003；42：S1-S202　ガイドライン

28) Chertow GM, Burke SK, Raggi P, for the Treat to Goal Working Group：Sevelamer attenuates the progression of coronary and aortic calcification in

hemodialysis patients. Kidney Int 2002；62：245-252 観察研究（RCT）

29) Ohtake T, Kobayashi S, Oka M, et al：Lanthanum carbonate delays progression of coronary artery calcification compared with calcium-based phosphate binders in patients on hemodialysis：a pilot study. J Cardiovasc Pharmacol Ther 2013；18：439-446 観察研究（RCT）

30) Koshiyama H, Nakamura Y, Tanaka S, et al：Decrease in carotid intima-media thickness after 1-year therapy with etidronate for ospeopenia associated with type 2 diabetes. J Clin Endocrinol Metab 2000；85：2793-2796 観察研究（前向き）

31) Nitta K, Akiba T, Suzuki K, et al：Effects of cyclic intermittent etidronate therapy on coronary artery calcification in patients receiving long-term hemodialysis. Am J Kidney Dis 2004；44：680-688 観察研究（前向き）

（小川哲也，新田孝作）

第2章　CKD-MBDの病態機序

8 CKD-MBD と心臓

POINT
- CKD-MBDの病態は，心臓死の三大死因であるうっ血性心不全，心筋梗塞，心臓突然死のいずれにも関わる.
- 非虚血性心筋障害，うっ血性心不全の原因病態としてMBDが注目され始めている.
- 高リン血症は血管石灰化だけでなくアテローム性動脈硬化の進行にも寄与する可能性がある.
- CKD-MBD診療が致死性不整脈，心臓突然死の引き金となる可能性がある.

▶ はじめに

　心血管疾患の診療は劇的に進歩しているが，腎臓病患者の心予後は劇的に改善しているわけではない. この背景には依然として解決することのできない腎臓病特有の心血管病の危険因子が潜在し，その合併率が低下してこないことも一因と考える. その代表は，左室肥大（心筋症）と血管石灰化かもしれない. CKD-MBDの不適切な管理が血管石灰化進行，ひいては予後悪化の強力な寄与因子であることは多くの証拠から間違いない. 近年，このCKD-MBDと左室肥大が深く関わることも明らかとなっている. CKD-MBDが心腎連関の中心的役割を果たしているのかもしれない. 本稿では，心臓死の三大要因であるうっ血性心不全，心筋梗塞，心臓突然死（致死性不整脈）とCKD-MBDの関連について概説することとする.

▶ Ⅰ. 心不全（心筋症）

1. ビタミンD

　ビタミンDは骨代謝以外にも，レニンアン

ジオテンシン系の制御，抗炎症，抗酸化ストレスなど多くの多面作用を有していることが報告されている[1]~[5]. 加えて左室肥大の進行にかかわるシグナル伝達系であるcalcineurin-nuclear factor of activated T cells（calcineurin-NFAT）をビタミンDが抑制することも報告されている[6].

　このことから実験レベルでは，ビタミンDの投与により左室肥大の進行を抑制できることを示唆する論文が散見される[1),7),8)]. Fujiiらは糖尿病モデルラットにおいて，ビタミンD投与により酸化ストレスが抑えられ心肥大と心筋線維化が減少したことを報告している[9]. 一方，臨床のデータでは，ビタミンDの心臓への有益性は実験データほど確認されていない. PRIMO[10]やOPERA[11]といった良くデザインされた二つのRCTにおいても，CKD患者におけるビタミンDの左室心筋重量の改善効果は確認できていない. しかしながら，その後の追加解析では，ビタミンD投与により，心血管疾患による入院はビタミンD投与群で有意に少ないことが報告されている[12].

2. FGF23

　基礎実験系からリン（P）利尿ホルモンで

ある FGF23 と左室肥大の進展が深く関わることが示唆されている．FGF23 は心筋細胞の FGFR4 を活性化し phospholipase Cγ/calcineurin-NFAT signaling シグナル系を介して左室肥大を誘導することが示唆されている[13]．また FGF23 が間接的に心疾患と関わることを示唆する報告もある．マウスに実験的に心筋梗塞を引き起こすと，Klotho や副甲状腺ホルモン（PTH）の変化とは独立して血中の FGF23 が上昇することが報告されている[14]．上昇した FGF23 により 25(OH) vitamin D 活性が抑えられ，血中の 1,25(OH) vitamin D のレベルが低下することも報告されている．また，FGF23 が腎での Na-Cl 共輸送体の発現を増加させることでナトリウム（Na）の吸収を亢進させていることを示唆する報告もある[15]．このことは FGF23 が体液過剰を介して心不全発症や心筋症に関与している可能性を示唆している．臨床データにおいても，FGF23 と心筋障害との関連を示唆する報告がある．CRIC 研究では，CKD stage 2〜4 の患者において，FGF23 が高値であるほど心血管イベントのリスクが高くなり，イベントの内訳では動脈硬化性イベントよりも心不全との関連が強いことが報告されている[16]．また，FGF23 高値は既存の危険因子とは独立して新規発症の心房細動と関連することも報告されている[17),18]．FGF23 の低下と心血管イベント減少の関連も示されている．EVOLVE 研究のサブ解析では，シナカルセトによる FGF23 の低下と，心不全，心臓突然死といったイベントのリスク低下が確認されている[19]．

　CKD 患者の心筋障害は冠動脈病変に起因する虚血性心筋障害に目が行きがちであるが，こういった知見は MBD の病態が非虚血性心筋障害と深く関わり，うっ血性心不全発症の一因になっている可能性を示唆している．

▶ Ⅱ．冠動脈疾患

　培養平滑筋のデータから，血管石灰化は単なる沈着現象ではなく，血管平滑筋が骨芽細胞様に分化する active な病態であることが解明され，その代表的因子として高 P 環境が挙げられる．このため冠動脈硬化と MBD のつながりは高 P 血症と冠動脈石灰化としてとらえられることが多い．一方，動脈硬化（atherosclerosis）は，内膜に粥腫（プラーク）が蓄積することにより血管内腔が狭くなるアテローム硬化（atherosclerosis）と，中膜の肥厚・石灰化により血管壁が硬くなるメンケベルグ型動脈硬化（Moenckeberg's medical calcific sclerosis），そして小動脈および細動脈壁の硝子様変性を認める細動脈硬化の 3 種に大別される．ここではアテローム性動脈硬化と P の関連について詳述する．

1．冠動脈イベントと P

　平均 eGFR 100 mL/min/1.73 m^2を対象とした観察研究では，血清 P 値が高いほど心筋梗塞を含む初回の心血管イベント発症リスクが高くなることが報告されている[20]．また平均 eGFR 90 mL/min/1.73 m^2を対象とした研究では，血清 P 値が 3.8 mg/dL 以上の患者は，3.1〜3.3 mg/dL の患者に比し 1.8 倍新規の心筋梗塞発症リスクが高いことが報告されている[21]．このようなデータは，腎機能とは独立して，P 値が正常の範囲でも高いほうが冠動脈イベント発症に関与している，すなわちアテローム病変の進行と関連があるのかもしれない．アテロームの線維性被膜内の微小石灰化がアテロームの破裂に関連するとの事実[22),23]もあり，高 P がこういった微小石灰化形成に寄与している可能性は否めない．

2．内膜病変と P

　現在の医療技術では，臨床現場で内膜と中

第 2 章　CKD-MBD の病態機序

膜の石灰化を分けて評価することはできない．動物モデルでは P と内膜，中膜の石灰化を分けて評価した報告がある．動脈硬化モデルマウスに腎不全を作製し，動脈硬化サイズ，内膜石灰化，中膜石灰化を評価した報告[24]では，腎不全作製後の血清 P 値の上昇と並行して，動脈硬化サイズ，内膜石灰化，中膜石灰化が進行することが報告されている[25]．同モデルを用いて行ったその後の研究では，P 吸着薬の投与により P 値を補正することで，動脈硬化サイズ，内膜石灰化，中膜石灰化の進行が抑えられることが報告されている[25]〜[27]．

Ⅲ. 致死性不整脈

1. 刺激電動系石灰化の可能性

透析患者にループレコーダーを用いて心臓突然死の原因を探索した研究[28]では，致死性不整脈の原因として心室性頻脈性不整脈だけではなく，徐脈性不整脈の重要性を示唆している．透析患者の死亡解剖の症例報告では，洞結節や房室結節の石灰化から重度の徐脈性不整脈により死亡したケースが散見される[29]．また症例報告レベルでは心筋自体が石灰化する報告がある[30]．これらの報告の多くが，死亡後の病理解剖所見から心筋石灰化を診断している．臨床現場でどのように心筋石灰化を確認するかについては，まだ明確な答えが出ていない．広範囲にわたる重度の心筋石灰化であれば，通常条件の CT においても確認が可能であるが，微小なレベルでは不可能と言わざるをえない．今後は，透析患者の心臓突然死を考えるとき，徐脈，刺激電動系の石灰化といった観点から，MBD 診療や研究を進めていく必要があるのかもしれない．

2. 血液透析療法と QT 延長症候群

透析患者の心停止の原因を心室細動（VF）

と非心室細動（nonVF）に分けて検討した報告[31]によれば，どちらも透析中に発症することがもっとも多いことが記されているが，もう一つの特徴は，VF は透析後に偏り，nonVF は透析前に偏っていることである．透析後の VF は，二次性 QT 延長による Torsades de Pointes からの心停止を考えたくなる．

二次性に QT 延長をきたし致死性不整脈を起こした報告は多岐にわたる．大きく① 薬剤性，② 電解質異常（低 K，低 Ca，低 Mg），③ 代謝異常，④ 心疾患，⑤ 徐脈，⑥ 中枢神経疾患，に分けることができる．このなかでも，透析医療に深く関わる，K と Ca の電解質異常について簡単に触れておく．MBD との関連では，治療薬として calcimimetics が低 Ca 血症をきたすことで，致死性不整脈との関連が指摘されているが，ここでは，透析液と QT 延長の関連について触れておく．透析液の Ca 濃度，K 濃度と透析中の QT 時間を検証した報告がある[32]．透析液 K 濃度 2 および 3 mmol/L，Ca 濃度 1.25，1.5，1.75 mmol/L のそれぞれの組み合わせで血液透析を行ったときの QT 時間の変化を検証している．透析液 Ca 濃度が下がるほど，また透析液 K 濃度が下がるほど QT 時間が延長することが示されている．また，K，Ca ともに，4 時間の透析において，その値がマイナスバランスになるほど，QT が延長することも確認されている[32]．さらに興味深いことに，透析前の患者の Ca 値と透析液の Ca 濃度のギャップが大きいほど，心臓突然死のリスクが高くなることが報告されている[33]．今後は，心疾患が潜在するような突然死ハイリスク透析患者においては，透析中の QT 延長をも意識した透析液の選択が求められるのかもしれない．

おわりに

CKD-MBD の病態を心血管イベントとつ

なげて考えるとき，異所性石灰化，とくに血管石灰化からすべてを説明しようとしてきた傾向がある．近年の報告を集積すると，三大死因，すなわち，うっ血性心不全，虚血性心疾患，致死性不整脈いずれにおいても，MBD管理が左右する可能性がある．今後は心血管イベントも細かく分けて，MBDも寄与を検証する必要がある．

▶ 文　献

1) Kong J, Kim GH, Wei M, et al：Therapeutic effects of vitamin D analogs on cardiac hypertrophy in spontaneously hypertensive rats. Am J Pathol 2010；177：622-631

2) Li YC, Kong J, Wei M, et al：1,25-Dihydroxyvitamin D(3)is a negative endocrine regulator of the renin-angiotensin system. J Clin Invest 2002；110：229-238

3) Kono K, Fujii H, Nakai K, et al：Anti-oxidative effect of vitamin D analog on incipient vascular lesion in non-obese type 2 diabetic rats. Am J Nephrol 2013；37：167-174

4) Husain K, Suarez E, Isidro A, et al：Effects of paricalcitol and enalapril on atherosclerotic injury in mouse aortas. Am J Nephrol 2010；32：296-304

5) Cohen-Lahav M, Shany S, Tobvin D, et al：Vitamin D decreases NFkappaB activity by increasing IkappaBalpha levels. Nephrol Dial Transplant 2006；21：889-897

6) Chen S, Law CS, Grigsby CL, et al：Cardiomyocyte-specific deletion of the vitamin D receptor gene results in cardiac hypertrophy. Circulation 2011；124：1838-1847

7) Panizo S, Barrio-Vazquez S, Naves-Diaz M, et al：Vitamin D receptor activation, left ventricular hypertrophy and myocardial fibrosis. Nephrol Dial Transplant 2013；28：2735-2744

8) Freundlich M, Li YC, Quiroz Y, et al：Paricalcitol downregulates myocardial renin-angiotensin and fibroblast growth factor expression and attenuates cardiac hypertrophy in uremic rats. Am J Hypertens 2014；27：720-726

9) Fujii H, Nakai K, Yonekura Y, et al：The vitamin D receptor activator maxacalcitol provides cardioprotective effects in diabetes mellitus. Cardiovasc Drugs Ther 2015；29：499-507

10) Thadhani R, Appelbaum E, Pritchett Y, et al：Vitamin D therapy and cardiac structure and function in patients with chronic kidney disease：the PRIMO randomized controlled trial. JAMA 2012；307：674-684 介入研究

11) Wang AY, Fang F, Chan J, et al：Effect of paricalcitol on left ventricular mass and function in CKD—the OPERA trial. J Am Soc Nephrol 2014；25：175-186 介入研究

12) Tamez H, Zoccali C, Packham D, et al：Vitamin D reduces left atrial volume in patients with left ventricular hypertrophy and chronic kidney disease. Am Heart J 2012；164：902-909 e2 介入研究

13) Grabner A, Amaral AP, Schramm K, et al：Activation of cardiac fibroblast growth factor receptor 4 causes left ventricular hypertrophy. Cell Metabolism 2015；22：1020-1032

14) Andrukhova O, Slavic S, Odorfer KI, et al：Experimental myocardial infarction upregulates circulating fibroblast growth factor-23. J Bone Miner Res 2015；30：1831-1839

15) Andrukhova O, Slavic S, Smorodchenko A, et al：FGF23 regulates renal sodium handling and blood pressure. EMBO Mol Med 2014；6：744-759

16) Scialla JJ, Xie H, Rahman M, et al：Fibroblast growth factor-23 and cardiovascular events in CKD. J Am Soc Nephrol 2014；25：349-360 観察研究（後ろ向き）

17) Mathew JS, Sachs MC, Katz R, et al：Fibroblast growth factor-23 and incident atrial fibrillation：the Multi-Ethnic Study of Atherosclerosis(MESA)and the Cardiovascular Health Study(CHS). Circulation 2014；130：298-307 観察研究（後ろ向き）

18) Mehta R, Cai X, Lee J, et al：Association of fibroblast growth factor 23 with atrial fibrillation in chronic kidney disease, From the Chronic Renal Insufficiency Cohort Study. JAMA Cardiol 2016；1：548-556 観察研究（後ろ向き）

19) Moe SM, Chertow GM, Parfrey PS, et al：Cinacalcet, fibroblast growth factor-23, and cardiovascular disease in hemodialysis：The Evaluation of Cinacalcet HCl Therapy to Lower Cardiovascular Events(EVOLVE)Trial. Circulation 2015；132：27-39 介入研究

20) Dhingra R, Sullivan LM, Fox CS, et al：Relations of serum phosphorus and calcium levels to the incidence of cardiovascular disease in the community. Arch Intern Med 2007；167：879-885 観察研究（前向き）

21) Onufrak SJ, Bellasi A, Cardarelli F, et al：Investigation of gender heterogeneity in the associations of serum phosphorus with incident coronary artery disease and all-cause mortality. Am J Epidemiol

2009；169：67-77　観察研究（後ろ向き）

22）Kelly-Arnold A, Maldonado N, Laudier D, et al：Revised microcalcification hypothesis for fibrous cap rupture in human coronary arteries. Proc Natl Acad Sci USA　2013；110：10741-10746

23）Vengrenyuk Y, Carlier S, Xanthos S, et al：A hypothesis for vulnerable plaque rupture due to stress-induced debonding around cellular microcalcifications in thin fibrous caps. Proc Natl Acad Sci USA　2006；103：14678-14683

24）Massy ZA, Ivanovski O, Nguyen-Khoa T, et al：Uremia accelerates both atherosclerosis and arterial calcification in apolipoprotein E knockout mice. J Am Soc Nephrol　2005；16：109-116

25）Phan O, Ivanovski O, Nguyen-Khoa T, et al：Sevelamer prevents uremia-enhanced atherosclerosis progression in apolipoprotein E-deficient mice. Circulation　2005；112：2875-2882

26）Phan O, Ivanovski O, Nikolov IG, et al：Effect of oral calcium carbonate on aortic calcification in apolipoprotein E-deficient（apoE-/-）mice with chronic renal failure. Nephrol Dial Transplant　2008；23：82-90

27）Nikolov IG, Joki N, Vicca S, et al：Tissue accumulation of lanthanum as compared to aluminum in rats with chronic renal failure—possible harmful effects after long-term exposure. Nephron Exp Nephrol 2010；115：e112-e121

28）Wong MC, Kalman JM, Pedagogos E, et al：Bradycardia and asystole is the predominant mechanism of sudden cardiac death in patients with chronic kidney disease. J Am Coll Cardiol　2015；65：1263-1265　観察研究（前向き）

29）Henderson RR, Santiago LM, Spring DA, et al：Metastatic myocardial calcification in chronic renal failure presenting as atrioventricular block. N Engl J Med　1971；284：1252-1253

30）Lee CJ, Ramirez C, Thomson LE：A stone heart：fatal cardiac microcalcification. Eur Heart J　2007；28：2312

31）Davis TR, Young BA, Eisenberg MS, et al：Outcome of cardiac arrests attended by emergency medical services staff at community outpatient dialysis centers. Kidney Int　2008；73：933-939　観察研究（後ろ向き）

32）Genovesi S, Dossi C, Vigano MR, et al：Electrolyte concentration during haemodialysis and QT interval prolongation in uraemic patients. Europace　2008；10：771-777　観察研究（前向き）

33）Pun PH, Horton JR, Middleton JP：Dialysate calcium concentration and the risk of sudden cardiac arrest in hemodialysis patients. Clin J Am Soc Nephrol 2013；8：797-803　観察研究（後ろ向き）

（常喜信彦，林　俊秀）

第3章

CKD-MBDの診断と評価

1 CKDの進行とともにみられる骨・ミネラル代謝異常

POINT
- CKDの進行とともに，早期にはP負荷，FGF23増加，Klotho低下，PTH増加がみられ，P負荷状態を代償する．
- さらに腎機能が低下し，P負荷代償機構が破綻するCKDステージ4，5になると高P血症，低Ca血症がみられるようになる．
- 骨病変は，線維性骨炎，骨軟化症，混合型，無形成骨症がみられるが，もっとも早期には無形成骨症を呈する．
- CKDの進行とともに骨密度および骨強度の低下がみられ，骨折リスクが増加する．
- 糖尿病，閉経，老化では，さらに骨脆弱性が増加する．

はじめに

慢性腎臓病（CKD）の進行とともにみられる骨・ミネラル代謝異常としては，カルシウム（Ca），リン（P），副甲状腺ホルモン（PTH），ビタミンD代謝，骨代謝異常（骨代謝回転の異常，骨石灰化障害，骨量の低下，骨強度の低下），血管，心臓弁，軟部組織の石灰化などである．これらの異常の一部はCKDの比較的早期からみられ，腎機能の低下とともに進行して，透析期にはすでに中等度以上に進行していることが少なくない．本稿では，CKDの進行とともにみられる骨・ミネラル代謝異常について概説する．

Ⅰ．CKDの進行とともにみられるミネラル代謝異常（図）

CKD早期（CKDステージ2〜3）から尿中リン排泄低下によるP負荷がかかると，骨細胞・骨芽細胞がなんらかの機構でそれを検知してFGF23が分泌される．FGF23はおもにFGFレセプターを介してP利尿作用および1,25水酸化ビタミンD抑制作用を発現する．FGF23がFGFレセプターを介して働くためには，コファクターとしてKlothoが必要である．Klothoはおもに腎・副甲状腺において発

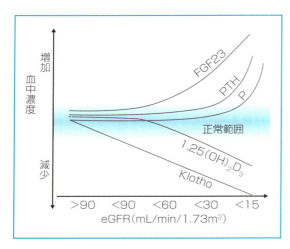

図　CKDの進行に伴うミネラル代謝の変化

現しており，FGF23の主要標的臓器であると考えられている．Klothoの発現低下も，もっともCKD早期にみられる現象である[1]．

FGF23はP利尿に加えて，1,25水酸化ビタミンD産生を抑制し，PTH分泌が刺激され，二次性副甲状腺機能亢進症が発症する．増加したPTHは尿細管に作用して，P利尿をきたす．すなわち，FGF23とPTHはいずれもP利尿作用を有し，1,25水酸化ビタミンD産生の抑制による腸管P吸収阻害作用もあいまって，CKDによるPの負荷状態を代償する．したがって，FGF23とPTHの上昇による代償機構が破綻するまで，血清P値は正常範囲に保たれる．

腎機能がさらに低下し，FGF23やPTHによるP負荷の代償が破綻するステージ4～5になると血清P濃度が上昇しはじめ，PとCaのバランスを保とうと低Ca血症をきたし，いずれも副甲状腺に作用して，さらにPTHの産生・分泌を促進する．

FGF23は透析期腎不全のみでなく，保存期腎不全においても生命予後と関連し[2]，左室肥大や腎機能の低下にも関与することが明らかにされている[3~5]．

最近の報告では，25水酸化ビタミンDが欠乏している状態では，FGF23よりもPTHが先に増加することが観察されている[6]．

II．CKDの進行とともにみられる骨病変

CKDにみられる骨病変としては，二次性副甲状腺機能亢進症による線維性骨炎，ビタミンD欠乏による類骨石灰化障害を呈する骨軟化症および前二者が混在した混合型，さらに，骨形成と骨吸収がいずれも抑制された無形成骨症がみられる．

CKDの進行に伴う二次性副甲状腺機能亢進症により，PTHの分泌が増加すると，骨吸収と骨形成が促進する．バランスとしては，骨吸収のほうが高度で，骨量は減少する．同時に骨には線維成分が増加することから，二次性副甲状腺機能亢進症による骨病変は線維性骨炎と呼ばれる．

骨軟化症は類骨が過剰に骨にみられる病態で，CKDでみられる1,25水酸化ビタミンDの欠乏により，類骨が石灰化できないために，骨の石灰化前線に類骨が大量にみられる．

無治療の進行したCKDでは，前述した二次性副甲状腺機能亢進症による線維性骨炎と1,25水酸化ビタミンD欠乏による骨軟化症の混合型がもっとも多いとされる．

無形成骨症は，破骨細胞および骨芽細胞の減少，類骨および線維組織の減少による骨形成の著明な低下が特徴の病態で，PTHの絶対的不足あるいは骨のPTH抵抗性によって起きる．最近の報告では，CKDの早期の骨病変としては，CKDステージ2～3では，無形成骨症がまずみられることが報告されている[7]．この原因としては，PTH/PTHrp受容体の発現低下，インドキシル硫酸などの尿毒症物質の貯留，骨形成に関与していることが最近判明したスクレロスチンなどのWnt/βカテニン経路の阻害物質の増加，性ホルモンの減少，糖尿病，加齢などによる骨のPTH抵抗性が考えられている．

CKDの進行は，骨折のリスク因子であることはさまざまな臨床データで示されている．GFRが60 mL/min/1.73 m²未満で骨折のリスクが高くなり，eGFRの低下につれて，骨折リスクが増加する[8]．さらに，1万人以上のコホート研究から，腎機能低下とアルブミン尿が大腿骨頸部骨折のリスク因子であることが示された[9]．この観察研究では，CKD 2あるいはG3aの比較的腎機能が保たれている病期においても微量アルブミン尿がみられると骨折のリスクが2～3倍前後に増加し，さらに腎機能低下が進んだG3b～G5では，アルブミン尿が増加すると3～6倍近く骨折のリスクが増加することが示されている[9]．アルブミン尿は，PTHの増加と関連があるために，二次性副甲状腺機能亢進症を介して，骨折に関連すると考えられている．

骨折は骨密度と骨強度の変化による骨形態の変化により，リスクが高まるとされるが，CKDでは，骨密度だけでなく，骨強度の低下がみられる．

Ⅲ．CKDの進行とともにみられる血管石灰化

CaとPは，血中にリン酸カルシウムを吸着する性質のあるFetuin-A蛋白が大量に存在するので，リン酸カルシウムとしてFetuin-A分子と複合体を形成し，コロイド粒子として血中に分散している．このコロイド粒子は，カルシプロテイン粒子（calciprotein particle；CPP）と呼ばれ，このCPPが血管石灰化の原因となっていることが示唆されている[10]．

透析患者では，高度の血管石灰化がみられるが，透析前の保存期CKDでも，ステージ3以降に血管石灰化が進行する．冠動脈石灰化に関しては，CKDステージ3～5では，CACスコアが400以上になる頻度が高く，腎機能低下の進行に応じて，冠動脈石灰化がみ

られる頻度が高くなる[11]．また，このCKDの進行に伴う冠動脈石灰化は，高感度CRPが高いほど増悪し，炎症が加わるとより促進されると考えられる[12]．冠動脈石灰化は臨床的に心血管合併症および心血管死に関連するが，CKDでは，その関連がさらに強い．

Ⅳ．糖尿病とCKD-MBD

糖尿病性腎症では，腎機能にかかわらず，糖尿病自体により骨代謝や骨構造に影響される[13]．1型糖尿病では若年から骨密度の低下を伴い，2型糖尿病では，糖尿病の発症に伴い，糖尿病のコントロールの程度に応じて，骨密度の低下を伴わなくとも骨折のリスクが高い．2型糖尿病では，骨密度よりも骨質の変化による骨脆弱性が関連するとされており，微細構造において皮質骨多孔性が特徴である[14]．その原因としては，骨コラーゲンの過剰糖化による架橋形成の抑制，骨芽細胞や副甲状腺細胞機能を抑制する終末糖化産物（AGEs）の蓄積，骨形成刺激の低下，骨代謝回転の低下などが考えられている．

糖尿病ではPTHが低く，また骨形成および骨吸収マーカーが低く，骨代謝回転が低下しており，無形成骨症のリスクが高い．骨形成が強く障害された低骨代謝回転状態では，骨質が低下し骨脆弱性を呈する．また，骨芽細胞の成熟障害，インスリン様成長因子-1（insulin like growth factor-1；IGF-1）低下による骨形成因子の不足なども骨質低下に関与している．さらに，骨形成刺激作用のあるWnt/βカテニンシグナル伝達経路を抑制するスクレロスチンは，2型糖尿病において増加し，無形成骨症の原因であるPTHの分泌低下や骨のPTHに対する抵抗性に関与すると考えられる．さらに，スクレロスチンは骨密度および骨代謝回転とは独立して有意に椎体骨折リスクの増加と関連していることから，骨質劣化に関連すると考えられる．

第3章　CKD-MBDの診断と評価

▶ V. 加齢，閉経と CKD-MBD

　骨量は20歳前後で最大となり，45歳以降は加齢とともに減少する．皮質骨と海綿骨では加齢変化が異なる．皮質骨は50歳以降加齢に伴いほぼ直線的に減少するのに対し，海綿骨は50～60歳でいったん急激に減少し，60歳以降は緩徐に減少する[15]．

　骨の老化には性差があり，女性では閉経後の10～15年で20～30%骨密度が低下し，65歳以上では減少率は1年あたり0.5～1.0%と緩やかになる．男性では65歳頃から女性と同程度の速度で骨密度が減少する．

　加齢により，血中の活性型ビタミンD濃度は低下し，腸管からのCa吸収が低下，血清Caは低下し，血中のPTHは上昇する[16),17]．高齢者では，前述したビタミンDの低下のみでなく，CaトランスポーターであるTRPV（transient receptor potential vanilloid）5，6が低下し，腸管からのCa吸収が減少する．

　また，加齢による成長ホルモンの分泌低下，活動性の低下は骨芽細胞の機能を低下させ，骨形成を低下させる．

　スクレロスチンは加齢により分泌が増加し，骨折の増加と関連するとみられている．

　前述したように，女性の閉経後は急速に骨密度が減少する．骨芽細胞，破骨細胞にはエストロゲン受容体が発現していて，エストロゲンは骨芽細胞を活性化させ，破骨細胞を抑制する．閉経により急激に血中エストロゲン濃度が低下すると，骨吸収が骨形成を上回り，骨密度が低下する．エストロゲン欠乏では，骨外膜の骨形成障害および骨内膜の骨吸収亢進により，とくに皮質骨脆弱性が増加し，骨折に至る．

▶ 文　献

1) Hu MC, Shiizaki K, Kuro-o M, et al：Fibroblast growth factor 23 and Klotho：physiology and patho-physiology of an endocrine network of mineral metabolism. Annu Rev Physiol　2013；75：503-533

2) Isakova T, Xie H, Yang W, et al：Fibroblast growth factor 23 and risks of mortality and end-stage renal disease in patients with chronic kidney disease. JAMA　2011；305：2432-2439　観察研究（前向き）

3) Faul C, Amaral AP, Oskouei B, et al：FGF23 induces left ventricular hypertrophy. J Clin Invest　2011；121：4393-4408　観察研究（前向き）

4) Fliser D, Kollerits B, Neyer U, et al：Fibroblast growth factor 23（FGF23）predicts progression of chronic kidney disease：the Mild to Moderate Kidney Disease（MMKD）Study. J Am Soc Nephrol 2007；18：2600-2608　観察研究（前向き）

5) Seiler S, Reichart B, Roth D, et al：FGF-23 and future cardiovascular events in patients with chronic kidney disease before initiation of dialysis treatment. Nephrol Dial Transplant　2010；25：3983-3989　観察研究（前向き）

6) Taal MW, Thurston V, McIntyre NJ, et al：The impact of vitamin D status on the relative increase in fibroblast growth factor 23 and parathyroid hormone in chronic kidney disease. Kidney Int　2014；86：407-413　観察研究（前向き）

7) Drüeke TB, Massy ZA：Changing bone patterns with progression of chronic kidney disease. Kidney Int　2016；89：289-302

8) Naylor KL, McArthur E, Leslie WD, et al：The three-year incidence of fracture in chronic kidney disease. Kidney Int　2014；86：810-818　観察研究（前向き）

9) Daya N, Voskertchian A, Schneider ALC, et al：Kidney Function and Fracture Risk：The Atherosclerosis Risk in Communities（ARIC）Study. Am J Kidney Dis　2016；67：218-226　観察研究（前向き）

10) Miura Y, Iwazu Y, Shiizaki K, et al：Identification and quantification of plasma calciprotein particles with distinct physical properties in patients with chronic kidney disease. Sci Rep　2018；19：1256

11) Budoff MJ, Rader DJ, Reilly MP, et al：Relationship of estimated GFR and coronary artery calcification in the CRIC（Chronic Renal Insufficiency Cohort）Study. Am J Kidney Dis　2011；58：519-526　観察研究（後ろ向き）

12) Hwang IC, Park HE, Kim HL, et al：Systemic inflammation is associated with coronary artery calcification and all-cause mortality in chronic kidney disease. Circ J　2016；80：1644-1652　観察研究（前向き）

13) Leslie WD, Rubin MR, Schwartz AV, et al：Type 2 diabetes and bone. J Bone Miner Res　2012；7：

2231-2237

14) Burghardt AJ, Issever AS, Schwartz AV, et al：High-resolution peripheral quantitative computed tomographic imaging of cortical and trabecular bone microarchitecture in patients with type 2 diabetes mellitus. J Clin Endocrinol Metab 2010；95：5045-5055 観察研究（後ろ向き）

15) 矢可部満隆，秋下雅弘：老化に伴う運動器とエネルギー代謝の変動. CLINICAL CALCIUM 2018；28：17-22

16) Portale AA：Blood calcium, phosphorus, and magnesium. Favus MJ（ed）：Primer on the Metabolic Bone Disease and Disorders of Mineral Metabolism, 5th ed. 2003, 151, The American Society for Bone and Mineral Research

17) Sherman SS, Hollis BW, Tobin JD：Vitamin D status and effects of age, sex, and season. J Clin Endocrinol Metab 1990；71：405-413 観察研究（後ろ向き）

（安藤亮一）

② わが国の透析患者における CKD-MBD の現況

POINT
- わが国の透析前補正カルシウム濃度（8.4〜10.0 mg/dL）および透析前リン濃度（3.5〜6.0 mg/dL）の管理目標値は国際基準と同等で、それぞれほぼ8割および7割弱の患者が目標値を満たしており、全体の5割強が双方を同時に満たしている．
- わが国における intact PTH の管理目標値は 2012 年より 60〜240 pg/mL に引き上げられたが、依然として国際基準に比し低めである（6割弱が目標値達成）．
- カルシミメティクスの登場により副甲状腺摘出術が激減した．
- 透析患者における大腿骨頸部骨折リスクは一般人口に比べて有意に高い（男性で 6.2 倍，女性で 4.9 倍）．
- 透析人口の高齢化にもかかわらず，大腿骨頸部骨折の発生率は 2008 年をピークに女性で減少傾向にある（男性では不変）．
- ALP 高値や血清マグネシウム低値なども生命予後や骨折と関連することが示されている．

Ⅰ．これまでの経緯

腎代替療法におけるわが国の特徴は、低い腎移植率と長い透析歴にある．その背景には他国に比べて良好な透析患者の長期予後があり、同時に長期透析に伴う種々の合併症に対応してきた経緯がある．後に CKD-MBD という概念が生まれるまでは、われわれは二次性副甲状腺機能亢進症（SHPT）や腎性骨症という形でこの合併症を捉え、古くからリン（P）吸着薬や活性型ビタミン D（aVD）製剤、低カルシウム（Ca）透析液を用いて対応を試みてきた（図1）．2006 年にはわが国独自の二次性副甲状腺機能亢進症治療ガイドライン[1]を作成し、SHPT の長期的な管理を視野に入れ、目標 intact PTH（iPTH）を 60〜180 pg/mL と，当時世界で広く受け入れられていた骨代謝ベースの K/DOQI ガイドライン[2]（150〜300 pg/mL）よりも低く設定した．その後、検査値異常が血管石灰化や心血管疾患を介して患者の長期予後に関連することが示され、KDIGO より CKD-MBD という概念が提唱されると、生命予後をアウトカムとした P，Ca，PTH の目標管理域が掲げられるようになったが、それでもなお、わが国の CKD-MBD ガイドライン[3]の目標 iPTH は 60〜240 pg/mL と KDIGO[4]に比し低値にとどまっている（表）．

Ⅱ．透析患者における CKD-MBD の現況

日本透析医学会は、1970 年代より毎年透析患者全例を対象としたアンケート調査を行ってきた．2016 年末の時点で、CKD-MBD 関連パラメータの管理目標達成頻度は、透析前 P（3.5〜6.0 mg/dL）66.5％，透析前補正 Ca

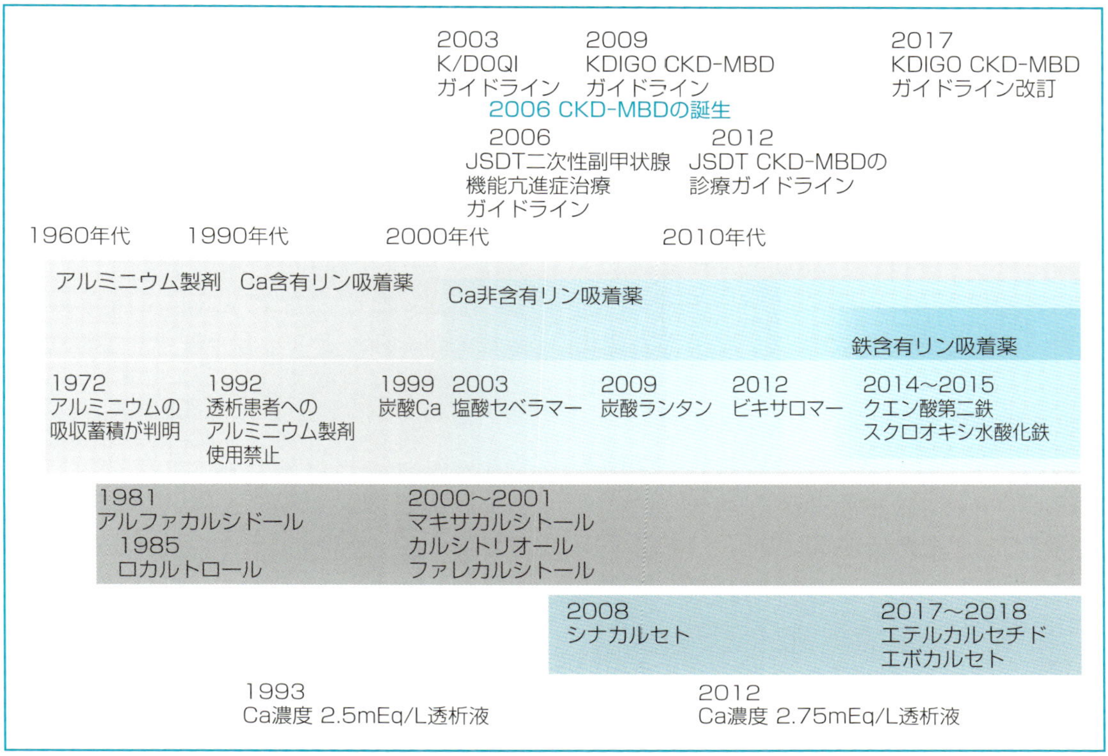

❷ わが国の透析患者における CKD-MBD の現況

2003
K/DOQI
ガイドライン

2006 CKD-MBDの誕生

2009
KDIGO CKD-MBD
ガイドライン

2017
KDIGO CKD-MBD
ガイドライン改訂

2006
JSDT二次性副甲状腺
機能亢進症治療
ガイドライン

2012
JSDT CKD-MBDの
診療ガイドライン

1960年代　　1990年代　　2000年代　　　　　2010年代

アルミニウム製剤　Ca含有リン吸着薬　　Ca非含有リン吸着薬

鉄含有リン吸着薬

1972
アルミニウムの
吸収蓄積が判明

1992
透析患者への
アルミニウム製剤
使用禁止

1999　2003
炭酸Ca　塩酸セベラマー

2009
炭酸ランタン

2012
ビキサロマー

2014〜2015
クエン酸第二鉄
スクロオキシ水酸化鉄

1981
アルファカルシドール
1985
ロカルトロール

2000〜2001
マキサカルシトール
カルシトリオール
ファレカルシトール

2008
シナカルセト

2017〜2018
エテルカルセチド
エボカルセト

1993
Ca濃度 2.5mEq/L透析液

2012
Ca濃度 2.75mEq/L透析液

図1　わが国における CKD-MBD 治療の変遷

〔各代表薬剤の添付文書および各種ガイドラインより作成〕

表　透析期における各種 CKD-MBD ガイドラインとその目標値

ガイドライン	発表年	血清リン (mg/dL)	血清カルシウム (mg/dL)	血清 PTH (pg/mL)
K/DOQI[2]	2003	3.5〜5.5	8.4〜9.5	150〜300
JSDT[1]	2006	3.5〜6.0	8.4〜10.0	60〜180
KDIGO[6]	2009	施設基準値	施設基準値	正常上限×2〜×9
JSDT[3]	2012	3.5〜6.0	8.4〜10.0	60〜240
KDIGO[4]	2017	施設基準値を目指す	施設基準値を目指す	正常上限×2〜×9

いずれも透析前の測定値目標
PTH：intact PTH を測定した場合の値
K/DOQI：Kidney Disease Outcomes Quality Initiative
JSDT：Japanese Society for Dialysis Therapy（日本透析医学会）
KDIGO：Kidney Disease：Imporving Global Outcomes

（8.4〜10.0 mg/dL）79.4％，iPTH（60〜240 pg/mL）59.8％であり，カルシミメティクスが登場する前の2007年末に比し，Pで2ポイント，補正Caで10ポイント近い上昇がみら
れている（日本透析医学会ホームページ上のWADDA System による集計[URL 1]）。また，Pと補正Caを同時に満たしたのは53.4％であり，こちらも約9ポイント，2009年末と比較

第3章　CKD-MBD の診断と評価

しても約3ポイント近く改善している．一方，3パラメータすべてを満たしたのは34％で，この数字は2009年末よりも10ポイント近く高いが，単にiPTHの目標値が広がったことによるだけではない．そのことは，iPTHの目標上限が240 pg/mL に引き上げられたにもかかわらずiPTH 60〜180 pg/mL を満たす症例が2016年末にかけて5ポイント近く増加していることが物語っている．こうした変化は，カルシミメティクスの登場とCa非含有P吸着薬の普及を裏付けるものである．

　同様の傾向は，透析患者におけるプラクティスパターンを欧州/豪州・ニュージーランド，日本，北米で国際比較したDOPPS研究[5]でも示されており，2009年以降わが国のPTHが中央値・分布幅ともに他国に比べて極端に小さくなっている．シナカルセト塩酸塩投与率の増加とともに，ビタミンD投与率が増加し，一方で副甲状腺摘出術（parathyroidectomy；PTX）施行率が極端に減少しているのが特徴的である．他国でも同様の傾向はみられるが，わが国ほど顕著な国はなく，そうした意味においてわが国におけるCKD-MBDの管理は特異的であるといえよう．わが国のデータを用いて行った医療経済研究では，手術適応のあるSHDT患者においてはPTXがシナカルセトよりも経済的であると報告されており[7]，エテルカルセチド塩酸塩やエボカルセトといった新規のカルシミメティクスの登場も踏まえて，適正な治療を行うよう注意していく必要があるだろう．

▶ Ⅲ．透析患者における骨折リスク

　日本透析医学会では，2007年末より大腿骨頸部骨折に関する調査を開始し，「図説 わが国の慢性透析療法の現況（2009年12月31日現在）」[URL 2]内で新規骨折の危険因子に関する検討がなされ，CKD-MBDに関わる因子よりも，むしろ体格や栄養に関する因子でより強い相関がみられたことが報告されている．また，大腿骨頸部骨折の発症率に関して一般人口と比較した報告もなされており，それによると年齢で調整された標準化罹患率（standardized incidence rate；SIR）は，男性で健常人の 6.2〔95％信頼区間（CI）5.7〜6.8〕倍，女性で 4.9（95％CI 4.6〜5.3）倍と著しく高いものであった[8]．さらにSIRには西高東低の地域差がみられることも報告されており[9]，このことは，日常生活パターンや食生活など，現行のガイドラインではまだ触れられていない因子が骨折リスクに大きく関わっている可能性を示唆している．

　以前から，骨折するとその後予後不良となることが健常人で知られているが，同様のことが透析患者においても報告されている．先述のDOPPS研究によると，骨折後は入院率・死亡率ともに上昇し，とくにわが国では長期入院と関連することが判明している[10]．しかし一方で，骨折による死亡リスクの上昇は他国に比べて低く抑えられており，充実した保険制度に守られた手厚い医療が，透析患者を死のリスクから救っているとも捉えることができる．

　興味深いことに，年々透析患者の高齢化が進んでいるにもかかわらず，大腿骨頸部骨折の新規発症率は2008年以降，男性では横ばいなのに対して，女性では減少傾向にあることが報告されている[11]．複数のランダム化比較試験[12),13]で骨折抑制効果が示され，さらにその効果が女性でより高いことが示唆[13]されているシナカルセトが，わが国で2008年に上市されていることは興味深い事実である．

▶ Ⅳ．新しい知見

　現行のわが国のガイドラインには含まれていないが，CKD-MBD管理を考えるうえで臨床上有意義と考えられる知見について列記する．

1. 血清マグネシウム（Mg）

日本透析医学会のデータを用いた解析により，透析患者における低 Mg 血症と心血管死亡/非心血管死亡リスクの間に有意な関連を認めたり[14]，血清 Mg 濃度が高リン血症による心血管死亡リスクを修飾したり[15]することが明らかとなった．さらに，低 Mg 群に比べて血清 Mg がやや高めの群で大腿骨頸部骨折が少なかった[16]ことも判明しており，新たな治療介入のターゲットとして Mg も注目を集めている．

2. 血清アルカリホスファターゼ（ALP）

血清 ALP は，肝胆道系酵素としてだけでなく骨代謝マーカーとしても利用することができ，PTH によって刺激を受けた骨が代謝回転を盛んに行っているのかどうか知る指標となる．日本透析医学会のデータを用いた解析により，ALP 高値は PTH とは独立して総死亡・心血管死亡・新規大腿骨頸部骨折のリスクであることが示されており[17]，予後因子としても注目されている．

3. 骨塩定量（BMD）

かつては透析患者において BMD は骨折リスクの予測因子とはなりえないとされていたが，近年その臨床的意義が再認識されるようになり，2017 年に改訂された KDIGO CKD-MBD ガイドライン[4]では，明確な閾値は示されなかったが，BMD を骨折リスクの評価に用いることの妥当性について言及している．

▶ おわりに

かつて SHPT による骨病変と捉えられていた CKD-MBD が，必ずしもビタミン D 補充や P 吸着だけでは解決しないことが明らかとなり，カルシミメティクスなど新しい薬剤に合わせた新たな治療戦略が求められている．

そうしたなかで，日本透析医学会統計調査委員会がこれまで蓄積してきた大規模な透析レジストリから得られる情報は非常に有用であり，わが国の特異性を活かした研究が今後も継続されていくことが期待される．

▶ 文　献

1) 日本透析医学会：透析患者における二次性副甲状腺機能亢進症治療ガイドライン．透析会誌　2006；39：1435-1455

2) National Kidney Foundation：K/DOQI clinical practice guidelines for bone metabolism and disease in chronic kidney disease. Am J Kidney Dis　2003；42：S1-S201

3) 日本透析医学会：慢性腎臓病に伴う骨・ミネラル代謝異常の診療ガイドライン．透析会誌　2012；45：301-356

4) Ketteler M, Block GA, Evenepoel P, et al：Executive summary of the 2017 KDIGO chronic kidney disease-mineral and bone disorder（CKD-MBD）guideline update：what's changed and why it matters. Kidney Int　2017；92：26-36

5) Tentori F, Wang M, Bieber BA, et al：Recent changes in therapeutic approaches and association with outcomes among patients with secondary hyperparathyroidism on chronic hemodialysis：the DOPPS study. Clin J Am Soc Nephrol　2015；10：98-109　観察研究（前向き）

6) Kidney Disease：Improving Global Outcomes（KDIGO）CKD-MBD Work Group：KDIGO clinical practice guideline for the diagnosis, evaluation, prevention, and treatment of Chronic Kidney Disease-Mineral and Bone Disorder（CKD-MBD）. Kidney Int Suppl 2009；（113）：S1-130

7) Komaba H, Moriwaki K, Goto S, et al：Cost-effectiveness of cinacalcet hydrochloride for hemodialysis patients with severe secondary hyperparathyroidism in Japan. Am J Kidney Dis　2012；60：262-271

8) Wakasugi M, Kazama JJ, Taniguchi M, et al：Increased risk of hip fracture among Japanese hemodialysis patients. J Bone Miner Metab　2013；31：315-321　観察研究（後ろ向き）

9) Wakasugi M, Kazama JJ, Wada A, et al：Regional variation in hip fracture incidence among Japanese hemodialysis patients. Ther Apher Dial　2014；18：162-166　観察研究（後ろ向き）

10) Tentori F, McCullough K, Kilpatrick RD, et al：High rates of death and hospitalization follow bone frac-

第 3 章　CKD-MBD の診断と評価

ture among hemodialysis patients. Kidney Int 2014；85：166-173　観察研究（前向き）

11）Wakasugi M, Kazama JJ, Wada A, et al：Hip fracture trends in Japanese dialysis patients, 2008-2013. Am J Kidney Dis　2018；71：173-181　観察研究（後ろ向き）

12）Cunningham J, Danese M, Olson K, et al：Effects of the calcimimetic cinacalcet HCl on cardiovascular disease, fracture, and health-related quality of life in secondary hyperparathyroidism. Kidney Int 2005；68：1793-1800　RCT

13）Moe SM, Abdalla S, Chertow GM, et al：Effects of cinacalcet on fracture events in patients receiving hemodialysis：The EVOLVE trial. J Am Soc Nephrol　2015；26：1466-1475　RCT

14）Sakaguchi Y, Fujii N, Shoji T, et al：Hypomagnesemia is a significant predictor of cardiovascular and non-cardiovascular mortality in patients undergoing hemodialysis. Kidney Int　2014；85：174-181　観察研究（後ろ向き）

15）Sakaguchi Y, Fujii N, Shoji T, et al：Magnesium modifies the cardiovascular mortality risk associated with hyperphosphatemia in patients undergo-

ing hemodialysis：a cohort study. PLoS One 2014；9：e116273　観察研究（後ろ向き）

16）Sakaguchi Y, Hamano T, Wada A, et al：Magnesium and risk of hip fracture among patients undergoing hemodialysis. J Am Soc Nephrol　2018；29：991-999　観察研究（後ろ向き）

17）Maruyama Y, Taniguchi M, Kazama JJ, et al：A higher serum alkaline phosphatase is associated with the incidence of hip fracture and mortality among patients receiving hemodialysis in Japan. Nephrol Dial Transplant　2014；29：1532-1538　観察研究（後ろ向き）

▶**参考 URL**（2018 年 6 月現在）

1）日本透析医学会：WADDA System（会員限定サイト）.
　　http://member.jsdt.or.jp/member/statistics

2）日本透析医学会統計調査委員会：図説 わが国の慢性透析療法の現況（2009 年 12 月 31 日現在）.
　　http://docs.jsdt.or.jp/overview/pdf2010/2009all.pdf

（藤井直彦）

3 ルーチン検査をどのように行うか？

POINT
- CKD-MBD に関するルーチン検査として，血清リン，カルシウム，アルブミン，PTH，ALP が挙げられる．
- 管理の優先順位は P＞Ca＞PTH である．
- 十分な透析・食事療法・リン吸着薬によるリンの管理が重要である．
- リン・カルシウムを適正に保つために，PTH を管理目標値の範囲にコントロールする．

はじめに

わが国においては，2006 年に日本透析医学会（Japanese Society for Dialysis Therapy；JSDT）より初めて「透析患者における二次性副甲状腺機能亢進症治療ガイドライン」が提示され，2012 年に現在の「慢性腎臓病に伴う骨・ミネラル代謝異常の診療ガイドライン」（以下，JSDT ガイドライン）[1]に更新された．JSDT ガイドラインを基に，透析患者のルーチン検査を管理できるようになったが，管理目標をどの程度にどのタイミングで決定していくか，また，近年発売されたエテルカルセチド治療開始のタイミング，インターベンションへの移行をどのように設定するか，など，臨床現場での疑問は未だ多いのが現状である．

本稿では，ルーチン検査の進め方について，わかりやすく概説したい．

Ⅰ．ルーチン検査項目と測定頻度

JSDT ガイドラインでは，CKD-MBD に関連するルーチン検査として，① 血清リン（P），カルシウム（Ca）濃度，アルブミン濃度，血清副甲状腺ホルモン（PTH）濃度，そしてアルカリフォスファターゼ（ALP）の測定を行う，② 病態の評価や治療方針の決定は，1 回の検査結果ではなく検査値の推移から判断する，③ たとえ検査値が基準値内であっても進行する場合には治療法の変更を検討することが望ましいとされている．管理目標値は，全国の透析施設から年 1 回収集されている日本透析医学会の統計調査データを用いて，2006 年末から 2009 年末まで観察が可能であった透析患者約 12 万 8 千人の 3 年予後（総死亡リスク）解析を基に決定された．そして 3 年予後に対する影響の大きさから，P＞Ca＞PTH の順に管理を優先することが推奨されている．

1. 血清 P 濃度，血清 Ca 濃度

血清 P, Ca 濃度は，月に 1〜2 回測定する．また，ビタミン D パルス療法中およびシナカルセト塩酸塩・エテルカルセチド塩酸塩投与中は，血清 P, Ca 濃度が安定するまでは毎週の測定が望ましい．

また，低アルブミン血症を認める場合には，Payne の式で補正した血清補正 Ca 値を用いる．

〈Payne の式〉
補正 Ca（mg/dL）＝実測 Ca＋（4－Alb）

第3章　CKD-MBD の診断と評価

2. 副甲状腺ホルモン（PTH）

PTH は intact PTH アッセイを主として用い，通常3カ月に1回測定する．ただし，高PTH 血症に対する積極的な治療（ビタミンDパルス療法，シナカルセト塩酸塩，エテルカルセチド塩酸塩などの calcimimetics 投与，副甲状腺インターベンション）を施行中は，PTH 値が管理目標値内へ安定するまで，月に1回の測定を行うことが望ましい．また，whole PTH を用いる場合には，intact PTH＝whole PTH×1.7 の換算式を用いて intact PTH 値に換算して使用する．

3. 骨代謝マーカー

骨代謝マーカーとしては，血清 ALP，骨型 ALP，osteocalcin，Ⅰ型コラーゲン架橋 N-テロペプチド（NTX），TRACP-5b などの有用性が示されているが，JSDT ガイドラインでは日常診療の範囲で評価できることを推奨しているため，通常月に1回測定する血清 ALP 値を利用するとしている．

ただし，ALP 値は，著しい肝胆道障害の合併がない条件で，骨代謝マーカーとして機能する．

▶Ⅱ. ルーチン検査をどのように活用するか？

1. 血清 P 濃度，血清 Ca 濃度

JSDT ガイドラインでは，血清 P 濃度の管理目標値を 3.5～6.0 mg/dL，血清補正 Ca 濃度を 8.4～10.0 mg/dL としている．

なかでも，高 P 血症は血管石灰化の原因となり心血管系疾患のリスクを高めることが報告されており，食事療法や P 吸着薬による P の管理が重要である．さらに予後解析の結果，血清 P 値は高い場合だけではなく，低い場合でも死亡リスクが高い，いわゆる "J 字

曲線" を描く[2]ことから，高 P 血症の治療のみならず，低 P 血症の場合にも栄養状態の評価が必要となる．

一方で血清 Ca 値は，P 値に比べると直線状に死亡リスクが上昇する[2]ことから，目標値内であっても，できるだけ低く管理することにより生命予後を改善できる可能性がある．さらに，血清 P，Ca 濃度が管理目標上限付近で推移すれば，生命予後の悪化や血管石灰化などの合併症も進行する可能性があり，この場合には基準値内であっても治療法の変更が望ましい．

2. PTH のコントロール

JSDT ガイドラインでは，intact PTH の管理目標値を 60～240 μg/mL としているが，PTH は血清 P・Ca 濃度の動きと連動することを念頭におく必要がある．すなわち，PTH が高値で，P もしくは Ca 値が正常もしくは高値の場合にはシナカルセト投与を，P もしくは Ca が正常もしくは低値である場合には活性型ビタミン D の投与を考慮する．

PTH は，短期的な生命予後への影響は P・Ca より小さいものの，P や Ca 値を適正に保つためにも，PTH を管理目標値の範囲にコントロールする必要がある．血中 PTH 濃度を用いた副甲状腺機能の評価において，検査値が基準値内であっても高値が持続する，あるいは経時的に上昇する場合には，病態の進行が予想されるため，活性型ビタミン D や calcimimetics による治療介入が必要となる．

3. 副甲状腺インターベンションのタイミング

活性型ビタミン D やシナカルセト，エテルカルセチドによる治療を行っても，血清 P・Ca・PTH 値が管理目標にコントロールできない高度の二次性副甲状腺機能亢進症の場合には，内科的治療抵抗性と判断し，副甲状腺インターベンションを考慮すべきである．内

科的治療抵抗性を示す副甲状腺結節性過形成の存在は，intact PTH が 500 pg/mL，あるいは whole PTH 300 pg/mL を超える，頸部エコーで評価した腫大副甲状腺の大きさが 0.5 mm^{3}以上という所見が参考となる[3].

おわりに

JSDT ガイドラインでは，通常の透析患者の診療において，ルーチンに測定されている検査結果を有効に活用することを基本姿勢としている．ガイドラインを上手く使用するためには，ルーチン検査をどう活用すべきか，よく理解しておくことが重要である．

文　献

1) 日本透析医学会：慢性腎臓病に伴う骨・ミネラル代謝異常の診療ガイドライン　透析会誌　2012；45：301-356

2) Taniguchi M, Fukagawa M, Fujii N, et al；Committee of Renal Data Registry of the Japanese Society for Dialysis Therapy：Serum phosphate and calcium should be primarily and consistently controlled in prevalent hemodialysis patients. Ther Apher Dial　2013；17：221-228　RCT 以外の観察研究

3) Tominaga Y, Inaguma D, Matsuoka S, et al；PTG study group：Is the volume of the parathyroid gland a predictor of Maxacalcitol response in advanced secondary hyperparathyroidism? Ther Apher Dial　2006；10：198-204　RCT 以外の観察研究

（田中元子）

第3章 CKD-MBDの診断と評価

4 副甲状腺ホルモンの測定について

POINT
- PTHの測定法として，現在おもにwhole PTHとintact PTHが用いられている．
- PTHは84個のアミノ酸からなり，whole PTHは完全長のPTH（1-84）のみを認識するため，より正確な病態把握が可能である．
- 通常intact PTHアッセイは，PTH（1-84）に加えてPTH（7-84）にも交差反応を示すため，whole PTHよりも高値を示す．
- キット間差が大きいことが問題であるため，標準化を目指した国際的な活動が開始されている．
- 同時採血でカルシウム，アルブミンの測定を行う．シナカルセト・エボカルセト内服後は8時間以上経過した後のPTH濃度を標準とする．

はじめに

副甲状腺ホルモン（parathyroid hormone；PTH）は，おもに副甲状腺（上皮小体）から分泌され，カルシウム（Ca）やリン（P）といったミネラル代謝調節の中心的役割を演じている．副甲状腺は細胞膜上に存在するCa感知受容体（calcium-sensing receptor；CaSR）を介して血中Ca濃度の変化を感知することにより，秒単位でPTH分泌を制御し，血中Ca濃度を一定に維持している[1]．PTHはビタミンDの活性化を介して腸管からのCa吸収を促進する一方，骨吸収を促進することで低下した血中Ca濃度の回復をもたらす．また，PTHは腎近位尿細管に作用して，リン利尿を促進する．

腎機能低下による高リン血症および活性型ビタミンDとCa濃度の低下は，いずれもPTH分泌を促進する．CKDにおけるPTHの上昇は，これらに拮抗し，単位ネフロン当りのP排泄量増加や血中Ca濃度の維持に寄与している．しかし，このような二次性副甲状腺機能亢進症の重症化は，骨代謝回転の亢進をきたし，皮質骨を中心とした骨量減少と骨折リスクの上昇，さらにミネラル代謝異常を介して血管石灰化の進展などを引き起こす[2]．すなわち，CKD-MBDはQOLの低下や生命予後不良につながるため，CKD診療においては，ミネラル管理に加えて二次性副甲状腺機能亢進症の進展予防に努める必要がある．

本稿では，PTHの測定法および各アッセイの特徴・問題点について概説する．

I．PTHの合成と代謝

ヒトPTHは，84個のアミノ酸からなり，おもに副甲状腺の主細胞で産生・分泌される．PTH遺伝子は，第11染色体短腕（11p15）に位置する．PTH遺伝子の転写・翻訳により115個のアミノ酸からなるpre-pro-PTHが産生される．pre-pro-PTHは，エンドヌクレアーゼによって切断され，90アミノ酸からなるpre-PTH，さらに完全長のPTH（1-84）が合成される．このPTH分子の合成は，

mRNAの転写速度に加えて，転写後のmRNA安定性によっても調節されている．活性型ビタミンDは，ビタミンD受容体（VDR）と結合し，核内でPTH遺伝子上流の転写調節領域に作用し，PTH mRNAの合成を抑制する．一方，血清P濃度はPTH mRNAの安定化をもたらし，高P血症ではPTHの合成が亢進する．活性型ビタミンDや細胞外P濃度は，細胞増殖をそれぞれ負および正に調節しており，長期のビタミンD欠乏や高P血症では副甲状腺が腫大する．

PTHの分泌は，副甲状腺細胞膜上のCaSRが血中のイオン化Caを感知することによって厳密に調節されている[1]．血中のイオン化Ca濃度は，PTHを主としたCa調節ホルモンにより厳密に維持されているため，血中Ca濃度に異常がある場合は同時にPTHを測定する．また，PTH分子の不活性化は生理的に調節されており，N端部分の切断はCa濃度依存的であることが示された[3),4)]．なお，血清Ca濃度は血清蛋白濃度により影響されるため，本邦では一般にPayneの式でアルブミン（Alb）補正を行う：

[血清補正Ca]（mg/dL）
＝[血清Ca]（mg/dL）＋（4−[血清Alb（g/L）]）

CaSRの活性化は，PTH分泌・合成および細胞増殖を強力に抑制している．ところが，CKDではVDRに加えてCaSRの発現も低下しており，PTH分泌・合成の亢進や副甲状腺の腫大に関与すると考えられている[5)]．PTHの合成は主細胞だけでなく好酸性細胞でも行われているという[6)]．また，PTHの分泌は，マグネシウム（Mg）やFGF23によっても調節を受けている．すなわち，Mg欠乏やFGF23作用によってPTH分泌が抑制されることが明らかになっており，副甲状腺に発現するFGF受容体やKlothoの減少が二次性副甲状腺機能亢進症の進展に関与する可能性も指摘されている．

PTHは，副甲状腺から血中に分泌された後，肝臓，腎臓などの末梢組織において蛋白分解酵素などにより切断されて失活する．その結果，複数のフラグメントができることが知られていたが，マトリックス支援レーザー脱離イオン化飛行時間型質量分析（MALDI-TOF MS）を用いた検討により，これまでに知られていなかったPTH（48-84）やPTH（37-77）などのフラグメント（またはバリアント）の存在が明らかとなった（図）[7)]．腎不全血清では健常人に比し多数のフラグメントが検出され，その比率はフラグメントごとに異なっていた．さらに，それぞれのフラグメントの生物活性は異なる可能性がある．したがって，CKD-MBDの正確な病態の把握のために，正確なPTH（1-84）の測定が必要である．

▶ II．PTHの測定法

1．第1世代PTHアッセイ

はじめに開発されたPTHアッセイは，PTHのC末端部や中間部分に対する単一の抗体を用いた放射免疫測定法（radioimmuno-assay；RIA）であった．C-PTHアッセイは，PTH（53-84）フラグメントに対する抗体を用い，Mid-PTHアッセイまたは高感度PTH（hypersensitive PTH；HS-PTH）アッセイではPTH（44-68）フラグメントに対する抗体を用いていた．透析・CKD患者では，フラグメントの蓄積のため，本来のPTH値を過大評価してしまう．また，低値部分における感度不足の問題もあり，現在ではほとんど用いられない．

2．第2世代PTHアッセイ

そこで登場したのが，2種類の異なる抗体を用いたサンドイッチ法で，1987年Nichols社によって開発された[8)]．本アッセイでは，

第3章 CKD-MBDの診断と評価

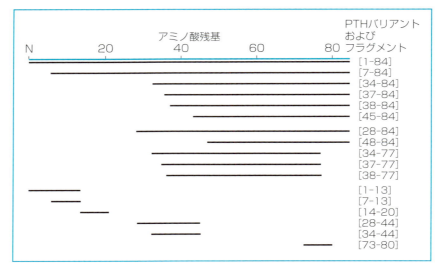

図　血中に存在するPTH分子とフラグメント

PTHのホルモンとしての活性は，N端部1-34アミノ酸にあることが知られており，完全長のPTH（1-84）分子のみが活性を有している．ただし，PTH（7-84）などC端部を有するフラグメント（バリアント）にはなんらかの生物活性をもつ可能性が示唆されている．

〔Lopez MF, et al：Clin Chem　2010：56：281-290[7)]より一部改変して掲載〕

PTH（39-84）のC端部分に対する一次抗体とN端付近の15-20アミノ酸を認識する二次抗体を用いる．最初に開発されたNichols社のAllegro intact PTHアッセイは，放射性物質で標識する免疫放射定量法（immunoradiometric assay；IRMA）であったため汎用性には難があった．そこで，酵素で標識し基質に発光物質を使ってフォトカウンターで測定する化学発光免疫測定法（chemiluminescent enzyme immunoassay；CLIA法）や電気化学的変化で発光するルテニウム（Ru）錯体を標識した抗体を用いた電気化学発光免疫測定法（electro-chemiluminescence immunoassay；ECLIA）など，複数のメーカーからさまざまなintact PTHアッセイキットが開発された（表）．その結果，臨床現場に広く普及した．わが国では，Allegro intact PTHアッセイと比較的良好な一致性を示すロシュ・ダイアグノスティックス社のエクルーシスPTHアッセイが主流となった．

第2世代のintact PTHは，第1世代の測定値よりも著明に低値であったため，従来認識されていたPTHフラグメントを認識せず，生理活性を有する完全長のPTH（1-84）のみを測定するものと考えられていた．ところが，このintact PTHアッセイも，完全長のPTH（1-84）以外にPTH（7-84）などのバリアントあるいはフラグメントを認識して測りこむことが判明した[9)]．しかも，PTH（7-84）はPTH（1-84）の活性阻害作用があると報告された[10)]．PTH（7-84）はPTH（1-84）の分泌を抑制し低Ca血症を惹起するという[11)]．すなわち，intact PTHは，臨床的使用に問題はないものの，完全長のPTH（1-84）濃度の測定としては不完全であり，より特異的なアッセイの開発が望まれた．

3. 第3世代PTHアッセイ

そこで，N端側，C端側の2種類の抗体を用いて，PTH（1-84）のみを認識する第3世代のPTHアッセイが開発された[12)]．Scantibodies社のwhole PTHアッセイ，Nichols社

❹ 副甲状腺ホルモンの測定について

表　わが国で市販されている第2世代・第3世代のPTHアッセイ

PTHアッセイ	試薬名	メーカー	測定原理	正常範囲* (pg/mL)
第2世代	エクルーシス試薬PTH	ロシュ・ダイアグノスティックス	ECLIA	10〜65
	Eテスト「TOSOH」II（インタクト・PTH）	東ソー	EIA	8.7〜79.6
	アーキテクト・PTH	アボットジャパン	CLIA	15.0〜68.3
	アクセスインタクトPTH	ベックマン・コールター	CLEIA	12〜88
	スフィアライト　インタクトPTH	和光純薬工業	CLIA	13〜53
	シーメンス・イムライズ　インタクトPTHIII	シーメンスヘルスケア・ダイアグノスティックス	CLEIA	11〜67
	ケミルミiPTH	シーメンスヘルスケア・ダイアグノスティックス	CLIA	14〜72
	ビトロスiPTH	シーメンスヘルスケア・ダイアグノスティックス	CLEIA	7.5〜53.5
第3世代	インタクト副甲状腺ホルモンキット Whole PTH「住友」	DSファーマバイオメディカル	IRMA	9〜39
	エクルーシス試薬whole-PTH	ロシュ・ダイアグノスティックス	ECLIA	14.9〜56.9
	Eテスト「TOSOH」II（Whole PTH）	東ソー	EIA	10.5〜43.2
	ルミパルス　プレストwhole PTH「DSPB」	DSファーマバイオメディカル	CLEIA	8.3〜38.7

*健常人の正常値：おもに製品説明書の記載に基づく.
ECLIA：電気化学発光免疫測定法，EIA：酵素免疫測定法，CLIA：化学発光免疫測定法，CLEIA：化学発光酵素免疫測定法，IRMA：免疫放射量法

のBio-Intact PTHアッセイはいずれもPTH（7-84）とは交差反応を示さずPTH（1-84）のみを特異的に測定する．しかし，whole PTHアッセイはIRMA法のため汎用性に問題があり，さらにBio-Intact PTHアッセイは供給中止となった．第2世代PTHアッセイに対する第3世代PTHアッセイの有意性を示す報告[13]が少ないこともあり，第2世代から第3世代への移行は遅れていた．このような状況のなか，2012年にロシュ・ダイアグノスティックス社によるECLIA法を利用した新たな第3世代PTHアッセイが開発された．現在，わが国で使用されている第3世代

PTHアッセイを示す（表）.

　第3世代PTHアッセイによる測定値は，PTH（7-84）を認識しないため，第2世代PTHアッセイによる測定値に比して通常低値となる．しかし，まれに第3世代PTHアッセイによる測定値のほうが高値となる場合がある．この逆転現象は，重度の原発性副甲状腺機能亢進症[14]，副甲状腺癌[15]，結節性過形成を呈する二次性副甲状腺機能亢進症[16]〜[19]で報告されている．原因として，N端側の1-4アミノ酸をエピトープとする抗体には良好に反応するが，第2世代PTHアッセイの標識抗体の認識部位であるN端側の15-20アミ

第3章 CKD-MBDの診断と評価

ノ酸がなんらかの修飾を受けていることにより認識されにくくなっている新たなPTH分子の存在が想定された[20]．この特殊なPTHはN-PTHと呼ばれ，17番目のセリンがリン酸化されている可能性が示唆されている[14),21)]．N-PTHの分子構造や生物活性など未解明であるが，N-PTH分子の産生は *HRPT2* 遺伝子の不活性化が関与[22]し，分泌はCaSR刺激により抑制されるものと考えられている[19]．

▶ Ⅲ．PTH測定における問題点

PTH測定法が複数あることは，医科学進展の歴史の証であるが，異なる測定法を用いていると，多数の報告の比較や多施設研究を推進することが困難である．そしてなによりも，キット間差が大きいことが問題である．たとえば，同一検体でintact PTHを測定した場合，最大値を示したSiemens Immulite 2000の値は，最小値を示したDiaSorin Liaisonの約1.2〜2.7倍，最大で4.2倍であったという[23]．これでは，同じ目標値で管理したとしても，実際には各施設で使用する測定キットによって治療に大きな違いが生じることになる．また，ほかの測定法に変更する場合も混乱が生じる可能性がある．したがって，適正に標準化する，あるいは換算する作業が必要であり，臨床化学・検査医学の国際組織IFCCは委員会を発足し，現在その可能性が模索されている[24]．

実際に米国では，多くの検査会社が従来のAllegro intact PTHアッセイからより簡便で汎用性の高いNichols社のAdvantage intact PTHアッセイ（CLIA法）に切り替えた結果，1999年から2005年にかけて，副甲状腺摘出術の症例数や活性型ビタミンDの販売量が大幅に増えたという．その後，当初Advantage intact PTHアッセイがAllegro intact PTHアッセイと同等の結果であると謳っていたにもかかわらず，実は1.2〜1.5倍

の結果であったことが判明した．このような経緯から，KDIGOガイドラインでは，透析患者のPTH値が一様に上昇または低下した場合，治療内容を変更する前に，PTHアッセイの変更がなかったかを確認するよう記載している[25]．

わが国では，当初，第3世代PTHアッセイを用いる場合，測定値に1.7を掛けることで第2世代PTHアッセイの測定値に換算して解釈することとされた．しかし，この比率は症例によりばらつきがあること，治療により変化することなども明らかになった[26),27)]．そのため，現行のガイドラインは，管理目標域として，intacat PTH 60〜240 pg/mLに対し，whole PTH 35〜150 pg/mLと記載している[28]．

▶ Ⅳ．PTH測定値に影響する要因

PTH測定値は測定に用いるアッセイ以外にもさまざまな要因の影響を受ける．

- 透析患者以外は，食事の影響を避けるため，早朝空腹時の採血が望ましい．
- 検体採取においては，安静時に指定の容器に採血し，すみやかに血漿（血清）分離を行い，測定するのが理想的であるが，測定まで時間のある場合は，−20℃以下で凍結保存する．ただし，採血後72時間以内に測定する場合は，4℃保存でもよい[29]．
- 測定までの時間が4時間以内であれば測定結果は大きな影響を受けないが，6時間を超えるとPTH分子の分解が生じ，時間経過とともに測定値が低下する[30),31)]．
- 検体が4℃保存の場合，血清よりも血漿のほうが分解されにくいが，凍結する場合は，血清のほうが分解によるPTHの低下が小さいという[30]．
- また，採血管の違いがPTH値に影響する可能性も指摘されている．
- ウシのトロンビンがPTHの分解を促進し，

３次元構造の変化によって抗体反応性が低下するようである[32].

- さらに，透析患者の場合は，通常透析開始時に採血を行うが，シナカルセト塩酸塩またはエボカルセトの服用と採血のタイミングにも注意が必要である．これらの薬剤はPTH分泌を比較的短時間に抑制するため，内服後は8時間以上経過した後のPTH濃度を標準とする[28].
- 一方，同じくCaSR作動薬のエテルカルセチド塩酸塩は，透析終了時に静注されるとほとんど代謝を受けず，次透析時に除去されるまで持続的にPTH分泌を抑制する．

おわりに

とくにCKD患者におけるPTH値の測定や意義に関して概説した．近年のMALDI-TOF MSを用いた研究成果により，生体に存在するPTHフラグメントの種類や量が明らかになってきた．第3世代PTHアッセイが浸透しつつあるなかで，第2世代PTHアッセイとの比較検討など徐々にエビデンスも集積されている[13),33),34)]．今後，さらなる研究の進展が期待される．

文 献

1) Brown EM, MacLeod RJ：Extracellular calcium sensing and extracellular calcium signaling. Physiol Rev 2001；81：239-297
2) 矢野彰三，杉本利嗣：骨折リスクとしてのCKD．日腎会誌 2014；56：1225-1232
3) D'Amour P, Rakel A, Brossard JH, et al：Acute regulation of circulating parathyroid hormone (PTH) molecular forms by calcium：utility of PTH fragments/PTH (1-84) ratios derived from three generations of PTH assays. J Clin Endocrinol Metab 2006；91：283-289
4) Koshikawa M, Nishiguchi K, Yorifuji S, et al：Amino terminal cleavage of PTH (1-84) to PTH (7-84) is regulated by serum calcium concentration via calcium-sensing receptor in hemodialysis patients. Clin Exp Nephrol 2010；14：233-238

5) Yano S, Sugimoto T, Tsukamoto T, et al：Association of decreased calcium-sensing receptor expression with proliferation of parathyroid cells in secondary hyperparathyroidism. Kidney Int 2000；58：1980-1986
6) Ritter CS, Haughey BH, Miller B, et al：Differential gene expression by oxyphil and chief cells of human parathyroid glands. J Clin Endocrinol Metab 2012；97：E1499-E1505
7) Lopez MF, Rezai T, Sarracino DA, et al：Selected reaction monitoring-mass spectrometric immunoassay responsive to parathyroid hormone and related variants. Clin Chem 2010；56：281-290
8) Nussbaum SR, Zahradnik RJ, Lavigne JR, et al：Highly sensitive two-site immunoradiometric assay of parathyrin, and its clinical utility in evaluating patients with hypercalcemia. Clin Chem 1987；33：1364-1367
9) Brossard JH, Cloutier M, Roy L, et al：Accumulation of a non-(1-84) molecular form of parathyroid hormone (PTH) detected by intact PTH assay in renal failure：importance in the interpretation of PTH values. J Clin Endocrinol Metab 1996；81：3923-3929
10) Slatopolsky E, Finch J, Clay P, et al：A novel mechanism for skeletal resistance in uremia. Kidney Int 2000；58：753-761
11) Huan J, Olgaard K, Nielsen LB, et al：Parathyroid hormone 7-84 induces hypocalcemia and inhibits the parathyroid hormone 1-84 secretory response to hypocalcemia in rats with intact parathyroid glands. J Am Soc Nephrol 2006；17：1923-1930
12) John MR, Goodman WG, Gao P, et al：A novel immunoradiometric assay detects full-length human PTH but not amino-terminally truncated fragments：implications for PTH measurements in renal failure. J Clin Endocrinol Metab 1999；84：4287-4290
13) Melamed ML, Eustace JA, Plantinga LC, et al：Third-generation parathyroid hormone assays and all-cause mortality in incident dialysis patients：the CHOICE study. Nephrol Dial Transplant 2008；23：1650-1658
14) D'Amour P, Brossard JH, Rousseau L, et al：Amino-terminal form of parathyroid hormone (PTH) with immunologic similarities to hPTH (1-84) is overproduced in primary and secondary hyperparathyroidism. Clin Chem 2003；49：2037-2044
15) Rubin MR, Silverberg SJ, D'Amour P, et al：An N-terminal molecular form of parathyroid hormone (PTH) distinct from hPTH (1-84) is overproduced in parathyroid carcinoma. Clin Chem 2007；53：

第3章　CKD-MBD の診断と評価

1470-1476

16) Tanaka M, Itoh K, Matsushita K, et al : Normalization of reversed bio-intact-PTH (1-84)/intact-PTH ratio after parathyroidectomy in a patient with severe secondary hyperparathyroidism. Clin Nephrol 2005 ; 64 : 69-72

17) Arakawa T, D'Amour P, Rousseau L, et al : Overproduction and secretion of a novel amino-terminal form of parathyroid hormone from a severe type of parathyroid hyperplasia in uremia. Clin J Am Soc Nephrol 2006 ; 1 : 525-531

18) Komaba H, Takeda Y, Abe T, et al : Spontaneous remission of severe hyperparathyroidism with normalization of the reversed whole PTH/intact PTH ratio in a haemodialysis patient. Nephrol Dial Transplant 2008 ; 23 : 1760-1762

19) Komaba H, Shin J, Fukagawa M : Restoration of reversed whole PTH/intact PTH ratio and reduction in parathyroid gland vascularity during cinacalcet therapy for severe hyperparathyroidism in a uraemic patient. Nephrol Dial Transplant 2010 ; 25 : 638-641

20) D'Amour P : Circulating PTH molecular forms : what we know and what we don't. Kidney Int Suppl 2006 ; (102) : S29-S33

21) Komaba H, Goto S, Fukagawa M : Critical issues of PTH assays in CKD. Bone 2009 ; 44 : 666-670

22) Caron P, Simonds WF, Maiza JC, et al : Nontruncated amino-terminal parathyroid hormone overproduction in two patients with parathyroid carcinoma : a possible link to HRPT2 gene inactivation. Clin Endocrinol (Oxf) 2011 ; 74 : 694-698

23) Almond A, Ellis AR, Walker SW, et al : Current parathyroid hormone immunoassays do not adequately meet the needs of patients with chronic kidney disease. Ann Clin Biochem 2012 ; 49 : 63-67

24) Sturgeon CM, Sprague S, Almond A, et al : Perspective and priorities for improvement of parathyroid hormone (PTH) measurement—A view from the IFCC Working Group for PTH. Clin Chim Acta 2017 ; 467 : 42-47

25) Kidney Disease : Improving Global Outcomes (KDIGO) CKD-MBD Work Group : KDIGO clinical practice guideline for the diagnosis, evaluation, and treatment of Chronic Kidney Disease- Mineral and Bone Disorder (CKD-MBD). Kidney Int 2009 ; 76 (Suppl 113) : S1-S130

26) Kazama JJ, Omori K, Higuchi N, et al : Intact PTH assay overestimates true 1-84 PTH levels after maxacalcitol therapy in dialysis patients with secondary hyperparathyroidism. Nephrol Dial Transplant 2004 ; 19 : 892-897

27) Koda R, Kazama JJ, Matsuo K, et al : Intact parathyroid hormone and whole parathyroid hormone assay results disagree in hemodialysis patients under cinacalcet hydrochloride therapy. Clin Exp Nephrol 2015 ; 19 : 710-717

28) 日本透析医学会：慢性腎臓病に伴う骨・ミネラル代謝異常の診療ガイドライン. 透析会誌 2012 ; 45 : 301-356

29) Hanon EA, Sturgeon CM, Lamb EJ : Sampling and storage conditions influencing the measurement of parathyroid hormone in blood samples : a systematic review. Clin Chem Lab Med 2013 ; 51 : 1925-1941

30) Cavalier E, Delanaye P, Carlisi A, et al : Stability of intact parathyroid hormone in samples from hemodialysis patients. Kidney Int 2007 ; 72 : 370-372

31) Joly D, Drueke TB, Alberti C, et al : Variation in serum and plasma PTH levels in second-generation assays in hemodialysis patients : a cross-sectional study. Am J Kidney Dis 2008 ; 51 : 987-995

32) La'ulu SL, Straseski JA, Schmidt RL, et al : Thrombin-mediated degradation of parathyroid hormone in serum tubes. Clin Chim Acta 2014 ; 437 : 191-196

33) Inaba M, Okuno S, Imanishi Y, et al : Increased active PTH (1-84) fraction as a predictor of poor mortality in male hemodialysis patients. Osteoporos Int 2013 ; 24 : 2863-2870

34) Sprague SM, Bellorin-Font E, Jorgetti V, et al : Diagnostic accuracy of bone turnover markers and bone histology in patients with CKD treated by dialysis. Am J Kidney Dis 2016 ; 67 : 559-566

（矢野彰三）

5 副甲状腺の画像診断について

POINT
- 副甲状腺を描出するための画像診断の第一選択は，超音波検査である．侵襲がなく簡便でありながら，もっとも情報量の多い検査法である．
- 結節性過形成では，内部血流が表示されることが多いが，血流を修飾する多くの因子があるので，注意が必要である．
- 超音波検査で不足する情報を，適宜 MIBI シンチグラフィを含む他の検査法でカバーする．とくに異所性腺の検出には必須である．
- 腫大腺の推定容積と数を評価することで，副甲状腺機能亢進症の治療方針の決定に参考となる．
- 甲状腺疾患は癌を含め，その合併頻度が高いため，副甲状腺を評価する折には甲状腺の評価も必要である．

はじめに

生体でのリン，カルシウム代謝の調節は，消化管，腎臓，骨がおもに司るが，これらの臓器に直接または間接に影響を与えるのが，副甲状腺ホルモン（PTH）である．逆に，これらの代謝異常が副甲状腺にさまざまなフィードバックをかける．すなわち，CKD-MBD 領域での PTH 測定は必須であり，またその産生臓器である副甲状腺の画像診断は，きわめて重要である．

透析の領域での副甲状腺の画像診断としての意義は，ほとんどは病的な腫大を確認できるか否かがポイントである．その理由として，腫大副甲状腺の推定容積が，治療方針を決定する予後因子として重要視されたからである[1]．また，運悪く副甲状腺機能亢進症が進行した場合は，インターベンションの適応を決定するために必須である[2]．本稿では，超音波検査を中心にその他の検査の意義についても解説する．

I．画像診断の臨床的意義

副甲状腺を画像で評価することは，病的な腫大の有無を確認する作業であるが，発見された場合には，① 腫大腺の推定容積（長径×短径×厚み×π/6），② その腫大腺の数，を評価することになる．手術によって摘出された副甲状腺の重量と過形成パターンの関係をみると，0.5 g を超えると 85％以上が結節性過形成か単結節と報告された[3]．一方エコーでの推定容積が 0.5 cm^3 を超える腺があると，ビタミン D パルス療法に抵抗する臨床経験から[4]，このサイズを内科的治療の限界とみなしていた．また，このような腫大腺が 1 腺のみの場合は，経皮的エタノール注入療法（PEIT）でも良好にコントロールできることが示されており[5]，インターベンション時に，PEIT を選択するのか副甲状腺摘出術（PTx）を選択するのかの選別基準としても重要な情報である．

近年上市されたシナカルセト塩酸塩などの calcimimetics によって，これらの古典的概念

は修正を促された．本薬剤によって副甲状腺のサイズが治療効果予測因子になるか否かは，コンセンサスを得ていない．個別の腺の観察では一定の傾向はないが，平均でみると縮小する方向に向かうとの報告が多い．増大する場合は，シナカルセトで誘発される副甲状腺内の囊胞変性が関与する可能性が示唆されている[6]．

II．画像診断の種類と実際の手順

副甲状腺機能亢進症を疑った場合は，まずエコーにて腫大副甲状腺の有無を確認する．甲状腺周囲の可視範囲に観察されない場合には，異所性腺の検索のために，^{99m}Tc-methoxy-isobutyl-isonitrile（MIBI）シンチグラフィによる評価が有用である．近年 multidetector computed tomography（MDCT）の進歩によって，CT は再評価されてはいるものの，MRI による情報は限定的で，必要な場合のオプションとしての位置づけと考えたい[7]．

III．超音波検査

1．超音波断層装置

副甲状腺は，皮膚表面から 2～3 cm の深度に位置する．したがって用いる探触子（プローブ）は，表在臓器用の 7.5 MHz 以上の高周波数の電子リニアまたはコンベックスタイプのプローブと，対応するビームフォーマーを有するデジタル式の超音波断層装置が必要である．最近の機種は，いわゆる micron imaging を実現する 1 mm 以下の空間分解能が可能で，拡大画像でも画質の劣化が少ない．

原発性副甲状腺機能亢進症の超音波での局在診断は，感度 60％，特異度 91％，陽性予想率 92％と報告されているが，むろん術者の技量に大きく依存する[8]．複数腺腫大の過形成

の場合はさらにこの数値は低下する．

2．検査の実際

患者に仰臥位になってもらい，肩の部分に軟らかい枕かタオルを丸めたものを入れて，頸部を伸展させる．この手技によって，プローブの操作性が容易になり，また鎖骨直下などの描出範囲を拡大することができる．

まずプローブを頸部の横方向，すなわち甲状腺の横断面が描出されるような方向で観察を開始する（図 1）．発生学的に，上副甲状腺は甲状腺の上 1/3 付近に多いが，下副甲状腺は甲状腺下端から胸腺等縦隔内まで，位置のバリエーションが多い[9]．したがって，甲状腺の上端から下端さらに鎖骨下の胸腺方向まで，プローブを横に持ったまま平行移動する．時にはプローブを縦に持って左右に振ることも重要で，副甲状腺を疑う結節を認めた場合は，必ず 90°直交する 2 方向で観察し，筋層や脈管との判別を行い，全体像を把握する．

3．エコー所見の評価（B-mode）

正常の副甲状腺は，サイズが 5×3×1 mm，重量が 30～40 mg 程度で，脂肪組織に富んでいる．小さいことと，甲状腺との間に音響的

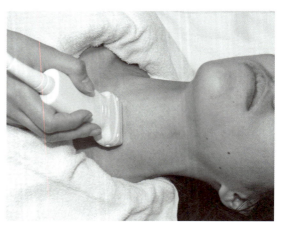

図 1　超音波検査による甲状腺左葉の横断走査の実際

なコントラストが形成されないため,通常正常副甲状腺は描出されない.

B-mode での腫大副甲状腺の特徴は,①甲状腺より低エコー腫瘤,②甲状腺との境界に高輝度線状エコー,③形状は扁平から球形等さまざまで,時に結節状を呈する,である(図 2, 3).原発性副甲状腺機能亢進症のときに観察される腺腫に比較して,より紡錘形〜球形を呈してくる.ただし,腺腫と過形成をエコーで区別することはできない[10].二次性副甲状腺機能亢進症で病態が進行すると,初期のびまん性過形成から,より増殖能の旺盛な

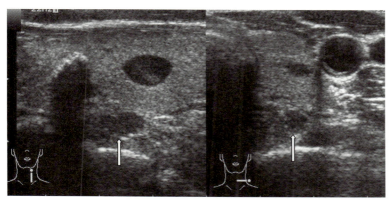

図2 腫大副甲状腺
　　　(びまん性過形成:左上腺)
サイズの小さな腫瘤(↑)として描出される.

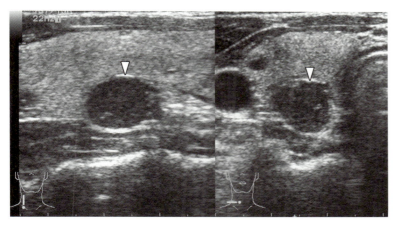

図3 腫大副甲状腺
　　　(結節性過形成:右上腺)
甲状腺との境界に,高輝度の線状エコー(▼)が観察される.

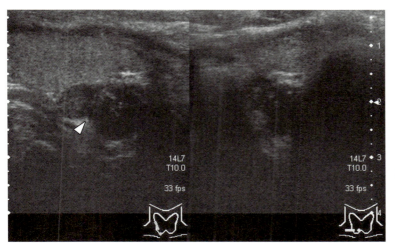

図4 腫大副甲状腺
　　　(結節性過形成:右下腺)
甲状腺下端にいびつな形状の腫大腺を認める.一部くびれ(◀)が観察される.

第3章　CKD-MBDの診断と評価

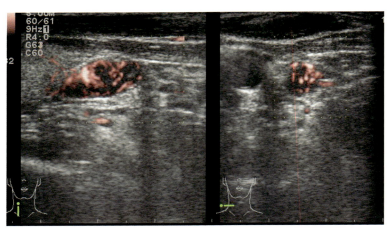

図5　副甲状腺内部の豊富な血流
（結節性過形成：右下腺）

結節性過形成へと進展する[4]．その際の組織所見を反映して，線維成分によって内部エコーが増強したり，出血や嚢胞変性をきたしたり，形状自体がいびつな形となる場合がある（図4）．

　超音波で直交する3方向の長さを計測し，容積を「長径×短径×厚み×π/6」の公式で推定する．ただし，実際の副甲状腺は回転楕円体に限らずさまざまな形状を呈しており，この計算式では当然誤差が生じるので注意が必要である．一般に副甲状腺は4腺存在することが多いが，5腺以上存在する場合が1割近くみられる[9]．したがって，仮に4腺描出できたとしても，過剰腺の存在を意識して，エコーが到達可能な範囲をくまなく観察することが重要である．

4．カラードプラ

　一般に，副甲状腺内部の血流は甲状腺よりも豊富で，カラードプラで血流が表示されることが多い（図5）．以前から，副甲状腺のサイズが大きくなるにしたがって，血流表示が増加することが示されていた[11]．われわれは，通常のカラードプラより感度の良い，パワードプラモード（血流方向性の情報を削り，より微細な血管レベルの検出を可能にした条件）での血流で検討した．手術で摘出された副甲状腺の病理組織像と，術前の超音波画像を詳細に比較した結果，内部血流が存在しない場合は，60％がびまん性過形成か初期結節の段階であり，内部に血流を認める場合は，80％以上で結節性過形成に進展していた[12]．すなわち，血流の有無により，ある程度病理組織像を予測できることがわかった．

　カラーシグナルは，さまざまな条件によって変化する．バックのB-modeゲインの設定を低くする（暗い画面），または，カラーのフレームレートを小さく設定すればシグナルは増える．副甲状腺が深い位置にあると，カラードプラの検出感度は低下する．超音波断層装置のメーカーによっても，感度が異なる．したがって，カラードプラで絶対的な評価を行うことはできず，副甲状腺の描出の場合も，あくまでB-modeでの走査が基本であり，カラードプラはそれを補助すると考えておくとよい．

5．エラストグラフィ

　最近の超音波断層装置では，組織の硬さ情報を表示する機能が標準装備されているものが多い．組織弾性評価法のなかでもReal-time tissue elastography（RTE）は，歴史も長く，甲状腺，副甲状腺疾患に対しても，いくつか検討されている．その結果，副甲状腺機能亢進症では，腺腫でも過形成でも軟らかく表示されると報告された[13]．甲状腺疾患と

の鑑別の一助になる可能性は高い.

6. 合併する甲状腺病変

甲状腺は, 良悪性さまざまな種類の結節性病変の発生母地となる. これらの鑑別にも, 超音波検査がもっとも威力を発揮する[14]. 一般に, 甲状腺内に観察される結節性病変でもっとも頻度の高いものは, 甲状腺の過形成性の変化で生じる腺腫様結節（adenomatous nodule）である[15]. 透析患者では, その発生頻度はさらに増加する. 悪性腫瘍でもっとも高頻度のものは, 乳頭癌（papillary carcinoma）であり, 副甲状腺手術時に偶発的に発見されるものも含めると, 全体の10%にも及ぶと報告されている[16]. 甲状腺癌の合併は, 治療方針に大きく影響を及ぼすので, 副甲状腺の評価を行う際には, 必ず甲状腺の評価も行うべきである.

▶ IV. シンチグラフィ

副甲状腺を描出するシンチグラフィとして, ^{99m}Tc-MIBIによるスキャンが有効である. MIBIは本来, 心筋へ集積する核種として開発されたが, 腫瘍親和性もあり, 乳癌, 肺癌などにも取り込まれる. MIBIの副甲状腺への集積は, ミトコンドリアの豊富な好酸性細胞の含有量に影響される. MIBIシンチグラフィの検出感度を低下させる因子として, 副甲状腺の重量が200 mg未満, 好酸性細胞の少ない過形成, 副甲状腺への集積がマスクされる甲状腺のびまん性疾患, カルシウム拮抗薬の内服等が挙げられている[17].

MIBIは副甲状腺と甲状腺の両者に集積するが, 甲状腺からの洗い出しが副甲状腺より速いため, 投与2時間の後期相が副甲状腺を反映する. 原発性副甲状腺機能亢進症では85%以上の高い感度で腫大副甲状腺を検出できるが, 核医学のCTであるsingle photon emission computed tomography（SPECT）

（図6）. さらには, MIBIシンチとCTを融合させたSPECT/CTを行うことで（図7）, 3次元の詳細な部位診断が可能となり, さらに感度は95%以上に上昇する[18]. 全身をスキャンできるため, 胸腺内などの異所性腺の検出のみならず, PTx後の移植された副甲状腺の再発の診断にも威力を発揮する. 透析患者の副甲状腺では, びまん性過形成より結節性過形成のほうが, 検出率が高いと報告された[19].

▶ V. CT

近年, 3 mm未満のより thin slice でのCTの撮影, さらにはMDCTの発展によって, より小さな副甲状腺も検出可能になっている. 通常の軸方向のスライスに加えて, 矢状断や冠状断での画像再構築も可能となり, 使用価値が見直されている[7].

腫大副甲状腺は, 単純CTでは筋組織とほぼ同じで, 甲状腺より低い濃度に検出される. 近年いわゆる four-dimensional（4 D）CTといわれる, perfusion image を加えた評価が注目されている. 副甲状腺は, ダイナミックCT動脈相で強く造影され, 後期相では急速に wash out される（図8）. この造影のHounsfield unit（HU）ピーク値が高値であることが, リンパ節との鑑別に有用との報告もある[20]. CTの欠点としては, 検出率を上げるために透析患者に造影剤を使用しなければならないことと, 肩関節間のアーチファクトによって多少画質が劣化し, 頸部の下方から胸部入口部の検出が容易でないことが挙げられる.

▶ VI. MRI

腫大副甲状腺は, MRIのT1強調画像では脂肪より低信号で, 甲状腺とほぼ同信号を示し, 造影剤によって造影効果を示す. T2強調

第3章　CKD-MBDの診断と評価

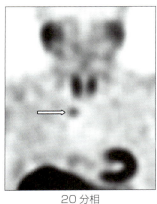
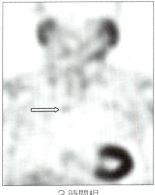

20分相　　　　　　2時間相

図6　MIBIシンチグラフィ（SPECT）による副甲状腺の検出（縦隔内）
　早期（20分）では，甲状腺も明瞭に描出されている．後期（2時間）では，腫大した副甲状腺に相対的に強い取り込みが残存している（→）．

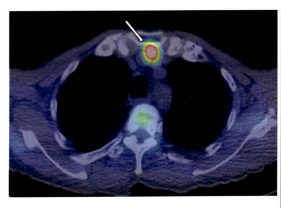
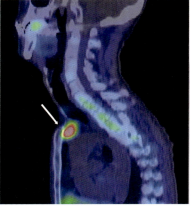

図7　MIBIシンチグラフィ（SPECT/CT）による副甲状腺
　胸骨裏面に異所性の副甲状腺（↘）が描出されている．軸方向以外にも矢状断等任意のCT断面と融合することで，位置関係がわかりやすい．

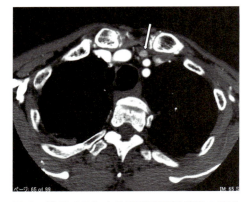
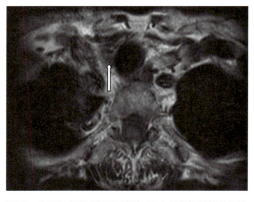

図8　造影CTによる異所性副甲状腺の検出
　図7と同一の腺（↓）を観察している．造影効果の高い腫瘤として描出されている．

図9　MRI（T1強調画像）による副甲状腺の検出（右下腺）
　図4と同一腺を観察している．MRI検査単独では，読影が難しい．

画像では脂肪より高信号を呈する（図9）．異所性腺の検出も可能であるが，外方に突出する甲状腺の病変や，リンパ節とはオーバーラップするために，副甲状腺に特異的な診断根拠に乏しいのが現状である．透析患者では，腎性全身性線維症（nephrogenic systemic fibrosis；NSF）の発症が報告されているため，ガドリニウム系造影剤が使用できない．また嚥下運動や体動によるアーチファクトが生じやすいのも欠点である．

以上より，現段階では施行にかける手間の割に画像として得られる情報は少なく，MRI検査を行う利点は少ない．

▶おわりに

本稿では触れなかったが，超音波検査は，甲状腺の腫瘍で実施される，穿刺吸引細胞診（fine-needle aspiration biopsy；FNAB）やPEIT時の補助手段（ツール）としてもなくてはならないものである．副甲状腺の超音波検査は簡便で，侵襲もなく，繰り返し行えるメリットがあり，なおかつ情報量も他の検査法とは比べものにならない．この超音波検査を中心に，必要に応じて適宜他の検査法を組み合わせて診断能を向上させていきたい．

▶文　献

1) Tominaga Y, Inaguma D, Matsuoka S, et al：Is the volume of the parathyroid gland a predictor of Maxacalcitol response in advanced secondary hyperparathyroidism? Ther Apher Dial　2006；10；198-204　観察研究（前向き）
2) 日本透析医学会ワーキンググループ：慢性腎臓病に伴う骨・ミネラル代謝異常の診療ガイドライン．透析会誌　2012；45；301-356
3) Tominaga Y, Tanaka Y, Sato K, et al：Histology, pathophysiology, and indications for surgical treatment of renal hyperparathyroidism. Sem Surg Oncol　1997；13；78-86
4) Fukagawa M, Kitaoka M, Yi H, et al：Serial evaluation of parathyroid size by ultrasonography is another useful marker for the long-term prognosis

of calcitriol pulse therapy in chronic dialysis patients. Nephron　1994；68；221-228　観察研究（前向き）
5) Koiwa F, Kakuta T, Tanaka R, et al：Efficacy of percutaneous ethanol injection therapy（PEIT）is related to the number of parathyroid glands in haemodialysis patients with secondary hyperparathyroidism. Nephrol Dial Transplant　2006；22；522-528　観察研究（後ろ向き）
6) 小野田教高，池田直史，上野格成，他：シナカルセトによる容積変化率に囊胞変性が関与する．Nephrology Frontier　2012；増刊号；43-46
7) Phillips CD and Shatzkes DR：Imaging of the parathyroid glands. Sem Ultrasound CT MRI　2012；33；123-129
8) Sukan A, Reyhan M, Aydin M, et al：Preoperative evaluation of hyperparathyroidism：the role of dual-phase parathyroid scintigraphy and ultrasound imaging. Ann Nucl Med　2008；22；123-131　観察研究（後ろ向き）
9) 登　政和：上皮小体の外科解剖．外科診療　1987；29；139-155
10) 森田新二，三村喜美，太田　寿，他：超音波検査による原発性副甲状腺機能亢進症の腫大腺の局在診断．Jpn J Med Ultrasonics　2006；33；323-327
11) Goodding GAW, Clark OH：Use of color Doppler imaging in the distinction between thyroid and parathyroid lesions. Am J Surg　1992；164；51-56
12) Onoda N, Kurihara S, Sakurai Y, et al：Evaluation of blood supply to the parathyroid glands in secondary hyperparathyroidism compared with histopathology. Nephrol Dial Transplant　2003；18（Suppl 3）；iii34-iii37　観察研究（後ろ向き）
13) 鈴木眞一：甲状腺・副甲状腺疾患における Real-time Tissue Elastography の臨床応用．Medix　2010；53；4-7
14) 小野田教高：甲状腺・副甲状腺エコーの進歩と臨床応用（総説）．Jpn J Med Ultrasonics　2009；36；469-476
15) 志村浩己，遠藤登代志，太田一保，他：甲状腺超音波検診による結節性甲状腺疾患および甲状腺機能異常のスクリーニング．健康医学　2001；16；146-152
16) Tominaga Y, Uchida K, Haba T, et al：Thyroid lesions in patients with renal hyperparathyroidism. Thyroidol Clin Exp　1998；10；275-277
17) 中駄邦博，櫻井正之：副甲状腺機能亢進症の画像診断—MIBI シンチグラフィ．乳腺甲状腺超音波医学　2016；5；35-40
18) Patel CN, Salahundeen HM, Lansdown M, et al：Clinical utility of ultrasound and ^{99m}Tc sestamibi SPECT/CT for preoperative localization of parathy-

roid adenoma in patients with primary hyperparathyroidism. Clin Radiol 2010；65；278-287 観察研究（後ろ向き）

19）Nishida H, Ishibashi M, Hiromatsu Y, et al；Comparison of histological findings and parathyroid scintigraphy in hemodialysis patients with secondary hyperparathyroid glands. Endocr J 2005；52；223-228 観察研究（後ろ向き）

20）Beland MD, Mayo-Smith WW, Grand DJ, et al：Dynamic MDCT for localization of occult parathyroid adenomas in 26 patients with primary hyperparathyroidism. Am J Roentgenol 2011；196；61-65 観察研究（後ろ向き）

（小野田教高，児玉ひとみ）

6 骨代謝マーカーの測定意義

POINT
- 骨代謝マーカーは，骨形成活性を反映する骨形成マーカーと骨吸収活性を反映する骨吸収マーカーに分類される．
- BAP，TRACP-5bは腎機能低下の影響を受けず，続発性副甲状腺機能亢進に伴う骨代謝の亢進を鋭敏に反映する．
- 透析患者においても，TRACP-5bなど腎機能低下の影響を受けないマーカーは，正常値をそのまま適用できると思われる．
- 治療効果の判定には，骨形成マーカーではなく，骨吸収マーカーを測定する必要がある．

はじめに

慢性腎臓病（CKD）患者における骨ミネラル代謝異常（MBD）は，骨疾患や血管石灰化を含めた包括的なCKD-MBDの概念でとらえられる．CKD-MBDの診断・評価については，侵襲的な骨生検による組織・形態学的評価が必要であるとされている．しかしながら，骨生検は侵襲が大きく全例で，また反復して行うことが困難である．そのため，非侵襲的に骨代謝状態を評価可能な骨代謝マーカーが注目されている．本項では，CKD-MBDの診断と評価における，骨代謝マーカーの測定意義について概説する．

I．骨代謝マーカーとは

骨代謝マーカーは，骨形成時に骨芽細胞で産生される酵素，骨基質蛋白やコラーゲン生成時に生じるペプチドなどに由来する骨形成活性を反映する骨形成マーカーと，骨吸収時に産生されるコラーゲン分解産物や破骨細胞由来の酵素活性に由来する骨吸収マーカーの二つに大きく分類される．

骨形成マーカーとして，アルカリフォスファターゼ（ALP），骨型アルカリフォスファターゼ（BAP），オステオカルシン（OC），1型プロコラーゲン-C-プロペプチド（P1CP），1型プロコラーゲン-N-プロペプチド（P1NP）などが，骨吸収マーカーとして，酒石酸抵抗性酸ホスファターゼ（TRAP），骨型特異的酒石酸抵抗性酸ホスファターゼ（TRACP-5b），ピリジノリン（PYD），デオキシピリジノリン（DPD），1型コラーゲン-C-テロペプチド（1CTP），1型コラーゲン架橋C-テロペプチド（CTX），1型コラーゲン架橋N-テロペプチド（NTX）などが代表的マーカーとして挙げられる．骨形成・骨吸収マーカー双方ともに，骨生検で得られる骨組織・形態計測上の骨形成，および骨吸収パラメーターとそれぞれ良好な相関を示す．

骨代謝マーカーには腎機能低下に伴って骨代謝とは関係なく，重大な影響を受けるマーカーと受けないマーカーがある．腎機能低下の影響（蓄積）を受けるマーカーとして，OC，CTX，NTX，PYD，DPDが，影響を受けにくいマーカーとして，BAP，P1NP，TRACP-5bが代表的である（表1）[1]．

第3章　CKD-MBDの診断と評価

表1　骨代謝マーカーと腎機能低下の影響

骨形成マーカー	腎機能低下の影響
アルカリフォスファターゼ（ALP）	（−）
骨型アルカリフォスファターゼ（BAP）	（−）
オステオカルシン（OC）	（＋）
1型プロコラーゲン-C-プロペプチド（P1CP）	（−）
1型プロコラーゲン-N-プロペプチド（P1NP）	（−）

骨吸収マーカー	腎機能低下の影響
酒石酸抵抗性酸ホスファターゼ（TRAP）	（−）
骨型特異的酒石酸抵抗性酸ホスファターゼ（TRACP-5b）	（−）
ピリジノリン（PYD）	（＋）
デオキシピリジノリン（DPD）	（＋）
1型コラーゲン-C-テロペプチド（1CTP）	（＋）
1型コラーゲン架橋C-テロペプチド（CTX）	（＋）
1型コラーゲン架橋N-テロペプチド（NTX）	（＋）

〔文献1）より追加作成〕

▶ Ⅱ. 保存期腎不全患者における骨代謝マーカー

　一般にCKD患者では，腎機能低下に伴い，尿中リン排泄低下による高リン血症，および活性型ビタミンD低下による低カルシウム血症の影響により，副甲状腺ホルモン（PTH）が過剰分泌され，二次性副甲状腺機能亢進症を呈するようになると急速に骨代謝回転の亢進が生じてくる．われわれの検討でも，保存期CKD患者では，GFR低下につれて血清PTHの上昇で示される副甲状腺機能亢進症の重症度に応じて，骨形成（BAP，OC）・骨吸収マーカー（TRACP-5b，血清NTX）双方とも，直線的な上昇がみられている（図1）[2),3)]．ここで興味深いのは，GFRとの相関係数がBAPやTRACP-5bと比較して，OCや血清NTXにおいて明らかに高いという点である．この関係について，各骨代謝マーカーを目的変数として，PTH，GFRを含む因子を独立変数とした重回帰分析を行ったところ，TRACP-5bとBAPは，GFRとは有意な関連を示さず，PTHの影響のみを反映して

いた（表2）[3)]．一方，OCと血清NTXはGFRおよびPTHの両方の影響を受けていることが明らかとなった．すなわち，OCと血清NTXは腎機能低下に伴い血清中に蓄積するため，副甲状腺機能亢進症発症に伴う骨代謝亢進以上に偽高値を呈してしまうのに対し，BAPとTRACP-5bは腎機能低下に伴う見かけ上の上昇がないことより，副甲状腺機能亢進症発症に伴う骨代謝の亢進のみを鋭敏に反映しているものと考えられた．したがって，保存期腎不全患者では，蓄積性のある骨代謝マーカー測定を用いた骨代謝回転の評価には厳重な注意が必要で，しばしば過剰評価につながることを明確に示しており，腎機能低下の影響が少ない骨代謝マーカーを選択する必要がある．

▶ Ⅲ. 透析患者における骨代謝マーカー

　われわれの検討では，血液透析患者の血清CTX濃度は，健常者の基準値の4.4倍程度の高値を示し[4)]，血清NTX濃度も健常者の正常上限値6.2倍にまで上昇していた[5)]．マーカー

6 骨代謝マーカーの測定意義

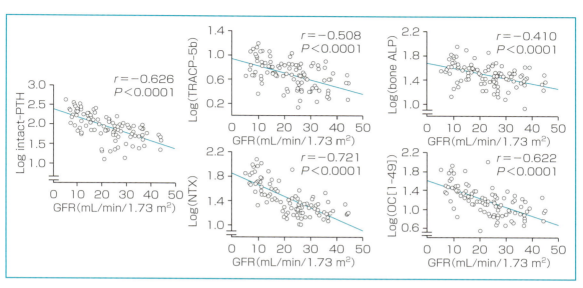

図1 保存期腎不全患者における腎機能と骨代謝マーカーとの関連（単回帰分析）
〔Yamada S, et al：Clin Endocrinol（Oxf） 2008[2]、Kurajoh M, et al：Osteoporos Int 2008[3] より引用〕

表2 保存期腎不全患者における腎機能と骨代謝マーカーとの関連（重回帰分析）

	Log BAP		Log TRACP-5b		Log OC		Log 血清 NTX	
	β	p	β	p	β	p	β	p
GFR	−0.001	n.s.	−0.159	n.s.	−0.294	<0.05	−0.371	<0.001
Log（intact-PTH）	0.511	<0.0001	0.397	<0.001	0.490	<0.001	0.400	<0.001
R2	0.339	<0.0001	0.433	<0.0001	0.546	<0.001	0.676	<0.001

年齢、性別、BMI、糖尿病の有無で補正．　〔Kurajoh M, et al：Osteoporos Int 2008[3] より引用〕

固有の問題として、とくにOCはビタミンD投与で上昇すること[6]、CKDの重要な原因疾患である糖尿病患者で特異的に低下することも重要な留意事項となる[7]．

一方、腎機能低下による影響が乏しいBAP[8]、P1NP[9]、TRACP-5b[10]では理論上、健常者の正常値を透析患者でもそのまま適用することが可能であり、血清PTHと組み合わせて骨代謝回転の評価を簡便に行うことができる．透析患者を血清TRACP-5b濃度に基づいて3群に分け、その後の骨量喪失率を検討すると（図2）、TRACP-5b値が正常上限と同程度の5.5 mU/dLを超える最高値群でのみ有意な骨量消失がみられることから、正常上限以上が骨代謝回転の速いfast bone

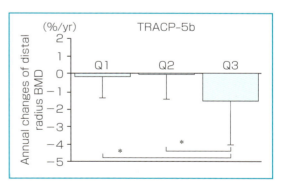

図2 血液透析患者におけるTRACP-5bと骨量喪失の関係
*P<0.05
TRACP-5b値により群分け．Q1はもっとも低値群、Q3は高値群．
〔Shidara K, et al：Calcif Tissue Int 2008[10] より引用〕

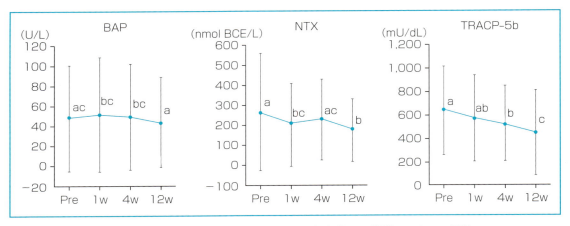

図3 血液透析患者におけるシナカルセト投与後の骨代謝マーカーの推移
同じアルファベット間には有意差を認めない.

〔Kurajoh M, et al：Osteoporos Int 2011[11]より引用〕

loserとなることからも裏付けられる[10]. そのため, BAPやTRACP-5bなど腎機能低下の影響を受けないマーカーでは, 正常値をそのまま適用し, 正常上限以上は高代謝回転群と考えて対応可能であることが示唆される.

Ⅳ. 薬物効果判定としての骨代謝マーカー（骨形成マーカーと骨吸収マーカーの相違）

PTHの骨での直接作用は骨吸収促進作用である. したがって, 血清骨吸収マーカーのほうが血清PTHの変動を迅速に反映する. 骨形成マーカーの変化は骨吸収マーカーの変化から数カ月遅れる. PTH抑制を期待してビタミンDパルス療法施行時や, 副甲状腺摘出術を施行する症例では, PTH抑制に伴う骨吸収低下が迅速にみられるため骨吸収マーカーの低下は投与後すぐにみられる. 図3に続発性副甲状腺機能亢進症を呈した透析患者へのシナカルセト投与後の血清骨代謝マーカーの変動を示す[11]. PTH作用の低下に伴い, 骨吸収マーカーであるNTX, TRACP-5bは投与直後より低下しているのに対して, 骨形成マーカーであるBAPは投与12週間では有意な変化はみられていない. PTHによる直接的な制御は受けず, 骨吸収低下を介してカップリング現象として起こる骨形成の低下は, 骨吸収の低下が起こってから数カ月を要することから, これら治療効果の判定には, 骨形成マーカーではなく, 骨吸収マーカーを測定する必要がある.

Ⅴ. 診療ガイドラインにおける骨代謝マーカーの意義づけ

これまで骨代謝マーカーの有用性・留意事項を述べてきたが, JSDTガイドライン[12]では, 通常月1回測定するALPを骨代謝マーカーとしてまず利用することが薦められている. 保存期腎不全患者において, BAP, TRACP-5bは腎機能の影響を受けにくいが, 骨病変の予測能は高くなく, 骨折リスク評価に関するエビデンスも乏しいと記載されている. 透析患者においても, BAP, TRACP-5bなどが骨代謝回転を推定しうるマーカーと記載されているもののルーチンに測定する項目とは記述されていない. KDIGOのガイドライン[13]においてもBAPが著明に高い場合もしくは低い場合, 骨代謝回転を予測しうると記載されているが, 他の骨代謝マーカーについ

いてはルーチンの測定は必要ないと記載されている．骨代謝マーカーの測定が容易な本邦からの報告が待たれる．

おわりに

骨代謝マーカーのなかでも，とくに腎機能の影響の乏しいBAP，P1NP，TRACP-5bは，CKD患者において，骨ミネラル代謝異常の診断と評価に重要な役割を担っている．

文　献

1) 日本骨粗鬆症学会骨代謝マーカー検討委員会：骨粗鬆症診療における骨代謝マーカーの適正使用ガイドライン（2012年版）．Osteoporosis Japan　2012；20：31-55

2) Yamada S, Inaba M, Kurajoh M, et al：Utility of serum tartrate-resistant acid phosphatase (TRACP5b)as a bone resorption marker in patients with chronic kidney disease：independence from renal dysfunction. Clin Endocrinol (Oxf)　2008；69：189-196

3) Kurajoh M, Inaba M, Yamada S, et al：Association of increased active PTH (1-84) fraction with decreased GFR and serum Ca in predialysis CRF patients：modulation by serum 25-OH-D (in eng). Osteoporos Int　2008；19：709-716

4) Okuno S, Inaba M, Kitatani K, et al：Serum levels of C-terminal telopeptide of type Ⅰ collagen：a useful new marker of cortical bone loss in hemodialysis patients. Osteoporos Int　2005；16：501-509　観察研究（前向き）

5) Maeno Y, Inaba M, Okuno S, et al：Serum concentrations of cross-linked N-telopeptides of type Ⅰ collagen：new marker for bone resorption in hemodialysis patients. Clin Chem　2005；51：2312-2317　観察研究（前向き）

6) Inaba M, Nishizawa Y, Mita K, et al：Poor glycemic control impairs the response of biochemical parameters of bone formation and resorption to exogenous 1,25-dihydroxyvitamin D3 in patients with type 2 diabetes. Osteoporos Int　1999；9：525-531　RCT以外の介入研究

7) Inaba M, Nagasue K, Okuno S, et al：Impaired secretion of parathyroid hormone, but not refractoriness of osteoblast, is a major mechanism of low bone turnover in hemodialyzed patients with diabetes mellitus. Am J Kidney Dis　2002；39：1261-1269

8) Ueda M, Inaba M, Okuno S, et al：Serum BAP as the clinically useful marker for predicting BMD reduction in diabetic hemodialysis patients with low PTH. Life Sci　2005；77：1130-1139　観察研究（前向き）

9) Ueda M, Inaba M, Okuno S, et al：Clinical usefulness of the serum N-terminal propeptide of type Ⅰ collagen as a marker of bone formation in hemodialysis patients. Am J Kidney Dis　2002；40：802-809　観察研究（前向き）

10) Shidara K, Inaba M, Okuno S, et al：Serum levels of TRAP5b, a new bone resorption marker unaffected by renal dysfunction, as a useful marker of cortical bone loss in hemodialysis patients. Calcif Tissue Int　2008；82：278-287　観察研究（前向き）

11) Kurajoh M, Inaba M, Okuno S, et al：Reduction of whole PTH/intact PTH ratio as a predictor of bone metabolism in cinacalcet treatment of hemodialysis patients with secondary hyperparathyroidism (in eng). Osteoporos Int　2011；22：923-930　RCT以外の介入研究

12) 日本透析医学会：慢性腎臓病に伴う骨・ミネラル代謝異常の診療ガイドライン．透析会誌　2012；45：301-356

13) KDIGO CKD-MBD Update Working Group：KDIGO 2017 clinical practice guideline update for the diagnosis, evaluation, prevention, and treatment of chronic kidney disease-Mineral and Bone Disorder (CKD-MBD). Kidney Int Suppl　2017；7：1-59

（藏城雅文，稲葉雅章）

7 骨密度測定の臨床的意義

POINT
- CKD-MBD または骨粗鬆症のリスク因子が認められる CKD（G3a〜5D）で，治療決定への影響があると考えられる場合，骨折リスク評価のために骨密度検査の実施が望ましい．
- CKD-MBD における骨微細構造の特徴的な変化は，皮質骨面積・皮質骨密度・皮質骨幅の減少，皮質骨多孔化の増加である．
- DXA 測定では，骨質の評価はできないこと，骨硬化性変化や大動脈石灰化の影響を受けて正確な評価が困難な場合もあることを認識すべきである．

はじめに

慢性腎臓病（CKD）の骨変化は，CKD-MBD と呼ばれるように，ミネラル代謝調節の異常により生じる．過剰な副甲状腺ホルモン作用により線維性骨炎を呈し，一方でホルモン分泌を過剰に抑制すると無形成骨，またまれに骨軟化症，さらにそれらの混在した骨組織像が認められる．このような腎性骨異栄養症の診断には骨組織形態計測が施行されており，非侵襲的な骨密度測定による病態の分析への寄与は低い．

high resolution peripheral QCT（HR-pQCT）は海綿骨・皮質骨を分画して骨密度と骨微細構造の情報を提供し，病態を把握する手段として活用が期待される．本項では，種々の骨密度測定法の説明，各測定法の CKD-MBD 診療における有用性と限界，および HR-pQCT による CKD-MBD の病態や骨折リスク評価について述べる．

I. 骨密度測定法について

1. 二重エネルギーX線吸収測定法（dual X-ray absorptiometry；DXA）

DXA は，2 種のエネルギーの X 線吸収の差を利用してミネラル成分を計測し，面積骨密度（単位 g/cm^2）および骨塩量（単位 g）を算出する．原発性骨粗鬆症診断では性別ごとの若年成人平均値 YAM（＝young adult mean）値に基づいて評価する．モニタリングには骨密度値の変化で評価する．

1）腰椎 DXA

前後方向 L1-L4 もしくは L2-L4 を評価対象とする．側方向測定は診断に使用しない．CKD に合併頻度の高い顕著な大動脈石灰化や腰椎の骨硬化性変化があると，骨病変の進行・改善の正確な評価は困難になる．

2）大腿骨 DXA

頸部，ワード三角，転子部，骨幹部，トータルヒップ（頸部，転子部，骨幹部の 3 部位を合わせた領域）の 5 領域の骨密度を得る．診断には頸部あるいはトータルヒップが，モニタリングにはトータルヒップが推奨される．

3）橈骨 DXA

橈骨 DXA には，非利き腕の橈骨 1/3 遠位部を用いるが，骨折既往がある場合や透析用シャントが造設されている場合は，その反対側を計測する．

原発性骨粗鬆症の診断やモニタリングには感度・精度が十分でないため，臨床的意義は腰椎や大腿骨近位部に比べて低いが，皮質骨に変化が生じやすい原発性および二次性副甲状腺機能亢進症では，皮質骨優位部分を選択的に評価する橈骨幹部（1/3 遠位部）は最適な測定部位である．

2. 定量的コンピュータ断層法（quantitative computed tomography；QCT）

QCT は単位体積当りの骨塩量（単位 mg/cm^3）を算出する．椎体や大腿骨近位部を対象とし，被験者の背面に骨量ファントムを敷いた状態で CT 画像を得て，ファントムの既知濃度の標準物質（ハイドロキシアパタイト）の CT 値と比較して，骨の CT 値から標準物質相当量として骨密度値を算出する方法である．コストが高いこと，保険適用でないこと，被曝線量が DXA 法に比べて大きいことが問題で，一般診療への適用は限られるが，体積密度が得られる点，海綿骨と皮質骨を分離して測定できる点，骨サイズの評価もできる点で，病態解明や薬物効果を判定する目的において有用な方法である．

3. high resolution peripheral QCT（HR-pQCT）

HR-pQCT は，高い解像度で末梢骨（橈骨，脛骨）を対象に，海綿骨・皮質骨微細構造を低線量で非破壊的に，*in vivo* に評価する．

海綿骨の微細構造指標と，皮質骨の皮質骨幅・面積・密度のほか，皮質骨多孔性等の指標を得る．これらの情報に基づいて，皮質骨に関する骨力学特性を算出できる．CKD-MBD においては海綿骨と皮質骨に異なった現象が生じるため，分離して骨密度測定が可能な HR-pQCT の意味は大きい．

▶ II．CKD における骨密度評価─有用性と限界

ステージ 5D CKD において，骨折症例は非骨折症例に比べて低骨密度であることは多くの報告がある．非椎体骨折においては，椎体骨密度より皮質骨優位である橈骨骨密度との相関が高い[1]ことも知られている．

ステージ 5D CKD 72 名（うち既存骨折は 15 名）を対象に HR-pQCT を行った結果[2]，非骨折群に比べて，骨折群では海綿骨・皮質骨とも骨密度が低値であり，とくに皮質骨低骨密度の関与が大きいことが示されている．

ステージ 5D CKD 52 名を対象とした pQCT の報告[3]によると，皮質骨密度の骨折に関するオッズ比 16.67（95％CI：2.94～83.33）であり，橈骨皮質骨指標（皮質骨密度・面積・幅）にも有意の関係が認められた．しかし，海綿骨密度や全骨面積，さらには大腿骨・椎体 DXA 骨密度とは有意の関係を認めず，DXA は CKD 患者の骨折リスク評価には限界があることが示されている．

KDIGO は，CKD-MBD の診断・評価・予防・治療の臨床ガイドライン 2009（GL 2009）[4]を発表し，CKD stage 1～3 において，DXA 骨密度は骨折リスク評価に使えるが，CKD stage 4～5 においては，十分なエビデンスはないという理由で，CKD-MBD（G3a～5D）患者へのルーチン骨密度測定を推奨しなかった．しかし，その後の複数の前向き研究[5]～[7]から低骨密度と診断された CKD 患者（stage 3～5 も含む）の骨折リスクの高さが証明されたことを受け，GL 2009 を部分改訂し，2017 年，Kidney International Supplements[8]で以下のように公開した．つまり，CKD-MBD または骨粗鬆症のリスク因子が認められる CKD（G3a～5D）患者で，治療決

第3章　CKD-MBDの診断と評価

定への影響があると考えられる場合には骨折のリスク評価を目的とした骨密度検査の実施が望ましい（推奨度2，エビデンスの質B）．

DXAには技術的な限界があり，海綿骨と皮質骨を分離して評価できない，骨質が評価できない，また，骨外の石灰化（大動脈の石灰化）の影響を受けるということなどを認識しておくべきである．

▶Ⅲ．CKDにおける骨構造特性の変化，および評価の有用性

副甲状腺ホルモン（PTH）は海綿骨に対しては同化作用，皮質骨に対しては異化作用を有する[9]．ホルモン値上昇の程度と皮質骨病変の程度は比例し，ホルモン値が加齢や閉経後状態における代謝回転の2～3倍まで亢進すると，皮質骨多孔化・皮質骨内膜面骨吸収・皮質骨幅の菲薄化が生じるといわれている．海綿骨に対する同化作用についても，ホルモン値上昇の程度と病変の程度は比例する．高代謝回転状態の血液透析患者の腸骨生検標本[10]では，骨梁が不整に肥厚し骨量増加をきたすものの，骨量増加は骨強度増加には寄与しない．

CKD早期でも，骨微細構造劣化は軽微であるが認められ，罹病期間やステージ上昇に伴い著しい海綿骨・皮質骨微細構造劣化を呈する．HR-pQCTは，DXA BMDでは説明できなかった骨脆弱性を解明できるようになった．

血液透析症例群（74名）と，性・年齢・人種を一致させた健常対照群のHR-pQCTの結果の比較[2]によると，微細構造指標に顕著な差が認められている．さらに透析患者を骨折群と非骨折群に分けて比較すると，多くの海綿骨・皮質骨微細構造に有意差が認められた．興味深い所見は，脛骨海綿骨密度が骨折群と非骨折群をもっともよく分離する指標であったことである．

透析導入前の症例を対象とした研究[11]では，健常人と比べて，皮質骨幅・皮質骨面積・全骨密度は脛骨・橈骨ともに有意に低値であり，さらに皮質骨密度は有意に骨折リスクに関与していることも示された．

骨折症例を除外したステージ2～4 CKD患者群（n＝70）を，健常対照群（男性・女性）と比較[12]すると，海綿骨微細構造指標は中等度であるが有意の劣化がみられ，男性CKD群では脛骨皮質骨幅が有意に菲薄化していた．骨折群では骨密度，皮質骨幅，骨梁数の有意の低値が認められている．

ステージ2～5DのCKD患者（53名）を対象にした縦断的な研究〔DXA，HR-pQCT，平均1.5年（0.9～4.3年）〕[13]において，経時的変化率は，大腿骨近位部aBMD（－1.3％），橈骨aBMD（－2.4％）は減少し，皮質骨面積（－2.9％）・皮質骨密度（－1.3％）・皮質骨幅（－2.8％）も減少し，さらに皮質骨多孔化の増加（＋4.2％）が有意に認められた．一方，橈骨海綿骨面積は有意に増加（＋0.4％）したものの，海綿骨密度・微細構造には有意な変化はみられなかった．また，副甲状腺ホルモン値と骨代謝マーカーの増加は，皮質骨微細構造劣化と相関していることが示された．

▶文　献

1) Yamaguchi T, Kanno E, Tsubota J, et al : Retrospective study on the usefulness of radius and lumbar bone density in the separation of hemodialysis patients with fractures from those without fractures. Bone　1996 ; 19 : 549-555　観察研究（後ろ向き）

2) Cejka D, Patsch JM, Weber M, et al : Bone microarchitecture in hemodialysis patients assessed by HR-pQCT. Clin J Am Soc Nephrol　2011 ; 6 : 2264-2271

3) Jamal SA, Gilbert J, Gordon C, et al : Cortical pQCT measures are associated with fractures in dialysis patients. J Bone Miner Res　2006 ; 21 : 543-548　観察研究（後ろ向き）

4) Kidney Disease : Improving Global Outcomes (KDIGO) CKD-MBD Work Group : KDIGO clinical

practice guideline for the diagnosis, evaluation, prevention, and treatment of chronic kidney disease-mineral and bone disorder (CKD-MBD). Kidney Int Suppl 2009；(113)：S1-S130

5）Iimori S, Mori Y, Akita W, et al：Diagnostic usefulness of bone mineral density and biochemical markers of bone turnover in predicting fracture in CKD stage 5 D patients—a single-center cohort study. Nephrol Dial Transplant 2012；27：345-351 観察研究（前向き）

6）Yenchek RH, Ix JH, Shlipak MG, et al：Bone mineral density and fracture risk in older individuals with CKD. Clin J Am Soc Nephrol 2012；7：1130-1136 観察研究（後ろ向き）

7）West SL, Lok CE, Langsetmo L, et al：Bone mineral density predicts fractures in chronic kidney disease. J Bone Miner Res 2015；30：913-919 観察研究（前向き）

8）Kidney Disease：Improving Global Outcomes (KDIGO) CKD-MBD Update Work Group：KDIGO 2017 clinical practice guideline update for the diagnosis, evaluation, prevention, and treatment of chronic kidney disease-mineral and bone disorder (CKD-MBD). Kidney Int Suppl 2017；7：S1-S59

9）Duan Y, De Luca V, Seeman E：Parathyroid hormone deficiency and excess：similar effects on trabecular bone but differing effects on cortical bone. J Clin Endocrinol Metab 1999；84：718-722 観察研究（前向き）

10）Schober HC, Han ZH, Foldes AJ, et al：Mineralized bone loss at different sites in dialysis patients：implications for prevention. J Am Soc Nephrol 1988；9：1225-1233

11）Nickolas TL, Stein E, Cohen A, et al：Bone mass and microarchitecture in CKD patients with fracture. J Am Soc Nephrol 2010；21：1371-1380 観察研究（後ろ向き）

12）Bacchetta J, Boutroy S, Vilayphiou N, et al：Early impairment of trabecular microarchitecture assessed with HR-pQCT in patients with stageⅡ-Ⅳ chronic kidney disease. J Bone Miner Res 2010；25：849-857 観察研究（後ろ向き）

13）Nickolas TL, Stein EM, Dworakowski E, et al：Rapid cortical bone loss in patients with chronic kidney disease. J Bone Miner Res 2013；28：1811-1820 観察研究（前向き）

（伊東昌子）

第3章 CKD-MBDの診断と評価

骨生検をどのような場合に行い，どのように評価するか？

POINT
- テトラサイクリン標識に基づく骨形態計測は，骨吸収・骨形成・石灰化を評価するうえで有力な評価ツールであり，古典的ROD組織5分類のカテゴリーが広く通用している．
- 通常の骨形態計測では，構造，材質といった骨質の規定因子を評価することはできず，骨量の評価についてもTMV分類は不十分である．
- 骨を評価するうえでの骨生検の特性，長所・短所を正確に把握して吟味をする必要がある．

はじめに

骨生検はしばしば「骨を評価する検査のゴールドスタンダード」であるとされる[1]．それが正しいか，あるいは正しくないか，検証の余地はあろう．

I．骨生検の実際

後述するように，骨生検組織は組織形態計測によって定量的に評価される．組織形態計測は動的パラメーターが加わらないとその意義が半減してしまうため，生検に先立ってテトラサイクリン内服によるラベリングをしておくことが強く推奨される．ラベリングは2回にわたって行われるが，そのインターバルは予想されるリモデリング頻度を考慮して症例ごとに匙加減を加える．不慣れなうちは，実際に組織形態計測を依頼する施設にあらかじめ相談しておくほうがよいだろう．

特別な事情がないかぎり，骨生検は腸骨稜の一部を採取する．これを貫いて両端に皮質骨のあるサンプルを採取する垂直法と，骨面に並行して骨髄に侵入し片側しか皮質骨のないサンプルを採取する水平法の二法がある．前者は組織診断に好適な両側に皮質骨をもつ綺麗なサンプルが取れる．後者は痛みが少なく被検者に好まれるという傾向があるが，痛みに関してはどのような麻酔で臨むかの要素も大きいので絶対的なものとはいえない．どちらも手技としては簡便であり，あまり大きな合併症もない．それでも初めて施行する際には念のため整形外科医のアシストを要請すべきであろう．手技上の不安がなくなれば，腎臓内科医としては出血や血栓症などのリスクを考慮せざるをえない腎生検よりもむしろ安心して臨める検査である．

採取した検体はただちに70～80％エタノールで浸漬固定する．70％エタノールは固定液としては十分ではなく組織の破壊も大きいが，いきなり80％エタノールに浸しても浸透がよくないので，60～70％からスタートして小まめに液交換しながら80％に濃度を上げ，可能なら4℃の状態で形態計測施設に送付する．

メチルメタクリレート樹脂に包埋された非脱灰標本は，薄切標本ないしは研磨標本として顕微鏡観察される．薄切標本の作製には技術が必要である．上手に作製された薄切標本

❽ 骨生検をどのような場合に行い，どのように評価するか？

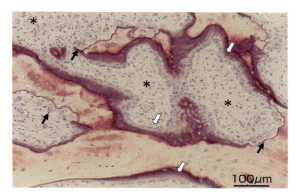

図1 52歳，男性，透析歴12年：ヴィラヌエヴァ骨染色・明視野
立方型の骨芽細胞のクラスターと厚い類骨組織（⇦），集簇する破骨細胞とこれらに吸収されたとみられる不整な骨縁（⬅），線維性組織（＊）など多様な所見が観察される．線維性骨炎型ないしは混合型と判定される骨形態計測値が得られると予測される．

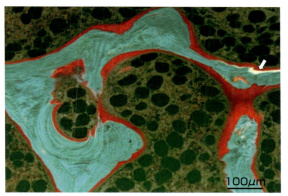

図2 36歳，男性，透析歴0カ月：ヴィラヌエヴァ骨染色・暗視野＋蛍光励起
骨表面は紅色で示される厚い類骨組織で覆われているが，黄色で示される石灰化部位は⇦で示される1カ所にしか認められない．一次石灰化障害は明らかで，骨軟化症型と判定される骨形態計測値が得られると予測される．

このように，自分が組織を見た印象と形態計測値から判定された組織型の間に乖離がないかどうかを確認することは重要であるが，その自信がない場合でも，取りあえず組織の写真が綺麗かどうか，すなわち信頼に足る骨形態計測が施行されうる組織切片であったかどうかを確認する作業は怠ってはならない．

からは上質な情報が得られるが，施設によってはぼろぼろの標本しか作製できず，そんな標本からまともに得られる情報などないはずなのだが，あえて組織形態計測を強行して数字にしてしまうと第三者はこれに気づくことができない．だから形態計測の数値に実際の組織写真を添付することは必要最低限のマナーであり，これを省略したデータが論文などに提示されることも珍しくはないが，その結果は鵜呑みにしないほうがよい．

切片化された標本は明視野と暗視野＋偏光or蛍光励起モードを組み合わせて定量的に評価される（図1, 2）．評価パラメーターはアメリカ骨ミネラル代謝学会にて標準化された指標を用いる．この指標には組織形態をそのまま測定した一次パラメーターと，測定値を組み合わせて計算した二次パラメーターが含まれる．とくにテトラサイクリン標識を計算式に組み込んだ動的パラメーターには時間の要素が加わる分だけ情報の質が高い（表1）[2),3)]．

これらの測定は定量的とはいえ，それぞれの骨表面の性状の判定，細胞の同定，細胞のカウントなどには測定者の主観や技量，経験も色濃く反映される．この影響を最小限に留めるため，熟練した骨形態計測者たちも定期的に学会やセミナーなどで他の計測者たちといわゆる「目合わせ」をして技能の標準化に努めている．

II．骨生検の強みと弱み

1．強 み

現行のテトラサイクリン標識に基づく骨形態計測は，骨の吸収・形成・一次石灰化など

第 3 章　CKD-MBD の診断と評価

表 1　今日の骨形態計測に汎用されるパラメーターの一覧

パラメーター名			略　号	単　位
一次パラメーター		全断面	T.Ar	mm^2
		骨面	B.Ar	mm^2
		骨周囲長	B.Pm	mcm
		骨（梁）単位壁幅	W.Th	mcm
		皮質骨幅	Ct.Wi	mcm
二次パラメーター	静的指標	骨量	BV/TV	%
		類骨面	OS/BS	%
		類骨量	OV/BV	%
		骨芽細胞面	Ob.S/BS	%
		骨芽細胞数	N.Ob/BS	/mm
		類骨幅	O.Th	mcm
		浸食面	ES/BS	%
		破骨細胞面	Oc.S/BS	%
		破骨細胞数	N.Oc/BS	/mm^2
		骨面	BS/TV	mm^2/mm^3
		皮質骨多孔率	Ct.Po	%
	動的指標	二重標識面	dLS/BS	%
		一重標識面	sLS/BS	%
		骨石灰化面（骨面基準）	MS/BS	%
		骨石灰化面（類骨面基準）	MS/OS	%
		骨石灰化（添加）速度	MAR	mcm/d
		補正骨石灰化（添加）速度	Aj.AR	mcm/d
		骨石灰化遅延時間	Mlt	D
		類骨成熟時間	Omt	D
		骨（梁）単位活性化率	Ac.F	N/y
		骨形成速度（骨面基準）	BFR/BS	mcm^3/mcm^2/d
		骨形成速度（骨量基準）	BFR/BV	%/y

アメリカ骨代謝学会が提示する骨形態計測に汎用されるとするパラメーターの一覧.
パラメーターの日本語名もまた日本骨形態計測学会で正式に決定されているが，その翻
訳取扱い規約上，必ずしも英語名と日本名は 1 対 1 に対応していない．たとえば「骨面」
と訳されるパラメーターには B.Ar と BS/TV があり，この二者の指し示すものは異なる.

の古典的代謝を知るためには最強のツールである．とくに骨形成・石灰化に関連する動的パラメーターは時間要素が加わるためかなり信頼性が高く，なかでも石灰化についてはほかに有力な評価ツールがなく形態計測の有用さは飛び抜けている．これに比べると骨吸収系のパラメーターは正確性に乏しく，時間軸を加えにくい点は著しいハンディである．それにしても骨生検より鋭敏に骨吸収を評価できるツールがあるか？　と問われれば答えには窮する.

　このテトラサイクリン標識骨生検の強みを最大に生かしたものが，いわゆる古典的ROD 組織 5 分類である（図 3，表 2）．これは「骨の細胞の活動性」と「骨の一次石灰化速度」を二つの評価軸として慢性腎臓病患者の骨組織を五つのカテゴリーに分類したものである．このコンセプトはわかりやすく，ここで命名された「線維性骨炎」「無形成骨症」などのカテゴリー名は今日に至っても広く通

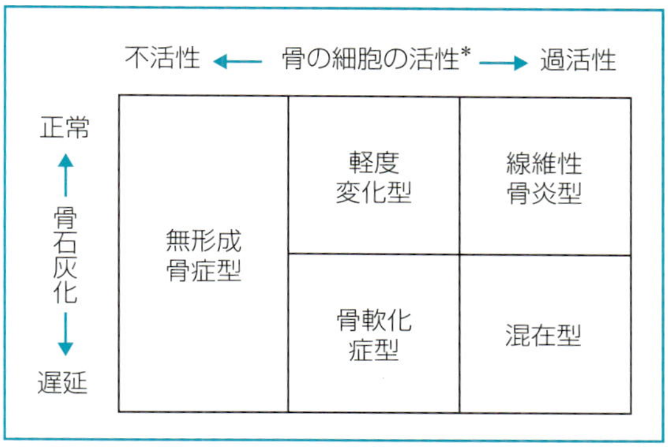

⑧ 骨生検をどのような場合に行い，どのように評価するか？

図3　古典的ROD組織5分類の概念図

骨の細胞の活性がどの程度活発であるか，一次石灰化は遅延していないかどうかの二つの評価軸で3×2のカテゴリーを形成する．ところが，このうち骨芽細胞の活動が不活発で類骨が十分に産生されないと形態的には石灰化障害があるかどうか判定できない．そこで，ここは石灰化の敷居を取り払って3×2－1＝5つのカテゴリーとしたものが古典的ROD組織5分類である．KDIGOはすでに骨生検組織評価の標準をこの5分類からTMV分類に変更したので，ここに示された5つのカテゴリー名は公的な後ろ盾を失った．

なおこの表で横軸に記した「骨の細胞の活性*」は，「骨代謝回転」と表記されることも多い．しかし，リモデリングのサイクルを示す「骨代謝回転」とはそのなかに「一次石灰化」を含む概念であるため，石灰化と独立した評価軸に置くことは合理的でない．そこで筆者はあえてここに「骨の細胞の活性」という言葉を用いている．TMV分類のなかで正式に「Turnover＝骨代謝回転」という用語が用いられたのはKDIGOがあまり物事を考えていないからであり，特別に合理的な理由はない．

表2　古典的ROD組織5分類のクライテリアの1例

	OV/BV	Fb.V/TV	BFR/BV
軽度変化型	＜15%	＜0.5%	＞0.0113
無形成骨症型	＜15%	＜0.5%	＜0.0113
骨軟化症型	＞15%	＜0.5%	
線維性骨炎型	＜15%	＞0.5%	
混在型	＞15%	＞0.5%	

図3で示された概念を具現化するためによく用いられているクライテリアの1例である．この基準を満たしたケースのすべてがカテゴリー概念にも一致するかどうかは定かでなく，おそらく例外は少なくない．このためにクライテリアを批判したり刷新を期待したりする声も多い．

用している．なお，これも誤解されることが多いが，これらは病名ではなくあくまでも組織形態計測分類のカテゴリー名であり，したがって疾患概念でも病態生理概念でもなく形態概念である．しかもカテゴリー名なのでその基盤となる古典的ROD組織5分類が適用されなくなれば本来はすぐにでもお蔵入りとなるべき運命なのだ．ところが実際にはそうでもなく，今日に至っても現場に変わらず愛

されていることはよいとしても，あたかも疾患や病態生理であるかのように誤って取り扱われていることが多いのは問題である．

時に「骨生検は腸骨の代謝状態を観察しているだけでこれが全身を代表しているわけではない」という批判を耳にすることもある．慢性腎臓病患者を対象とする場合，確かに不連続な多発局所病変を特徴とする透析アミロイドーシス関連骨症に関してはこの批判も当てはまるかもしれないが[4]，しかし狭義のCKD-MBDの骨病変はびまん性の骨代謝異常を呈するため標本採取部位による差異はほぼ無視しうると考えられ，あまり考えすぎなくてもよいように思われる．

組織形態計測は数値データとして表現されるが，その元データは形態である．数値に表すことができなかった形態も評価できることはあまり指摘されることがないが骨生検の大きなアドバンテージである．その意味で，組織が免疫原性の保持力に乏しいアルコールで固定されていることはやや残念であり，また包埋時に高温処理もされてしまうことから，免疫組織化学や酵素組織化学を用いた分子の

145

局在同定には失敗することが多い．また，細胞小器官レベルの形態保存も不良であり，したがって形態計測用に採取した骨サンプルを電子顕微鏡で観察することは意味がない．これらは非脱灰標本であることの限界であるが，それを差し引いても，形態を目で見ること自体によって膨大な情報が与えられることは大きな魅力であり，時にまったく新しい事実が発見されることもある[5]．

2. 弱み

ただし，それはそっくり骨生検の弱みにもなる．目に見えないものはわからないのだ．

意外に思われるかもしれないが，その代表例は構造である．通常の骨形態計測で透析患者の海綿骨の太さを正確に評価することはできない．それは理論的にも証明されている[6]．ましてや，その連結性は予想することもできない[7]．なぜならば，切片標本は二次元であるが，構造とはそもそも三次元の概念だからである．二次元標本で三次元構造は見えない．見えないものに対して骨生検は無力なのである．

構造よりもさらに問題なのは材質である．既述のようにアルコールで固定されメチルメタクリレートに包埋された骨生検切片は組織化学に向いていない．したがって分子の局在やその変性，すなわち骨の材質を通常の骨生検で知ることはできない．この目的のために非脱灰サンプルをグリコールメタクリレート樹脂に包埋する手段もあるが，形態の保持はより困難である．本気で分子の局在を知りたいなら脱灰を前提とした特別な標本を作製するか分光分析などの特別な評価法を適用するしかなく[8]，通常の臨床検体で普遍的に施行できるわけではない．

3. TMV 分類の限界

構造や材質は骨質の規定因子である．その評価において現行のテトラサイクリン標識骨形態計測はまったく役に立たない．それならば，骨質と並んで骨強度の規定因子である骨量はどうか？ 確かに骨形態計測には BV/TV というパラメーターがある．日本語では骨量と訳されているが，実は量ではなく体積すなわち構造の概念である．したがって本来は三次元で評価されなければならないのだが，ここは幸いなことに二次元像と三次元の実態が良好に相関する[9]．それで KDIGO はこれを「骨の細胞の活動性」と「一次石灰化速度」に続く第三の評価軸に抜擢して TMV（Turnover, Mineralization, Volume）分類を提唱したのだ[10]．

これは失敗であったと認めざるをえまい．何しろ現場にまったく浸透していない．直観的な受け容れやすさが古典的 ROD 組織 5 分類に比べて明らかに劣るのだ．だから公式にはすでに廃されたはずの「線維性骨炎」「無形成骨症」などの名称が今も当たり前のように通用しており，誰もその現状に疑問を挟もうとしない．

そもそも骨生検という検査の特性から考えても TMV 分類は上策とはいえなかった．既述のように「骨の細胞の活動性」と「一次石灰化速度」という既存の二つの評価軸に関してテトラサイクリン標識骨形態計測は最強のツールである．しかし骨の体積を骨生検のようにごく一部のサンプルで評価するのはリスクが大きすぎる．DXA（dual energy X-ray absorptio metry）を含む X 線検査アプローチのほうが少ない侵襲でより正確なデータが得られるのだ．かくして TMV 分類は中途半端な位置づけに留まっており，現場からは半ば忘れられた存在になっている．

▶Ⅲ．骨生検はゴールドスタンダードか？

TMV 分類の失敗は，骨生検とは何か？ という問いを改めてわれわれに投げかけてく

る．テトラサイクリン標識に基づく骨組織形態計測は骨形成・石灰化の状況を知るためにはほとんど唯一無二のツールである．骨吸収に関してはそれほどでもないが，しかしこれを上回るツールも思い当たらない．だから「骨代謝とは骨吸収・骨形成・石灰化である」と割り切ってしまえば，骨生検は間違いなく最強の評価ツールである．冒頭に触れた「骨を評価する検査のゴールドスタンダードである」という考え方は，このような認識の上に成り立っている．TMV分類が提唱された際にBV/TVが第3の評価軸に抜擢されたのも，これが「骨吸収と骨形成の積分値だから」という理由からであった．なお，実際には海綿骨体積にすぎないBV/TVを「骨吸収と骨形成の積分値」であると見なすことはいかがなものか？ という突っ込みは，ここではあえて差し控えておく．

　上記の特徴を鑑みれば，骨生検は「その患者の骨吸収・骨形成・石灰化を正確に知る必要がある」というシチュエーションに際して適用されるべきである．もちろん，侵襲的な検査であるので「患者がその痛みを我慢するというデメリットよりも骨吸収・骨形成・石灰化を正確に知るメリットのほうが大きい」と判断された場合に限られよう．現実問題として，正確な骨代謝回転がわからないと治療に窮するというケースに遭遇することはまれである．骨代謝回転への介入は事実上副甲状腺機能の評価で方針が決定されているからである．ただし，石灰化の障害を疑った場合には骨生検を試みる意義は大きい．ほかに石灰化障害をまともに診断できるツールが存在しないからである．また，病態がさっぱり理解できないケースにおいて，手がかりを求めて骨生検を行うことも時に有意義である．臨床的ニーズから骨生検を明確に推奨できるのはこのような場合に限られよう．もちろん研究目的には有力なツールであるが，そういう認識が心の片隅にでも芽生えていたら生検施行

前に倫理委員会を通さなければならない．JSDT（日本透析医学会）ガイドラインでは以上の認識のもとに骨生検の適応を記載している[11]．

　その一方で，テトラサイクリン標識に基づく骨組織形態計測が得意とするものは骨吸収・骨形成・石灰化の状況を知ること「だけ」であるという事実も噛みしめなければならない．それ以外の情報について，組織形態計測はむしろ弱点ばかりが目立つ．TMV分類がその最初の綻びであるが，構造特性や材質特性の評価に関しては実はもっともっと無力である．だから，未だかつて骨組織形態計測が骨強度の推定に役立ったという事例はない．骨代謝が吸収と形成・石灰化のみから成り立つという認識は，近代の骨生物学の進歩を踏まえれば絶望的に甘すぎる．とくに材質の評価は今後不可欠な課題となっていくだろう．それでも骨生検は「骨を評価する検査のゴールドスタンダード」といってよいのだろうか？

　よいのかもしれない．よくないのかもしれない．どちらにしても，その特性，長所と短所を正確に把握して，そのうえで慎重に吟味する必要があるのだ．思考を停止して，慣例の上に胡坐をかいて，「骨生検こそゴールドスタンダード」と言い放つ怠慢こそが，この検査の価値と，ここに至るまでに積み重ねてきた先人たちの努力を，もっとも貶めているのである．

▶文　献

1) Evenepoel P, Behets GJS, Laurent MR, et al：Update on the role of bone biopsy in the management of patients with CKD-MBD. J Nephrol　2017；30：645-652

2) Dempster DW, Compston JE, Drezner MK, et al：Standardized nomenclature, symbols, and units for bone histomorphometry：a 2012 update of the report of the ASBMR Histomorphometry Nomenclature Committee. J Bone Miner Res　2013；28：2-17

3）田中伸哉，山本智章，森　諭史，他：骨の組織学的形態計測法における日本語用語（2014年改訂追補版）．日骨形態計会誌　2015；25：1-8

4）Kazama JJ, Yamamoto S, Takahashi N, et al：A beta-2 M-amyloidosis and related bone diseases. J Bone Miner Metab　2006；24：182-184. Review

5）Kazama JJ, Yamamoto S, Narita I, et al：Nuclear chromatin-concentrated osteoblasts in renal bone diseases. Ther Apher Dial　2011；15（Suppl 1）：9-13

6）Kazama JJ, Wakasugi M：Parathyroid hormone and bone in dialysis patients. Ther Apher Dial　2018；22：229-235

7）Kazama JJ, Koda R, Yamamoto S, et al：Comparison of quantitative cancellous bone connectivity analyses at two- and three-dimensional levels in dialysis patients. Calcif Tissue Int　2009；84：38-44

8）Kazama JJ, Koda R, Yamamoto S, et al：Cancellous bone volume is an indicator for trabecular bone connectivity in dialysis patients. Clin J Am Soc Nephrol　2010；5：292-298

9）Kazama JJ, Iwasaki Y, Fukagawa M：Uremic osteoporosis. Kidney Int Suppl（2011）　2013；3：446-450

10）Moe S, Drüeke T, Cunningham J, et al；Kidney Disease：Improving Global Outcomes（KDIGO）：Definition, evaluation, and classification of renal osteodystrophy：a position statement from Kidney Disease：Improving Global Outcomes（KDIGO）. Kidney Int　2006；69：1945-1953

11）日本透析医学会：慢性腎臓病に伴う骨・ミネラル代謝異常の診療ガイドライン．透析会誌　2012；45：301-356

（風間順一郎）

9 血管石灰化の評価

POINT
- 血管石灰化の存在は心血管イベント発症や死亡に関係する．
- 血管石灰化は，おもに動脈硬化性石灰化とメンケベルグ型中膜石灰化の二つに分けられる．
- CTによる冠動脈石灰化の評価は，心血管イベント発症や死亡を予測するもっとも有用な評価法である．
- 目的によるが，冠動脈石灰化の評価にはさまざまな手法が存在する．

はじめに

慢性腎臓病（CKD）に合併する病態のなかでもっとも重要なものの一つと考えられるのが血管石灰化である．血管石灰化の存在は，心血管疾患（cardiovascular disease；CVD）発症や死亡と強く関係することが多くの臨床研究で示されており，メタアナリシスでも示されている[1]．したがって，血管石灰化を評価することによって，CKD患者のリスクを予測することができるため，これは臨床のうえでは重要であると考えられる．しかしながら，CKD患者の血管石灰化の病態は複雑であり，その正確な評価も困難である．ここでは，いくつかの血管石灰化の評価法を紹介し，その特徴を解説したい．

I．臨床の現場で用いられる一般的な血管石灰化の評価

1．単純X線

血管石灰化の評価法のなかで，一番簡便で，安価かつ非侵襲的に行うことができる．また，その他の画像検査と異なり，内膜と中膜の石灰化をある程度区別することができるのではないかと考えられている．Londonらの報告では，一般的に血管の陰影に沿って直線的につながる石灰化は中膜の石灰化で，部分的に認められる石灰化は内膜の石灰化であると考えられている[2]．Kauppila法は，腰椎側面像で認められる大動脈石灰化病巣の数と程度を評価し，0～24点にスコアリングし，評価する[3]．この方法を用いて評価された石灰化の程度は，心血管死亡やCTによる冠動脈石灰化スコアと相関することが報告されている[4)～6)]．

2．CT

CTによる石灰化の評価が臨床の現場ではゴールドスタンダードで，冠動脈，心臓弁，大動脈などの評価が行われることが多い．具体的な評価手段としては，electron beam computed tomography（EBCT）とmulti-detector CT（MDCT）があるが，現在はほとんどがMDCTによる評価である．冠動脈石灰化の評価法として，Agatston法が一般的であり，これは，冠動脈石灰化の面積とCT値より冠動脈石灰化指数（coronary artery calcification score；CACS）を算出したものである[7]．大動脈石灰化の評価法としては，腹部単純CTから算出される大動脈石灰化指数（aortic calcification index；ACI）で

第 3 章　CKD-MBD の診断と評価

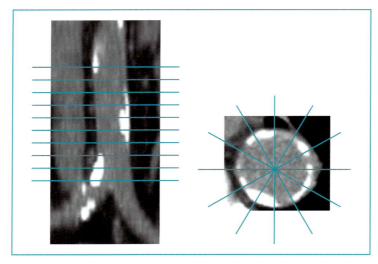

図 1　大動脈石灰化指数（aortic calcification index；ACI）の評価法
　左：大動脈長軸像，1 cm ごとに 10 スライス．
　右：大動脈短軸像，12 分割．

の定量的評価が一般的に行われている．腹部大動脈の総腸骨動脈分岐部直上，4 cm の部位より上の大動脈を 1 cm 間隔で撮影し，10 スライスを評価する．各スライス断面で大動脈周囲を 12 分割し，石灰化の広がりを 12 点満点で評価し，1 スライスごとの石灰化が占める割合を求め，10 スライス分の平均を求めたものである（図 1）[8]．CT の大きな問題として内膜と中膜の石灰化の分離ができないという限界があり，石灰化の心血管疾患への影響を調べるにあたっては重要な問題点である．

3. その他

超音波検査は比較的簡便で非侵襲的な検査であり，大腿動脈や頸動脈などの表層の動脈の石灰化の評価，大動脈，心臓の弁の石灰化の評価は行うことができる．ただし，定量的な評価は困難で半定量的な評価となる．

また，石灰化が進行するとさらに血管の弾性が低下し，しなやかさのない硬い血管となるため，進んでいく脈波と跳ね返ってくる脈波の速度が増すこととなる．つまり，脈波伝播速度（pulse wave velocity；PWV）は増していく．そのため，PWV は間接的に石灰化を評価する手段としても考えられている．実際に PWV が血管石灰化の程度に相関するというデータが出されている[9),10)]．

II．冠動脈石灰化を評価する手法

前述のように CT による冠動脈石灰化の評価が臨床の現場では，もっとも一般的に行われており，臨床的有用性，意義もあると考えられる．しかしながら，その他にも冠動脈の石灰化を評価する手段は存在し，またその意義も異なる（表）．石灰化の評価についても含めてこれらの特徴を以下に示す．

1. 血管内超音波（intravascular ultrasound；IVUS）

血管内腔側より，超音波を用いて冠動脈などのプラークの性状を評価する手法である．一昔前と比べると，その性能が格段に向上しており，integrated backscatter IVUS（IB-IVUS）や virtual histology IVUS（VH-IVUS）などカラーマッピングでプラークの性状を表

⑨ 血管石灰化の評価

表

評価部位	評価法
内膜＋中膜	CAG（冠動脈造影）
内膜＋中膜	electron beam CT
内膜＋中膜	multidetector CT
内　膜	IVUS（血管内超音波）
内膜＋中膜＋(外膜)	OCT（光干渉断層画像）
内　膜	angioscopy（血管内内視鏡）
内膜＋(中膜)	^{18}F-NaF/PET

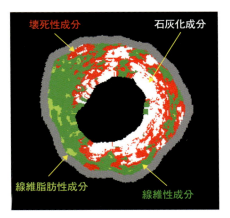

図2　VH-IVUSを用いた冠動脈病変の
　　　プラーク性状イメージング
白：石灰化成分，赤：壊死性成分，
黄緑：線維脂肪性成分，緑：線維性成分

示できるものも存在する．これにより，冠動脈プラークにおける石灰化の分布や形態，またその他のプラークの性状を評価することが可能となった（図2）[11]．

2. 光干渉断層法（optical coherence tomography；OCT）

眼科領域や歯科領域でも用いられているが，循環器領域では冠動脈プラークの性状を観察するのに用いられる．近赤外線を用いた断層法であり，10〜15μmとIVUSの約10倍の高度な空間分解能を有する．OCTでは冠動脈の内膜，中膜，外膜と三層構造を明瞭に分離することができ，IVUSの弱みである石灰化や血栓の評価にも優れている．近赤外線は赤血球により減弱するという特徴があるため，一時的に冠動脈内の血液を他の液体に置き換える必要があるが，現在はさまざまな工夫がなされ，臨床の現場で一般的に行われる検査となっている．OCTでは石灰化病変は周囲との境界が明瞭な低輝度領域として描出される[12]．

3. 血管内内視鏡（angioscopy）

その名のとおり，消化管内視鏡と同様，冠動脈内に光ファイバースコープを挿入して，血管内の性状を観察する手法である．利点としては，血管内腔壁の拡大像が得られるため，リアルタイムに肉眼的なプラークの性状

診断を行うことができる．正常な血管の内腔表面は平滑で，単黄色の色調を呈している．黄色のプラークで輝くものは，コレステロール結晶か，微小石灰化を含んでいると考えられる．ただし，定量評価ができない点が石灰化の評価法としては問題があると思われる．

4. 陽電子放射断層撮影（positron emission tomography；PET）

PETには，いくつかの核種が使われるがフッ化ナトリウムを用いた^{18}F-NaF/PET検査は癌の骨転移を検知するものとして研究が進められてきた．ところが，この核種が冠動脈の不安定プラークを検知することで近年注目されている[13]．不安定プラークを検知しうる理由としては，この核種がプラーク内の微小石灰化に集積する性質をもつからである．微小石灰化を含むプラークは力学的に不安定となり，急性冠症候群を起こすプラークの多くはspotty calcificationと呼ばれる微小石灰化を含むことが知られている[14),15]．ただ，残念ながらわが国ではまだ保険適応となっていない．

第3章　CKD-MBD の診断と評価

▶ おわりに

　血管石灰化は，CVD に関係する重要な病態であり，必然的にその評価が重要となってくる．冠動脈，弁膜症，大動脈，末梢血管などの治療の際には，この石灰化の有無および程度が治療戦略に関わってくるが，すぐに治療を必要とする心血管病変が存在しない場合には血管石灰化の評価により，どう対応するかは難しい．血管石灰化の進行を防ぐことは重要であると思われるが，この評価に基づいた具体的な治療方針はガイドラインでは定められてないのが現状である．現段階では，血管石灰化の存在，程度を認識し，古典的リスクファクターだけでなく，現時点でのさまざまなエビデンスで示されている CKD-MBD の厳格なコントロールを行うことが重要ではないかと考える．

▶ 文　献

1) Rennenberg RJ, Kessels AG, Schurgers LJ, et al：Vascular calcifications as a marker of increased cardiovascular risk：a meta-analysis. Vasc Health Risk Manag　2009；5：185-197

2) London GM, Guérin AP, Marchais SJ, et al：Arterial media calcification in end-stage renal disease：impact on all-cause and cardiovascular mortality. Nephrol Dial Transplant　2003；18：1731-1740

3) Kauppila LI, Polak JF, Cupples LA, et al：New indices to classify location, severity and progression of calcific lesions in the abdominal aorta：a 25-year follow-up study. Atherosclerosis　1997；132：245-250

4) Blacher J, Guerin AP, Pannier B, et al：Arterial calcifications, arterial stiffness, and cardiovascular risk in end-stage renal disease. Hypertension　2001；38：938-942

5) Okuno S, Ishimura E, Kitatani K, et al. Presence of abdominal aortic calcification is significantly associated with all-cause and cardiovascular mortality in

maintenance hemodialysis patients. Am J Kidney Dis　2007；49：417-425

6) Bellasi A, Ferramosca E, Muntner P, et al：Correlation of simple imaging tests and coronary artery calcium measured by computed tomography in hemodialysis patients. Kidney Int　2006；70：1623-1628

7) Agatston AS, Janowitz WR, Hildner FJ, et al：Quantification of coronary artery calcium using ultrafast computed tomography. J Am Coll Cardiol　1990；15：827-832

8) Hanada S, Ando R, Naito S, et al：Assessment and significance of abdominal aortic calcification in chronic kidney disease. Nephrol Dial Transplant 2010；25：1888-1895

9) Guerin AP, London GM, Marchais SJ, et al：Arterial stiffening and vascular calcifications in end-stage renal disease. Nephrol Dial Transplant　2000；15：1014-1021

10) Kitamura K, Fujii H, Kono K, et al：Relationship between Cardiac Calcification and Left Ventricular Hypertrophy in Patients with Chronic Kidney Disease at Hemodialysis Initiation. Heart and Vessels 2017；32：1109-1116

11) Kono K, Fujii H, Nakai K, et al：Compositional plaque pattern of coronary culprit lesion and clinical characteristics in chronic kidney disease patients：a virtual histology-intravascular ultrasound（VH-IVUS）analysis. Kidney Int　2012；82：344-351

12) Alexopoulos D, Moulias A：In the search of coronary calcium. Int J Cardioal　2013；167：310-317

13) Joshi NV, Vesey AT, Williams MC, et al：18 F-fluoride positron emission tomography for identification of ruptured and high-risk coronary atherosclerotic plaques：a prospective clinical trial. Lancet　2014；383：705-713

14) Schoenhagen P, Tuzcu EM：Coronary artery calcification and end-stage renal disease：vascular biology and clinical implications. Cleve Clin J Med 2002；69（Supple 3）：S12-S20

15) Ehara S, Kobayashi Y, Yoshiyama M, et al：Spotty calcification typifies the culprit plaque in patients with acute myocardial infarction：an intravascular ultrasound study. Circulation　2004；110：3424-3429

（藤井秀毅）

10 栄養評価と食事管理

POINT
- CKD 患者の栄養状態は血液検査のみではなく，身体，社会，精神面といった多角的評価が重要である.
- CKD 保存期ではたんぱく質摂取量が制限され，それに伴ってリン摂取量も減少するが，透析期になってたんぱく質摂取量が健常者と同様になるためリンやカリウムなどの電解質がクローズアップされる.
- 食品添加物の無機リンは吸収率が高く，CKD 患者では少量摂取でも影響が出やすい.
- リン含有量の多い食品の食べ重ねは控えること，調理の仕方，リン吸着薬の服薬のタイミングなどを工夫することで，リン摂取量を減らすことができる.

▶ はじめに

慢性腎臓病（CKD）患者の食事管理を行ううえで栄養状態の評価はもっとも重要であり，血液検査のみではなく，身体的な面，社会的な面，精神的な面からと多角的に評価しなくてはならない. 高齢化が進むなかにあって高齢腎不全患者の低たんぱく食の是非が問われているのは周知のところである. 透析導入前からすでにフレイル・サルコペニア状態にある患者も最近ではよく見かける. そこで本項では，栄養状態の評価ツールを示し，保存期から重要とされているリンの管理について述べる.

▶ Ⅰ. 栄養評価

栄養評価ツールは，対象により最近では数多くある. そのなかから，日常臨床でよく用いられているものを紹介する.

1. 主観的栄養評価 (subjective global assessment；SGA)

対象となる患者の体重の変化，食事摂取状況，身体の観察から主観的評価を数分で実施することができ，CKD 患者に限らず広く栄養スクリーニングとして活用されている.

ランク B/C と判断された患者が栄養介入対象者として絞り込まれることになる.

2. MNA® (Mini Nutrition Assessment-Short Form)

おもに高齢者向けに考えられたもので，SGA に身体機能や精神面を加えた指標である.

簡便にできるので老人ホーム・介護施設などで活用されている. 最大ポイントを14点とし，12〜14 ポイントは栄養状態良好，8〜11 ポイントは低栄養の恐れあり，0〜7 ポイントは低栄養と判断される.

3. MIS (malnutrition inflammation score)

透析患者向けに活用されており，エネル

第3章　CKD-MBDの診断と評価

ギーやたんぱく質量の不足からなるマラスムスや，透析患者特有の慢性炎症を同時にもつ場合などに有効とされている．SGAに血液検査（アルブミン値と血清総鉄結合能）とBMIを加えて点数化したものである．総合計を30点として，11点以上が「栄養障害リスクあり」とされる．

4. GNRI（geriatric nutrition risk index）

SGAやMISは主観的評価が中心となるため，評価者により結果に差が生じることが指摘されている．GNRIは，簡便な身体計測値（体重）と血清アルブミン値のみで算出可能な簡便で客観的な方法である．判断基準はGNRI値82未満を重度栄養障害リスク，82～91を中等度栄養障害，92以上をリスクなしとしている．

5. 管理栄養士による食事摂取量調査

この調査には経験を積んだ管理栄養士による食事摂取量調査が求められる．より正確に把握するためには，少なくとも3日以上の食事記録や食物摂取頻度質問票（FFQg）が用いられる．いずれも根気強い調査となる．しかし，この調査法は単に摂取している栄養量の把握に留まることなく食事時間や具体的な食品名や調理方法，食材の選択や経済状況も把握できる．そして，患者の食事療法に対する意識や行動も把握できる．

これらさまざまな評価ツールを用いて栄養状態を把握することは，対象となる患者の栄養介入のあり方を検討するのに役立つ．

▶ Ⅱ. CKD患者の食事指針

CKD患者では，腎機能に応じてたんぱく質摂取量が示され栄養指導が行われている．たんぱく質は，消化液によりペプチドまたはアミノ酸まで分解されたのち腸管で吸収さ

れ，肝臓で代謝され，N化合物として尿からのみ排泄される．腎機能低下とともに尿からN化合物が十分排泄ができなくなると，徐々に体内に蓄積され尿毒症状態となる．

人間には恒常性があり，可能なかぎり正常な状態を維持できるよう多くのホルモン等が働き排泄を調整している．リンもその一つといえる．健常者では，リンの平衡維持に必要な摂取量は18.7～22.58 mg/kg/dayである．平均的な体重に換算すると950～1,180 mg/dayになる．しかし，アメリカ・カナダでは血清リン値の正常下限を維持できるリン摂取量を推奨量としている．

たんぱく質を多く含む食品にはリン含有量が多いことから，たんぱく質の摂取量が減少すればそれに伴いリン摂取量も減少するとされている．CKD患者は，腎機能低下に伴いたんぱく質摂取量が制限されるため，CKD保存期では血清リン値はあまり取りざたされない．透析期になるとたんぱく質摂取量（0.9～1.2 g/kg）が健常者と同様になるため，リンがクローズアップされるのである．しかし最近の研究から，血清リン値は保存期でもできるだけ正常下限（3.0～4.0 mg/dL）でのコントロールが骨代謝や生命予後の観点から望ましいとされてきている．

▶ Ⅲ. リンコントロールの重要性

CKDでは，ステージ3までは自覚症状に乏しく，なかでも血清リン値については検査で取り上げることも少ないことから，リンコントロールの重要性については関心が低い．しかし，最近の研究で保存期からのリンコントロールが血管や骨代謝の面から重要とされている．血清リン値がいくら正常範囲内でも腎機能低下とともに徐々に上昇してくる（図1）．

尿中へのリン排泄が低下し始めるのは，血清Cr値が1.3 mg/dLを超えるころである．このときの腎機能は健常者の約半分である．

この頃より食事療法として低たんぱく食へと移行し，1日の経口摂取リン量が200〜400 mg減少するため，血清リン値は正常範囲内で調整されることになる．血清Cr値が2 mg/dL以上となると腎臓からリン排泄能が著しく低下して血清リンは右肩上がりに上昇し，透析導入期には血清リン値が6.0 mg/dL以上となる場合が多い．以上のことより，CKDといわれたときからリンを意識した食事療法が求められている．

1. リンの種類

リンには，大きく分類して有機リンと無機リンがある．そして，ヒトのリン体内総量は約600 g程度であり，そのうち約80％が骨に，軟部組織に約20％が存在し，血液中にはわずか1％未満しか分布していない．そして，体内に存在するほとんどが，たんぱく質や脂質，糖などと結合した形で存在している．

細胞外液中の無機リンは500〜600 mgであり，細胞内と比べると微量となっている．血液中のリン総量は約14 mg/dLで，そのうち70％が有機リン，残り約4 mg/dLが無機リンである．臨床現場で測定されているのは，血清無機リンであり，正常値は2.5〜4.5 mg/dLとされている．食品添加物としてハムや練り製品，ビールやコーラなどの飲料，麺製品・

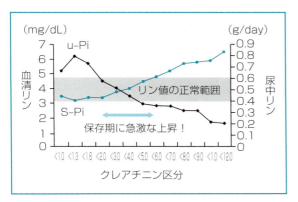

図1　腎機能によるP値の推移
〔虎の門病院，乳原善文先生データより〕

表　CKDステージによる食事療法基準（成人）

ステージ (GFR)	たんぱく質 (g/kgBW/日)	食塩 (g/日)	エネルギー (kcal/kgBW/日)	カリウム (mg/日)
ステージ1 (GFR≧90)	過剰な摂取をしない	3以上6未満	25〜36	制限なし
ステージ2 (GFR 60〜89)				
ステージ3a (GFR 45〜59)	0.8〜1.0			
ステージ3b (GFR 30〜44)				2,000以下
ステージ4 (GFR 15〜29)	0.6〜0.8			1,500以下
ステージ5 (GFR＜15)				

注）エネルギーや栄養素は，適正な量を設定するために，合併する疾患（糖尿病，肥満など）のガイドラインなどを参照して病態に応じて調整する．性別，年齢，身体活動度などにより異なる．
注）体重は基本的に標準体重（BMI＝22）を用いる．
〔日本腎臓学会：慢性腎臓病に対する食事療法基準2014年版より改変〕

パンなどさまざまな食品の加工過程でリンが添加されることが多くなっているが，これらはすべて無機リンである．腸管からの吸収率は有機リン60〜70％に対し，無機リンは90％と高くなっている．そのため腎機能の低下したCKD患者では，少量摂取でも影響が出やすいことになる．

2. CKD患者の食事療法におけるリン摂取量の調節

表は日本腎臓学会から示されている食事療法基準である．残念ながらこの基準ではリンについては示されていない．

透析期になって初めて「たんぱく質×15 mg」と示されている．われわれの研究（図2）では，とくに意識せずバランスよく摂取した場合には「たんぱく質g×17〜18 mg」がリン量となる．

つまり透析期のリン摂取量は健常者から2割削減した摂取量が目標となる．有機リンの摂取量を減らすことは困難であるため，可能なかぎり添加されている無機リンの摂取量を減らすことが得策といえる．

1）たんぱく質1g当りのリン含有量

食品別のリン含有量の差（図3）：

透析患者の食事基準では，たんぱく質1g当りリン含有量は15 mg以下とされている．たんぱく質を確保しながらリン調整を行う際には，図3のような資料を参考にしながらリン含有量の多い食品の食べ重ねは控えること，そして主食となる飯は「精白米」以上の精米度が望ましいといえる．

肉の部位によるリン含有量の違い（牛肉例）：
同じ牛肉でも部位によってリン含有量に大きな差がある（図4）．

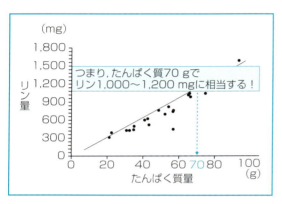

図2 たんぱく質量とリン量の関係

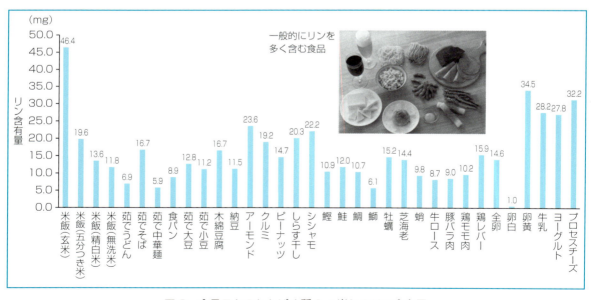

図3 食品ごとのたんぱく質1g当りのリン含有量

⑩ 栄養評価と食事管理

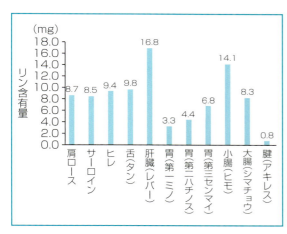

図4 牛肉の部位別たんぱく質1g当りのリン含有量

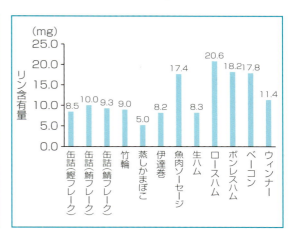

図5 加工食品のたんぱく質1g当りのリン含有量

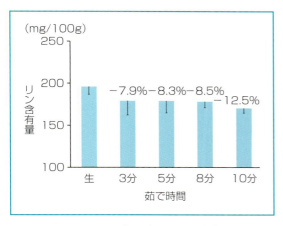

図6 ウインナーの茹で時間とリン含有量の変化

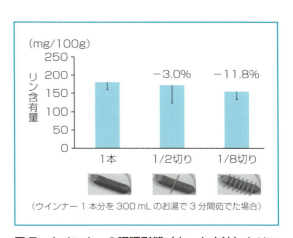

図7 ウインナーの調理形態（カット方法）とリン含有量の変化

加工食品のリン含有量の違い（図5）：
2）リンを調理方法にて減少する方法

　食品添加されている無機リンは茹でることにより10％程度減少させることができる（図6）．また，カット面を増やすなど調理形態を変えることでも含有量を減らすことができる（図7）．

3）食品表示を確認する（図8）

　リン酸塩は食品添加物としてハムやソーセージの結着材やチーズの乳化剤，pH調整剤，酸味料などに使われ，加工食品の食感や外観，味を向上させるなどの効果があるため広く用いられている．リン酸塩は20種類以上

図8 原材料名表示例

もあり，その使用については食品衛生法で定められている．一般人では，リン酸塩からのリンの1日推定摂取量は200～300 mgとされている．しかし，このリン酸塩は無機リンで腸管からの吸収率は本来の食品に含まれてい

第3章　CKD-MBD の診断と評価

る有機リンに比べ高くなっている．このことを念頭に入れて食品を選択することが大切である．

4）リン吸着薬の上手な活用

　服用を忘れない！　食前でも食中でも食後でも服用を忘れないよう注意する．リン吸着薬は摂取した食物が胃～腸内でうまくリン吸着薬と結合することで，腸管からの吸収を抑制することが目的である．つまり，リン摂取量が多い食事なら必然的にリン吸着薬も多く必要になるため，食事からのリン量を算出してリン摂取量が多いときの食事量に合わせて服薬量を調整できれば余分な服薬は回避できる．そのためには，必ず管理栄養士のサポートが必要となる．

▶おわりに

　われわれが摂取するものには，少なからずリンが含まれている．しかし，食品を選択す

るとき，調理の仕方，リン吸着薬服薬のタイミングなどを工夫することで幾分かは摂取量を減少させることができる．

　この細やかな工夫こそがリンコントロールそのものである．半面，リン制限を意識するあまり，たんぱく質摂取量が不足しないように注意していただきたい．

▶参考文献

1）金澤良枝，中尾俊之：透析患者における PEW の評価．透析会誌　2013：46：101-102
2）山田康輔，熊谷裕通：腎不全医療における栄養スクリーニング．臨牀透析　2007：23：1995-2002
3）厚生労働省：「日本人の食事摂取基準（2015 年版）」策定検討会報告書
4）文部科学省科学技術・学術審議会資源調査分科会編：日本食品成分表 2017（7 訂）
5）市川和子：CKD-MBD のための食事療法．花房規男編：腎と骨―CKD-MBD の概念から新たな展開へ．2016，187-194，医薬ジャーナル社，東京

（市川和子）

CKD-MBD の予防と治療（保存期）

1 蛋白尿と CKD-MBD

POINT
- 2＋以上の蛋白尿の存在下では，25(OH)D は DBP（vitamin D binding protein）とともに尿中に漏出し，血清 25(OH)D は低値となる．
- ネフローゼの状態では，遠位尿細管での Klotho 発現低下を介して FGF23 の腎臓での抵抗性が惹起され，血清 P は上昇する．一方，血清 Ca は低下する．
- 蛋白尿の存在下では，尿細管障害による腎性 Mg 喪失により血清 Mg は低下する．
- ネフローゼでは，骨軟化症を合併することがまれではない．
- 高度蛋白尿と心血管イベントとの関連の一部は，低 Mg 血症，高 P 血症で説明されるかもしれない．

はじめに

　CKD-MBD はこれまで，治療法や予後について，おもに透析期の患者において議論されてきた．その一方，CKD-MBD の主役を担うホルモン〔FGF23，副甲状腺ホルモン（PTH）〕は保存期の早い段階で異常値をきたすこと，多くの患者が透析導入の段階ですでに血管石灰化を有していることが次第に明らかとなり，近年，保存期においてもその重要性が増してきている[1]．本項では保存期 CKD の代表的な表現型である蛋白尿と CKD-MBD，具体的には検査値異常〔ビタミン D，血清リン（P），カルシウム（Ca），マグネシウム（Mg）〕や骨病変，心血管アウトカムとの関連につき解説する．

I．蛋白尿と vitamin D status

　Nakano らは Stage G3a 以降の保存期 CKD 患者 738 人を対象とした多施設前向き観察研究（OVIDS-CKD）において，血清 P や PTH で補正後も，血清 25(OH)D 低値は腎機能悪化の独立した予測因子であったと報告している[2]．では，保存期 CKD において 25(OH)D 低値が疑われるのはどのような集団なのであろうか．同研究のベースライン解析では，女性，PTH 高値，糖尿病（DM）のほかに，中等度（試験紙法にて 2＋）以上の蛋白尿が 25

第4章 CKD-MBDの予防と治療（保存期）

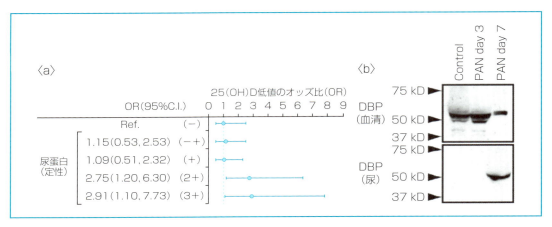

図1 尿蛋白と血清25(OH)Dとの関連
a：25(OH)D低値のリスクファクターとしての尿蛋白
　保存期CKDにおいて，尿蛋白（定性）の多い患者では血清25(OH)D低値であるリスクが高い．
　　　　　　　　　　　　　　　〔Hamano T, et al：Ther Apher Dial 2011；15：2-8[3)]より改変引用〕
b：Western Blot法による血清，尿中のvitamin D binding protein（DBP）の同定
　PAN腎症ラットにおいて，PAN投与後7日目にはDBPが尿中に漏出し，血清DBPが減少しているのが見てとれる．　〔Matsui I, et al：Nephrol Dial Transplant 2009；24：2354-2361[4)]より改変引用〕

(OH)D低値のリスク因子として同定された（図1a）[3)]．この蛋白尿と25(OH)Dとの関連について，Matsuiらが高度蛋白尿モデル動物であるPAN腎症ラットを用いた実験にて，因果関係を明らかにしている（図1b）[4)]．血清中のビタミンDは大部分がvitamin D binding protein（DBP）と結合しており高度の蛋白尿では，25(OH)DはDBPとともに尿中に漏出する．つまり，蛋白尿に起因して血清25(OH)Dは低値となる．

II．蛋白尿と血清P，Ca

保存期CKDにおいて，蛋白尿，血清Pが各々，心血管イベント発症の強い予測因子であることは説明不要であろう[5),6)]．近年，両者の関連性が明らかになってきた．

de Seigneuxらの保存期CKD患者1,738名を対象とした横断研究では，多因子で補正後も，尿蛋白と血漿P濃度には有意な正の相関を認めた[7)]．彼らは小児ネフローゼ症候群8名を対象とした縦断研究においても同様の知見を得ており，治療前のネフローゼ極期に高値であった血漿Pが，尿蛋白寛解後には低下していた．興味深いことに，治療前のFGF23は高値であった一方で，TmP/GFR高値，FEP低値であり，尿細管におけるP再吸収はむしろ亢進していた．つまり，蛋白尿の存在下におけるFGF23抵抗性が示唆されるわけだが，彼らはPAN腎症ラットを用いた実験で詳細なメカニズムを明らかにしている．PAN腎症においては，遠位尿細管におけるKlothoの発現量が有意に低下しており，co-factorを失ったFGF23は，FGF受容体へのシグナル伝達を阻害される．結果，近位尿細管におけるNaPi-ⅡaのE膛側への発現を制御できず，P再吸収が亢進するという機序である．この知見により，蛋白尿は将来の心血管イベントの単なるマーカーに留まらず，血清Pの上昇を介して心血管イベントへの病態に関与することが示唆され，興味深い．

とはいえ，結果の本邦への適用については解釈に注意が必要である．というのも，本邦の保存期CKD患者における血清Pは欧米の

それに比して明らかに低値だからである．ただし自験例の約1,000名の外来保存期CKD患者を対象とした横断研究では，腎機能等で補正後も，尿蛋白が多いと高P血症の頻度はやはり高く，本邦の保存期CKDにおいても尿蛋白が血清P上昇の一役を担っている可能性は高いといえよう．

血清Caについては前述の蛋白尿によるvitamin D statusの変化が反映される．高度蛋白尿を有する状態では血清25(OH)Dが低値となる結果，近位尿細管が障害を受けている場合は血清1,25(OH)$_3$D$_3$も上昇しにくくなり[3]，おそらくは消化管吸収の低下から血清Caは低下する．詳細は後述するが，同環境下では，併存する低Mg血症によってPTHの分泌低下および骨での抵抗性が生じるため，適切な治療介入がなければ低Ca血症は遷延しやすく注意が必要である．

III. 蛋白尿と血清Mg

1. 保存期CKDにおける低Mg血症の臨床的意義と寄与因子

保存期CKDにおける低Mg血症はDMの有無を問わずCKD進行の有意なリスク因子である[8,9]．低Mg血症の寄与因子として，アルコールや低栄養，DM，利尿薬使用などがこれまでに報告されている．しかしながらGitelman症候群や家族性高Ca尿性低Mg血症に代表される先天性疾患を除き，腎内在性の寄与因子についてはほとんど検討されてこなかった．前述の約1,000名の保存期CKD患者を対象とした横断研究では，尿蛋白は低Mg血症の有意なリスク因子であり，とくにDM非合併例において尿蛋白が多いと低Mg血症は高頻度であった[10]．

2. 蛋白尿が低Mg血症をきたすメカニズム

われわれは約5,000名の保存期CKD患者を対象に，種々の電解質異常の頻度をCKD stageごとに比較した．結果，全体でもっとも高頻度であったのは，意外にも低Mg血症であった（図2）．通常GFRが低下するに伴い低Mg血症の頻度は低下するように考えられがちだが，面白いことに低Mg血症の頻度は，Stageを通じて15％程度で一定であった[10]．この結果は，CKD早期における低Mg血症とは別に，CKDが進行することで低Mg血症が誘導されるメカニズムの存在を示唆するものである．

1) 血清1,25(OH)$_3$D$_3$低下による消化管Mg吸収の低下

前述のように，蛋白尿の存在下において25(OH)Dは尿中に喪失されるが，近位尿細管の障害もあいまって，血清1,25(OH)$_3$D$_3$は適

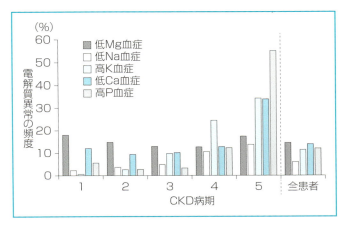

図2 CKD Stage別および全体での電解質異常（Na, K, Ca, P, Mg）の頻度の比較

約5,000名の外来保存期CKD患者が対象．CKD早期（Stage1〜3）にもっとも高頻度にみられる電解質異常は低Mg血症であり，それは全症例を対象としても同様であった．全Stageを通じて，低Mg血症の頻度は約15％でほぼ一定であった．
〔Oka T, et al：Nephrol Dial Transplant 2018；in press[10]より改変して引用〕

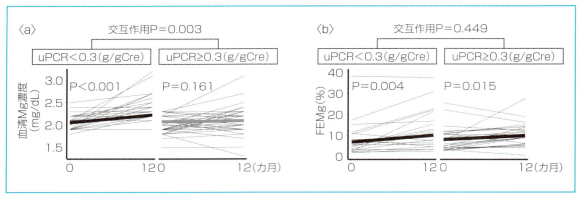

図3 酸化マグネシウム（MgO）投与1年間での、〈a〉血清Mg濃度、および〈b〉FEMgの変化（ベースラインの尿蛋白の多寡で分けた層別解析、MgO投与群のみ）

ベースラインの尿蛋白（uPCR）≧0.3（g/gCre）の集団では、MgOを1年間処方しても、血清Mg濃度の上昇は有意ではなかった。一方、FEMg（%）は尿蛋白の多寡に関わらず1年間で有意に上昇していた。（細線は各患者の変化量、太線は集団の平均変化量を示す。）

〔Oka T, et al：Nephrol Dial Transplant 2018；in press[10]より改変して引用〕

切に上昇しない。これは進行した腎不全でいっそうその傾向がみられる。1,25(OH)$_3$D$_3$はPやCaに加え、十二指腸におけるMgの吸収にも寄与することから[11]、この機序が低Mg血症発現の理由となっている可能性がある。前述の電解質異常の比較では、とくにStage G3までの早期CKDにおいて、低Mg血症、低Ca血症、図2では示していないが低P血症が上位三つを占めていた。この結果からは、早期CKDの患者群の背景にvitamin D lossの存在が疑われる。

2）尿細管障害による腎性Mg喪失

われわれは、Stage G3a以降の保存期CKD患者を対象にランダム化比較試験を行い、酸化Mg（MgO）投与1年での血清Mgを非投与群と比較した。介入前の解析において、尿蛋白の高値はFEMg〔the fractional excretion of magnesium（%）：尿Mg排泄率〕高値と関連していた。媒介解析では、この関係性の大部分は、尿細管マーカーによって媒介される間接効果であった[10]。つまり、進行期のCKDにおいては、蛋白尿が尿細管障害を惹起し尿細管でのMg handlingが変化することで、尿中Mg排泄が亢進するメカニズムが存在すると考えられる。

縦断的検討では、顕性蛋白尿を有する患者では1年間のMgO投与にても血清Mgは非投与群と差を認めなかった[10]。FEMgは同集団において1年間で上昇しており、また薬理学的投与量のMgを投与しても血清Mg上昇がみられないことから、蛋白尿を有する進行期CKDでは、Mg摂取量の低下よりも腎性Mg喪失が、低Mg血症の主因を担っていると考えられる（図3）。

IV. ネフローゼ症候群に合併する骨病変

高度蛋白尿が慢性化すると、特徴的な骨病変を呈することは古くから知られている。にもかかわらず、実臨床において骨病変まで留意して治療が行われることはまれである。なお、ここでの骨病変は、治療に伴うステロイド性骨粗鬆症を指すのではない。

1979年にMalluche らは、1ヵ月以上ネフローゼ症候群を呈した正常腎機能の若年女性6人に治療前に骨生検を行い、健常人の骨組織（同年代の交通事故死者）との比較を行っ

❶ 蛋白尿とCKD-MBD

た[12]．結果，6人全員に顕著な石灰化障害を認め骨軟化症に至っていた．血液所見上，25(OH)Dは著明に低値〔中央値：4.3（IQR 3.7〜4.4）ng/mL〕，イオン化Caも低値〔中央値：0.98（IQR 0.88〜1.00）mmol/L〕，Mgも低値〔中央値：1.8（IQR 1.8〜2.1）mg/dL〕を示し，前述の蛋白尿に伴う変化と合致していた．低Ca血症を認めた一方で，c-terminal bioreactive PTH（第1世代）は，52（35〜75，正常値：≦20）μLEq/mLと軽度上昇に留まっていた．当時はこの結果を包括的に理解することは困難であったが，今日においては次のように理解することができる．つまり，高度蛋白尿による尿中漏出の結果，血清25(OH)Dが著明に低値となれど，PTHは不適切にしか上昇しないために，$1,25(OH)_2D_3$は不適切にしか上昇できず，消化管Ca吸収が適切に増加せず血清Caも低下する．通常，低Ca血症の状況ではPTHは反応性に上昇し低Ca血症は生理的に是正されるが，やはり蛋白尿によって生じた低Mg血症によりPTH分泌は抑制され上昇は軽度に留まる．加えて低Mg血症はPTHの骨抵抗性をもたらすため，骨からCaは供給されない．結果として，低Ca血症は是正されず遷延化し，骨の石灰化障害に繋がる，という病態である．高度蛋白尿の診療においては，治療早期から血清25(OH)D，Ca，Mg濃度を測定し，低値があればこれらを積極的に補正する必要がある．本邦においては，ビタミンD欠乏性の骨軟化症疑い例で，25(OH)Dの測定は保険上も認められている．ネフローゼは過去の文献からもビタミンD欠乏状態であることは明白であり，骨軟化症例も高率に報告されていることから，骨病変が疑われる症例では，25(OH)Dの測定は必要であろう．さらにいえば，このことは治療早期のみならず，蛋白尿の状態が改善しない限り同様である．蛋白尿がコントロールできない状態では，ステロイドやビスホスホネート製剤の使用により，さらに骨軟化症が悪化するリスクが高いことは忘れてはならず，積極的に活性型ビタミンD製剤等を併用して治療介入することが望ましい．

V．蛋白尿とCKD-MBDアウトカムとしての腎予後，心血管イベント

低Mg血症，高P血症を取り巻く環境を図4に示す．前述のとおり尿蛋白は尿細管障害を惹起し（矢印①），尿細管障害により腎性Mg喪失，ひいては低Mg血症が誘導される（②）．逆に，低Mg血症自体も尿細管上皮細胞におけるミトコンドリア機能障害を介して尿細管障害を惹起するため（③）[9]，悪循環が存在するといえる．一方，蛋白尿は遠位尿細管におけるKlotho発現を低下させることで（④），FGF23抵抗性が惹起され高P血症が生じる（⑤）．このように，蛋白尿の多い状態は低Mg血症，高P血症が共存しやすい環境なのである．われわれは過去に，低Mg血症のもつCKD進行や心血管イベントのリスクは，高P血症の環境下において増強することを報告している（⑥⑦）．

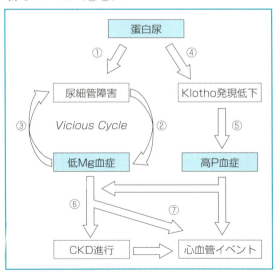

図4　蛋白尿が腎・心血管系イベントへつながる機序（MBDの観点からの理解）
詳細については本文参照のこと．

第4章　CKD-MBD の予防と治療（保存期）

以上より，蛋白尿が CKD 進行，心血管イベントをきたす機序には，蛋白尿に曝露された尿細管での Mg, P の handling の変化というものが含まれると考えられる．本邦未承認であるものの，リン吸着薬である calcium acetate/magnesium carbonate はこれら二つの電解質異常を是正しうる薬剤であり，蛋白尿を有する保存期 CKD 患者の予後改善に重要な役割を担うかもしれない．

▶おわりに

蛋白尿が CKD-MBD 関連の検査値異常および骨病変に与える影響につき解説した．CKD-MBD のもう一つの構成因子である異所性石灰化との関連については現時点で不明であり，今後の研究成果を待ちたい．蛋白尿は保存期 CKD から切り離せない表現型であり，蛋白尿患者を診療する際にはこれらの CKD-MBD の検査値異常，骨病変を意識した治療介入が求められる．

▶文　献

1) Hamano T：Vitamin D and renal outcome：the fourth outcome of CKD-MBD? Oshima Award Address 2015. Clin Exp Nephrol　2018；22：249-256
2) Nakano C, Hamano T, Fujii N, et al：Combined use of vitamin D status and FGF23 for risk stratification of renal outcome. Clin J Am Soc Nephrol 2012；7：810-819　観察研究（前向き）
3) Hamano T, Fujii N, Matsui I, et al：Guideline-practice gap in the management of predialysis chronic kidney disease mineral bone disorder in Japan. Ther Apher Dial　2011；15：2-8　観察研究（前向き）
4) Matsui I, Hamano T, Tomida K, et al：Active vita-

min D and its analogue, 22-oxacalcitriol, ameliorate puromycin aminonucleoside-induced nephrosis in rats. Nephrol Dial Transplant　2009；24：2354-2361
5) Matsushita K, van der Velde M, Astor BC, et al：Association of estimated glomerular filtration rate and albuminuria with all-cause and cardiovascular mortality in general population cohorts：a collaborative meta-analysis. Lancet　2010；375：2073-2081 観察研究のメタ解析
6) Palmer SC, Hayen A, Macaskill P, et al：Serum levels of phosphorus, parathyroid hormone, and calcium and risks of death and cardiovascular disease in individuals with chronic kidney disease. JAMA 2011；305：1119-1127　観察研究のメタ解析
7) de Seigneux S, Courbebaisse M, Rutkowski JM, et al：Proteinuria increases plasma phosphate by altering its tubular handling. J Am Soc Nephrol　2015：26：1608-1618　観察研究（前向き）
8) Sakaguchi Y, Shoji T Hayashi T, et al：Hypomagnesemia in type 2 diabetic nephropathy：A novel predictor of end-stage renal disease. Diabetes Care 2012；35：1591-1597　観察研究（後ろ向き）
9) Sakaguchi Y, Iwatani H, Hamano T, et al：Magnesium modifies the association between serum phosphate and the risk of progression to end-stage kidney disease in patients with non-diabetic chronic kidney disease. Kidney Int　2015；88：833-842　観察研究（後ろ向き）
10) Oka T, Hamano T, Sakaguchi Y, et al：Proteinuria-associated renal magnesium wasting leads to hypomagnesemia：a common electrolyte abnormality in chronic kidney disease. Nephrol Dial Transplant 2018（in press）　介入研究（RCT）
11) Hardwick LL, Jones MR, Brautbar N, et al：Magnesium absorption：mechanisms and the influence of vitamin D, calcium and phosphate. J Nutr　1991：121：13-23
12) Malluche HH, Goldstein DA, Massry SG：Osteomalacia and hyperparathyroid bone disease in patients with nephrotic syndrome. J Clin Invest　1979；63：494-500　観察研究（前向き）

（岡　樹史，濱野高行）

2 リン負荷をどう軽減するか

POINT
- 2017年に改訂されたKDIGOガイドラインでは，リン（P）吸着薬投与のタイミングは持続する高P血症のタイミングで投与するのが望ましいとされた．
- 日本のCKD診療ガイドラインでは，食事療法を実施しても血清P濃度が正常範囲でない場合にP吸着薬の投与が推奨された．
- カルシウム（Ca）過剰負荷を回避する目的でCa含有P吸着薬は原則として減量するのが望ましい．
- 日本では保存期CKDに適応がある3種類のCa非含有P吸着薬はポリマー系と無機イオン系に大別される．各薬剤のP吸着力，特徴や副作用に応じて選択するのが望ましい．

はじめに

CKD-MBD管理の基本であるリン（P）の管理は食事によるP制限とP吸着薬による体内へのP吸収抑制，透析療法による除去が中心となるが，保存期CKDにおいては食事，薬物療法が主体となる．P制限食は別項で詳細に述べられているので，本稿では保存期CKDでのP吸着薬による過剰なP負荷の軽減について解説する．

I．保存期CKDにおけるP吸着薬の必要性

生体内のPバランスは健康を維持するうえで不可欠であるが，慢性腎臓病（CKD）では腎機能が徐々に低下すると腎からのP排泄も低下して体内にPが蓄積する．代表的なP利尿因子である副甲状腺ホルモン（PTH），FGF23はそれぞれ血清P濃度が正常なeGFR 40 mL/min/1.73 m^{2}程度，腎機能がほぼ正常なeGFR 60 mL/min/1.73 m^{2}程度から上昇することが知られており，早期CKDの段階か

らP代謝バランスの変化が生じていることを意味する．CKDステージG4以降になると血清P濃度は上昇するが，食事中Pの約2/3が腎臓から排泄されることから，腎機能の低下はただちに体内へのP負荷の原因となる．血清P濃度の上昇は死亡リスクの上昇と関連し[1]，血清P濃度の上昇に応じて心血管病や末期腎不全の罹患リスク増加と関連する[2,3]．さらに上記アウトカムとの関連は血清P濃度が正常範囲内から認められ，正P血症におけるP管理の必要性に関して問題となった．KDIGOから2009年に発表されたCKD-MBDガイドライン（KDIGO 2009）では，高P血症に対してP吸着薬や食事管理などによる基準値への血清P低下は妥当であり，目標P値は基準値に設定された．2012年に発表された日本のCKD-MBD診療ガイドライン（JSDT 2012）でも，食事のP制限やP吸着薬を用いて血清P濃度を施設基準内に管理することが望ましいと示されている．

その後保存期CKDを対象としたP吸着薬の効果がランダム化比較試験で検討された．正P血症の保存期CKD患者を三つのP吸着薬群（酢酸カルシウム，炭酸ランタン，炭酸

第4章 CKD-MBD の予防と治療（保存期）

セベラマー）と対照群の4群に分けて，一次評価項目を血清P濃度，二次評価項目として他のCKD-MBDパラメーター，血管石灰化や骨密度が設定された．血清P濃度は治療群で低下したが，対照群と比較して血管石灰化の有意な増加が示され，正P血症に対するP吸着薬の使用がアウトカム改善を示さなかった[4]．そのため2017年に改訂されたKDIGO CKD-MBDガイドライン（KDIGO 2017）では，KDIGO 2009で示された血清P濃度を基準値に管理する治療から，進行する持続的な高P血症で投与するのが望ましく，高P血症の予防目的で薬剤の投与を推奨しないステートメントに変更された[5]．

日本腎臓学会から2017年末に発表されたCKD診療ガイドラインでもCKDステージG3b～G5に対して生命予後改善の観点から，食事療法を実施しても血清P濃度が正常範囲でない場合にP吸着薬の投与が推奨された[6]．したがって，P吸着薬の投与はP制限食との組み合わせで高P血症が持続する場合が適応となるが，正P血症でもアウトカムの悪化と関連することが先に示した複数の観察研究結果から報告されている．今後，正P血症に対するP吸着薬投与がアウトカム改善に寄与するのかに関して介入試験によって明らかにする必要がある．

▶ II．保存期 CKD における P 吸着薬の選択

JSDT 2012が発表された当時，保存期CKDに使用可能なP吸着薬は炭酸カルシウム1剤であった．その後透析患者向けに開発されたP吸着薬が保存期CKDにも適応拡大し，現在炭酸ランタン，ビキサロマー，クエン酸第二鉄水和物の合計4種類が市販されている．炭酸カルシウム以外はCa非含有薬で，薬剤の特性からビキサロマーがポリマーで，他の3剤は無機イオン製剤に分類される．ま

た後者は含有する金属が非生理物質のランタンおよび生理物質のCa，鉄に分類される（表）．

薬剤の選択に関して，いずれの薬剤でも血清P濃度は低下するが血清P濃度をサロゲートマーカーとした臨床的影響は限定的である．P吸着薬の種類と予後の関連をCa含有の有無などで比較したメタ解析および系統レビューが2016から2017年にかけて相次いで発表された．しかし大半が透析患者を対象とした試験で，保存期CKDに層別した解析は十分に検討されていない．

1．炭酸カルシウム

血清CaはPと同様にCKDステージG4以降で低下するが，CKD-MBD管理上Caバランスが負に傾くと骨粗鬆症や骨折リスクの原因となり，正に傾くと心血管系石灰化などのリスクを高めることが予想される．保存期CKDにおけるCaバランスの検討では，摂取Ca量が800～1,000 mgで中立のバランスを呈し，食事や炭酸カルシウムによって2,000～2,500 mgの負荷をかけると正のCaバランスとなる．すなわち低負荷群では正，負のバランスが存在するが，高負荷群は全例が正バランスを呈する[7),8)]．そのためKDIGO 2017ではCa含有P吸着薬を減量する際の条件を撤廃して，原則減量することが示された．JSDT 2012では，透析期の炭酸Ca投与量の上限は概ね3 g/day程度と示されているが，保存期では投与量に関する記述はない．

炭酸カルシウムは安価で内服しやすく，アルカリ化作用があるため腎不全患者に投与しやすいが，投与量が多い，あるいは活性型ビタミンDと併用するとCa過剰負荷の原因となる．血清Ca濃度はCa負荷を反映しない[7)]ことから，過剰な投与量に起因したCa負荷に注意する．

❷ リン負荷をどう軽減するか

表　リン吸着薬の特徴

薬　剤	炭酸カルシウム	炭酸ランタン	ビキサロマー	クエン酸第二鉄
種　類	無機イオン製剤	無機イオン製剤	非吸収性アミン機能性ポリマー	無機イオン製剤（生理的金属塩型）
保険収載年	1999（高リン血症の適応）	2008	2012	2014
Ca含有の有無	Ca含有	Ca非含有	Ca非含有	Ca非含有
剤　形	錠剤，OD錠，細粒	チュアブル錠，細粒，OD錠	カプセル	錠剤
1錠当りの量	250，500 mg，（細粒　83％）	250，500 mg	250 mg	250 mg
1日投与量（開始あるいは推奨量）	（3 g/day）	（750 mg/day）最大2,250 mg/day	（1,500 mg/day）最大7,500 mg/day	（1,500 mg/day）最大6,000 mg/day
用法	食直後	食直後	食直前	食直後
至適な胃内pH（pH＝3,5,7で検討）	5	3〜7	3〜7	3〜7
特　徴	安価，内服しやすい	Ca負荷がない	セベラマーに比べて含水後膨潤しにくい	水への溶解度が高い
	アルカリ化作用	OD錠が追加されて内服しやすい	アシドーシスを増悪させない	クエン酸のアルカリ化作用
副作用，問題点	高Ca血症	悪心，嘔吐などの胃腸症状	便秘，腹部膨満	胃腸症状は下痢が多く，腹部膨満や便秘が少ない
	Ca負荷（心血管系石灰化の促進に寄与）	長期服用で消化管粘膜への沈着の可能性	長期投与の臨床経験がない	長期投与に伴う鉄過剰の危険性

2. 炭酸ランタン

　ランタンは希土類元素に分類される元素で，炭酸ランタンは消化管内で三価の陽イオンに分離して食物中のリン酸と結合する．最大の特徴は強力なP吸着効果で，炭酸カルシウムの約半分量で同等のP低下効果を示した[9]．保存期CKDへの臨床効果は国内CKDステージG4〜5の患者を対象に8週間の炭酸ランタンのプラセボ対照無作為割り付け比較試験で検討された．ランタン群はプラセボ群に比べて有意な血清P濃度低下を示し，両群

の血清P濃度≤4.6 mg/dLの累積達成割合は59.56 vs 10.46％とランタン群が有意に高値を呈した[10]．本試験でみられた炭酸ランタンのおもな有害事象は便秘，嘔気，嘔吐などの胃腸症状，腎機能低下であり，大半が軽度から中等度であった．なお，本試験では炭酸ランタンに関連した腎機能低下はみられなかった．そのため短期間での検討であるが腎機能低下との関連は乏しいと判断された．

　ランタンは非生理的な元素であることから，長期服用に当たり体内への蓄積が懸念される．ランタンは消化管内でリン酸ランタン

167

第4章　CKD-MBDの予防と治療（保存期）

を形成して糞便中に排泄され，消化管での吸収率は約0.0013%と低い．わずかに吸収されたランタンは肝臓を経由して胆汁中に排泄されるため，腎不全による蓄積リスクは上昇しない．また，骨への沈着を認めるが骨代謝への悪影響はなく，6年間の長期投与による肝障害や，認知機能への影響も確認されていない[11]．しかし消化管粘膜へのランタン蓄積が報告され，消化管病変との因果関係は不明であるがその影響が懸念されている．保存期CKDの投与期間は維持透析期のように長期化する可能性は少ないが，炭酸ランタンの投与に当たり消化管病変に注意する必要がある．

3. ビキサロマー

ビキサロマーはCa，金属非含有のアミン機能性ポリマーで，陽性に荷電したアミノ基が消化管内でイオン結合してリン酸を吸着する．ビキサロマーはセベラマー塩酸塩と比べて含水後に膨潤しにくく，便秘や腹部膨満などの消化器系副作用が軽減されることが予想される．またアシドーシスを増悪させない[12]．保存期CKDを対象としたプラセボ対照二重盲検比較試験では，有意な血清P濃度の低下を認め，12週後の目標達成率は60.3%であり，試験期間中の平均投与量は3,697mg/dayであった．副作用の発現率は31.3%で，おもな副作用は胃腸症状であり，発現に対照群と差を認めなかった[13]．

保存期CKDの長期試験では，48週間の期間中血清P濃度は5.15から4.58 mg/dLに低下して目標P濃度達成率が20週で66.2%，48週で51.3%であった．また投与中血中重炭酸塩濃度は上昇傾向を呈して脂質代謝の改善も認めた．副作用は投与後早期に発現して長期でも増加しなかった．便秘，大腸癌，腎機能低下のため薬剤中止例が5例あったが，先の比較試験と比べて副作用の増加を認めず，長期投与の安全性が示された[14]．ただし，セベラマーと同様にビキサロマーも腸閉塞の合併に対して禁忌であり，投与後の消化器症状に注意する必要がある．

4. クエン酸第二鉄

クエン酸第二鉄は三価鉄の強力なP吸着効果を基盤に世界で初めて開発された鉄含有P吸着薬である．Ca非含有で薬剤の溶解速度が高く，セベラマーに比べてP吸着効果が高く，血清P濃度低下を示した[15]．またクエン酸に起因したアシドーシス改善効果が期待される．国内で実施されたプラセボ対照二重盲検試験では，クエン酸第二鉄群の血清P濃度は5.66から4.37 mg/dLと－1.29 mg/dL低下して目標P濃度の達成割合は64.9%と対照群の6.9%に比べて有意に高値であった．クエン酸第二鉄の平均投与量は3.5 g/day（14錠/day）で，治療群では血中FGF23低下を認め，鉄関連パラメーターも血清フェリチン，鉄飽和率（TSAT），ヘモグロビン（Hb）の上昇を認めた．クエン酸第二鉄に関連した副作用は31.9%に認められ，おもなものは下痢，便秘，腹部膨満であった．また腎機能への影響についても両群で変動に差がなかった[16]．

海外で実施された第Ⅱ，Ⅲ相プラセボ対照二重盲検試験では国内試験と異なり比較的軽度のCKDを対象に実施されたが，クエン酸第二鉄群で有意な血清P濃度低下，血清フェリチン，TSAT，Hbの上昇を認め，CKDに合併する高P血症と鉄欠乏性貧血の改善に有効であった[17]．以上からクエン酸第二鉄の臨床的な鉄補充効果が明らかになり，CKDにおける鉄欠乏性貧血に対するクエン酸第二鉄の鉄剤としての有効性，安全性を明らかにする目的で16週間のプラセボ対照二重盲検試験が実施され，貧血や鉄代謝改善効果が示された[18]．いずれも短期での検討であり，血液透析患者に比べて鉄が喪失しにくい保存期CKDでは長期での有効性，安全性の検討が望まれる．

❷ リン負荷をどう軽減するか

● おわりに

　保存期 CKD における過剰な P 負荷の対策として 4 種類の P 吸着薬の有効性や安全性を中心に解説した．保存期 CKD での P 吸着薬投与のアウトカムへの影響に関する良質の研究は，今回示した少数例の検討以外ほとんど存在しないのが実情である．そのため薬剤の選択に当たり，各薬剤の特性を見極めて各患者に応じて投与する必要がある．

● 文　献

1) Eddington H, Hoefield R, Sinha S, et al：Serum phosphate and mortality in patients with chronic kidney disease. Clin J Am Soc Nephrol　2010；5：2251-2257　観察研究（前向き）
2) McGovern AP, de Lusignan S, van Vlymen J, et al：Serum phosphate as a risk factor for cardiovascular events in people with and without chronic kidney disease：a large community based cohort study. PLoS One　2013；8：e74996　観察研究（前向き）
3) Chang WX, Xu N, Kumagai T, et al：The impact of normal range of serum phosphorus on the incidence of end-stage renal disease by a propensity score analysis. PLoS One　2016；28；11：e0154469　観察研究（前向き）
4) Block GA, Wheeler DC, Persky MS, et al：Effects of phosphate binders in moderate CKD. J Am Soc Nephrol　2012；23：1407-1415　RCT
5) KDIGO 2017 clinical practice guideline update for the diagnosis, evaluation, prevention, and treatment of chronic kidney disease-mineral and bone disorder（CKD-MBD）. Kidney Int Suppl　2017：1-59
6) 日本腎臓学会 編：CKD ステージ 3b-5 診療ガイドライン 2017（2015 追補版）. 2017，東京医学社，東京
7) Spiegel DM, Brady K：Calcium balance in normal individuals and in patients with chronic kidney disease on low- and high-calcium diets. Kidney Int 2012；81：1116-1122　RCT 以外の介入研究
8) Hill KM, Martin BR, Wastney ME, et al：Oral calcium carbonate affects calcium but not phosphorus balance in stage 3-4 chronic kidney disease. Kidney

Int　2013；83：959-966　RCT 以外の介入研究
9) Shigematsu T：Multicenter prospective randomized, double-blind comparative study between lanthanum carbonate and calcium carbonate as phosphate binders in Japanese hemodialysis patients with hyperphosphatemia. Clin Nephrol　2008；70：404-410　RCT
10) Takahara Y, Matsuda Y, Takahashi S, et al：Lanthanum Carbonate Study Group：Efficacy and safety of lanthanum carbonate in pre-dialysis CKD patients with hyperphosphatemia：a randomized trial. Clin Nephrol　2014；82：181-190　RCT
11) Hutchison AJ, Wilson RJ, Garafola S, et al：Lanthanum carbonate：safety data after 10 years. Nephrology（Carlton）　2016；21：987-994
12) Taniguchi K, Kakuta H：Bixalomer, a novel phosphate binder with a small swelling index, improves hyperphosphatemia in chronic kidney disease rat. Eur J Pharmacol　2015；766：129-134
13) Akizawa T, Kameoka C, Tsukada J, et al：Bixalomer in hyperphosphatemic patients with chronic kidney disease not on dialysis：Phase 3 randomized trial. Ther Apher Dial　2016；20：588-597　RCT
14) Akizawa T, Tsukada J, Kameoka C, et al：Long-term safety and efficacy of bixalomer in hyperphosphatemic patients with chronic kidney disease not on dialysis. Ther Apher Dial　2017；21：173-179　RCT 以外の介入研究
15) Yokoyama K, Akiba T, Fukagawa M, et al：A randomized trial of JTT-751 versus sevelamer hydrochloride in patients on hemodialysis. Nephrol Dial Transplant　2014；29：1053-1060　RCT
16) Yokoyama K, Hirakata H, Akiba T, et al：Ferric citrate hydrate for the treatment of hyperphosphatemia in non-dialysis-dependent CKD. Clin J Am Soc Nephrol　2014；9：543-552　RCT
17) Chertow GM, Block GA, Neylan JF, et al：Safety and efficacy of ferric citrate in patients with nondialysis-dependent chronic kidney disease. PLoS One 2017；12：e0188712
18) Fishbane S, Block GA, Loram L, et al：Effects of ferric citrate in patients with nondialysis-dependent CKD and iron deficiency anemia. J Am Soc Nephrol 2017；28：1851-1858　RCT

（小岩文彦，笹井文彦，河嶋英里）

3 二次性副甲状腺機能亢進症の管理
（活性型ビタミン D，天然型ビタミン D）

POINT
- 保存期 CKD における二次性副甲状腺機能亢進症の管理には，低 Ca 血症，高 P 血症，P 負荷，ビタミン D 欠乏への介入が必要である．そのうえでも SHPT を管理できない場合は活性型ビタミン D 製剤が有用である．
- ビタミン D 製剤の使用においては血清 Ca，P 濃度，尿中 Ca 排泄に注意が必要である．血清 Ca，P 濃度の上昇を避けつつ PTH を抑制するには選択的ビタミン D 受容体作動薬がより有用である．
- 活性型ビタミン D 製剤は経口より静注のほうが副甲状腺腫大の抑制効果が強い．
- 天然型ビタミン D 製剤は，PTH 抑制作用は弱いが高 Ca 血症のリスクは低い．

はじめに

保存期 CKD 管理の治療の進歩に伴い，保存期 CKD の期間が長くなってきており，今後も保存期 CKD から二次性副甲状腺機能亢進症（SHPT）を管理することの重要性はさらに増していくと予想される．本項ではビタミン D（VD）製剤を中心に SHPT 管理に関して述べる．

I．保存期 CKD における SHPT

SHPT をもたらす因子は三つ存在している．一つ目は VD の不足である．活性型 VD のカルシトリオールは副甲状腺ホルモン（PTH）遺伝子の転写を抑制する．腎機能が悪化すると線維芽細胞増殖因子（FGF23）が上昇し，それによって内因性 $1,25(OH)_2D$ が低下する．$1,25(OH)_2D$ の低下は PTH を上昇させる．腎機能が eGFR 60 mL/min/1.73 m^2 以下になると PTH は上昇してくる．$1,25(OH)_2D$ だけでなく，$25(OH)D$ の不足も VD 受容体を介して PTH を刺激する．二つ目はカルシウム（Ca）不足である．副甲状腺細胞の Ca 感知受容体が血清 Ca 濃度を感知し，PTH の分泌を調整する．Ca 濃度が低下していなくても，Ca の摂取不足だけでも PTH は上昇する．三つ目はリン（P）負荷である．経口 P 摂取が PTH の分泌を促進し，副甲状腺腫大を早める．

II．保存期 CKD での SHPT の治療戦略

KDIGO のガイドラインでは保存期 CKD においても PTH が異常高値もしくは PTH が上昇し続ける場合は低 Ca 血症，高 P 血症，P 負荷，VD 欠乏を評価し介入することを推奨している[1]．VD 欠乏は $25(OH)D$ の値が指標であり，VD 欠乏がある場合は天然型 VD 製剤の使用が推奨されている．KDIGO ガイドラインでは保存期 CKD 患者においてルーチンでの活性型 VD 製剤の使用は推奨されていない[1]．しかし，日本では天然型 VD 製剤が処方できず，保存期 CKD において上記の介入可能な因子に対して治療をしても PTH が管理できない場合は活性型 VD 製剤を使用す

❸ 二次性副甲状腺機能亢進症の管理（活性型ビタミンD，天然型ビタミンD）

ることになる．活性型VDは生理的に血清Ca，P濃度の上昇作用をもつ．保存期CKDの高P血症は予後不良因子である[2]．高Ca血症は急性腎障害の原因とも成りうる．アルファカルシドールで0.5 μg/day，カルシトリオールで0.25 μg/dayまでは腎機能に対する悪影響はないとされる[3),4)]．エルデカルシトールに関しては0.75 μg/dayの投与でCKD stage 3bの患者において高Ca血症，高Ca尿症が発生している．保存期CKD患者に，エルデカルシトールや高用量のアルファカルシドールやカルシトリオールを使用する際は，血清Ca，P濃度のみならず，尿中Ca排泄も測定が必要である[5]．厚生労働省ホルモン受容機構異常調査研究班により作成された活性型VD製剤による副甲状腺機能低下症の治療基準では，早朝空腹時の尿中Ca/Cr比を0.3以下に抑えることが勧められている．

III. 活性型ビタミンD製剤（経口と静注の違い）

保存期CKDにおいては，経口の活性型VD製剤を選択することになるが，経口製剤と静注製剤の違いは重要であり，本項でもこれに触れておく．

古典的には，静注のカルシトリオールは，経口の活性型VD製剤に治療抵抗性のPTH上昇を抑制することが示された．その後，経口製剤でもパルス療法（4 μgのカルシトリオールを週2回透析後）により副甲状腺腫大が抑制されることが示された[6]．経口と静注のカルシトリオールを1年間投与し比較した透析患者のRCTでは，経口群では副甲状腺腫大の進行を抑制できなかったが，静注群では抑制されていた（図1）．観察期間中のカルシトリオールの総投与量，血清Ca，P濃度，PTHはいずれも2群で同等であった．このことからCa，P，PTHのコントロールが同等であっても，静注製剤のほうが副甲状腺腫大の抑制効果は強いことが示された．さらに骨型ALP（BAP），I型コラーゲン架橋N-テロペプチドに関しては，経口製剤では減少していたのに対し，静注群では変化はなかった[7]．なお，副甲状腺腫大は1 cm以上となると活性型VD治療に抵抗性となる[8]．このことか

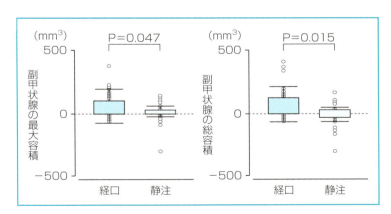

図1 投与経路による活性型ビタミンD製剤の副甲状腺腫大に対する効果の違い

透析患者において，静注のcalcitriol（0.5 μg 週3回から開始）と経口のcalcitriol（0.25 μg/dayから開始）を比較した．介入期間1年間のcalcitriolの総投与量は2群で同等であったが，副甲状腺腫大は静注群で有意に抑制されていた．血清Ca，P濃度，PTHは2群で同等であった．
〔Taniguchi M, et al：Nephrol Dial Transplant 2008；23：3662-3669[7]より改変〕

らも早期，つまりは保存期CKDにおけるSHPTへの治療介入の重要性が示唆される．

Ⅳ．各種ビタミンD製剤の違い

1．透析患者

活性型VD製剤にはさまざまな種類があるが，各製剤によってその効果は異なっている．保存期CKDにおける各種VD製剤の比較試験は少なく，まずは透析患者における既報を述べる．マキサカルシトールは副甲状腺の選択性の高い選択的VD受容体作動薬（VDRA）である．さらに半減期は，マキサカルシトールは100分に対して，活性型VDであるカルシトリオールは10時間である．マキサカルシトールの消化管におけるCaの吸収促進作用はカルシトリオールに比べさらに少ないとされる．選択的VDRAのほうが活性型VD製剤より，CaやPを上昇させずにSHPTのコントロールが可能である（図2）．たとえば，透析患者においてカルシトリオール（透析ごとに1μg）とマキサカルシトール（透析ごとに10μg）を比較した研究では，カルシトリオール群に比べマキサカルシトール群のほうが，24週後のCa濃度は同等だがPTHは有意に低下しており，P濃度は有意に低値であった[9]．また，クロスオーバー試験では，PTHは2剤で同等に低下したにもかかわらず，BAP等の骨代謝マーカーの低下はマキサカルシトール群のみにみられた[10]．上記の知見からは高Caや高P血症のある患者，SHPTが高度の患者，あるいはALP高値の患者は，マキサカルシトールの使用が好ましく，逆に低Ca血症のある患者はカルシトリオールの使用が好ましい可能性がある．透析患者における活性型VD製剤の不使用は総死亡のリスク因子であり[11]，透析患者の大規模studyにおいて，選択的VDRAであるparicalcitol（本邦では承認未）を投与されている患者群は，カルシトリオール投与群より予後良好であった[12]．

日本において，経口で使用可能な選択的VDRAはファレカルシトリオールである．ファレカルシトリオールは強力で持続性のあることが特徴である．透析患者における経口のアルファカルシドール（0.364μg/day）との比較試験では，ファレカルシトリオール

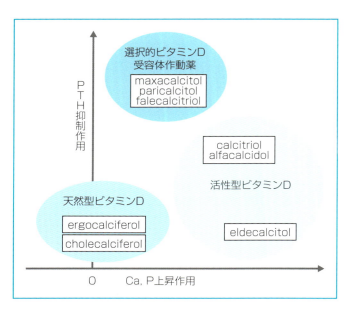

図2 各種ビタミンD製剤のPTH抑制作用とCa，Pの上昇作用に関する概念図

活性型ビタミンD製剤はPTHの抑制作用は強いがCa，Pの上昇作用も強い．なかでもeldecalcitolはPTH抑制作用に比べCa，P上昇作用が強い．逆に，副甲状腺への選択性を上げてPTHの抑制作用に比しCa，Pの上昇作用を弱めたものが，選択的ビタミンD受容体作動薬である．天然型ビタミンD製剤は，活性型ビタミンD製剤に比べPTH抑制作用は弱いが高Ca血症のリスクは低い．

（0.195 μg/day）のほうが Ca 濃度は同等にもかかわらず，アルファカルシドールより PTH を強く抑制していた[13]．ファレカルシトリオールは保存期 CKD では使用できず，とくに腹膜透析患者の SHPT 管理に有用な薬剤といえる．

2. 保存期 CKD 患者

CKD stage 3，4 の患者に経口のカルシトリオールと paricalcitol を PTH が 40〜60％減少するように用量調整し 24 週間投与し比較した RCT では，paricalcitol 群では中央値 8 週で目標の PTH 減少を達成したのに対しカルシトリオールでは 12 週を要した．最終的な投与量は，paricalcitol は 1.3 μg/day に対し，カルシトリオールは 0.5 μg/day であった．高 Ca 血症や高 P 血症の発生に両群間で有意差はなかった．試験期間中に目標の PTH 減少を到達できた患者の割合は paricalcitol 群のほうが有意に高かった[14]．保存期 CKD においても，選択的 VDRA のほうが SHPT の抑制効果が強いことが示唆される．しかし，本邦においては保存期 CKD ではアルファカルシドールないしカルシトリオールしか用いることはできない．アルファカルシドールは CKD 患者の骨密度低下を抑制することが報告されている[3]．

V．天然型ビタミン D 製剤

KDIGO のガイドラインでは，保存期 CKD 患者において 25(OH)D の値に基づき，天然型 VD 製剤を投与することが推奨されている．海外では安価であることもあり天然型 VD 製剤がよく使われている．

保存期 CKD 患者に対する天然型 VD の投与は 1,25(OH)$_2$D の濃度を上昇させ，PTH を抑制する[15),16)]．天然型 VD には動物性の VD$_3$（cholecalciferol）と植物性の VD$_2$（ergocalciferol）が存在する．ヒトを構成する VD は大部分が VD$_3$ である．ergocalciferol より cholecalciferol のほうが PTH の抑制作用は強い[17]．透析患者での活性型 VD 製剤と天然型 VD 製剤の RCT では，カルシトリオール投与群（0.5〜1.5 μg/day）では Ca 濃度が有意に上昇し PTH は有意に低下していたが，cholecalciferol（400〜1,200 IU/day）投与群は，Ca，PTH ともに有意な変化はなかった[18)]（図 2）．天然型 VD 製剤による生命予後改善効果のデータはなく今後の検討課題である．

▶ おわりに

保存期 CKD から SHPT を管理するうえで，VD 製剤が重要である．高 Ca 血症や高 P 血症を避けながら，SHPT の管理を実現するためにも各種薬剤の違いを理解することが必要である．今後，保存期における SHPT 治療薬の選択肢が増えることが期待される．

▶ 文 献

1) Kidney Disease：Improving Global Outcomes (KDIGO) CKD-MBD Update Work Group：KDIGO 2017 clinical practice guideline update for the diagnosis, evaluation, prevention, and treatment of chronic kidney disease-mineral and bone disorder (CKD-MBD). Kidney Int Suppl 2017；7：1-59

2) Schwarz S, Trivedi BK, Kalantar-Zadeh K, et al：Association of disorders in mineral metabolism with progression of chronic kidney disease. Clin J Am Soc Nephrol 2006；1：825-831 観察研究（後ろ向き）

3) Rix M, Eskildsen P, Olgaard K：Effect of 18 months of treatment with alfacalcidol on bone in patients with mild to moderate chronic renal failure. Nephrol Dial Transplant 2004；19：870-876 RCT

4) Bianchi ML, Colantonio G, Campanini F, et al：Calcitriol and calcium carbonate therapy in early chronic renal failure. Nephrol Dial Transplant 1994；9：1595-1599 RCT 以外の介入研究

5) Kondo S, Takano T, Ono Y, et al：Eldecalcitol reduces osteoporotic fractures by unique mechanisms. J Steroid Biochem Mol Biol 2015；148：232-238 RCT

6) Fukagawa M, Okazaki R, Takano K, et al：Regres-

第 4 章　CKD-MBD の予防と治療（保存期）

sion of parathyroid hyperplasia by calcitriol-pulse therapy in patients on long-term dialysis. N Engl J Med　1990；323：421-422　RCT 以外の介入研究

7）Taniguchi M, Tokumoto M, Tsuruya K, et al：Intravenous calcitriol therapy in an early stage prevents parathyroid gland growth. Nephrol Dial Transplant 2008；23：3662-3669　RCT

8）Okuno S, Ishimura E, Kitatani K, et al：Relationship between parathyroid gland size and responsiveness to maxacalcitol therapy in patients with secondary hyperparathyroidism. Nephrol Dial Transplant 2003；18：2613-2621　RCT 以外の介入研究

9）Kazama JJ, Maruyama H, Narita I, et al：Maxacalcitol is a possible less phosphatemic vitamin D analog. Ther Apher Dial　2005；9：352-354　RCT 以外の介入研究

10）Ogata H, Koiwa F, Shishido K, et al：Effects of 22-oxacalcitriol and calcitriol on PTH secretion and bone mineral metabolism in a crossover trial in hemodialysis patients with secondary hyperparathyroidism. Ther Apher Dial　2007；11：202-209 RCT 以外の介入研究

11）Teng M, Wolf M, Ofsthun MN, et al：Activated injectable vitamin D and hemodialysis survival：a historical cohort study. J Am Soc Nephrol　2005；16：1115-1125　観察研究（後ろ向き）

12）Teng M, Wolf M, Lowrie E, et al：Survival of patients undergoing hemodialysis with paricalcitol or calcitriol therapy. N Engl J Med　2003；349：446-456　観察研究（後ろ向き）

13）Akiba T, Marumo F, Owada A, et al：Controlled trial of falecalcitriol versus alfacalcidol in suppression of parathyroid hormone in hemodialysis patients with secondary hyperparathyroidism. Am J Kidney Dis 1998；32：238-246　RCT 以外の介入研究

14）Coyne DW, Goldberg S, Faber M, et al：A randomized multicenter trial of paricalcitol versus calcitriol for secondary hyperparathyroidism in stages 3-4 CKD. Clin J Am Soc Nephrol　2014；9：1620-1626 RCT

15）Dogan E, Erkoc R, Sayarlioglu H, et al：Effect of depot oral cholecalciferol treatment on secondary hyperparathyroidism in stage 3 and stage 4 chronic kidney diseases patients. Ren Fail　2008；30：407-410　RCT

16）Chandra P, Binongo JN, Ziegler TR, et al：Cholecalciferol（vitamin D_3）therapy and vitamin D insufficiency in patients with chronic kidney disease：a randomized controlled pilot study. Endocr Pract 2008；14：10-17　RCT

17）Wetmore JB, Kimber C, Mahnken JD, et al：Cholecalciferol v. ergocalciferol for 25-hydroxyvitamin D （25（OH）D）repletion in chronic kidney disease：a randomised clinical trial. Br J Nutr　2016；116：2074-2081　RCT

18）Berl T, Berns AS, Hufer WE, et al：1,25 dihydroxycholecalciferol effects in chronic dialysis. A double-blind controlled study. Ann Intern Med　1978；88：774-780　RCT

（山口　慧，濱野高行）

4 小児の成長障害にどう対処するか？

POINT

- 成長障害は，小児CKD患者に特有かつ重大な合併症であるが，その病態には，年齢，エネルギー摂取不足，たんぱく質過剰摂取，代謝性アシドーシス，骨・ミネラル代謝異常，腎性貧血，成長ホルモン異常など，多彩な要因が関与している．
- 成長障害は，成長曲線と成長率曲線を利用して早期に診断することが肝要で，成長率が大きい乳幼児期および思春期の患者では，成長障害に対する特別な注意が必要である．
- 治療の基本は，上記要因のうち，食事療法や薬剤で治療可能な要因に対してきめ細やかで継続的な治療を行い，さらに適正にリコンビナントヒト成長ホルモン治療を行うことである．
- 小児CKD-MBDの治療目標は，①骨関節変形をきたさないようにしながら健常児と同等の身長発育を促すこと，②無症状のうちに発症・進展する血管石灰化を予防することである．

I．小児CKD-MBDと成長障害

慢性腎臓病（CKD）患者でみられるリン（P）・カルシウム（Ca）などの異常を骨病変との関連のみでとらえるのではなく，血管石灰化や生命予後と関連した病態として認識するとのCKD-MBDの概念は，小児の場合も成人とまったく同様である．実際，小児領域でも，血管石灰化に関連する因子として，高P血症，二次性副甲状腺機能亢進症などが示され，P，Ca，副甲状腺ホルモン（PTH）などの適正なコントロールは，腎性骨異栄養症の予防・治療のみならず，小児CKD患者の生命予後の点からも重要な事項である[1]．

さらに，小児領域のCKD-MBDの特殊性として，成長障害（低身長）の問題が挙げられる．成長障害は小児CKD-MBDの主要な症候であるが，その病態には，図1に示したように，MBDに加えて，原因疾患，年齢，エネルギー摂取不足，蛋白質代謝異常，代謝性アシドーシス，水・電解質異常，腎性貧血，そして成長ホルモン（GH）-成長因子系異常などの多くの要因が関与している[2]．そのため，成長障害をきたす上記の各要因に対するきめ細かな治療も同時に必要となる．

しかしながら，小児は体重当たりの必要摂取たんぱく質量が成人に比べて多いため高P血症になりやすいこと，活性型ビタミンD_3パルス療法にて二次性副甲状腺機能亢進症に伴う骨病変は改善したものの，一部の症例は低回転骨となり成長障害が増悪したとの報告があること，さらに成長ホルモン治療により二次性副甲状腺機能亢進症が悪化したとの報告もあり，成長障害に留意した小児CKD-MBD治療はなかなか難しいのが現状である[3]．

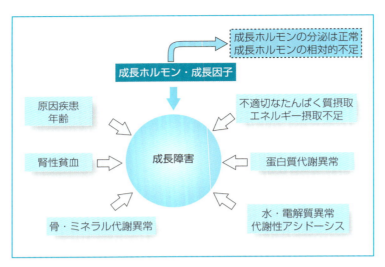

図1 小児CKD患者の成長障害に関与する要因

II. 小児の成長パターンと成長障害の診断

1. 小児の成長パターンと年齢

　小児の成長パターンは三つの成分（Infancy, Childhood, Puberty）に分けられる．Infancy成分は胎児期の成長の延長で3～4歳頃まで続くが，この成分にはおもにIGF-I（insulin-like growth factor-I），インスリン，栄養が関与している．Childhood成分は1歳頃より始まって成熟するまで続くが，この成分はおもにGHの影響が大きい．Puberty成分は思春期のスパートを形成する成分で，おもに性ステロイドホルモンの調節を受けている[4]．
　年間成長率が大きい乳幼児期と思春期のCKD症例では，健常児から身長が大きく引き離されるため，成長障害に対する特別な注意が必要である．

2. 成長障害の診断

　成長障害は，同性・同暦年齢の健常児の身長に対して−2 SD以上の偏りがある場合と規定される．
　成長障害の診断には，成長曲線（growth curve）と成長率曲線（growth velocity curve）が有用であり，標準値との比較には標準偏差を用いる方法［SDスコア（SDS）法］が一般的である．一方，現在の身長が正常範囲内でも成長率がその年齢の標準成長率よりも低い場合には将来低身長になるため，成長率が−1.5 SD以下で2年以上続いた場合には病的状態の疑いがある．また成長曲線のグラフ上に各個人の身長を経時的にプロットすると過去の成長の様子が一目でわかり，成長障害の診断に有用である．

III. 成長障害に対する治療（CKD-MBDは後述）

　成長障害に関する治療の基本は，図1に示した各因子への治療である．

1. 原因疾患

　小児CKD患者の原因疾患でもっとも多いのは低形成・異形成腎であるが[5]，これらの乳幼児例は，発熱・嘔吐・下痢で容易に脱水に陥るため，早めに輸液で補正して残存腎機

能の悪化を防ぐ.

2. 栄　養

　乳幼児期の成長には栄養（とくにエネルギー）が重要なため，十分なエネルギー摂取に努める必要がある[6].しかし，胃食道逆流現象や食欲不振などで経口からの十分な栄養確保が難しい場合が多いため，チューブ栄養を考慮する.

3. アシドーシス，電解質異常

　先天性腎尿路異常や一部の遺伝性腎疾患ではアシドーシスや電解質異常（とくに尿中へのナトリウム喪失）の程度が強いこと，また体重当りのたんぱく質摂取量が多いためにアシドーシスを呈しやすいことに留意し，適正に補正する[7].

4. 腎性貧血

　ヘモグロビン値が 11 g/dL 以上となるように赤血球造血刺激因子製剤の治療を行うが，鉄欠乏状態の評価と治療が重要である[8].

5. 成長ホルモン療法

　1980 年代後半からリコンビナントヒト成長ホルモン（rhGH）治療の臨床応用が始まり，1997 年には，わが国でも腎不全による成長障害に対して rhGH 療法が保険適応になっている.小児 CKD 患者に対する GH 療法の理論的根拠は，rhGH を投与することによって，蓄積した IGF 結合蛋白の濃度以上に IGF-I 濃度を増加させることで，遊離型 IGF-I 濃度（IGF-I 生物活性）を高めようとするものである[9].

▶ Ⅳ. 小児 CKD-MBD の治療目標

　小児 CKD-MBD の治療目標は，① 骨関節変形をきたさないようにしながら健常児と同等の身長発育を促すこと，② 無症状のうちに発症・進展する血管石灰化を予防することである.

1. 骨関節変形

　荷重負荷が増大する乳幼児 CKD 患者では骨関節変形をきたしやすく，股関節，膝関節，足関節の変形が認められる（図 2）.さらに，乳幼児 CKD 患者は骨幹端の拡大・不整・毛羽立ち（図 3）などのくる病性骨変化を呈するため，X 線写真による評価が必要である[10].

2. 血管石灰化

　近年，小児期発症若年成人透析患者において冠動脈の石灰化（coronary artery calcification；CAC）の頻度が高いことが明らかにされた.CAC を認めた小児例はまったく無症状であったことから，小児期から CAC 発症に対する注意が必要である[1].また，CAC 発症に関連する因子として，透析期間，Ca 含有 P 吸着薬，活性型ビタミン D3 製剤，高 P 血症，血清 Ca×P 積値の高値，血清 PTH 高値が報告されている[1].

▶ Ⅴ. 小児 CKD-MBD の管理上の要点

　小児 CKD-MBD の管理上の要点は，第一に発症予防である.そのため，CKD ステージ早期から血清 P，Ca 値，副甲状腺機能を適切に管理し，そして先行的腎移植も積極的に考慮して可能な限り早期に腎移植を成功させる（透析期間を可及的に短くする）ことが肝要である.また，GFR が 25 mL/min/1.73 m^{2}を下回ると代謝アシドーシスが顕著になってくるが，代謝性アシドーシスは骨病変や成長障害の増悪因子であることから[7]，重炭酸イオン濃度のモニターと治療が大切である[10].

1. 血清 P，Ca 値の管理

　血清 Ca 濃度は GFR が 15 mL/min/1.73 m^2

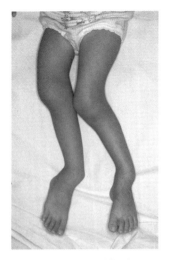

図2 小児腹膜透析患者の骨関節変形
股関節，膝関節，足関節の著明な変形を認める．

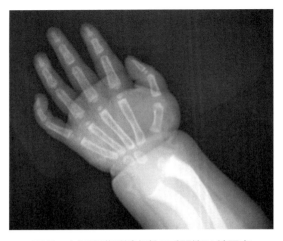

図3 小児腹膜透析患者の手関節X線写真
橈骨・尺骨遠位端の変形，骨端線（成長軟骨板）の拡大・不整・毛羽立ちを認める．

前後までは正常範囲内に保たれるが，血清P濃度はGFRが30 mL/min/1.73 m^{2}を下回ると上昇し始める．そのため，CKDステージが進行して血清P値が年齢相当の正常上限を超えてきた場合には，P摂取量の制限を開始する．ただし，成長を考慮してたんぱく質の過度な摂取制限はすべきではなく，Pの含有量が多い食品・食材を減らすといった栄養指導が重要である．また乳幼児ではP含有量を減らした治療用特殊ミルクを使用する[10]．一方，食事によるP摂取制限のみではコントロールが困難な場合は，P吸着薬の投与が必要となる．

P吸着薬として沈降炭酸カルシウムが広く世界で使用されており，その良好なP低下作用は小児でも確認されている[11]．しかし，活性型ビタミンD_3製剤との併用時や長期間・多量に投与した場合には高Ca血症，さらには異所性石灰化が最大の問題となる[1]．そのため，小児領域でもCa非含有のP吸着薬であるセベラマー塩酸塩への期待が高い[11]．しかし，現在入手できるセベラマー塩酸塩は錠剤のみで粉砕不可であるため，乳幼児への投与が困難なことが問題である[10]．また，炭酸ランタン水和物を小児へ投与する場合には，骨をはじめとする組織への蓄積がみられるため，長期投与は避けるなど慎重な配慮が必要である[3]．一方，小児での使用経験は乏しいが，FGF23調節作用も併せもつクエン酸第二鉄水和物の小児での安全性，有効性に関する検討が待たれている[3),12]．

2．副甲状腺機能の管理

1）管理目標PTH値

GFRが40〜50 mL/min/1.73 m^{2}前後を下回ると血清PTH値の上昇が認められるようになる[13]．

小児の場合には，骨病変や異所性石灰化の問題に加えて成長への影響も考慮して管理目標PTH値を決める必要がある．しかし現時点では，一定のコンセンサスは得られていない[14]．最近の小児PD患者の国際共同観察研究によれば，PTH値が300 pg/mL以上で骨痛・骨関節変形・クル病変化などの骨病変の罹患率が有意に上昇し，さらに500 pg/mL以上の場合には明らかな成長障害も認められ，

一方，PTH 値が 100 pg/mL 未満の場合には低回転骨状態に伴う高 Ca 血症例が多かったと報告しており[15]，この観察研究報告をもとに最近のレビューでは，小児 PD 患者の管理目標 PTH 値は 100〜200 pg/mL が適当ではないかとしている[16]．2012 年の日本透析医学会による「慢性腎臓病に伴う骨・ミネラル代謝異常の診療ガイドライン」[10]では，「血清 PTH 値は，CKD ステージ 2，3 までは正常値範囲内に，CKD ステージ 4 は正常上限値の 1.5 倍程度（intact PTH で 100 pg/mL）以内に，CKD ステージ 5，5 D は正常上限値の 1.5〜4.5 倍程度（intact PTH で 100〜300 pg/mL）で管理することが望ましい」としたが，管理目標 PTH 値については今後さらに検討が必要な事項である．

2）管理方法

適正な PTH の管理のためには，血清 P，Ca 値のコントロールが必要不可欠である．血清 P，Ca 値の適正なコントロールにもかかわらず血清 PTH 値が管理目標値を超えてくる場合には，活性型ビタミン D_3 製剤の投与を開始する．

活性型ビタミン D_3 製剤投与による血清 PTH の低下効果は小児でも確認されている[11]．しかし，活性型ビタミン D_3 製剤の過量投与（パルス療法も含む）による低回転骨発症が問題となり，低回転骨状態は高 Ca 血症や異所性石灰化，さらに成長障害を引き起こすため，副甲状腺機能の過度の抑制はきたさないように注意する[17]．

活性型ビタミン D_3 製剤の投与にもかかわらず血清 PTH 値のコントロールが困難で，さらに高 Ca 血症と高 P 血症がみられる場合には，シナカルセト塩酸塩の効果が期待される．しかし，Ca 感受性受容体が骨端の軟骨細胞に発現していることから，小児で使用する場合には，成長に対する悪影響が危惧される[3]．

3．成長ホルモン治療

GFR が 60 mL/min/1.73 m^2 を下回ると成長障害が明らかになってくる[2]．成長ホルモン治療の合併症として大腿骨頭端すべり症が知られているため，治療前に骨合併症の状態を評価しておく必要がある．また，成長ホルモン治療により血清 PTH が上昇することも知られているため，治療開始前に血清 P 値と PTH 値を適正にコントロールしておくこと，さらに治療中は副甲状腺機能の注意深いモニターが必要で，二次性副甲状腺機能亢進症が増悪した場合には，成長ホルモン治療を一時中止する[10]．

▶文　献

1) Shroff R, Quinlan C, Mitsnefes M：Uraemic vasculopathy in children with chronic kidney disease：prevention or damage limitation? Pediatr Nephrol 2011：26：853-865

2) Haffner D, Nisel R：Growth and puberty in chronic kidney disease. Geary DF, Schaefer F（eds）：Comprehensive Pediatric Nephrology. 2008, 709-732, Mosby, Philadelphia

3) Hanudel MR, Salusky IB：Treatment of pediatric chronic kidney disease-mineral and bone disorder. Pediatr Nephrol　2017：15：198-206

4) Karlberg J：On the construction of the infancy-childhood-puberty growth standard. Acta Paediatr Scand　1989：356（Suppl）：26-37

5) Hattori M, Sako M, Kaneko T, et al：End-stage renal disease in Japanese children：a nationwide survey during 2006-2011. Clinical and Experimental Nephrology　2015：19：933-938

6) Gat-Yablonski G, Phillip M：Nutritionally-induced catch-up growth. Nutrients　2015：7：517-551

7) Kraut JA, Madias NE：Consequences and therapy of the metabolic acidosis of chronic kidney disease. Pediatr Nephrol　2011：26：19-28

8) 2015 年度版日本透析医学会：慢性腎臓病患者における腎性貧血治療のガイドライン．透析会誌　2016：49：89-158

9) Rees L：Growth hormone therapy with children with CKD after more than two decades of practice. Pediatr Nephrol　2016：31：1421-1435

10) 日本透析医学会：慢性腎臓病に伴う骨・ミネラル代謝異常の診療ガイドライン．透析会誌　2012：45：

第 4 章　CKD-MBD の予防と治療（保存期）

301-356

11）Leonard MB：Bone across kidney disease and kidney failure. Molony DA, Craig JC（eds）：Evidence-Based Nephrology. 2009, p682-692, Wiley-Blackwell, Oxford

12）Khouzam N, Wesseling-Perry K：Pathophysiology and treatment of cardiovascular disease in pediatric chronic kidney disease. Pediatr Nephrol　2017, doi 10.1007/s00467-017-3798-x

13）Portale AA, Wolf M, Juppner H, et al：Disordered FGF23 and mineral metabolism in children with CKD. Clin J Am Soc Nephrol　2014；9：344-353

14）Waller S：Parathyroid hormone and growth in chronic kidney disease. Pediatr Nephrol　2011；26：195-204

15）Borzch D, Rees L, Ha S, et al：The bone and mineral disorder of children undergoing chronic peritoneal dialysis. Kidney Int　2010；78：1295-1304　観察研究（後ろ向き）

16）Haffner D, Schaefer F：Searching the optimal PTH target range in children undergoing peritoneal dialysis. New insights from international cohort studies. Pediatr Nephrol　2013；28：537-545

17）Querfeld U, Mak RH：Vitamin D deficiency and toxicity in chronic kidney diseases：in search of the therapeutic window. Pediatr Nephrol　2010；25：2413-2430

（服部元史）

第5章

CKD-MBDの予防と治療（透析期）

1 血清P，Ca濃度の管理

POINT
- 血清P値を低下させること自体が生命予後を改善させるかについて，直接的に証明した臨床研究はない．
- 透析期，保存期CKDのいずれにおいても，過度のP低下療法はリスクになる可能性がある．
- 血清P濃度をコントロールするうえにおいて，栄養状態を考慮に入れる必要がある．
- KDIGO2017ではCa下限値に関する表現は削除されたが，この問題に関しては今後も議論の余地がある．
- 患者個々の臨床背景，副甲状腺機能，骨代謝回転などを考慮して，P，Ca，PTHを総合的にコントロールすることが必要である．

はじめに

2012年，日本透析医学会（Japanese Society for Dialysis Therapy；JSDT）は2006年の二次性副甲状腺機能亢進症ガイドラインの改訂を目的として「慢性腎臓病に伴う骨・ミネラル代謝異常（CKD-MBD）の診療ガイドライン」（JSDT2012）を発表した[1]．このJSDT2012では，前回ガイドラインの管理目標値について検証を行うとともに，リン（P）＞カルシウム（Ca）＞副甲状腺ホルモン（PTH）の順に優先してコントロールすること，血清P，Caを低下させる一つの方法としてシナカルセト塩酸塩を用いることなどの特徴をもたせたガイドラインであった．一方，2009年にKDIGOから発表されたCKD-MBDガイドライン（KDIGO2009）[2]は2017年に改訂され（KDIGO2017）[3]，それまでに蓄積されたエビデンスから，血清P，Caの管理目標値に関して，いくつかの方針変更が示された．

I．血清P濃度の管理

1．P吸着薬投与と予後との関連

2009年より前に，生命予後をアウトカムとした血清P，Ca濃度に関する臨床研究は欧米

を中心に多く報告され，これをもとにKDIGO 2009が勘案された．一方でわが国ではlocal guidelineとしての立場から，JSDTの統計調査データを用いて，P，Caの管理目標値が設定されたのは周知のとおりである．2009年以降も，高P血症と生命予後の関連を示す論文は多く示されたが，血清P値を低下させること自体が生命予後を改善させるかについて直接的に証明した研究はないのが現状である．

その中で，ArMORR[4]，DOPPS[5]，COSMOS[6]の三つの観察研究が，P吸着薬投与が予後を改善することを示唆している．Isakovaら[4]は10,044人の透析導入患者を対象としたコホートで，intention-to-treat（ITT）解析，as-treated解析，傾向スコアを用いた症例対照研究の三つの手法を用いて，P吸着薬の投与が有意に予後を改善することを示した．Lopesら[5]は23,898人の血液透析患者において，患者レベルおよび施設レベルの両面から，P吸着薬投与が血清P値で補正した後でも25%の予後改善効果があること，さらに特筆すべきはP吸着薬投与自体が良好な栄養状態にも関与していることを示した．Cannata-Andiaら[6]は欧州20カ国で実施された多施設前向きコホート研究であるCOSMOSにおいて，6,797人の血液透析患者について3年間フォローアップし，P吸着薬投与が総死亡リスクを29%，心血管死リスクを22%減少させると報告した．この予後改善効果は，アルミニウム製剤を除くP吸着薬において有意であった．

ここに示した三つの臨床研究から得られた知見は，P吸着薬投与の正当性・妥当性を示唆しているものの，観察研究であるがゆえ，未知の交絡因子やバイアスを完全に排除できておらず，依然エビデンスレベル，ガイドラインの推奨度は低くならざるをえないという問題点を露呈している．

2. 過度のP低下療法への警鐘

2015年，前述のCOSMOSからさらに興味深い報告がなされた[7]．試験開始時（ベースライン）の血清P濃度が3.6～5.2 mg/dLでもっとも死亡リスクが低く，それより高くても低くても予後が増悪するという点においては，他の多くの観察研究と合致する結果であった．ベースラインのP濃度が5.2 mg/dL以上の場合，その後の観察期間に血清P濃度が低下することは死亡リスクを低下させるが，3.6～5.2 mg/dLの場合，血清P濃度が低下すると逆に死亡リスクが上昇することが示され，過度の血清P濃度の低下は予後を増悪する可能性が示唆された．

同様の傾向は保存期CKDにおいてもみられる．Blockら[8]は血清P値が4.2 mg/dL程度のCKDステージG3a～4の患者を対象にセベラマー，炭酸ランタン，酢酸Caを投与した結果，対照群に比べて有意な血清P値低下と尿中P排泄低下を認めたが，FGF23は低下せず，血管石灰化はむしろ対照群より進展したことを報告した．これらの報告を受けて，KDIGO2017では保存期から透析期まで「上昇した血清P濃度を低下させる」と表現している（表）．世界の趨勢は，透析期，保存期のいずれにおいても，過度のP低下療法に警鐘を鳴らしている．

3. 食事とPコントロール

血清P濃度をコントロールするうえにおいて，P制限食が血清P値を低下させることは多く報告されている[9][10]が，生命予後を改善するかについてのエビデンスは乏しい．食事中のP含有量とたんぱく質含有量は正の相関を示すことから[11]，一般的なP制限はたんぱく質摂取を制限することになる．したがって透析患者においては，規定通りのP制限が生命予後を改善しない可能性やむしろ過度のP制限が死亡リスクを高める可能性さえ指摘さ

❶ 血清 P，Ca 濃度の管理

表　各ガイドラインにおける血清 P，Ca 濃度の管理目標値

CKD stage G3〜5 における管理目標値

	JSDT 2012	KDIGO 2009	KDIGO 2017
血清 P 濃度	基準値	基準値	高値であれば低下させる
血清 Ca 濃度	基準値	基準値	高 Ca 血症は避けることが望ましい

CKD stage G5D における管理目標値

	JSDT 2012	KDIGO 2009	KDIGO 2017
血清 P 濃度	3.5〜6.0 mg/dL	高値であれば低下させる	高値であれば低下させる
血清 Ca 濃度	8.4〜10.0 mg/dL	基準値	高 Ca 血症は避けることが望ましい

れている[12]．J-DOPPS による検討[13]においても，低栄養状態では P と生命予後の相関が希薄になることや DaVita における検討[11]でもたんぱく質摂取が多くて血清 P 値が低い群の予後が良いなど，食事療法による P 制限に関しては常に栄養状態を考慮に入れる必要がある．

食事中の P については，bioavailability（生物学的利用能）も考慮に入れる必要がある．有機 P である動物性 P は腸管のビタミン D 受容体の活性化を介して，その 40〜60％が吸収されるのに対して，同じ有機 P でも植物性 P は腸管から吸収されにくく，その吸収率は 20〜50％と比較的低い[14]．一方，無機 P は吸収率がとても高く，加工食品や P 添加物はその摂取を控えるべきである．

その他，サプリメントや医薬品に含まれる P も隠れた P の摂取源である[15]．とくに処方量が多い透析患者においては，医薬品に含まれる P も看過できない．

▶ Ⅱ．血清 Ca 濃度の管理

JSDT2012 における解析では，ベースラインモデル，時間依存性モデル，時間平均モデルを用いた解析を行い，一貫して血清 Ca 濃度が高いほどほぼ直線状に死亡リスクは上昇した[16]．P と予後の関係とはちがい，低 Ca 血症と死亡リスクの相関は希薄であった．しか

し比較的長期の予後を反映する時間平均モデルにおいて，低 Ca 血症で死亡リスクが軽度であるが上昇することから，前回 JSDT ガイドラインを踏襲した 8.4〜10.0 mg/dL を管理目標とし，下限値の設定を残した形となった．

一方，KDIGO2009 では低 Ca 血症が二次性副甲状腺機能亢進症や腎性骨症の要因になることから「血清 Ca 値を正常範囲に保つこと」としていた．しかしその後改訂された KDIGO2017 では，① 成人 CKD 患者において Ca 負荷が明らかな有害であること[17][18]，② シナカルセト治療時の低 Ca 血症はおそらく有害ではないこと[19][20]などの理由により，無症候性の軽度の低 Ca 血症は容認するという立場をとった．重度の低 Ca 血症，骨病変や副甲状腺機能亢進症，QTc 延長を呈するような症候性もしくは重度の低 Ca 血症を呈する場合は，是正する利益があるとしている．以上のような理由から，KDIGO2017 では「高 Ca 血症は避けることが望ましい」という表現に変更され，実質，Ca 下限値に関しての表現は削除された形となっている．今後もこの下限値の問題については議論されるべき課題である．

Ca 含有 P 吸着薬については，JSDT2012 では炭酸 Ca 投与量の上限を 3 g とした．最近の二つのシステマティックレビュー[21][22]においても，Ca 含有 P 吸着薬が血管石灰化を助長することが確認された．これを受けて，KDIGO2017

においても「Ca含有P吸着薬を制限することが望ましい」とした．KDIGO2009では高Ca血症，血管石灰化，無形成骨症や低PTH血症のリスクを勘案して，Ca含有P吸着薬の使用を制限していたが，KDIGO2017ではこれらに関係なく一様に制限することが推奨された．この流れを受けて，わが国においてもCa含有P吸着薬の上限量を設定するのではなく，投与そのものを制限する議論が起こるかもしれない．しかしcalcimimeticsの普及によりわが国の透析患者の血清Ca濃度は確実に低下していることから，ある程度のCa含有P吸着薬の投与が必要な場合も少なくなく，一概にその使用を避けるという選択は難しいかもしれない．

▶ Ⅲ．P，Ca，PTHを総合的に考える

JSDT2012では達成しやすさを考慮して，P＞Ca＞PTHの順に管理を優先し，またそれぞれの管理目標値に幅をもたせた．この優先順位を設けたことの是非については未だ議論の余地がある．ここで留意しなければいけないことは，この三つの指標は連動しており，一つの指標が変動すれば他の指標が変動することである．

JSDT2012における解析[16]でも，血清PTH濃度が61〜180 pg/mLでもっともP，Ca濃度が良好に保たれることが示されている．Blockら[23]はDaVitaとUSRDSを合わせたデータベースを用いて，血清Pと血清Caと血清PTH濃度の高低によって，それぞれの指標が予後に与える影響が異なってくることを報告した．EVOLVE研究[24]ではシナカルセト投与にて予後の改善を認めたが，PTH濃度と同時にCa，Pを低下させていた．

これらの報告は，P，Ca，PTHをそれぞれ単独に考慮して，その管理目標値を設定するという考え方から，患者個々の臨床背景，副甲状腺機能，骨代謝回転などを考慮して，P，

Ca，PTHを総合的にコントロールするという考え方にシフトしていく必要性を示唆している．

▶ おわりに

さまざまな観察研究において用いられる血清P，Ca濃度は絶対的な値ではない可能性がある．KDIGO2017で指摘されているように，これらの測定値は食事摂取後どれくらい経過した値か，服薬アドヒアランスはどうか，最後の血液透析からどれくらいの時間が経過した値か，測定アッセイ間のばらつき，日内変動の問題などの要因がある．また1回の測定値のみで方針を決めるのは妥当ではなく，測定値の変化を考慮に入れる必要がある．またここには栄養問題を考慮に入れた血清P，Ca濃度の管理も重要であり，今後残された課題は多い．

▶ 文　献

1) 慢性腎臓病に伴う骨・ミネラル代謝異常の診療ガイドライン．透析会誌　2012；45：301-356
2) KDIGO clinical practice guideline for the diagnosis, evaluation, prevention, and treatment of Chronic Kidney Disease-Mineral and Bone Disorder（CKD-MBD）. Kidney Int Suppl　2009；S1-S130
3) Kidney Disease：Improving Global Outcomes（KDIGO）CKD-MBD Update Work Group：KDIGO 2017 Clinical Practice Guideline Update for the Diagnosis, Evaluation, Prevention, and Treatment of Chronic Kidney Disease-Mineral and Bone Disorder（CKD-MBD）. Kidney Int Suppl　2017；7：1-59
4) Isakova T, Gutierrez OM, Chang Y, et al：Phosphorus binders and survival on hemodialysis. J Am Soc Nephrol　2009；20：388-396　観察研究（前向き）
5) Lopes AA, Tong L, Thumma J, et al：Phosphate binder use and mortality among hemodialysis patients in the Dialysis Outcomes and Practice Patterns Study（DOPPS）：evaluation of possible confounding by nutritional status. Am J Kidney Dis 2012；60：90-101　観察研究（前向き）
6) Cannata-Andia JB, Fernandez-Martin JL, Locatelli F, et al：Use of phosphate-binding agents is associated with a lower risk of mortality. Kidney Int

❶ 血清 P，Ca 濃度の管理

2013：84：998-1008　観察研究（前向き）

7) Fernandez-Martin JL, Martinez-Camblor P, Dionisi MP, et al：Improvement of mineral and bone metabolism markers is associated with better survival in haemodialysis patients：the COSMOS study. Nephrol Dial Transplant　2015：30：1542-1551　観察研究（前向き）

8) Block GA, Wheeler DC, Persky MS, et al：Effects of phosphate binders in moderate CKD. J Am Soc Nephrol　2012：23：1407-1415　RCT

9) Lou LM, Caverni A, Gimeno JA, et al：Dietary intervention focused on phosphate intake in hemodialysis patients with hyperphosphoremia. Clin Nephrol 2012：77：476-483　RCT

10) Benini O, D'Alessandro C, Gianfaldoni D, et al：Extra-phosphate load from food additives in commonly eaten foods：a real and insidious danger for renal patients. J Ren Nutr　2011：21：303-308

11) Shinaberger CS, Greenland S, Kopple JD, et al：Is controlling phosphorus by decreasing dietary protein intake beneficial or harmful in persons with chronic kidney disease? Am J Clin Nutr　2008：88：1511-1518　観察研究（前向き）

12) Lynch KE, Lynch R, Curhan GC, et al：Prescribed dietary phosphate restriction and survival among hemodialysis patients. Clin J Am Soc Nephrol 2011：6：620-629　観察研究（前向き）

13) Fukuma S, Ikenoue T, Akizawa T, et al：Impact of nutritional index on the association between phosphorus concentrations and mortality in haemodialysis patients：a cohort study from dialysis outcomes and practice pattern study in Japan. BMJ Open 2017：7（8）：e016682　観察研究（前向き）

14) Moe SM, Zidehsarai MP, Chambers MA, et al：Vegetarian compared with meat dietary protein source and phosphorus homeostasis in chronic kidney disease. Clin J Am Soc Nephrol　2011：6：257-264

15) Sherman RA, Ravella S, Kapoian T：The phosphate content of prescription medication：a new consideration. Ther Innov Regul Sci　2015：49：886-889

16) Taniguchi M, Fukagawa M, Fujii N, et al：Serum phosphate and calcium should be primarily and con-

sistently controlled in prevalent hemodialysis patients. Ther Apher Dial　2013：17：221-228　観察研究（前向き）

17) Raggi P, Bommer J, Chertow GM：Valvular calcification in hemodialysis patients randomized to calcium-based phosphorus binders or sevelamer. J Heart Valve Dis　2004：13：134-141　RCT 以外の介入研究

18) Spiegel DM, Brady K：Calcium balance in normal individuals and in patients with chronic kidney disease on low- and high-calcium diets. Kidney Int 2012：81：1116-1122　RCT 以外の介入研究

19) Chonchol M, Locatelli F, Abboud HE, et al：A randomized, double-blind, placebo-controlled study to assess the efficacy and safety of cinacalcet HCl in participants with CKD not receiving dialysis. Am J Kidney Dis　2009：53：197-207　RCT

20) St Peter WL, Li Q, Liu J, et al：Cinacalcet use patterns and effect on laboratory values and other medications in a large dialysis organization, 2004 through 2006. Clin J Am Soc Nephrol　2009：4：354-360　観察研究（前向き）

21) Palmer SC, Gardner S, Tonelli M, et al：Phosphate-binding agents in adults with CKD：a network meta-analysis of randomized trials. Am J Kidney Dis　2016：68：691-702　RCT 以外の介入研究

22) Patel L, Bernard LM, Elder GJ：Sevelamer versus calcium-based binders for treatment of hyperphosphatemia in CKD：a meta-analysis of randomized controlled trials. Clin J Am Soc Nephrol　2016：11：232-244　RCT 以外の介入研究

23) Block GA, Kilpatrick RD, Lowe KA, et al：CKD-mineral and bone disorder and risk of death and cardiovascular hospitalization in patients on hemodialysis. Clin J Am Soc Nephrol　2013：8：2132-2140　観察研究（前向き）

24) Chertow GM, Block GA, Correa-Rotter R, et al：Effect of cinacalcet on cardiovascular disease in patients undergoing dialysis. N Engl J Med　2012：367：2482-2494　RCT

（谷口正智）

第 5 章　CKD-MBD の予防と治療（透析期）

2　副甲状腺機能の内科的管理

POINT
- 二次性副甲状腺機能亢進症は，透析患者におけるもっとも重要な合併症の一つであり，高回転型骨病変を生ずるだけでなく，ミネラル代謝異常を介して生命予後に重大な影響を及ぼす．
- 日本透析医学会のガイドラインでは，わが国の統計調査の解析結果に基づき，intact PTH 60〜240 pg/mL という国際基準よりも低い管理目標が設定されている．
- 従来，活性型ビタミン D 製剤を中心とする治療では管理に難渋するケースがしばしばあったが，シナカルセト塩酸塩の登場により，内科的管理の幅は大きく広がった．
- 近年市販されたエテルカルセチド塩酸塩，さらには消化器系有害事象の少ないとされるエボカルセトの登場により，管理成績がさらに向上することが期待される．

▶ はじめに

　二次性副甲状腺機能亢進症は，副甲状腺ホルモン（PTH）の分泌過剰と副甲状腺過形成を特徴とする，透析患者におけるもっとも重要な合併症の一つである．二次性副甲状腺機能亢進症は保存期において生体の恒常性を維持するための反応として発症する側面があるが，透析導入後，副甲状腺過形成が進展すると，副甲状腺細胞の増殖を背景にPTHが自律的に分泌される状態となる[1]．このような状態に至ると，高回転型骨病変を生ずるだけでなく，ミネラル代謝異常を介して血管石灰化や生命予後に重大な影響が及ぼされる．このため，PTH の管理は透析患者の予後改善を図るうえでもっとも重要な課題の一つに位置づけられる[2]．

　本稿では，透析患者における二次性副甲状腺機能亢進症の内科的管理に関して，最近の知見を交えて概説する．

▶ Ⅰ．PTH 値の管理目標

　二次性副甲状腺機能亢進症の管理を行ううえで，PTH 値の管理目標は非常に重要なテーマである．2003 年に米国で発表された KDOQI ガイドラインでは，骨形態計測による骨代謝回転との相関に基づき，intact PTH 150〜300 pg/mL という管理目標が提唱された[3]．しかしその後，PTH 値による骨病変の予測能は低いことが示され[4]，また，PTH 値は骨代謝のみならず生命予後にも関連していることが明らかとなった[5〜7]．

　このような背景の下，2006 年に発表された日本透析医学会のガイドラインでは生命予後の観点から管理目標が検討され，統計調査データの解析[8]に基づき，intact PTH 60〜180 pg/mL という管理目標が設定された[9]．2012 年にはガイドラインの改訂が行われ，統計調査データの再解析の結果[10]に基づき，intact PTH 60〜240 pg/mL という管理目標

が設定された[11].

一方，国際的には2009年にKDIGOによりガイドラインが策定され，生命予後との関連性に基づきPTH値の管理目標が設定された．その結果，透析患者ではPTH値は正常上限の2倍から9倍（intact PTH 130～585 pg/mLに相当）に維持することが記載された[12]．この管理目標の上限値の根拠としては，DOPPSなどの観察研究においてPTH 600 pg/dLを超える上昇が総死亡リスクの上昇に有意に関連していたことが挙げられる[5)~7)]．下限値に関しては，ガイドラインの解説にも明確な根拠は示されていないが，多くの観察研究においてPTH低値と死亡リスクに一貫した関連性は報告されていないことから，おそらくは骨代謝への影響，すなわち低回転骨に対する懸念の表れであったと推察される（ただし，この下限値を下回るPTH値が骨折リスクとなることを示す十分なエビデンスはない）．KDIGOガイドラインは2017年に部分改訂が行われたが，PTH値の管理目標は据え置きとなっている[13]．

各国の二次性副甲状腺機能亢進症の治療実態を比較したDOPPSの報告によると，PTH値の分布は欧米諸国ではKDIGOガイドラインを背景に上昇傾向にあるが，わが国では日本透析医学会のガイドラインで示された厳格なPTH管理目標を背景に低下傾向にあることが示されている[14]．

では，なぜ日本の透析患者では，良好な生命予後と関連するPTH値が欧米より低いのであろうか？　また，その背景にはどのような生物学的理由が考えられるだろうか？　一つの仮説として，PTH感受性の違いが考えられる．わが国では米国と異なり，血液透析をスケジュール通りに受けている患者が大多数であり[15]，その結果，尿毒症物質によるPTH抵抗性が緩和されやすい可能性が考えられる．このために，PTH管理目標値が低くなるという仮説も成り立つと思われる．

またわが国の透析医療の特殊性として，透析患者の生命予後が諸外国よりもきわめて良好である一方，腎移植を受ける機会が少ないことから，長期にわたり透析医療を受ける場合が多い．このため，二次性副甲状腺機能亢進症の進展を長期的に抑えることを目的にPTH値の管理目標を国際基準より低めに設定するということにも，一定の妥当性があると考えられる．

Ⅱ．二次性副甲状腺機能亢進症の内科的管理

1．リン管理

保存期における二次性副甲状腺機能亢進症の根本的な病因は，残腎機能に比し相対的に過剰なリン（P）負荷，あるいはその結果生じるP蓄積状態と考えられ，P制限がPTH分泌を抑制することは古くより動物実験で観察されている．透析導入後も，高P血症は二次性副甲状腺機能亢進症の発症，進展に関与することが知られており，カルシウム（Ca）非含有のP吸着薬であっても透析患者への投与によりPTH値が低下することが複数の臨床試験で示されている[16)~18)]．

2．活性型ビタミンD製剤

活性型ビタミンD製剤は，副甲状腺細胞の核内受容体であるビタミンD受容体（VDR）に結合し，*PTH*遺伝子の転写を抑え，PTH産生を抑制する．活性型ビタミンD製剤は二次性副甲状腺機能亢進症を管理するうえで中心的役割を担ってきたが，本薬剤は高Ca血症，高P血症の原因となることから，しばしば投与量が制限される．さらに重度の症例では，副甲状腺細胞のCa感受性受容体（CaSR），VDRの発現が低下するため，治療効果が十分には得られないことも大きな課題であった[19),20)]．

第5章　CKD-MBD の予防と治療（透析期）

このような問題点を克服するため，静注パルス療法[21]や副甲状腺細胞により選択的に作用するビタミン D 誘導体[22),23)]の開発が行われてきたが，これらの工夫をもってしても，重度の症例では活性型ビタミン D 製剤による内科的管理はしばしば困難となる[24)]．このような場合は，Ca 受容体作動薬や副甲状腺摘出術（PTx）など他の治療選択を検討することが必要となる．

3．カルシウム受容体作動薬

Ca 受容体作動薬（calcimimetics）は，副甲状腺細胞の CaSR に直接作用することにより PTH 分泌を抑える薬剤である．2008 年に最初の Ca 受容体作動薬であるシナカルセト塩酸塩が登場し[25)]，2017 年には静注製剤のエテルカルセチド塩酸塩が使用可能となった[26)]．さらに 2018 年 5 月には新たな経口製剤であるエボカルセトの販売も始まった[27)]．

これらの Ca 受容体作動薬の優れた点は，PTH 分泌を抑制するとともに血清 Ca，P 値を低下させる点である[25)~27)]．このため，従来の活性型ビタミン D 製剤では高 Ca 血症，高 P 血症のため治療の継続が困難であった症例でも，Ca 受容体作動薬の登場により内科的治療を継続することが可能となった．シナカルセト塩酸塩は，腫大腺を有する重度の二次性副甲状腺機能亢進症の症例でも有効であることが示されており[28)]，わが国ではシナカルセト塩酸塩の市販開始後，PTx の件数が大きく低下したことが報告されている[29)]．

▶Ⅲ．活性型ビタミン D 製剤とシナカルセト塩酸塩の選択と併用

1．第一選択薬に関する議論

シナカルセト塩酸塩の登場により，活性型ビタミン D 製剤のみでは治療に難渋した症例においても内科的管理を継続することが可能となったが，第一選択薬としてどちらを使用すべきかに関しては未だコンセンサスはない．2017 年に発表された改訂版 KDIGO ガイドラインの会議においても，Work Group の意見は二分された[13)]．一つの意見は，EVOLVE 試験の主解析でシナカルセト塩酸塩による心血管イベント発症のリスク低下が有意には示されなかったこと[30)]を重視するものである．もう一つの意見は，活性型ビタミン D 製剤にはハードアウトカムに関するエビデンスがないことから，サブ解析であってもシナカルセト塩酸塩に有意な効果が示されたことは重視すべきというものである．このように Work Group でシナカルセト塩酸塩を第一選択とすることにコンセンサスが得られなかった．また PARADIGM 試験では，PTH 降下作用に関して活性型ビタミン D 製剤とシナカルセト塩酸塩の効果は同等であったことが示され[31)]，さらにはシナカルセト塩酸塩に伴う薬剤費の問題も考慮され，改訂版 KDIGO ガイドラインではシナカルセト塩酸塩と活性型ビタミン D 製剤は同列に扱われ，条文ではアルファベット順にシナカルセト塩酸塩，カルシトリオール，ビタミン D アナログと記載されることになった．

ただし，Ca，P 代謝に及ぼす影響に関しては，活性型ビタミン D 製剤とシナカルセト塩酸塩は大きく異なる．活性型ビタミン D 製剤は血清 Ca，P 値を上昇させる一方，シナカルセト塩酸塩は血清 Ca，P 値を低下させることから，治療開始前の血清 Ca，P 値の状態に応じて，両者の選択はなされるべきと考えられる．

2．併用のメリット

PTH 降下作用に関しては同等であるとしても，活性型ビタミン D 製剤とシナカルセト塩酸塩は，血清 Ca，P 値に及ぼす影響が相反する方向にあることから，単独治療よりも併用することで両者のメリットが活かされると考えられる．このような観点から，OPTIMA

研究[32]や ACHIEVE 研究[33]では，活性型ビタミン D 製剤を低用量で固定し，これにシナカルセト塩酸塩を併用することの効果が検討され，PTH 値の低下とともに良好な血清 Ca，P 値のコントロールが得られたことが報告されている．

わが国で行われた MBD-5D 研究ではさらに詳細な検討が行われており，シナカルセト塩酸塩とともに活性型ビタミン D 製剤を積極的に使用した場合はより効果的な PTH 降下が得られた一方，シナカルセト塩酸塩とともに活性型ビタミン D 製剤を減量した場合はより良好なカルシウム，リン管理が得られたことが示されている[34]．

▶おわりに

二次性副甲状腺機能亢進症の内科的管理に関して概説した．静注パルス療法，ビタミン D 誘導体，さらにはシナカルセト塩酸塩の登場により，内科的管理の幅は大きく広がった．近年市販されたエテルカルセチド塩酸塩，さらには消化器系有害事象の少ないとされるエボカルセトの登場により，管理成績がさらに向上し，患者予後の改善につながることを期待したい．

▶文 献

1) Komaba H, Kakuta T, Fukagawa M : Diseases of the parathyroid gland in chronic kidney disease. Clin Exp Nephrol 2011 ; 15 : 797-809
2) Komaba H, Kakuta T, Fukagawa M : Management of secondary hyperparathyroidism : how and why? Clin Exp Nephrol 2017 ; 21 (Suppl 1) : 37-45
3) National Kidney Foundation : K/DOQI clinical practice guidelines for bone metabolism and disease in chronic kidney disease. Am J Kidney Dis 2003 ; 42 (Suppl 3) : S1-S201
4) Barreto FC, Barreto DV, Moysés RM, et al : K/DOQI-recommended intact PTH levels do not prevent low-turnover bone disease in hemodialysis patients. Kidney Int 2008 ; 73 : 771-777 観察研究（前向き）
5) Block GA, Klassen PS, Lazarus JM, et al : Mineral

metabolism, mortality, and morbidity in maintenance hemodialysis. J Am Soc Nephrol 2004 ; 15 : 2208-2218 観察研究（後ろ向き）
6) Kalantar-Zadeh K, Kuwae N, Regidor DL, et al : Survival predictability of time-varying indicators of bone disease in maintenance hemodialysis patients. Kidney Int 2006 ; 70 : 771-780 観察研究（後ろ向き）
7) Tentori F, Blayney MJ, Albert JM, et al : Mortality risk for dialysis patients with different levels of serum calcium, phosphorus, and PTH : the Dialysis Outcomes and Practice Patterns Study (DOPPS). Am J Kidney Dis 2008 ; 52 : 519-530 観察研究（前向き）
8) Nakai S, Akiba T, Kazama J, et al : Effects of serum levels of calcium, phosphorous, and intact parathyroid hormone levels on survival in chronic hemodialysis patients in Japan. Ther Apher Dial 2008 ; 12 : 49-54 観察研究（後ろ向き）
9) 日本透析医学会：透析患者における二次性副甲状腺機能亢進症治療ガイドライン．透析会誌 2006 ; 39 : 1435-1455
10) Taniguchi M, Fukagawa M, Fujii N, et al : Serum phosphate and calcium should be primarily and consistently controlled in prevalent hemodialysis patients. Ther Apher Dial 2013 ; 17 : 221-228 観察研究（後ろ向き）
11) 日本透析医学会：慢性腎臓病に伴う骨・ミネラル代謝異常の診療ガイドライン．透析会誌 2012 ; 45 : 301-356
12) Kidney Disease : Improving Global Outcomes (KDIGO) CKD-MBD Work Group : KDIGO clinical practice guideline for the diagnosis, evaluation, prevention, and treatment of chronic kidney disease-mineral and bone disorder (CKD-MBD). Kidney Int 2009 ; 76 (Suppl 113) : S1-S130
13) Kidney Disease : Improving Global Outcomes (KDIGO) CKD-MBD Update Work Group. KDIGO 2017 clinical practice guideline update for the diagnosis, evaluation, prevention, and treatment of chronic kidney disease-mineral and bone disorder (CKD-MBD). Kidney Int Suppl 2017 ; 7 : 1-59
14) Tentori F, Wang M, Bieber BA, et al : Recent changes in therapeutic approaches and association with outcomes among patients with secondary hyperparathyroidism on chronic hemodialysis : the DOPPS study. Clin J Am Soc Nephrol 2015 ; 10 : 98-109 観察研究（前向き）
15) Saran R, Bragg-Gresham JL, Rayner HC, et al : Nonadherence in hemodialysis : Associations with mortality, hospitalization, and practice patterns in the DOPPS. Kidney Int 2003 ; 64 : 254-262 観察研究（前向き）
16) Joy MS, Finn WF : Randomized, double-blind, pla-

第 5 章　CKD-MBD の予防と治療（透析期）

cebo-controlled, dose-titration, phase Ⅲ study assessing the efficacy and tolerability of lanthanum carbonate : a new phosphate binder for the treatment of hyperphosphatemia. Am J Kidney Dis 2003 ; 42 : 96-107 RCT

17) Yokoyama K, Hirakata H, Akiba T, et al : Effect of oral JTT-751 (ferric citrate) on hyperphosphatemia in hemodialysis patients : results of a randomized, double-blind, placebo-controlled trial. Am J Nephrol 2012 ; 36 : 478-487 RCT

18) Floege J, Covic AC, Ketteler M, et al : A phase Ⅲ study of the efficacy and safety of a novel iron-based phosphate binder in dialysis patients. Kidney Int 2014 ; 86 : 638-647 RCT

19) Kifor O, Moore FD Jr, Wang P, et al : Reduced immunostaining for the extracellular Ca2＋-sensing receptor in primary and uremic secondary hyperparathyroidism. J Clin Endocrinol Metab 1996 ; 81 : 1598-1606

20) Fukuda N, Tanaka H, Tominaga Y, et al : Decreased 1,25-dihydroxyvitamin D3 receptor density is associated with a more severe form of parathyroid hyperplasia in chronic uremic patients. J Clin Invest 1993 ; 92 : 1436-1443

21) Slatopolsky E, Weerts C, Thielan J, et al : Marked suppression of secondary hyperparathyroidism by intravenous administration of 1,25-dihydroxy-cholecalciferol in uremic patients. J Clin Invest 1984 ; 74 : 2136-2143 RCT 以外の介入研究

22) Akizawa T, Suzuki M, Akiba T, et al : Long-term effect of 1,25-dihydroxy-22-oxavitamin D3 on secondary hyperparathyroidism in haemodialysis patients. One-year administration study. Nephrol Dial Transplant 2002 ; 17 (Suppl 10) : 28-36 RCT 以外の介入研究

23) Llach F, Yudd M : Paricalcitol in dialysis patients with calcitriol-resistant secondary hyperparathyroidism. Am J Kidney Dis 2001 ; 38 (Suppl 5) : S45-S50 RCT 以外の介入研究

24) Okuno S, Ishimura E, Kitatani K, et al : Relationship between parathyroid gland size and responsiveness to maxacalcitol therapy in patients with secondary hyperparathyroidism. Nephrol Dial Transplant 2003 ; 18 : 2613-2621 RCT 以外の介入研究

25) Block GA, Martin KJ, de Francisco AL, et al : Cinacalcet for secondary hyperparathyroidism in patients receiving hemodialysis. N Engl J Med 2004 ; 350 : 1516-1525 RCT

26) Fukagawa M, Yokoyama K, Shigematsu T, et al : A phase 3, multicentre, randomized, double-blind, placebo-controlled, parallel-group study to evaluate the efficacy and safety of etelcalcetide (ONO-5163/AMG 416), a novel intravenous calcimimetic, for secondary hyperparathyroidism in Japanese haemodialysis patients. Nephrol Dial Transplant 2017 ; 32 : 1723-1730 RCT

27) Fukagawa M, Shimazaki R, Akizawa T : Head-to-head comparison of the new calcimimetic agent evocalcet with cinacalcet in Japanese hemodialysis patients with secondary hyperparathyroidism Kidney Int, in press RCT

28) Komaba H, Nakanishi S, Fujimori A, et al : Cinacalcet effectively reduces parathyroid hormone secretion and gland volume regardless of pretreatment gland size in patients with secondary hyperparathyroidism. Clin J Am Soc Nephrol 2010 ; 5 : 2305-2314 RCT 以外の介入研究

29) Tominaga Y, Kakuta T, Yasunaga C, et al : Evaluation of parathyroidectomy for secondary and tertiary hyperparathyroidism by the Parathyroid Surgeons'Society of Japan. Ther Apher Dial 2016 ; 20 : 6-11 観察研究（後ろ向き）

30) The EVOLVE Trial Investigators : Effect of cinacalcet on cardiovascular disease in patients undergoing dialysis. N Engl J Med 2012 ; 367 : 2482-2494 RCT

31) Wetmore JB, Gurevich K, Sprague S, et al : A randomized trial of cinacalcet versus vitamin D analogs as monotherapy in secondary hyperparathyroidism (PARADIGM). Clin J Am Soc Nephrol 2015 ; 10 : 1031-1040 RCT

32) Messa P, Macário F, Yaqoob M, et al : The OPTIMA study : Assessing a new cinacalcet (Sensipar/Mimpara) treatment algorithm for secondary hyperparathyroidism. Clin J Am Soc Nephrol 2008 ; 3 : 36-45 RCT

33) Fishbane S, Shapiro WB, Corry DB, et al : Cinacalcet HCl and concurrent low-dose vitamin D improves treatment of secondary hyperparathyroidism in dialysis patients compared with vitamin D alone : The ACHIEVE study results. Clin J Am Soc Nephrol 2008 ; 3 : 1718-1725 RCT

34) Fukagawa M, Fukuma S, Onishi Y, et al : Prescription patterns and mineral metabolism abnormalities in the cinacalcet era : results from the MBD-5D study. Clin J Am Soc Nephrol 2012 ; 7 : 1473-1480 観察研究（前向き）

（駒場大峰）

3 治療抵抗性の副甲状腺機能亢進症にどう対処するか？

POINT
- 内科的治療抵抗性の症例は，副甲状腺インターベンション（PEIT，PTx）の適応である．
- シナカルセトなどcalcimimeticsの登場で内科的治療の限界が広がり，PTxの頻度は減少している．
- 外科的手術への移行は，血液検査データだけでなく，患者の生命予後を重視し，血管や心臓弁の石灰化，骨代謝の状態などから総合的に判断することが必要である．
- 外科的手術が，重度の腎性副甲状腺機能亢進症患者の生命予後や心血管合併症に好影響を及ぼすことは，世界の多くの観察研究で報告されている．

はじめに

透析患者の二次性副甲状腺機能亢進症（secondary hyperparathyroidism；SHPT）は，骨病変のみならず血管石灰化を含めた異所性石灰化を招き，生命予後や生活の質に大きな影響を与える重要な合併症である．

内科的治療の進歩は目覚ましく，経口および静注製剤のcalcimimeticsが登場し，ビタミンD受容体作動薬（VDRA）との併用で，従来ではリン（P），カルシウム（Ca）の管理が難しかった症例についても管理可能となっている．

しかし，この病態は検査データの異常のみならず，骨病変および血管石灰化といった，CKD-MBDのいわば「見えない」病変をもたらすことを念頭に治療方針をたてることが重要である．この項では中等度～重度のSHPTに対して外科的治療への移行とその管理などについて述べる．

I．外科的治療の適応

1. 経皮的エタノール注入療法の位置づけ

内科的治療抵抗性症例の対処法には，経皮的エタノール注入療法（percutaneous ethanol injection therapy；PEIT）と外科的手術（parathyroidectomy；PTx）がある．PTxとPEITの適応の基本的な違いは，結節性過形成の数と局在部位による．1腺腫大のみの症例に対しては，その腺に対する選択的副甲状腺PEITとその後の内科的管理での有効性が認められている[1]．PEITは繰り返し施行により副甲状腺周囲に癒着を起こし，後にPTxが必要な際，手術のリスクが高まる．したがってPEITは有効性が認められなかった場合には繰り返さず，PTxへの治療方針の変更が望ましい[2]．

2. 変遷する外科的適応

時代とともに内科的治療が変化し，抵抗性の考え方にも変遷がある．内科的治療の大き

第5章　CKD-MBDの予防と治療（透析期）

表　calcimimetics投与中の患者における副甲状腺摘出術への指針

(1) 絶対的適応： 　　　高用量のcalcimimetics投与にも関わらずコントロールが不良
(2) 相対的適応： 　　　中等量以上のcalcimimeticsの投与によって血液検査所見が良好 　　　中等量calcimimetics投与中の長期透析歴をもつ献腎移植待機患者 　　　下記①〜④のいずれかに該当する場合，画像診断を参考に適応を検討する． 　　　　　①短期間に投与量の増量が必要な場合 　　　　　②血管・心臓弁に中等度〜高度の石灰化を伴う場合 　　　　　③低骨密度あるいは進行性骨密度低下を伴う場合 　　　　　④複数の副甲状腺腫大腺が存在している場合

〔中村道郎，他：日本臨床腎移植学会雑誌　2017：5：138-144[4]より引用〕

な節目となったのはシナカルセトの登場で，その前後で外科的適応にも変化があった．

　静注用のVDRAが治療の主体であった頃，副甲状腺ホルモン（PTH）の低下はみられたが，血清Ca，P値は高値を示し，異所性の石灰化などの弊害が懸念されるようになった．自覚症状や著しい高回転骨が認められなくても，異所性石灰化が形成される前にPTxすることが望ましいとされた．日本透析医学会でも2006年および2012年にガイドラインを作成し，副甲状腺インターベンションの適応と方法を提唱している[3]．

　2008年にシナカルセトが内科的治療に加わると，その治療抵抗性の限界が一変した．シナカルセトによってPTHは低下し，CaやP値も基準値内に維持することが比較的容易になった．シナカルセトが副甲状腺の質的に作用し病態を軽症化させるかは，今後の研究を待たなければならないが，推奨される目標基準内に血液検査データが維持されることで，PTxの件数が激減した．

　シナカルセトのようなcalcimimeticsが内科的治療に含まれるなかで，PTxへの移行時期を判断することは難しくなった．しかし基本的な考え方は，患者の生命予後を重視した治療戦略をとるべきだということで，心血管病のリスクとなる血管や心臓弁の石灰化や骨代謝を含めて総合的な判断が必要である．石灰化の悪化や骨密度低下も治療抵抗性を意味する．表は，calcimimetics服用患者におけるPTx適応への指針であるが，calcimimeticsに抵抗する症例を早期に見出し，適切な時期にPTxに移行する緻密な診療が今こそ求められている[4]．日本透析学会のデータ解析にて，PTx施行患者の優れた生命予後が報告されており[5]，長期透析患者で，将来腎移植を予定あるいは待機している場合にも，積極的にPTxを薦めるのは妥当と考える．

▶ Ⅱ．手術と周術期管理

1. 手術・画像診断

　術式に関してだが，SHPTは原発性副甲状腺機能亢進症（副甲状腺腺腫）とは病態が異なり，慢性腎不全が原因であるため，すべての副甲状腺が過形成性変化を起こすと考えられている．したがって手術で残存した腺が原因で，持続性あるいは再発性SHPTが起こることがあるため，亜全摘術よりも全摘術が望ましい．また，日本透析医学会から提唱された至適iPTH値は60〜240 pg/mLであることを考えると自家移植を行う施設が多い．将来腎移植の可能性がある患者の場合，移植後治療に難渋する低Ca血症となることがあり，全摘術のみの術式は避けるべきである．自家

移植の部位は，腕橈骨筋，胸鎖乳突筋，腹直筋などの筋肉内や腹部皮下脂肪内がある．

副甲状腺の全摘術を行うには，副甲状腺の数と位置を術前に把握できていることが肝要である．過剰腺に関して5腺以上の症例が17.3%，一方，3腺以下は3.9%と報告されている[6),7)]．過剰腺は，胸腺舌部がもっとも多く，甲状腺左葉下極，縦隔内の順に多い．また，胸腺舌部，縦隔内，下降不全，甲状腺内完全埋没などの位置異常もあり，術前は超音波検査だけでなく，各施設で可能なthin sliceのCT（造影あるいはSPECT），^{99m}TC-MIBIシンチグラフィなどを駆使し，副甲状腺の存在部位をできるだけ明らかにして手術に臨むことが必要である．胸腺舌部に関しては，通常頸部の創から可及的に切除している．術後再発の責任腺は，① 頸部遺残腺，② 異所性腺，③ 自家移植腺の場合がある．

2. 周術期管理

手術時の気管内挿管については，反回神経の同定を補助するためのnerve integrity monitorシステムを用いている施設もある．

術直後では，強い咳やバッキングなどで頸部の静脈圧が上昇することによる出血や血腫形成を予防する必要があり，疼痛対策を要する．さらに予期せぬ反回神経麻痺や出血から気道閉塞を起こすことがまれにあるため，継続的な気道観察が必要である．

また術後数時間の経過でCa値は低下傾向となるため，術後のCa値チェックは必須である．手足や口唇のしびれ，テタニー症状，心電図変化（QT延長など）に注意する．Ca測定結果に応じたCaの補給は必要で，点滴と内服薬で調整する．末梢静脈からの高濃度のCa製剤の投与は静脈炎を合併するため，hungry boneの状態でCa製剤の点滴投与が長引く可能性が高い場合は，術前後に手術室にて中心静脈カテーテルを挿入することを基本としている．

Ⅲ. PTx の Pros and Cons

PTxは全身麻酔下の手術で一定の侵襲を伴うが，利点も多い．まず，PやCa値が劇的に改善し，基準範囲内に管理するのが容易になる．そして生命予後改善や心血管合併症・死亡を減少させることは世界各地から報告されている（図）[5),8)～11)]．骨関節痛や皮膚瘙痒感などの臨床症状を伴っていた症例は，術後早期に改善し，QOL改善につながる．自覚症状のみならず，エリスロポエチン抵抗性貧血や低心機能の改善[12)]，さらには筋萎縮や免疫能の改善などの報告もあり，PTH自体の有害作用がPTxによって是正される結果だと推察できる[13)]．また医療経済の面でも費用対効果が優れていると報告されている[14)～16)]．

一方，PTxの欠点は手術の創や合併症/偶発症（反回神経麻痺など）が主となる．SHPTの病態を理解した外科医が行う手術や周術期管理では大きな問題は生じない．内科的治療に抵抗する症例に対するPTxは，そのまま放置するリスクを考慮すると利点が欠点を大きく上回るものと考えられる．

おわりに

最近のDOPPSからの報告によると，わが国だけでなく世界的にみても，VDRAやシナカルセトの使用頻度は経時的に増加するとともに，PTxの件数は着実に減少しているようである[17)]．とくにわが国では諸外国に比して顕著である．シナカルセト投与後の手術は，癒着やサイズの小さい腺が増えるなど，手術としては難易度が上がるといわれている．われわれ外科医のできることは，この疾患の病態をしっかりと理解し，副甲状腺の解剖，発生，病理に精通し，なおかつ神経刺激装置などやさまざまなサージカルデバイスを駆使して，患者の満足度の高い確実な手術と管理を

第5章　CKD-MBDの予防と治療（透析期）

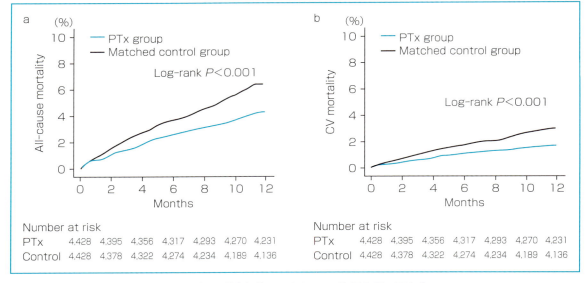

図　日本の透析患者におけるPTx施行患者の死亡率
日本の透析患者におけるPTx施行患者と，傾向スコアでマッチさせた透析患者集団との死亡率を比較した．
a：全死亡率　b：心血管系死亡率

〔Komaba H, et al：Kidney Int　2015；88：350-359[5)]を一部改変〕

行えるように日々努力し備えることに他ならない．

▶文　献

1) Koiwa F, Kakuta T, Tanaka R, et al：Efficacy of precutaneous ethanol injection therapy (PEIT) is related to the number of parathyroid glands in haemodialysis patients with secondary hyperparathyroidism. Nephrol Dial Transplant　2007；22：522-528　観察研究（後ろ向き）
2) Nakamura M, Fuchinoue S, Teraoka S：Clinical experience with percutaneous ethanol injection therapy in hemodialysis patients with renal hyperparathyroidism. Am J Kidney Dis　2003；42：739-745　観察研究（後ろ向き）
3) 日本透析医学会：慢性腎臓病に伴う骨・ミネラル代謝異常の診療ガイドライン．透析会誌　2012；45：301-356
4) 中村道郎，滝口進也，上原咲恵子，他：移植腎・生命予後から見た腎移植前後の副甲状腺機能亢進症とその管理．日本臨床腎移植学会雑誌　2017；5：138-144
5) Komaba H, Taniguchi M, Wada A, et al：Parathyroidectomy and survival among Japanese hemodialysis patients with secondary hyperparathyroidism. Kidney Int　2015；88：350-359　観察研究（後ろ向き）
6) Numano M, Tominaga Y, Uchida K, et al：Surgical significance of supernumerary parathyroid glands in renal hyperparathyroidism. World J Surg　1998；22：1098-1103　観察研究（後ろ向き）
7) Pattou FN, Pellissier LC, Noel C, et al：Supernumerary parathyroid glands：frequency and surgical significance in treatment of renal hyperparathyroidism. World J Surg　2000；24：1330-1334　観察研究（後ろ向き）
8) Iwamoto N, Sato N, Nishida M, et al：Total parathyroidectomy improves survival of hemodialysis patients with secondary hyperparathyroidism. J Nephrol　2012；25：755-763　観察研究（後ろ向き）
9) Kestenbaum B, Andress DL, Schwartz SM, et al：Survival following parathytoidectomy among United States dialysis patients. Kidney Int　2004；66：2010-2016　観察研究（後ろ向き）
10) Ishani A, Liu J, Wetmore JB, et al：Clinical outcomes after parathyroidectomy in a national wide cohort of patients on hemodialysis. Clin J Am Soc Nephrol　2015；10：90-97　観察研究（後ろ向き）
11) Komaba H, Nakamura M, Fukagawa M：Resurgence of parathyroidectomy：evidence and outcomes. Curr Opin Nephrol Hypertens　2017；26：243-249
12) Goto N, Tominaga Y, Matsuoka S, et al：Cardiovascular complications caused advanced secondary

❸ 治療抵抗性の副甲状腺機能亢進症にどう対処するか？

hyperparathyroidism in chronic dialysis patients：special focus on dilated cardiomyopathy. Clin Exp Nephrol　2005；9：138-141　観察研究（後ろ向き）

13）Komaba H, Kakuta T, Fukagawa M：Management of secondary hyperparathyroidism：how and why? Clin Exp Nephrol　2017；21：S37-S45

14）Narayan R, Perkins RM, Berbano EP, et al：Parathyroidectomy versus cinacalcet hydrochloride-based medical therapy in the management of hyperparathyroidism in ESRD：a cost utility analysis. Am J Kidney Dis　2007；49：801-813　観察研究（後ろ向き）

15）Schneider R, Kolios G, Koch BM, et al：An economic comparison of surgical and medical therapy in patients with secondary hyperparathyroidism—the German perspective. Surgery　2010；148：1091-1099　観察研究（後ろ向き）

16）Komaba H, Moriwaki K, Goto S, et al：Cost-effectiveness of cinacalcet hydrochloride for hemodialysis patients with severe secondary hyperparathyroidism in Japan. Am J Kidney Dis　2012；60：262-271　観察研究（後ろ向き）

17）Tentori F, Wang M, Bieber BA, et al：Recent changes in therapeuticc approaches and associated with outcomes among patients with secondary hyperparathyroidism on chronic hemodialysis：the DOPPS study. Clin J Am Soc Nephrol　2013；10：98-109　観察研究（後ろ向き）

（中村道郎）

第5章　CKD-MBDの予防と治療（透析期）

4 透析患者の骨折リスク（骨脆弱性）の評価

> **POINT**
> - 透析患者の骨折頻度は一般人口と比較して極度に高い．
> - 透析患者の骨折リスクは，一般的なCKD-MBD，尿毒症性骨粗鬆症，透析アミロイドーシスなどCKD固有の因子が複合的な病態を示す一方で，一般的な骨折リスク因子がその基盤として存在する．
> - 透析患者の骨折リスクを評価し，CKD固有の複合的な因子をそれぞれコントロールすることと，非透析患者で使用されている骨粗鬆症治療薬の透析患者への応用など総合的対応が望まれる．

▶ はじめに

慢性腎臓病（CKD）では骨折の頻度が増加する．その機序としてCKD-MBDのほか，尿毒症性毒素などCKD固有の因子で増悪する骨粗鬆症（尿毒症性骨粗鬆症），透析アミロイドーシスなどが複合的に関与すると考えられている．したがって透析患者の骨脆弱性を回避するためにそれぞれの病態を考慮して多面的に治療する必要がある．

▶ Ｉ．透析患者の骨折—現状と減少傾向

CKD患者，とくに透析患者は一般人口と比較して骨折の頻度が高い[1]．日本の透析患者骨折頻度は他国と比較して圧倒的に小さいが[1]，日本透析医学会の統計調査では慢性透析患者の大腿骨骨折は一般人口と比較して男性で6.2倍，女性で4.9倍のリスクであった[2]．CKD患者の骨折はADL/QOLを損なうだけでなく生命予後にも影響する．死亡は骨折発症後ただちに増加し，非骨折と比較して3.8～11.6倍となる[1]．一方で最近，本邦で女性の透析患者の骨折頻度が減少したという報告がなされた[3]．骨折の原因は後述のようにCKD-MBD，骨粗鬆症，透析アミロイドーシス，あるいはサルコペニア・フレイルなどが複合的に関与していると考えられるが，なんらかの治療介入の効果が表れてきた可能性がある．しかし，その頻度は相変わらず多く，骨折はCKD患者，とくに透析患者ではいまだに深刻な合併症の一つである．

▶ Ⅱ．透析患者の骨折リスク

透析患者の骨折の原因としてCKD-MBD，骨粗鬆症，透析アミロイドーシス，あるいはサルコペニア・フレイルなどが複合的に関与している．それはCKDの進行，とくに透析期でそのリスク因子が増加していくと考えられる．実際に透析期間の長期化は骨折のリスクを増加させている[2]．以下に，透析患者の骨折に関連すると考えられるリスク因子それぞれについて概説する．

1．CKD-MBD

CKD-MBDにおける血清リン（P），カルシウム（Ca）および副甲状腺ホルモン（PTH）値のターゲットはおもに心血管イベントとそれらの結果としての死亡を改善するべく各ガ

④ 透析患者の骨折リスク（骨脆弱性）の評価

表 1　透析患者の骨形成速度と骨代謝マーカー

骨形成速度	低	正常	高	基準値
iPTH（pg/mL）	68.2［23.2〜186.3］	180.7［50.0〜717.9］	382.6［139.5〜865.5］	15.0〜65.0
BAP（U/L）	28.2［18.0〜46.2］	33.7［60.0〜118.0］	63.3［42.3〜116.8］	11.6〜42.7
P1NP（ng/mL）	348.3［183.1〜599.6］	483.7［207.1〜786.4］	787.0［523.7〜992.2］	13.9〜85.5

iPTH：intact parathyroid hormone, BAP：bone-specific alkaline phosphatase, P1NP：N-terminal domain of the propeptide of procollagen 1
値は中央値［四分位範囲］

〔Sprague SM, et al：Am J Kidney Dis　2016；67：559-566[7]より改変〕

イドラインで提案されている．しかしそれらに介入した結果，もう一つのアウトカムである骨折が予防できるというエビデンスは乏しい．臨床的に血清 Ca，P 値は骨折の発症に関連がないという報告が多い[4),5)]．

PTH は 300 pg/mL 周辺で大腿骨，脊椎骨折の発症リスクが少ない[4)]，あるいは PTH 150〜300 pg/mL と比較して 900 pg/mL 以上であらゆる骨折の相対危険度が 1.72（1.02〜2.90）に増えるという報告[5)]があるが，一方でPTH と骨折の発症は関連がないという報告[6)]もあり一定の見解が得られていない．組織学的な検討として Sprague らは透析患者 492 名の骨組織所見と血清 PTH 値の関連を横断的に観察した[7)]．骨形成速度（bone formation rate/bone surface；BFR/BS）が低値（289名），正常（120 名）そして高値（83 名）のintact PTH 値はそれぞれ 68.2（23.2〜186.3），180.7（50.0〜717.9）そして 382.6（139.5〜865.5）pg/mL（PTH 基準値 15.0〜65.0 pg/mL）であり，透析患者の骨に対する PTH 抵抗性と過剰な PTH による骨回転の異常亢進が実感できる（表 1）[7)]．治療介入では Evaluation of Cinacalcet HCL Therapy to Lower Cardiovascular Events（EVOLVE）研究で，カルシウム受容体作動薬シナカルセト塩酸塩による透析患者（とくに高齢者）の骨折頻度の抑制効果が示唆されること[8)]，また副甲状腺摘出術を行った透析患者は非施行例と比較して大腿骨骨折発症リスクが低下したこと[9)]を総合

すると，高 PTH 血症の回避は透析患者の骨折抑制に部分的に寄与する可能性がある．

その他の骨代謝マーカーとして骨形成を表す骨型アルカリフォスファターゼ（bone-specific alkaline phosphatase；BAP）と Ⅰ 型プロコラーゲン-N-プロペプチド（N-terminal domain of the propeptide of procollagen 1；P1NP）は組織上骨形成速度と関連し，また BAP は透析患者の骨折を予測するマーカーとなりうることが臨床研究から示唆されている[10)]．

2.　骨粗鬆症

CKD，とくに透析患者の骨強度は著しく低下している．その原因として CKD 固有の因子によるもの（尿毒症性骨粗鬆症）[11)]が，糖尿病や高血圧など古典的な因子による原発性骨粗鬆症に加わることによると考える．骨強度は骨量と骨質で規定されているが，CKD 患者の骨密度の低下は腎機能障害の程度と相関することが古くから知られている[12)]．透析患者の皮質骨と海綿骨の骨量の変化を 2 年間観察すると，定量的 CT で測定した大腿骨の総骨密度の変化は −5.9％であり，皮質骨は −10.0％，海綿骨は +5.9％であった[13)]．透析患者では骨密度と骨折の発症に関連があることが報告され[10)]，KDIGO ガイドラインでも骨密度の評価の重要性が強調されている[14)]．一方，骨質を評価する臨床検査は現時点で一般的でないが，基礎研究から骨質異常

第5章　CKD-MBDの予防と治療（透析期）

は骨量と同等あるいはそれ以上に尿毒症性骨粗鬆症に影響することが示唆される．マイクロフォーカス3次元X線CTでCKD患者の骨組織を解析すると，海綿骨量は骨形成や石灰化に関連せず骨梁の接続性に関連していた[15]．海綿骨スコアは二重エネルギーX線吸収測定法の画像における各画素の，濃度変動を表すテクスチャー指標で骨微細構造の簡便な評価法として普及が進められている．40歳以上の症例1,426名（eGFR<60 mL/min/1.73 m^2 199名）を4.7年間観察したところ，腰椎の海綿骨スコアの低下はCKD患者で骨折の増加と関連した[16]．腎障害ラットモデルの大腿骨骨密度は軽度低下を認めるのみであったが，骨動的粘弾性は腎機能障害に伴い大きく低下した[17),18)]．さらに大腿骨皮質骨の化学組成をラマン分光で測定するとペントシジン・マトリックス比が増加し，ミネラル・マトリックス比，酵素性架橋および結晶化度が減少した．この変化にはインドキシル硫酸など尿毒症物質が影響している[18]．

3. 透析アミロイドーシス

透析アミロイドーシスに関連する骨嚢胞が原因となる大腿骨骨折症例が報告されている[19]．透析アミロイドーシス発症のリスク因子はlow-flux膜ダイアライザーの使用，清浄化されない透析液の使用，透析導入時年齢が高い，透析期間が長いこと[20]に加えて，低いβ_2-ミクログロブリンクリアランス[21]による治療が挙げられる．近年の透析療法の進歩によりhigh-flux膜ダイアライザー，清浄化された透析液，およびβ_2-ミクログロブリンクリアランスの向上はクリアされつつあると思われる．

4. その他

DOPPS研究では骨折に影響する薬剤として選択的セロトニン再取り込み阻害薬とオピオイド系鎮痛薬の使用が大腿骨骨折の新規発症に，オピオイド系鎮痛薬，ベンゾジアゼピンとステロイド薬の使用があらゆる骨折の新規発症に関連すると報告し[5]，それらの薬剤使用による転倒が骨折の原因となりうると考える．

MBD-5D研究では血液透析患者でintact PTH値>180 pg/mLかつ/または活性型ビタミンD製剤を使用していた患者を前向きに検討すると，アンジオテンシン変換酵素阻害薬/アンジオテンシンⅡ受容体拮抗薬を使用していた患者群は非使用群と比較して骨折のリスクが低下したこと[22]，低重炭酸血症を伴う患者群で骨折のリスクが増大したこと[23]が報告されており，レニン-アンジオテンシン系や代謝性アシドーシスへの介入による骨折改善の可能性が示唆される．

5. 透析患者の骨折リスク評価

以上概説したように透析患者の骨折リスクは，骨脆弱を招く非CKDとCKD共通のリスクと，CKD固有の因子によるリスクを併せたものである．CKD-MBD，尿毒症性骨粗鬆症あるいは透析アミロイドーシスの対策を進めるとともに，一般的な骨折リスク評価が必要となる可能性がある．FRAX®（The Fracture Risk Assessmemt Tool）は一般臨床で活用されている骨折リスク評価ツールである．一般的な骨折リスクをスコア化するもので，年齢，性別，体重，身長，骨折歴，両親の大腿骨近位部骨折既往歴，現在の喫煙，糖質コルチコイドの使用歴，関節リウマチ，続発性骨粗鬆症，アルコール摂取，そして骨密度からなる．Przedlackiらは血液透析患者のFRAXスコア（骨密度は含まない）と骨折発症の関連について2年間前向きに調査した[24]．718名を調査し，全骨折は30件，大腿骨骨折は13件であった．骨折発症群のスコアは9.1±6.2%で非発症（4.9±4.4%）より高値であった．ロジスティック回帰分析でFRAXスコアが1%増加したときの透析患者の骨折

④ 透析患者の骨折リスク（骨脆弱性）の評価

表2　透析患者のFRAX®と骨折

	オッズ比	95% CI	P値
FRAX®（per 1%）	1.12	1.06〜1.19	＜0.0001
年齢（per 1 year）	1.07	1.02〜1.12	0.003
性別（女性 vs 男性）	1.39	0.61〜3.19	0.436
BMI（per 1 kg/m²）	0.91	0.82〜1.00	0.047
骨折既往	2.24	0.91〜5.52	0.079
親の大腿骨骨折	3.28	1.05〜10.2	0.041
喫　煙	0.90	0.25〜3.29	0.872
糖質コルチコイドの使用	4.99	1.86〜13.43	0.001
関節リウマチ	0.55	0.56〜5.41	0.610
アルコール	4.86	0.78〜30.2	0.090

〔Przedlacki J, et al：Osteoporos Int 2018；29：1105-1115[24]〕より改変〕

オッズ比は1.12（95%CI 1.06〜1.19）であり，スコアの内訳では年齢，BMI，骨折の既往，糖質コルチコイドの使用が大きく影響した（表2）．今後は日本でのFRAXスコア有用性の評価を期待したい．

おわりに

　透析患者の骨折リスクは，一般的なCKD-MBD（二次性副甲状腺機能亢進症），尿毒症性骨粗鬆症，透析アミロイドーシスなどCKD固有の因子が複合的な病態を示す．一般的な骨折リスク因子がその基盤として存在することにより，相加的または相乗的効果で透析患者の骨折頻度が大きいのではないかと考えられる．透析患者の骨折リスクを評価し，CKD固有の複合的な因子をそれぞれコントロールすることと，非透析患者で効果が実証されている骨粗鬆症治療薬の透析患者への応用など総合的対応が必要であろう．

文　献

1）Tentori F, McCullough K, Kilpatrick RD, et al：High rates of death and hospitalization follow bone fracture among hemodialysis patients. Kidney Int 2014；85：166-173　観察研究（前向き）
2）Wakasugi M, Kazama JJ, Taniguchi M, et al：Increased risk of hip fracture among Japanese hemodialysis patients. J Bone Miner Metab 2013；31：315-321　観察研究（後ろ向き）
3）Wakasugi M, Kazama JJ, Wada A：Hip fracture trends in Japanese dialysis patients, 2008-2013. Am J Kidney Dis 2018；71：173-181　観察研究（後ろ向き）
4）Danese MD, Kim J, Doan QV, et al：PTH and the risks for hip, vertebral, and pelvic fractures among patients on dialysis. Am J Kidney Dis 2006；47：149-156
5）Jadoul M, Albert JM, Akiba T, et al：Incidence and risk factors for hip or other bone fractures among hemodialysis patients in the Dialysis Outcomes and Practice Patterns Study. Kidney Int 2006；70：1358-1366　観察研究（前向き）
6）Stehman-Breen CO, Sherrard DJ, Alem AM, et al：Risk factors for hip fracture among patients with end-stage renal disease. Kidney Int 2000；58：2200-2205　観察研究（前向き）
7）Sprague SM, Bellorin-Font E, Jorgetti V, et al：Diagnostic accuracy of bone turnover markers and bone histology in patients with CKD treated by dialysis. Am J Kidney Dis 2016；67：559-566
8）Moe SM, Abdalla S, Chertow GM, et al；Evaluation of Cinacalcet HCL Therapy to lower Cardiovascular Events（EVOLVE）Trial Investigators：Effects of cinacalcet on fracture events in patients receiving hemodialysis：The EVOLVE Trial. J Am Soc Nephrol 2015；26：1466-1475　RCT
9）Rudser KD, de Boer IH, Dooley A, et al：Fracture risk after parathyroidectomy among chronic hemodialysis patients. J Am Soc Nephrol 2007；18：2401-2407　観察研究（後ろ向き）
10）Iimori S, Mori Y, Akita W, et al：Diagnostic useful-

第5章

CKD-MBDの予防と治療（透析期）

④ 透析患者の骨折リスク（骨脆弱性）の評価

199

第 5 章　CKD-MBD の予防と治療（透析期）

ness of bone mineral density and biochemical markers of bone turnover in predicting fracture in CKD stage 5D patients—a single-center cohort study. Nephrol Dial Transplant　2012：27：345-351　観察研究（前向き）

11）Kazama JJ, Iwasaki Y, Fukagawa M：Uremic osteoporosis. Kidney Int Suppl（2011）　2013：3：446-450

12）Rix M, Andreassen H, Eskildsen P, et al：Bone mineral density and biochemical markers of bone turnover in patients with predialysis chronic renal failure. Kidney Int　1999：56：1084-1093

13）Malluche HH, Monier-Faugere MC, Blomquist G, et al：Two-year cortical and trabecular bone loss in CKD-5D：biochemical and clinical predictors. Osteoporos Int　2018：29：125-134　観察研究（前向き）

14）Ketteler M, Block GA, Evenepoel P, et al：Executive summary of the 2017 KDIGO chronic kidney disease-mineral and bone disorder（CKD-MBD）guideline update：what's changed and why it matters. Kidney Int　2017：92：26-36

15）Kazama JJ, Koda R, Yamamoto S, et al：Cancellous bone volume is an indicator for trabecular bone connectivity in dialysis patients. Clin J Am Soc Nephrol 2010：5：292-298

16）Naylor KL, Prior J, Garg AX, et al：Trabecular bone score and incident fragility fracture risk in adults with reduced kidney function. Clin J Am Soc Nephrol　2016：11：2032-2040　観察研究（前向き）

17）Iwasaki Y, Kazama JJ, Yamato H, et al：Changes in chemical composition of cortical bone associated with bone fragility in rat model with chronic kidney disease. Bone　2011：48：1260-1267

18）Iwasaki Y, Kazama JJ, Yamato H, et al：Accumu-lated uremic toxins attenuate bone mechanical properties in rats with chronic kidney disease. Bone 2013：57：477-483

19）Bataille S, Fernandez C, Zink JV, et al：The Case｜A hip fracture in a hemodialysis patient. Pathologic right-hip fracture from beta2-microglobulin amyloidosis. Kidney Int　2013：83：1211-1212

20）Yamamoto S, Kazama JJ, Narita I, et al：Recent progress in understanding dialysis-related amyloidosis. Bone　2009：45（Suppl 1）：S39-S42

21）Hoshino J, Yamagata K, Nishi S, et al：Significance of the decreased risk of dialysis-related amyloidosis now proven by results from Japanese nationwide surveys in 1998 and 2010. Nephrol Dial Transplant 2016：31：595-602　観察研究（後ろ向き）

22）Yamamoto S, Kido R, Onishi Y, et al：Use of renin-angiotensin system inhibitors is associated with reduction of fracture risk in hemodialysis patients. PLoS One　2015：10：e0122691　観察研究（前向き）

23）Kato A, Kido R, Onishi Y, et al：Association of serum bicarbonate with bone fractures in hemodialysis patients：the mineral and bone disorder outcomes study for Japanese CKD stage 5D patients（MBD-5D）. Nephron Clin Pract　2014：128：79-87　観察研究（前向き）

24）Przedlacki J, Buczynska-Chyl J, Kozminski P, et al；Mazovia Fracture Study Group：The utility of FRAX$^®$ in predicting bone fractures in patients with chronic kidney disease on hemodialysis：a two-year prospective multicenter cohort study. Osteoporos Int　2018：29：1105-1115　観察研究（前向き）

（山本　卓）

5 カルシフィラキシスの病態と治療

POINT
- CKD-MBDの特殊な病態として，カルシフィラキシスがある．
- 強い疼痛を伴う皮膚潰瘍が主症状であり，体幹部に生じた場合予後不良である．
- 特異的な治療はない．病変部の丁寧な掻爬が予後改善因子として確認されている．
- チオ硫酸ナトリウムの効果は確認されていないが，ほかに治療法がないことから，重症例で用いられることが多い．

I．カルシフィラキシスの概念と病態

カルシフィラキシスは，calcific uremic arteriolopathyとも呼ばれており，おもに末期腎不全患者にみられる，きわめて疼痛の強い皮膚潰瘍を主症状とする疾患である[1),2)]．発症率は，欧米では慢性透析患者の数％と報告されているが，本邦では年間0.01％以下と推定される．

カルシフィラキシス（calciphylaxis）とは，1961年に米国のSelyeらが動物実験を基として提唱した病態を表す造語である[3)]．Selyeらはアナフィラキシーの研究などに多くの業績を残しているが，この実験では，病態の概念としてはanaphylaxisと同様に，感作因子として副甲状腺ホルモン，ビタミンD関連物質などをラットにあらかじめ投与し，刺激因子として金属塩などを投与したところ，皮膚，筋症状を呈したことから，"calciphylaxis"と名付け，皮膚筋炎のモデルとして提唱したものである[3)]．臨床におけるカルシフィラキシスについては，Selyeらの報告以前より，腎不全患者に発症する類似の皮膚病変が報告されていた．1976年Gipsteinらにより皮膚潰瘍を示す11例の症例呈示と，以前からの報告について考察した論文においてカルシフィラキシスという病名が使われ，以後，現在の概念とほぼ一致したカルシフィラキシスという病名が一般化していった[4)]．以後，多くの症例報告，さらに疫学研究などの論文が出されたが，動物実験のカルシフィラキシスとは発症機序，皮膚の病理所見も異なるという点から疾患名としてcalcific uremic arteriolopathyが提唱されている[2)]．しかし，uremiaを伴わない症例でもカルシフィラキシスが報告されており，この病名がすでに広く使われ，概念も確定しつつあることから，あえて変更する必要はないであろう．

カルシフィラキシスの原疾患としては，末期腎不全がもっとも多く，膠原病，臓器移植後などに合併して発症した症例が報告されている．きわめて強い疼痛を伴う難治性皮膚潰瘍を主症状としている．初期症状として下腿，体幹などに有痛性紫斑が見られ，この紫斑が数日から数週で皮膚潰瘍へと発展する．この皮膚潰瘍は，単発性の場合もあるが多くは多発性であり，数週から数カ月を経て広範な局面へと進行する（図）．病変の部位により，近位型（肘関節，膝関節より近位，体幹部，陰茎を含む）と遠位型（肘関節，膝関節より遠位）に分類されることが多い．上肢よりも下肢に発症することが多く，われわれの

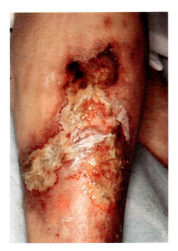

図 カルシフィラキシスの典型的な皮膚所見
下腿の皮膚潰瘍と周囲の紫斑がみられる．また，発症後3カ月以上経過していることから，一部瘢痕治癒している部分が混在する．

全国調査結果でも75％の症例で下肢のみに発症がみられた[1]．近位型のほうが予後不良であるが，とくに，そのなかでも，陰茎単独に発症する場合は，下肢などに発症する例と比べて予後が不良であることが報告されている[5]．非常にまれであるが肺などの内臓臓器にカルシフィラキシスを発症したことが報告され，内臓カルシフィラキシスと呼んでいるが[6]，その概念が明確ではなく，症例も少なく，一般にカルシフィラキシスは皮膚カルシフィラキシスを指す．皮膚・内臓カルシフィラキシスともに，基本的な病理像は，小動脈の中膜石灰化，内膜肥厚に基づく細胞・組織障害，壊死とされるが異論もある．

II．カルシフィラキシスの原因

発症原因は，まったく不明である．さまざまな危険因子が同定されている[7〜12]．欧米では，二次性副甲状腺機能亢進症を含むカルシウム・リン代謝異常がとくに重要な発症因子としてされている．われわれ研究班の調査結果では，低アルブミン血症，ワルファリン治療が発症時の危険因子として同定された[7]．この報告以後，ワルファリン服用例でのカルシフィラキシス発症が注目され，症例報告も続いたことから，同剤の添付文書が2017年に改訂され，重大な副作用として掲載されている．このほかに，全身的ステロイド治療，女性，肥満，糖尿病などが危険因子として報告されているが，原因を明らかとするものではない．

III．カルシフィラキシスの診断

病理所見も含めて gold standard となるような単一な検査所見はなく，臨床症状を主体として，病理所見を参考として診断される．診断基準としては，われわれが全国調査に基づき作成した診断基準（表1）が唯一存在し[1]，症例報告などに用いられつつある．この診断基準は，腎不全症例である場合は，生検を行わなくとも臨床所見から確診することが可能である．これまでの報告などでは生検による病理組織診が最終診断とされていることが多いが，非特異的であるという意見もあり，また，生検自体が病状を悪化させる可能性もあることから積極的には推奨しない．潰瘍の掻爬を行った場合などに，病理標本を採取することが望ましい．表2に挙げた疾患の鑑別のためにクリオグロブリン，抗核抗体，抗リン脂質抗体などの測定を行う．

皮膚症状から，とくに鑑別を必要とするものは糖尿病性壊疽と，壊死性筋膜炎である．カルシフィラキシスが指趾端に生じた場合，糖尿病などによる動脈閉塞に基づく病変との鑑別は事実上不可能に近い場合があり，この場合は生検を注意して行う必要がある．また，壊死性筋膜炎は，感染症状が著しく，経過も早い場合が多く，日数が経てば鑑別されることと，細菌感染に対する治療は，カルシフィラキシスでも壊死性筋膜炎でも強力に行

❺ カルシフィラキシスの病態と治療

表1　カルシフィラキシス診断基準案

以下の臨床症状2項目と皮膚病理所見を満たす場合，または臨床症状3項目を満たす場合カルシフィラキシスと診断される．

【臨床症状】
① 慢性腎臓病で透析中，または糸球体濾過率15 ml/min 以下の症例．
② 周囲に有痛性紫斑をともなう2ヶ所以上の皮膚の有痛性難治性潰瘍．
③ 体幹部，上腕，前腕，大腿，下腿，陰茎に発症する，周囲に有痛性紫斑をともなう皮膚の有痛性難治性潰瘍．

【皮膚病理所見】
皮膚生検は，可能な場合に実施する．臨床症状の2項目を満たす場合，他の疾患との鑑別困難な場合は，特に皮膚生検を行うことを推奨する．特徴的な皮膚生検所見は下記の通りである．
皮膚の壊死，潰瘍形成とともに，皮下脂肪組織ないし真皮の小〜中動脈における，中膜，内弾性板側を中心とした石灰化，および，浮腫性内膜肥厚による内腔の同心円状狭窄所見を認める．

> 注：特に潰瘍，紫斑が極めて強い疼痛をともなうことは重要な症状である．

〔林　松彦，他：透析会誌　2012；45：551-557[1]より改変引用〕

表2　カルシフィラキシスと鑑別を要する疾患

【参考所見】
下記除外診断のために，ガドリニウム造影剤使用歴調査と抗核抗体，クリオグロブリン定量，抗リン脂質抗体の各測定を行う．カルシフィラキシスに特異的な検査所見はない．

【除外診断】
糖尿病性壊疽，ヘパリン起因性血小板減少症（heparin-induced thrombocytopenia：HIT）にともなう皮膚壊死，ワルファリンによる皮膚壊死，全身性皮膚硬化症，Nephrogenic systemic fibrosis 初期病変，コレステロール塞栓，蜂窩織炎，クリオグロブリン血症，ハイドレアによる皮膚潰瘍，抗リン脂質抗体症候群，低温熱傷，壊死性筋膜炎，下肢静脈瘤にともなう潰瘍病変，異所性石灰化にともなう皮膚症状

〔林　松彦，他：透析会誌　2012；45：551-557[1]より改変引用〕

うことは同じであり，治療上も初期には大きな問題とならない．病理所見については，前述のように小動脈の中膜石灰化，内膜肥厚に基づく細胞・組織障害，壊死が典型的である．

▶ Ⅳ．カルシフィラキシスの治療

病因が不明であり，治療法もランダム化試験などで確認されたものはない．これまでの報告では，基本的な皮膚局所の管理，病変部不良肉芽の搔爬，合併する感染症に対する抗生剤の使用，栄養管理といった一般治療を徹底することでは共通している[13),14)]．危険因子を取り除く意味で，可能であればワルファリンは中止し，腹膜透析症例では血液透析へと移行する．カルシウム・リン代謝異常の改善に加え，二次性副甲状腺機能亢進症に対して

副甲状腺摘出術を行うことが生存率を改善したとの報告があるが[15)]，有意の改善を認めなかったという報告もあり[14)]，その評価は定まっていない．

本邦では，一酸化炭素中毒，潜函病，難治性の皮膚潰瘍などに保険適応が認められている高圧酸素療法も，有効であったという過去の報告がみられる[16)]．装置自体は著しく高価なものではないが，所有する施設が限定されている．

積極的な治療法として本邦ではシアン中毒に保険適応があるチオ硫酸ナトリウム（STS）の可能性が示唆されている[17)〜19)]．STSは，抗酸化作用とカルシウムを融解する作用があり，カルシフィラキシスにも有効であったという症例報告がなされた[17)]．以後，数多くの症例報告がなされ，有効であったことが報告されている[18),19)]一方で，最近の観察研究では，STS使用は生存率に有意の影響を与えていないことが示され[15)]，その有用性は今後さらに検証される必要がある．重症例で用いられる場合が多いが，投与法，投与量について確立されたものはない．これまでの報告では

第5章　CKD-MBDの予防と治療（透析期）

静脈内に25 gのSTSを透析後に30分から1時間かけて投与している場合が多い．STSの短期の副作用としては，チオ硫酸の蓄積によりアニオンギャップ増大性の代謝性アシドーシスを生じることがあり，血液ガス分析を定期的に行う必要がある．医薬品として認可されているので，保険適応外ではあるが，使用可能であり，致死率が50％を上回る疾患であることを考えると，重症例に限って使用を考慮すべきであろう．

　以上述べたように，カルシフィラキシスは，その本態はまったく不明であるが，きわめて生命予後が悪く，自覚症状としての疼痛が非常に強い疾患であり，確実な診断と，可能なかぎりの適切な治療を要する疾患といえる．

▶文　献

1) 林　松彦，高松一郎，吉田　理，他：全国調査に基づくカルシフィラキシス診断基準の提案．透析会誌　2012；45：551-557

2) Rogers NM, Coates PT：Calcific uraemic arteriolopathy：an update. Curr Opin Nephrol Hypertens 2008；17：629-634

3) Selye H, Gentile G, Prioreschi P：Molt induced by calciphylaxis in the rat. Science　1961；134：1876-1877

4) Gipstein RM, Coburn JW, Adams DA, et al：Calciphylaxis in man. A syndrome of tissue necrosis and vascular calcification in 11 patients with chronic renal failure. Arch Intern Med　1976；136：1273-1280

5) Karpman E, Das S, Kurzrock EA：Penile calciphylaxis：analysis of risk factors and mortality. J Urol 2003；16：2206-2209

6) Ng AT, Peng DH：Calciphylaxis. Dermatol Ther 2011；24：256-262

7) Hayashi M, Takamatsu I, Kanno Y, et al：A case-control study of calciphylaxis in Japanese end-stage renal disease patients. Nephrol Dial Transpl 2012；27：1580-1584

8) Bleyer AJ, Choi M, Igwemezie B, et al：A case control study of proximal calciphylaxis. Am J Kidney Dis　1998；32：376-383

9) Mazhar AR, Johnson RJ, Gillen D, et al：Risk factors and mortality associated with calciphylaxis in end-stage renal disease. Kidney Int　2001；60：324-332

10) Fine A, Zacharias J：Calciphylaxis is usually non-ulcerating：risk factors, outcome and therapy. Kidney Int　2002；61：2210-2217

11) Weenig RH, Sewell LD, Davis MD, et al：Calciphylaxis：natural history, risk factor analysis, and outcome. J Am Acad Dermatol　2007；56：569-579

12) Nigwekar SU, Bhan I, Turchin A, et al：Statin use and calcific uremic arteriolopathy：A matched case-control study. Am J Nephrol　2013；37：325-332

13) Weenig RH, Sewell LD, Davis MD, et al：Calciphylaxis：natural history, risk factor analysis, and outcome. J Am Acad Dermatol　2007；56：569-579

14) Lal G, Nowell AG, Liao J, et al：Determinants of survival in patients with calciphylaxis：a multivariate analysis. Surgery　2009；146：1028-1034

15) McCarthy JT, El-Azhary RA, Patzelt MT, et al：Survival, risk factors, and effect of treatment in 101 patients with calciphylaxis. Mayo Clin Proc　2016；91：1384-1394

16) Wilmer WA, Magro CM：Calciphylaxis：emerging concepts in prevention, diagnosis, and treatment. Semin Dial　2002；15：172-186

17) Cicone JS, Petronis JB, Embert CD, et al：Successful treatment of calciphylaxis with intravenous sodium thiosulfate. Am J Kidney Dis　2004；43：1104-1108

18) Sood AR, Wazny LD, Raymond CB, et al：Sodium thiosulfate-based treatment in calcific uremic arteriolopathy：a consecutive case series. Clin Nephrol 2011；75：8-15

19) Nigwekar SU1, Brunelli SM, Meade D, et al：Sodium thiosulfate therapy for calcific uremic arteriolopathy. Clin J Am Soc Nephrol　2013；8：1162-1170

（林　松彦）

6 透析条件，透析液組成は CKD-MBD の進行に影響するか？

POINT
- 高 Ca 透析液は血管石灰化を進行させる可能性がある．
- 低 Ca 透析液の使用で，活性型ビタミン D の増量が可能になり，骨代謝が改善する可能性がある．
- 長時間頻回透析は，透析によるリン除去能に優れている．
- 長時間頻回透析では Ca のネガティブバランスによる骨軟化症を避けるために，透析液 Ca 濃度を高めに保つことが必要である．

▶ はじめに

透析条件のなかで，とくに CKD-MBD に影響を与える要因として，透析液カルシウム（Ca）濃度と，頻回透析についてここでは述べたい．ただ，透析条件と CKD-MBD の関連については，透析条件を変えると，Ca，リン（P），副甲状腺ホルモン（PTH）といった複数の骨代謝マーカーが変化し，活性型ビタミン D や P 吸着薬，Ca 受容体作動薬の処方量も変化するため，その影響は複雑で，透析条件単独の骨代謝への影響を知るのは非常に困難である．

▶ I．透析液 Ca 濃度と CKD-MBD

1．透析液 Ca 濃度と骨代謝マーカー

少し古い研究になるが，35 人の血液透析患者で透析液 Ca 濃度を 3.5 mEq/L から 2.5 mEq/L に変更したときに起こる変化を検討した研究がある．この研究では観察期間中 P 吸着薬，活性型ビタミン D の投与量を変更しないことがプロトコールで定められていた．透析液 Ca 濃度 2.5 mEq/L の場合，透析前後で血中のイオン化 Ca 濃度は変化しなかったが，透析液，濾過液中の Ca を測定すると透析中の Ca ネットバランスはマイナスであった．1 年後 PTH は 175 pg/mL から 313 pg/mL に上昇した[1]．透析液 Ca 単独の影響を考えると透析液 Ca 濃度 2.5 mEq/L では，二次性副甲状腺機能亢進症の悪化が懸念される．しかし，実際には活性型ビタミン D の処方などが変化するため，一般的に透析液 Ca 濃度を下げると，血清 Ca 濃度が下がり，P，PTH，活性型ビタミン D の投与が増加し，透析液 Ca 濃度を上げると逆の変化が起こる[2]～[9]．

日本の 8,229 人の維持透析患者のコホート研究（前向き研究）である MBD-5D では，透析液 Ca 濃度 2.5 mEq/L と 3.0 mEq/L 使用患者を比べると 3.0 mEq/L では，血清 Ca が有意に高く，P，PTH，ALP には有意差がなかった．また 3.0 mEq/L では活性型ビタミン D の使用量が有意に低く，炭酸 Ca の使用量も少なかった[10]．

2．透析液 Ca 濃度と血管石灰化，骨組織，骨折

では，透析液 Ca 濃度は，血管石灰化や心血管系イベント，骨組織の変化，骨折などにどのような影響を与えるのだろうか？

第 5 章　CKD-MBD の予防と治療（透析期）

透析液 Ca 濃度 3.0 mEq/L で透析をしている 71 人の患者で，ベースラインと 3 年後の CT で評価した aortic calcification index（ACI）の変化を検討した研究では 3 年の観察期間中に ACI の増加がみられた．ACI の変化率の予測因子を検討したところ，CRP と透析前後の血清 Ca 濃度変化が関係していた．透析液 Ca 濃度が高いと血清 Ca 濃度変化が大きくなることから，高 Ca 透析液と大動脈石灰化に関連があると考えられる[11]．

透析液 Ca 濃度 3.0〜3.5 mEq/L で透析を行っていた 425 人の患者（PTH＜300 pg/mL，ベースラインで活性型ビタミン D 使用患者は除外）を透析液 Ca 濃度 2.5 mEq/L と 3.5 mEq/L にランダムに割り付けた RCT では 2 年間の観察期間中，透析液 Ca 濃度 2.5 mEq/L で血清 Ca が低下し，P，PTH，ALP が上昇した．活性型ビタミン D の使用は透析液 Ca 濃度 2.5 mEq/L で有意に多かった．Ca 含有 P 吸着薬の使用量に変化はなかった．この研究はトルコで行われ，Ca 非含有の P 吸着薬は使用されていない．CT で評価した coronary artery calcification score の進行は透析液 Ca 濃度 3.5 mEq/L で有意に速かった．また 425 人中，108 人が透析液 Ca 濃度変更の前後で骨生検を行っており，骨生検で低回転骨と診断された患者が透析液 Ca 濃度 2.5 mEq/L では 85.0％から 41.8％に減少したのに対し，透析液 Ca 濃度 3.0 mEq/L では変化はなかった．また，透析液 Ca 濃度 2.5 mEq/L で骨形成速度，骨梁幅，骨量が有意に高かった[12]．RCT であるという点で，非常に貴重なデータではあるが，データの解釈については注意が必要で，活性型ビタミン D の使用なしで PTH＜300 pg/mL の患者を対象にしていること，また Ca 非含有の P 吸着薬を使用していないということで，一般の透析患者に当てはまるわけではない．また，透析液 Ca 濃度 2.5 mEq/L 群で，活性型ビタミン D の使用量が有意に増えていることから両群間でみられ

た差は活性型ビタミン D の効果によるものかもしれない．

これらの結果から高 Ca 透析液は血管石灰化を進行させる可能性があり，透析液 Ca 濃度を下げると，活性型ビタミン D の使用量が増えることもあり，骨代謝を改善するのではないかと考えられる．

透析液 Ca 濃度と全死亡，心血管系イベントの関連は議論のあるところである．DOPPS[13]では，透析液 Ca 濃度が 1 mEq/L 上がるごとに有意に全死亡が多いという結果だったが，心血管系イベントの増加とは有意に関連していない．Japan DOPPS[14]では透析液 Ca 濃度 2.5 mEq/L と＞2.5 mEq/L を比較して全死亡，心血管系の死亡に有意差はない．1 年間の PTH の変化とその後の死亡率を検討した研究で，PTH が high-normal（PTH ＞正常上限の 2 倍）から low（PTH＜正常上限の 2 倍）に変化した群がそれ以外の群に比べて有意に心血管イベントによる死亡率が高かった（調整ハザード比　2.03：1.22〜3.36）．PTH が high-normal から low に変化することの，もっとも有意な予測因子は透析液 Ca 濃度≧3.5 mEq/L であった（フランスのコホートで，透析液 Ca 濃度 2.5 mEq/L 使用者はほとんどなく，3 mEq/L が大半を占め一部が 3.5 mEq/L 以上を使用している）．この結果から，高 Ca 透析液を使用して PTH が下がることが心血管系の死亡につながるのではないかと議論されている[15]．また，われわれが日本透析医学会統計調査のデータに基づいて行った解析[16]では，糖尿病患者で透析液 Ca 濃度≧3mEq/L 使用者では，透析液 Ca 濃度 2.5mEq/L 使用者に比べて心筋梗塞が多く，この傾向はとくに PTH の低い患者で強かった．高透析液 Ca 濃度で心筋梗塞が多いことは，透析前後の血中 Ca 濃度の増加を介していることも示しており，PTH の低い低回転骨の患者に Ca 濃度の高い浸透液を用いると，急激に Ca が流入し骨にとりこめないため，

206

血管石灰化につながるのではないかと考えられる.

Ⅱ. 頻回透析

週3回, 1回4時間の透析 (conventional hemodialysis；CHD) に対し, 頻回透析と呼ばれる透析のなかには, short daily hemodialysis (SDHD) (1日2〜3時間の透析を週5〜6日行う) と nocturnal hemodialysis (NHD) (1日6〜8時間の透析をおもに夜間睡眠中に週5〜6日行う) がある. それぞれ, 骨代謝に与える影響は異なっている.

1. SDHD, NHD と骨代謝マーカー

1) London Daily/Nocturnal Hemodialysis Study

10人の SDHD, 10人の NHD, 20人の CHD を 1.5〜4年間フォローした. 透析液 Ca 濃度は 3.0 mEq/L であった. 9カ月後, 血清 Ca 濃度は CHD では 10.1±0.8 mg/dL, SDHD では 10.7±1.0 mg/dL と差はなかったが, NHD では 9.6±0.6 mg/dL と有意に低下した. そのため, NHD では透析液 Ca 濃度が 3.5 mEq/L に変更された. 血中 P 濃度に差はなかったが, NHD では P 吸着薬はすべて中止となり, 2人の患者で, 低 P 血症を予防するために 9〜12カ月の時点で, 透析液に 0.7 mmol/L の P が添加された. CHD と SDHD では P 吸着薬の使用量には差はなかった. NHD では 15〜18カ月をピークに ALP と PTH の著明な上昇がみられたが, 21カ月では CHD, SDHD と差はなかった. ALP と PTH の上昇に伴い, NHD ではビタミン D の使用量が 15〜21カ月で有意に増加したが, 24カ月では CHD, SDHD と差がなかった.

透析液 Ca 濃度と透析時間をさまざまに変更し, 1回の透析での透析液との間の拡散による Ca 移動が検討された (濾過による除去は含まれていない). 透析液 Ca 濃度 2.5 mEq/L では, 2時間での Ca 移動は −255±255 mg, 4時間では −6.0±243 mg, 6時間では −824±531 mg であった. 一方で, 透析液 Ca 濃度 3.0 mEq/L では, 2時間での Ca 移動は −35.7±183 mg, 4時間では −45.7±74.9 mg, 6時間では −172±288 mg であった.

この結果から, 透析液 Ca 濃度 2.5 mEq/L で長時間頻回透析を行うと P 吸着薬からの Ca 負荷がなくなるうえに, 透析で Ca が除去され, ネット Ca バランスが大きくマイナスに傾くため, NHD では, 透析液 Ca 濃度を 3 mEq/L にすることが一般的となった[17].

2) Frequent Hemodialysis Network (FHN) Daily Trial

CHD と SDHD, NHD を比較した RCT である. CHD の定義は週3回, 2.5〜4時間/回, SDHD の定義は週6回, 1.5〜2.75時間/回, NHD の定義は週6回, 6時間以上/回とされた. SDHD では P が 5.88 mg/dL から1年後には 5.24 mg/dL に下がったのに対し, CHD では P は 5.63 mg から 5.65 mg と変化がなかった. FHN の Nocturnal Trial では NHD では P が 5.74 mg から1年後に 4.38 mg/dL に下がったのに対し, CHD では 5.66 mg から 5.90 mg と漸増した. NHD では P 吸着薬が完全になくなった患者が 73％おり, 42％の患者が低 P 血症を避けるために, 透析液に P を添加していた. 血清 Ca 濃度は Daily Trial でも Nocturnal Trial でも CHD と差がなかったが, NHD では, 透析液 Ca 濃度が ≧3.0 mEq/L の患者が 10％から 28％に増加した. PTH には CHD とそれ以外で差がなかった[18].

2. SDHD, NHD と血管石灰化, 骨組織, 骨折

1日おきの夜間透析 (1回8時間の在宅血液透析) を行っている 50人の患者を高 Ca 透析液 (3.2 または 3.5 mEq/L) と低 Ca 透析液 (2.6 mEq/L) にランダムに割り振って1年間観察した RCT では, 低 Ca 透析液群で透析前

第5章　CKD-MBDの予防と治療（透析期）

のイオン化Caの低下とPTHの上昇がみられたのに対し，高Ca透析液群では変化がみられなかった．1年の観察期間中に，CTで測定した大動脈の石灰化，左室重量係数（left ventricular mass index；LVMI），脈波伝播速度（pulse wave velocity；PWV）に両群で差はみられなかった[19]．

NHDにおける透析液Ca濃度とアウトカムの関連を検討したsystematic reviewではNHDにおいて透析液Ca≧3.0 mEq/Lと＜3.0 mEq/Lを比較するとPTHに差はなかった．骨折や冠動脈疾患をアウトカムにした研究は見つからなかった．透析液Ca≧3.0 mEq/LのNHDと透析液Ca＜3.0 mEq/LのCHDを比べると，NHDでPTHが下がり，骨密度が上昇した．透析液Ca＜3.0 mEq/LのCHDから透析液Ca≧3.0 mEq/LのNHDに切り替えても冠動脈石灰化の進行はなかった．透析前血清Ca，ALPには差はなかった．NHDではCHDに比べてPが有意に下がり，Ca含有P吸着薬の使用量が著明に減少していた．このことから，Canadian Society of NephrologyはNHDでは，透析液Ca濃度を≧3.0 mEq/Lにしても，冠動脈石灰化などの害はなく，PTHの低下や骨密度（bone mineral density；BMD）の改善が得られると議論している[20]．

頻回長時間透析と，骨折の関係についてまとまった数のデータは見あたらないが，興味深い症例報告を紹介したい．透析液Ca濃度が2.5 mEq/Lの透析液で，頻回長時間透析（週4回，1回7時間の在宅血液透析）を行っていた患者で低P血症（1.5 mg/dL程度）が持続した結果，PTH，25（OH）VitD，1,25（OH）VitDが正常であるにもかかわらず，骨軟化症を生じ，病的骨折を繰り返した症例が報告されている[21]．この症例では，透析液のCa濃度を上げ，透析液にPを添加し，活性型ビタミンDの内服処方を増量した後に，2度目の骨生検が行われ，骨軟化症が著明に改

善していた[21]．骨のmineralizationにはCa，Pの両方が必要であるため，頻回透析で，低Ca，低Pを起こすと骨軟化症を起こすと考えられる．

頻回透析と死亡率，心血管系イベントの関連に関する研究はあるが，頻回透析では血圧や体液コントロールも改善することから，骨代謝への影響と分けて論ずることは難しい．

▶文　献

1) Fernández E, Barràs M, Pais B, et al：Low-Ca dialysate stimulates parathormone secretion and its long-term use worsens secondary hyperparathyroidism. J Am Soc Nephrol　1995；6：132-135　観察研究（前向き）

2) Zhang DL, Wang LY, Sun F, et al：Is the dialysate Ca concentration of 1.75 mmol/L suitable for Chinese patients on maintenance hemodialysis? Calcif Tissue Int　2014；94：301-310　観察研究（前向き）

3) Mohliha Vila P, Sanchez Perez P, Garrigos Almerich E, et al：Marked improvement in bone metabolism parameters after increasing the dialysate calcium concentration from 2.5 to 3 mEq/L in nonhypercalcemic hemodialysis patients. Hemodial Int　2008；12：73-79　観察研究（前向き）

4) Sakai Y, Otsuka T, Ohno D, et al：Clinical Benefit of the Change of Dialysate Calcium Concentration From 3.0 to 2.75 mEq/L. Ther Apher Dial　2014；18：181-184　観察研究（前向き）

5) Iumi M, Shriai K, Ito K, et al：Is 2.5 mEq/L the Optimal Calcium Concentration of Dialysate in the Use of Sevelamer Hydrochloride? A Study of the Dialysate Calcium Concentration Recommended by K/DOQI Guidelines. Ther Apher Dial　2005；9：24-31　観察研究（前向き）

6) Hamano T, Oseto S, Fujii N, et al：Impact of lowering dialysate calcium concentration on serum bone turnover markers in hemodialysis patients. Bone 2005；36：909-916　観察研究（前向き）

7) Lezaic V, Pejanovic S, Kostic S, et al：Effects of Lowering Dialysate Calcium Concentration on Mineral Metabolism and Parathyroid Hormone Secretion：A Multicentric Study. Ther Apher Dial 2007；11：121-130　観察研究（前向き）

8) Holgado R, Haire H, Ross D, et al：Effect of a low calcium dialysate on parathyroid hormone secretion in diabetic patients on maintenance hemodialysis. J Bone Miner Res　2000；15：927-935　観察研究（前

❻ 透析条件，透析液組成は CKD-MBD の進行に影響するか？

向き）

9) Yamada S, Ueki K, Tokumoto M, et al：Effects of lowering dialysate calcium concentration on mineral and bone disorders in chronic hemodialysis patients：conversion from 3.0 mEq/L to 2.75 mEq/L. Ther Apher Dial 2016；20：31-39 観察研究（前向き）

10) Fukagawa M, Komaba H, Onishi Y, et al：Mineral metabolism management in hemodialysis patients with secondary hyperparathyroidism in Japan：Baseline data from the MBD-5D. Am J Nephrol 2011；33：427-437 コホート研究（前向き）

11) Yamada K, Fujimoto S, Nishiura R, et al：Risk factors of the progression of abdominal aortic calcification in patients on chronic hemodialysis. Nephrol Dial Transplant 2007；22：2032-2037 観察研究（前向き）

12) Ok E, Asci G, Bayraktaroglu S, et al：Reduction of dialysate calcium level reduces progression of coronary artery calcification and improves low bone turnover in patients on hemodialysis. J Am Soc Nephrol 2016；27：2475-2486 RCT

13) Young EW, Albert JM, Satayathum S, et al：Predictors and consequences of altered mineral metabolism：The dialysis outcomes and practice patterns study. Kidney Int 2005；67：1179-1187 観察研究（前向き）

14) Kimata N, Albert JM, Akiba T, et al：Association of mineral metabolism factors with all-cause and cardiovascular mortality in hemodialysis patients：The Japan dialysis outcomes and practice patterns study. Hemodial Int 2007；11：340-348 観察研究（前向き）

15) Merle E, Roth H, London GM, et al：Low parathyroid hormone status induced by high dialysate calcium is

an independent risk factor for cardiovascular death in hemodialysis patients. Kidney Int 2016；89：666-674 観察研究（前向き）

16) Tagawa M, Hamano T, Sueta S, et al：Higher dialysate calcium concentration is associated with incident myocardial infarction among diabetic patients with cow bone turnover：a longitudinal study. Sci Rep 2018；8：10060

17) Fayez A, Kortas C, Leitch R, et al：Nocturnal but not short hours quotidian hemodialysis requires an elevated dialysate calcium concentration. J Am Soc Nephrol 2014；14：2322-2328 観察研究（前向き）

18) Daugirdas JT, Chertow GM, Larive B, et al：Effects of frequent hemodialysis on measures of CKD mineral and bone disorder. J Am Soc Nephrol 2012；23：727-738 RCT

19) Masterson R, Blair S, Polkinghorne KR, et al：Low versus high dialysate calcium concentration in alternate night nocturnal hemodialysis：A randomized controlled trial. Hemodial Int 2017；21：19-28 RCT

20) Zimmerman DL, Nesrallah GE, Chan C, et al：Dialysate calcium concentration and mineral metabolism in long and long-frequent hemodialysis：A systematic review and meta-analysis for a Canadian Society of Nephrology Clinical Practice Guideline. Am J Kidney Dis 2013；62：97-111 システマティックレビュー

21) Hanudel MR, Froch L, Gales B, et al：Fracture and osteomalacia in a patient treated with frequent home hemodialysis. Am J Kidney Dis 2017；70：445-448 症例報告

（田川美穂）

第5章 CKD-MBDの予防と治療（透析期）

7 腹膜透析患者におけるCKD-MBD

POINT
- 腹膜透析は連続的に行う緩徐な浄化法のため，治療のタイミングに関わらず血中カルシウム（Ca），リン，副甲状腺ホルモン（PTH）値は比較的一定の値を示す．
- 腹膜透析患者の血中リン，Ca，PTH値の目標値は血液透析患者に準じるが，血液透析患者では条件の悪い透析前値を基準値にしていることに留意すべきである．
- 腹膜透析患者では，高リン血症・低Ca血症の回避が重要である．
- リン値は，基準外の高値が確認された時点で介入対象と認識して対応する必要がある．
- Ca値については，残腎機能が存在する場合に経腎的Ca喪失が予想されるため，とくに導入期においては適正な血中Ca濃度の維持に配慮する．

はじめに

血液透析患者と同様，腹膜透析患者においてもカルシウム（Ca），リン異常は生命予後に対する独立危険因子であり，腹膜透析患者においてもその特性を十分に理解したうえで適正なCKD-MBD管理を行うことが重要である．

腹膜透析患者においてもCa非含有リン吸着薬，Ca受容体作動薬の血液透析患者と同様の有効性が確認されており，血中リン，Ca，副甲状腺ホルモン（PTH）値の目標値は血液透析患者に準じる[1]．しかしながら，留意すべき腹膜透析の特性として，連続的に行う緩徐な透析であること，溶質除去に関しては残存腎機能に依存していること，薬物療法のみならず患者個々の状態に応じた透析液Ca濃度処方を実施できることなどが挙げられる．腹膜透析患者においては，これらの特性を生かしたCKD-MBD管理を行っていく必要がある．本稿では，現行の日本透析医学会（JSDT）による診療ガイドラインの論拠とされた既存のエビデンスを示すとともに，最近の知見も含めて，リン・Caを中心に腹膜透析における骨・ミネラル代謝の特徴を概説する．

I. 腹膜透析患者のCKD-MBD診療：概要と最近の流れ

1. JSDTによるCKD-MBDの診療ガイドライン（2012年）

CKD-MBD診療のガイドラインとしては，2006年に日本透析医学会より「透析患者における二次性副甲状腺機能亢進症治療ガイドライン」（JSDT旧ガイドライン）[2]が提示されている．しかしながら，これは血液透析患者のみの医学情報を根拠として，血液透析患者に適用されることを前提に作成されたものであった．このガイドラインの改訂版として，2012年に日本透析医学会より「慢性腎臓病に伴う骨・ミネラル代謝異常（CKD-MBD）の

診療ガイドライン」(JSDT 新ガイドライン)[1]が提示された．JSDT 新ガイドラインは，保存期，腎移植後，小児，そして腹膜透析患者をも対象としたガイドラインとして作成されており，今日のわが国における腹膜透析患者に関する CKD-MBD 管理の指針として用いられている．

2. KDIGO の CKD-MBD ガイドラインの改訂（2017 年）と腹膜透析

上記ガイドラインの発表以降の大きな進展としては，2017 年に KDIGO（the Kidney Disease Improving Global Outcomes）の CKD-MBD ガイドラインが8年ぶりに改訂されたことが挙げられる．旧版からの，本章に関わるおもな変更点としては，高用量の Ca 含有 P 吸着薬使用をより制限するような方向の記述がなされた点，二次性副甲状腺機能亢進症治療における Ca 受容体作動薬の位置づけが変化(Ca 受容体作動薬の使用がより推奨され，活性型ビタミン D 製剤は併用療法として推奨されるようになった) した点，これを受けて，低 Ca 濃度透析液の使用を重視する立場が減弱した点などが挙げられる[3]．

▶ II．腹膜透析患者に関する既存のエビデンス

JSDT 新ガイドラインのおもな論拠となったオランダでの検討：NECOSAD study

NECOSAD study は，2006 年に発表された，腹膜透析と血液透析の各治療法の CKD-MBD 管理の問題点を比較した唯一の大規模研究で，586 例の腹膜透析患者データ・1,043 例の血液透析患者データを用いた前向き研究である[4]．以下，本研究における検証結果の要点を示す．

リンについては，腹膜透析・血液透析ともに，「リン（P）>5.5 mg/dL」および「Ca×P >55 mg^2/dL^2」の際に，有意に心血管疾患(CVD)に関連する死亡の危険度が高かった．

一方，Ca については，血液透析患者が「Ca 高値（Ca>9.5 mg/dL）」の際に CVD 関連入院の危険度が高かったのに対し，腹膜透析患者では逆に「Ca 低値（Ca<8.4 mg/dL）」の際に CVD 関連入院の危険度が高かった．

PTH 値については，intact PTH（iPTH）値に基づいた層別解析において，血液透析患者では「iPTH 低値（iPTH<150 pg/mL）」の際に CVD 関連入院の危険度が上昇する傾向が示されたが，腹膜透析患者では CVD 関連入院・CVD 関連死亡・総死亡のいずれにおいても，低 iPTH および高 iPTH に関連したリスクは検出されなかった．

以上の検討結果から，少なくとも高リン血症および高 Ca・P 積の危険性については，腹膜透析・血液透析ともに共通していると考えられた．しかしながら，Ca 値および iPTH 値の臨床的意義は，両治療法の間で異なっている可能性が高いと考えられた．この背景には，腹膜透析独特の Ca 出納が一部関与しているのではないかと推察される（後述）[5]．

▶ III．血清リン濃度の管理

1．腹膜によるリン除去特性

腹膜透析では血液透析と異なり，血液浄化が持続的・連続的に行われるため，リンを含む電解質濃度は曜日・時間にかかわらず比較的一定の値を示す．血液透析患者では1回の治療ごとに血清リン値は急激に低下する一方，腹膜透析患者ではほぼ一定である．上記より，血液透析患者の透析前リン濃度と腹膜透析患者のそれらの濃度が同じである場合，時間で平均した血清リン濃度は腹膜透析患者で高いと推察される．また，腹膜透析によるリン除去は腹膜毛細血管壁を介した透析液への移動によるが，同じ小分子の尿素（60 Da）

とはリン（96 Da）の除去特性は違っている点も重要である．これは，血中のリンの存在様式（pH 7.4）は，PO_4^{3-}（10%），HPO_4^{2-}（50%），$H_2PO_4^{-}$（40%）と陰性荷電していること，リンの15〜20%は蛋白結合していること，親水性リンを水分子が被覆していること等による．このため，腹膜透析のリンクリアランスは，尿素やクレアチニンより低い（例：尿素クリアランス67 L/week/1.73 m^{2}に対してリンクリアランスは36 L/week/1.73 m^2）が，これには患者個々の腹膜機能の違いも影響する（リンクリアランス：High＞High Average/Low Average/Low）．実際の平均的な経腹膜的なP除去量は1日当り200〜300 mg程度であるが，患者個々の総除去量は残腎機能の程度により大きく影響を受ける．

2. リン管理対策

腹膜透析ではこれらの点を念頭に置いてリン管理を行う必要がある．JSDT新ガイドラインでは腹膜透析と透析前の慢性腎臓病を同じ範疇に位置づけており，「腹膜透析患者の場合には基準外の値が確認された時点で介入対象と認識し，経時的変化を見極めつつ迅速かつ適切に対応する必要がある」と述べている．また，腹膜リン除去特性から，腹膜透析だけで適切なリン管理を行うことは困難と捉え，「適正なリン値を維持するために，食事リン制限，リン排泄のための残存腎機能の保持，適宜なリン吸着薬の処方が推奨される（グレード1B）」としている．腹膜透析患者においても血液透析患者同様，Ca含有リン吸着薬の使用は必要最低限にとどめるべきと考えられている．Ca含有吸着薬にてカルシフィキラシスの発症が増加したという報告もある．現在までの報告を見るかぎり，腹膜透析患者におけるCa非含有リン吸着薬（炭酸ランタン，セベラマー塩酸塩，クエン酸第二鉄，スクロオキシ水酸化鉄）のリン降下作用は血液透析例とほぼ同程度と考えられる．腎

機能が低下した例でリン管理の増悪が認められた場合，適切な透析量が確保されているかを確認する必要があるとともに腹膜機能がLow Average/Lowの場合，腹膜リン特性を勘案し，透析処方の変更も必要である（例：APDからCAPDへの変更，PDからPD＋HD併用療法への変更）．

▶ IV. 血清 Ca 濃度と PTH 濃度の管理

1. 経腹膜的な Ca 出納と透析液の Ca 濃度について

現行の腹膜透析液のCa濃度は，大きく高Caと低Caの2種類に分類できる．この濃度の違いがミネラル・骨代謝に与える影響はきわめて大きい．

日本で本格的に腹膜透析療法が開始されたのは欧米諸国とほぼ同時期の1980年で，末期腎不全患者では多くの場合，低Ca血症を呈するため，腹膜透析の透析液のCa濃度は血清Ca濃度よりも高い3.5〜4.0 mEq/Lに設定された（高Ca透析液）．この濃度設定の場合，20〜150 mg/dayの経腹膜的Ca負荷となる[6]．しかしながらこの時期はリン吸着薬としておもにCaを含有しない水酸化アルミニウムが使用されていたため，多くの場合Ca過負荷は問題にならなかった．

その後，血液透析患者でのアルミニウム毒性が確認され[7]，それに伴いリン吸着薬がアルミニウム塩からCa塩に移行したため，腸管からのCa吸収増加によるCa過負荷という新たな問題が出現するようになった．リン吸着薬としてCa塩が使用された場合，とくに残腎機能が廃絶した患者では排泄機転の存在しないCaは負荷されるばかりとなる．この状況下で必要なCa塩あるいはビタミンD製剤を，高Ca血症を発症させることなく投与するためには，Caの経腹膜的除去量を増大

❼ 腹膜透析患者における CKD-MBD

させる必要が生じた．

　こうした流れのもと低Ca透析液（2.5 mEq/L）が開発され，日本では1994年から使用されている．しかしこの低Ca透析液の使用により経腹膜的Ca出納は負になるため[8]，症例によっては血清Ca濃度の低下，さらには二次性副甲状腺機能亢進症を招きうることが課題として指摘されてきた[9]．さらに国内における高Ca透析液使用者と低Ca透析液使用者とを比較した横断的観察研究で，両者において血清Ca，リン濃度には差がなかったにもかかわらず，後者でPTH濃度が高値であった状況が確認された[10]．

2. 腎性骨症，副甲状腺機能亢進症への対策

　上述したように，高Ca透析液およびアルミニウム塩が使用されていた腹膜透析黎明期には，腹膜透析患者の骨病変は血液透析患者同様に高代謝回転型および混合型骨病変が主であると報告されていた[11]．ところが高Ca透析液およびCa塩が使用されるようになった1990年代前半の報告では，腹膜透析患者の骨病変は低回転骨が特徴とされたが（42.3〜86％）[12),13]，その後の低Ca透析液の臨床導入に伴い一転して副甲状腺機能亢進症が問題となっている[9),14)〜16]．これらの臨床経験から，一般に高Ca透析液を使用した場合Ca負荷・高血清Ca濃度に伴い低回転骨が惹起され，一方で，低Ca透析液を使用した場合Ca喪失・低血清Ca濃度に伴い高回転骨が惹起されると考えられる．

　Ca受容体作動薬のシナカルセト塩酸塩は腹膜透析患者でも血液透析例と同等に有効である．腹膜透析でのCa受容体作動薬による長期臨床効果（骨折リスク，生命予後など）については十分なエビデンスはない．しかしながら，腹膜透析患者は併用療法を経て最終的に血液透析に移行する例が多いことから，同薬剤の位置づけとしては血液透析患者に準じてよいと考えられる．この意味で，より消

化器症状が少ないとされるエボカルセト，PTH抑制効果が強いとされるエテルカルセチドといった新薬をどう使い分けるかは臨床的に重要だろう．とくに，併用療法例で週1回の血液透析施行でのエテルカルセチドの使用の有用性や意義など検討課題と考える．

　最後に，最近，低マグネシウム（Mg）血症の血管石灰化亢進との関連が指摘されている[17]．腹膜透析患者は，透析液のMg濃度が低いことからも低Mg血症に陥りやすい傾向がある．腹膜透析患者を対象とした検証は未だ十分でないが，必要に応じて補充を行うなど，適正な血清Mg濃度の管理に留意する必要があるだろう．

▶ おわりに

　腹膜透析患者のCKD-MBDの検討は血液透析と比べてきわめて限定され，確かな臨床エビデンスも少ない．このため，CKD-MBD管理は血液透析に準じているのが現状であるが，腹膜透析と血液透析では治療特性のうえでいくつかの根本的な違いが存在する．今後，社会的要請から腹膜透析の普及も拡大すると予想されることを踏まえ，患者予後とQOL向上を目指す腹膜透析のCKD-MBD管理を確立していくことが必要と考える．

▶ 文　献

1) 日本透析医学会：慢性腎臓病に伴う骨・ミネラル代謝異常の診療ガイドライン．透析会誌　2012；45：301-356
2) 日本透析医学会：透析患者における二次性副甲状腺機能亢進症治療ガイドライン．透析会誌　2006；39：1435-1455
3) 重松　隆，小岩文彦：Dialysis therapy, 2016 year in review—7. CKD-MBD．透析会誌　2017；50：761-764
4) Noordzij M, Korevaar JC, Bos WJ, et al：Mineral metabolism and cardiovascular morbidity and mortality risk：peritoneal dialysis patients compared with haemodialysis patients. Nephrol Dial Transplant　2006；21：2513-2520 観察研究（前向

5）寺脇博之，中山昌明：腹膜透析患者における CKD-MBD. 臨牀透析　2013；29：59-64

6）重松　隆，中山昌明，横山啓太郎，他：安定期 CAPD 患者におけるカルシウムの動態―腹膜透析液中のカルシウム動態と存在様式．日腎会誌　1988；30：955-962

7）Willis MR and Savory J：Aluminum poisoning：dialysis encephalopathy, osteomalacia, and anaemia. Lancet　1983；2（8340）：29-34

8）川口良人，太田和夫，中川成之輔，他：2.5 mEq/L カルシウム濃度透析液（BLLC）を用いた continuous ambulatory peritoneal dialysis 療法による臨床的有用性の検討―多施設における臨床成績．腎と透析　1992；32：1002-1017

9）寺脇博之，笠井健之，小林英之，他：低カルシウム腹膜透析液が骨代謝に与える影響．日腎会誌　1998；40：252-257

10）Yamamoto H, Kasai K, Hamada C, et al：Differences in corrective mode for divalent ions and parathyroid hormone between standard- and low-calcium dialysate in patients on continuous ambulatory peritoneal dialysis―result of a nationwide survey in Japan. Perit Dial Int　2008；28（Suppl. 3）：S128-S130　観察研究（後ろ向き）

11）Zucchelli P, Catizone L, Casanova S, et al：Renal osteodystrophy in CAPD patients. Mineral Electrolyte Metab　1984；10：326-332　観察研究（前向き）

12）Rodriguez-Perez JC, Plaza C, Torres A, et al：Low turnover bone disease in CAPD patients. Adv Perit Dial　1992；8：376-380　観察研究（前向き）

13）Sherrard DJ, Hercz G, Pei Y, et al：The spectrum of bone disease in end-stage renal failure―An evolving disorder. Kidney Int　1993；43：436-442　観察研究（前向き）

14）Weinreich T, Ritz E and Passlik-Deetjen J：Long-term dialysis with low-calcium solution（1.0 mmol/L）in CAPD：effects on bone mineral metabolism. Perit Dial Int　1996；16：260-268　RCT

15）Duncan R, Cochrane T, Bhalla C, et al：Low calcium dialysate and hyperparathyroidism. Perit Dial Int　1996；16（Suppl. 1）：s499-s502　観察研究（前向き）

16）Haris A, Sherrard DJ and Hercz Z：Reversal of adynamic bone disease by lowering of dialysate Calcium. Kidney Int　2006；70：931-937　RCT

17）Heaf JG：Chronic kidney disease-mineral bone disorder in the elderly peritoneal dialysis patient. Perit Dial Int　2015；35：640-644

（種本史明，伊藤雄伍，中山昌明）

8 アミロイド関連骨関節症

POINT
- アミロイド関連骨関節症は，透析アミロイドーシスの部分症状であり，CKD 患者の骨折の一因となりうる．
- アミロイド関連骨関節症の予防・治療は透析アミロイドーシス全般と共通するものであり，骨折予防のため，CKD-MBD と骨粗鬆症を含めた総合的な治療介入が必要である．

はじめに

アミロイド関連骨関節症は，β_2-ミクログロブリン（β_2-m）を前駆蛋白質とするアミロイドが沈着した結果，破壊性脊椎関節症，アミロイド関節症，手根管症候群，骨嚢胞など多彩な症状を呈する透析アミロイドーシスの部分症状である．本症は CKD-MBD の骨異常や骨粗鬆症などの他の病態と複合的に作用することにより，透析患者の骨折発症に影響する可能性がある．

I．アミロイド関連骨関節症の成因

アミロイド関連骨関節症は透析アミロイドーシスの部分症状であり，アミロイド沈着までのメカニズムは各部位で共通している．CKD，とくに透析患者で増加する β_2-m がその立体構造を部分的に変化させることにより分子が重合し，アミロイド線維を形成・伸長する．その過程には β_2-m の血中濃度増加，組織への蓄積を必要条件として，β_2-m の立体構造変化および形成されたアミロイド線維の安定化に作用する生体分子があると考えられている．β_2-m モノマーは血液透析患者血中では立体構造が変化していることが明らかにされている[1]．また 76 残基がアスパラギン酸からアスパラギンに変異した β_2-m は全身性アミロイドーシスを発症することが報告されている[2]．β_2-m 以外では，これまでの基礎研究からグリコサミノグリカン，プロテオグリカンなどの細胞外マトリクスやリゾリン脂質，脂肪酸などがアミロイド線維形成・伸長を促進することが示されている[3]．現時点では基礎研究科から示される候補分子ではあるが，今後臨床的な検証が必要である．

沈着した β_2-m アミロイド線維は組織を占拠し機械的圧迫の原因となる，あるいはアミロイドが周囲の炎症反応を惹起することにより，手根管症候群，アミロイド関節症，破壊性脊椎関節症など多彩な骨関節症を呈するほか，消化管，心臓，血管などに沈着することにより臓器障害も呈する．β_2-m アミロイド線維の形成から沈着までは，どの障害部位でも共通していると考えられるが，沈着後の過程は各部位によって異なる．たとえば，破壊性脊椎関節症では脊椎領域に β_2-m アミロイドが沈着した後に，アミロイド周囲に炎症反応が生じ，結果，椎体の骨侵食や骨嚢胞，亜脱臼を生じる．一方，アミロイド関節症は大腿骨頭などの大関節に骨嚢胞を認めることが多い．

第5章　CKD-MBD の予防と治療（透析期）

▶ II．アミロイド関連骨関節症の臨床病態

　アミロイド関連骨関節症は透析アミロイドーシスの部分症状である．透析アミロイドーシスは長期透析患者に高頻度に発症する腎臓病関連疾患の一つである．透析アミロイドーシスの初発症状となることが多い手根管症候群は透析期間の長期化に伴い発症頻度が増加する[4),5)]．また，弾撥指もアミロイド関連骨関節症の部分症状であるが，手根管症候群と同様に発症頻度が高い[6)]．破壊性脊椎関節症やアミロイド関節症は透析期間が20年以上で増加した[4)]．近年，透析アミロイドーシスの発症が減少している可能性が示唆されている．日本透析医学会による慢性透析患者の手根管症候群のための手術既往は1998年に全体で5.5%であったのに対し，2010年では4.3%であった[5)]．透析液の清浄化の向上やβ_2-m 除去効率の良い透析療法の施行が要因として考えられ，10年間の透析療法の進歩を感じることができるが，長期透析患者でアミロイド関連骨関節症は今なお ADL/QOL を損なう重要な合併症である．

▶ III．アミロイド関連骨関節症の診断

　アミロイド関連骨関節症の診断は，おもに画像と病理組織からなされる．以下に示す「アミロイドーシス診療ガイドライン2010」では透析関連アミロイドーシスを全身性アミロイドーシスとして骨関節症のみならず臓器障害などを考慮し，臨床的診断と病理診断からなる．一方，「CKD-MBD 診療ガイドライン」では，画像的手法を用いた診断が推奨されており，その所見が詳細に記されている．両ガイドラインを適切に使用することにより，全身性疾患としての透析関連アミロイ

表1　「慢性腎臓病に伴う骨・ミネラル代謝異常の診療ガイドライン」より提唱された透析アミロイド症関連骨症の診断と治療

1）透析アミロイドーシスに伴う骨合併症は画像的手法によって診断することを推奨する[*1]．
2）透析アミロイドーシスに伴う骨合併症の発症・進展を遅延させるためには，血液浄化療法の工夫をすることが望ましい[*2]．

[*1]脊椎/脊髄病変の診断には MRI の使用が有用である．
[*2]β_2ミクログロブリン吸着カラムを用いた直接血液吸着の併用は自他覚症状を軽減させる．
〔文献7）より引用〕

ドーシスと CKD-MBD の骨異常に関与するアミロイド関連骨関節症を評価し，早期の対策が講じられることが望まれる．

1．CKD-MBD 診療ガイドライン

　「CKD-MBD 診療ガイドライン」における透析アミロイドーシス関連骨症の診断は画像的手法によって行うことを推奨している（表1）[7)]．

　画像的手法による診断は透析アミロイドーシスに伴う溶骨性変化に有用である．とくに X 線では明らかでない脊椎/脊髄病変でも MRI によって脊髄病変を発見できることもある．破壊性脊椎関節症は X 線で脊椎間腔の狭小化，椎体の骨侵食や骨嚢胞，亜脱臼を認め，進行すると MRI で脊髄病変を認める．また囊胞性骨病変は，X 線で手根骨，大腿骨などにおいて骨嚢胞を認める．手根管内の滑膜を中心に β_2-m アミロイドが沈着することにより，同部を走行する正中神経が圧迫され，手指の感覚障害，運動障害をきたす手根管症候群では，画像的手法のほかに臨床所見，神経伝達速度が診断に有用である．

2．アミロイドーシス診療ガイドライン2010

　厚生労働科学研究費補助金 難治性疾患克服研究事業 アミロイドーシスに関する調査

❽ アミロイド関連骨関節症

表2　厚生労働科学研究費補助金　難治性疾患克服研究事業　アミロイドーシスに関する調査研究班から提唱された透析アミロイドーシスの診断基準（アミロイドーシス診療ガイドライン2010）

【臨床的所見】

主要症状	副症状
1．多関節痛	6．骨折
2．手根管症候群	7．虚血性腸炎
3．弾撥指	8．その他
4．透析脊椎症	皮下腫瘤（amyloidoma）
破壊性脊椎関節症	尿路結石
脊柱管狭窄症	
5．骨囊胞	

【病理学的所見】

1）病変部より採取した組織の Congo red 染色陽性所見かつ偏光顕微鏡での緑色偏光所見

2）抗 β_2-ミクログロブリン抗体に対する免疫組織学的陽性所見

【診断基準】

① 臨床的診断例
　　主要症状のうち，2項目以上が認められる例
② 臨床的疑い例
　　主要症状1項目と副症状1項目以上が認められる例
③ 病理学的診断例
　　臨床的診断例，臨床的疑い例のうち病理学的所見1）が確認される例
④ 病理学的確定診断例
　　1）かつ2）の病理学的所見が確認される例

【除外診断】

a）変形性関節症，関節リウマチ，化膿性関節炎，痛風，偽痛風などは除外する
b）変形性脊椎症，化膿性脊椎炎などは除外する

〔文献8）より引用〕

研究班は「アミロイドーシス診療ガイドライン2010」を発表し，そのなかの全身性アミロイドーシスの一つとして，本症に対する診断基準を提唱している（**表2**）[8]．

「アミロイドーシス診療ガイドライン2010」における本症の診断では，病理組織学的検討からなる病理学的側面だけでなく，特徴的な臨床症状からなる臨床的側面の診断が提案されている．すなわち臨床的所見として，本症の特徴的な症状である手根管症候群，関節症，弾撥指，透析脊椎症，骨囊胞の主要症状のほか，骨囊胞に起因することが多い骨折，腸管にアミロイドが沈着した際に生じうる虚血性腸炎，皮膚病変などが挙げられている．これら臨床的所見と合わせて臨床的診断例，臨床的疑い例，病理学的診断例，あるいは病理学的確定診断例と分けている．いずれの診断例でも本症の治療を行うよう推奨されている．

第 5 章 CKD-MBD の予防と治療（透析期）

以上から，両ガイドラインを参考に，全身性疾患として透析アミロイドーシス，さらに局所の病変としてアミロイド関連骨関節症を診断，評価する．

▶Ⅳ. アミロイド関連骨関節症の予防と治療（表3）

アミロイドーシス関連骨症の対策は，①全身的なアミロイド沈着進展の予防と，②発症した骨・関節症それぞれに対する治療，に分けられそれらを総合的に行う必要がある．

1. 全身的なアミロイド沈着進展の予防

全身的なアミロイド沈着進展の予防となりうる透析療法はⅡ型透析器を使用した血液透析，血液透析濾過，あるいはβ_2-m 吸着カラムの使用などによるβ_2-m の除去の増加と，そのほかに透析液の清浄化が挙げられる．横断的に透析アミロイドーシスの発症と血中β_2-m 値を比較しても相関は認めないが[5),9)]，高値が長期間続くことにより体内にβ_2-m が蓄積し，発症を促進する可能性が考えられる[10)]．その点で，β_2-m の除去に優れるハイパフォーマンス膜透析器の使用，血液透析濾過がアミロイド関連骨関節症の発症予防に有効であることはいくつかの臨床研究でも報告されている[11)～13)]．治療法にかかわらず血中β_2-m クリアランス 80％以上では手根管症候群の発症の減少と関連することが報告された[5)]．

2. 発症したアミロイドーシス関連骨関節症に対する治療

1）β_2-m 吸着カラム

β_2-m 吸着カラムは通常の血液透析器の上流に直列に接続し，β_2-m を選択的に吸着除去する直接血液灌流型吸着器である．使用の適応は，①手術または生検によりβ_2-m によるアミロイド沈着が確認されている，②透析

表3 アミロイド関連骨関節症の予防・治療法

1. β_2-ミクログロブリン（β_2-m）の除去
   - β_2-m 吸着カラム
   - Ⅱ型透析器を使用した血液透析
   - 血液透析濾過

2. 症状の緩和
   - β_2-m 吸着カラム
   - 薬物療法
     非ステロイド性消炎鎮痛薬
     少量ステロイド薬
   - 整形外科的治療
     手根管症候群：手根管開放術
     破壊性脊椎関節症：前方/後方固定術あるいは拡大術
     大腿骨骨折などは人工骨頭置換術，固定術

3. その他
   - 透析液の清浄化

歴が 10 年以上であり，以前に手根管開放術を受けている，③画像診断により骨囊胞像が認められる，のいずれも満たす場合に使用する．沈着したアミロイドを減少させた報告はないが，β_2-m の除去[14),15)]，症状の緩和[14)～16)]，および骨囊胞の縮小[17)]に有効であったとの報告が散見される．

2）薬物療法

一般的に非ステロイド性消炎鎮痛薬を使用し，効果が不十分であれば，少量ステロイド薬の使用が行われる．しかし長期的なステロイド治療は副作用の問題もあり，とくに高齢者での使用は短期間に限定するべきである．

3）整形外科的治療

重度の関節痛，神経症状の出現，ADL の低下の場合，部位と症状により整形外科的手術の適応を考慮する．手根管症候群に対して手根管開放術が直視下あるいは内視鏡下で行われる．破壊性脊椎関節症は画像所見より臨床症状や理学的所見を優先し，手術適応を決定する．障害脊椎に対し，前方/後方固定術あるいは拡大術が行われる．ほか，大腿骨骨折などは人工骨頭置換術，固定術が行われる．長

期透析患者ではしばしば術後感染症を合併することが多く，重度なアミロイドーシス関連骨関節症は周術期において生命予後に関連するため，十分なインフォームド・コンセントのうえ手術の施行を決定する．

おわりに

近年の血液浄化療法の改良，診療ガイドラインの実践により，アミロイド関連骨関節症への対応の改善が期待される．CKD患者，とくに長期透析患者の骨折にはCKD-MBDが関連する骨病変，骨粗鬆症と透析アミロイドーシスが複合的に関与している可能性がある．それぞれの病態をより詳細に解明し，長期透析患者のADL/QOLおよび生命予後の改善につながることが望まれる．

文 献

1）Motomiya Y, Uji Y, Ando Y：Capillary electrophoretic profile of beta2-microglobulin intermediate associated with hemodialysis. Ther Apher Dial 2012；16：350-354

2）Valleix S, Gillmore JD, Bridoux F, et al：Hereditary systemic amyloidosis due to Asp76Asn variant beta2-microglobulin. N Engl J Med 2012；366：2276-2283

3）Naiki H, Okoshi T, Ozawa D, et al：Molecular pathogenesis of human amyloidosis：Lessons from beta2-microglobulin-related amyloidosis. Pathol Int 2016；66：193-201

4）Yamamoto S, Kazama JJ, Maruyama H, et al：Patients undergoing dialysis therapy for 30 years or more survive with serious osteoarticular disorders. Clin Nephrol 2008；70：496-502 観察研究（後ろ向き）

5）Hoshino J, Yamagata K, Nishi S, et al：Significance of the decreased risk of dialysis-related amyloidosis now proven by results from Japanese nationwide surveys in 1998 and 2010. Nephrol Dial Transplant 2016；31：595-602 観察研究（後ろ向き）

6）Nishi S, Hoshino J, Yamamoto S, et al：A multicenter cross sectional study for bone-articular lesions associated with dialysis related amyloidosis in Japan. Nephrology（Carlton） 2017；［Epub ahead of print］ 観察研究（後ろ向き）

7）Fukagawa M, Yokoyama K, Koiwa F, et al：CKD-MBD Guideline Working Group；Japanese Society for Dialysis Therapy：Clinical practice guideline for the management of chronic kidney disease-mineral and bone disorder. Ther Apher Dial 2013；17：247-288

8）厚生労働科学研究費補助金 難治性疾患克服研究事業 アミロイドーシスに関する調査研究班：アミロイドーシス診療ガイドライン2010. 27-31, 2010

9）Gejyo F, Homma N, Suzuki Y, et al：Serum levels of beta 2-microglobulin as a new form of amyloid protein in patients undergoing long-term hemodialysis. N Engl J Med 1986；314：585-586

10）Dember LM, Jaber BL：Dialysis-related amyloidosis：late finding or hidden epidemic? Semin Dial 2006；19：105-109

11）Kuchle C, Fricke H, Held E, et al：High-flux hemodialysis postpones clinical manifestation of dialysis-related amyloidosis. Am J Nephrol 1996；16：484-488

12）Wizemann V, Lotz C, Techert F, et al：On-line haemodiafiltration versus low-flux haemodialysis. A prospective randomized study. Nephrol Dial Transplant 2000；15（Suppl 1）：43-48 RCT

13）Nakai S, Iseki K, Itami N, et al：An overview of regular dialysis treatment in Japan（as of 31 December 2010）. Ther Apher Dial 2012；16：483-521 観察研究（後ろ向き）

14）Gejyo F, Kawaguchi Y, Hara S, et al：Arresting dialysis-related amyloidosis：a prospective multicenter controlled trial of direct hemoperfusion with a beta2-microglobulin adsorption column. Artif Organs 2004；28：371-380 RCT

15）Abe T, Uchita K, Orita H, et al：Effect of beta（2）-microglobulin adsorption column on dialysis-related amyloidosis. Kidney Int 2003；64：1522-1528 RCT以外の介入研究

16）Gejyo F, Amano I, Ando T, et al：Society of β2-Microglobulin Adsorption Therapy；Survey of the effects of a column for adsorption of β2-microglobulin in patients with dialysis-related amyloidosis in Japan. Ther Apher Dial 2013；17：40-47 観察研究（前向き）

17）Kuragano T, Inoue T, Yoh K, et al：Effectiveness of beta（2）-microglobulin adsorption column in treating dialysis-related amyloidosis：a multicenter study. Blood Purif 2011；32：317-322 観察研究（後ろ向き）

（山本 卓）

第 6 章

CKD-MBDの予防と治療（腎移植後）

腎移植後の低リン血症（急性期，慢性期）

POINT
- 腎移植後には低リン血症が高頻度に認められるが，その機序は腎移植後の急性期と慢性期とで異なる．
- 腎移植後急性期ではFGF23を中心とした多因子，慢性期ではおもにPTHが低リン血症を惹起する．
- 腎移植後の低リン血症の予防のためには，移植前のMBD管理を十分に行う必要がある．

はじめに

低リン血症は，腎移植後に高頻度に認められる所見である．その病態にはリン代謝における副甲状腺ホルモン（PTH），fibroblast growth factor（FGF）23が中心に関わっており，保存期慢性腎臓病（CKD）とは病態が異なる．本項ではおもに腎移植後の急性期および慢性期でのリン代謝の病態について述べる．

I．腎移植後の血清リン値の推移

図1に腎移植後の血清リン値およびTmP/GFR（腎機能で補正したリン再吸収閾値）の推移を示す[1]．

1．急性期

腎移植後急性期では移植前の末期腎不全期の高PTH血症および高FGF23血症が引き継がれ，その作用によって高頻度に低リン血症を引き起こす．生体腎移植後の90％以上の症例で基準値を下回るリン値を認め，約50％の症例では血清リン値が2.0 mg/dLを下回った[1]．つまり，移植後の急な腎機能回復のあとも，腎不全期のリン排泄機構がしばらく持続し，腎移植後1週間で最低血清リン値（1.9±1.2 mg/dL）を認め，以後緩徐に漸増して基準値に達する[1]．

2．慢性期

腎移植後の長期的なリン代謝の推移についてはまだ多くは報告されていない．腎移植前のmineral bone disorder（MBD）の影響に

221

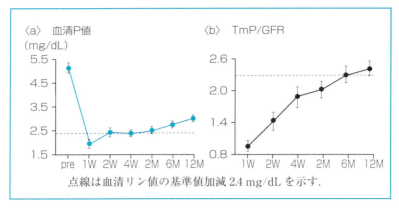

図1 腎移植後血清リン値とTmP/GFRの推移
〔Kawarazaki H, et al：Ther Apher Dial 2011；15：481-487[1]より引用〕

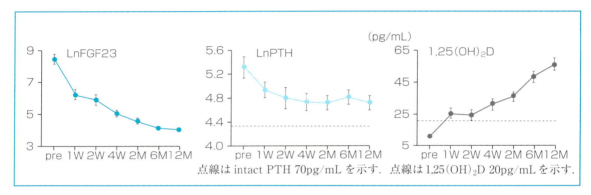

図2 腎移植後FGF23（LnFGF23），PTH（LnPTH），1,25水酸化ビタミンDの推移
〔Kawarazaki H, et al：Ther Apher Dial 2011；15：481-487[1]より引用〕

加えて移植後の免疫抑制薬，さらには移植腎の機能低下など多因子が関係してくるため，個体差が大きいことが予想される．しかし，一般的な保存期CKDと比較して，持続するリン利尿亢進とともに血清リン値は低めであることが報告されている．腎機能が安定した移植後1年以上経過した症例では（CKD 3aくらい），TmP/GFRは低いことが示されている[1),2)]．

II．腎移植後PTH，FGF23，1,25(OH)$_2$Dの推移

図2に移植後のPTH，FGF23，1,25(OH)$_2$Dの推移を示す[1)]．

1．急性期

移植直後のピークからPTH，FGF23は漸減していくが，それぞれ漸減の程度が異なる．FGF23は透析直前の異常高値〔4,645.0（600.0〜18,175.0）pg/mL〕から比較的急速に低下し移植1年後まで低下し続ける．それに対してPTHは移植後約1カ月は低下するが，以後は比較的安定する．1,25(OH)$_2$Dは移植後漸増し続ける．

2．慢性期

移植1年後の腎機能はCKD 3aTで安定となることが多く，そのときのFGF23〔52.0（45.0〜67.3）pg/mL〕[1)]は保存期CKD 3aと同

程度である[3]．それに対して PTH は移植後 1 年経っても 107.0（71.0～205.3）pg/mL と比較的高値を維持している．漸減し続ける FGF23 と比較的高値を維持する PTH，および比較的安定した腎機能が維持されれば，$1,25(OH)_2D$ は漸増を続ける．

Ⅲ．腎移植後低リン血症の病態

腎移植後の血清リン値に影響を与えうる古典的要因（PTH，FGF23，$1,25(OH)_2D$，腎機能）以外の腎移植特有の因子を表に示す．

1．急性期

移植後のこの時期は表に示すように，低リン血症を引き起こす多数の要因が存在するが，なかでも FGF23 の影響は大きい．

2．慢性期

同程度の腎機能を有する CKD 集団と比較しても慢性期移植患者は血清リン値も TmP/GFR も低い[2]．急性期の頃の低リン血症を起こす多くの要因の曝露は減少するなかで，PTH は持続高値を示し，移植 1 年後以降の血清リン値にもっとも影響を与える因子であると推測される[4]．ただし，さらに長い年月が経つと腎機能が悪化する可能性があり，腎機能が血清リン値に大きく影響する可能性がある．移植後も遷延する副甲状腺機能亢進症（tertiary hyperparathyroidism または persistent secondary hyperparathyroidism と表現される）の原因として，移植前の透析歴，

表　腎移植後低リン血症に関連する非古典的因子

- 糖質コルチコイド
- カルシニューリン阻害薬
- mTOR 阻害薬
- 代謝性アシドーシス
- 腎移植時の腎虚血再灌流

PTH 高値が関連することが報告されている[2),5]．つまり，PTH 分泌を制御するビタミン D 受容体とカルシウム（Ca）感受性受容体の減少・消失を伴う結節性過形成が，移植後も PTH 高値が持続する原因と考えられる．

Ⅳ．腎移植後低リン血症の影響と対応

腎移植後低リン血症は骨密度低下に関連するという報告があるものの，低リン血症の各種臓器への直接的な影響と PTH 高値，FGF23 高値，ビタミン D 不足による影響を区別することは難しい．リンは遺伝情報伝達（DNA，RNA），生体エネルギー代謝（ATP），細胞膜の構成（リン脂質）など，体内の恒常性を保つ重要な化合物であり，過度な低下はそれらを傷害するものと想像される．よって，血清リン値が 1～1.5 mg/dL を下回るようなとき，さらには脱力などの筋症状を呈するときには補充することが推奨される．ただし，リン補充は PTH，FGF23 の分泌促進，リン排泄量を増加させて尿路結石を惹起しうることから，不用意にはするべきではない．また，腎移植後の遷延する PTH 高値と低リン血症には移植前の副甲状腺機能亢進が関連していることが示されており[5]，移植前のシナカルセト塩酸塩による PTH 管理の有効性が示唆されている[6]．移植後のシナカルセトの使用についても高 Ca 血症，低リン血症への有効性が報告されている[7]が長期的な MBD への有効性を示した報告が乏しいうえに，日本では保険適応の問題がある．移植後のビタミン D 補充は高 Ca 血症を助長する可能性があり，使用には注意を要する．

まとめ

腎移植後の低リン血症は頻回に遭遇するが，移植後急性期と慢性期ではその機序が異

第6章　CKD-MBD の予防と治療（腎移植後）

なる．腎移植後低リン血症の予防は現時点では移植前の MBD 管理を厳密に行うことが最善の策であると思われ，また移植後の MBD 評価も定期的に行うべきと思われる．

文　献

1) Kawarazaki H, Shibagaki Y, Fukumoto S, et al：Natural history of mineral and bone disorders after living-donor kidney transplantation：a one-year prospective observational study. Ther Apher Dial 2011；15：481-487　観察研究（前向き）

2) Tomida K, Hamano T, Ichimaru N, et al：Dialysis vintage and parathyroid hormone level, not fibroblast growth factor-23, determines chronic-phase phosphate wasting after renal transplantation. Bone 2012；51：729-736

3) Shigematsu T, Kazama JJ, Yamashita T, et al：Possible involvement of circulating fibroblast growth factor 23 in the development of secondary hyperparathyroidism associated with renal insufficiency. Am J Kidney Dis　2004；44：250-256

4) Sirilak S, Chatsrisak K, Ingsathit A, et al：Renal phosphate loss in long-term kidney transplantation. Clin J Am Soc Nephrol　2012；7：323-331

5) Kawarazaki H, Shibagaki Y, Fukumoto S, et al：The relative role of fibroblast growth factor 23 and parathyroid hormone in predicting future hypophosphatemia and hypercalcemia after living donor kidney transplantation：a 1-year prospective observational study. Nephrol Dial Transplant　2011；26：2691-2695　観察研究（前向き）

6) Evenepoel P, Sprangers B, Lerut E, et al：Mineral metabolism in renal transplant recipients discontinuing cinacalcet at the time of transplantation：a prospective observational study. Clin Transplant 2012；26：393-402　観察研究（前向き）

7) Evenepoel P, Cooper K, Holdaas H, et al：A randomized study evaluating cinacalcet to treat hypercalcemia in renal transplant recipients with persistent hyperparathyroidism. Am J Transplant　2014；14：2545-2555　RCT

（河原崎宏雄）

② 腎移植後の高カルシウム血症

POINT
- 血清 Ca 値は腎移植後早期より 1 年間にわたり上昇しており，高 Ca 血症の頻度はその定義と移植後の時期により変動する．
- 副甲状腺ホルモンによる骨からの溶出に加えて，腎における再吸収の増加や腸管からの吸収増加があり，腎移植後高 Ca 血症は必ずしも高回転骨ではない．
- 高 Ca 血症は，腎移植後 3 カ月時点ですでに腎石灰沈着を助長し，移植腎予後や生命予後に影響を及ぼす．
- Ca 受容体作動薬を投与されている症例では MBD の管理が良好であっても，腎移植前に副甲状腺摘出術が必要な腫大がないか画像評価を行うことが望ましい．

I. 概　要

腎移植後の高カルシウム（Ca）血症の頻度は，11〜59％と報告により相違がある[1)〜3)]．高 Ca 血症の定義の違いに加えて移植後の時期に依っており，Reinhardt らは，高 Ca 血症〔>2.62 mmol/L（10.5 mg/dL）〕を呈する割合は，移植後 3 カ月で 52％，1 年で 23％，2 年では 10％であったと報告している[2)]．腎移植前の intact PTH が 65 pg/mL を超える 246 例の検討では，腎移植後 4 週まで血清 Ca 値は急激な上昇を認め，その後は緩徐に低下するものの移植後 12 カ月まで血清 Ca 値は移植時より高い状態が持続する．とくに，腎移植前の intact PTH が 300 pg/mL を超える症例については，移植後 8 週をピークに高 Ca 血症（>10.2 mg/dL）を 48.2％に認めた[4)]．また，血清 Ca 値は，低アルブミン血症がある場合に補正が必要であるが，腎移植後の尿細管性アシドーシスによりイオン化 Ca 値との解離を生じるため，代謝性アシドーシスを認める場合にはイオン化 Ca での評価が求められる[3)]．

II. 病態生理

腎機能が低下し，食事として摂取したリンが尿中に十分に排泄できない状態となるとリンの蓄積が起こり，リン利尿ホルモンとして骨からは FGF23 が，副甲状腺からは副甲状腺ホルモン（PTH）の分泌が亢進する．FGF23 は腎臓に作用して 1α 水酸化酵素を阻害しビタミン D の活性化を抑制し，腸管からの Ca 吸収を抑えて，低 Ca 血症をきたす．リン負荷および低 Ca 血症は，腎機能低下が進行し持続する間，副甲状腺を刺激し，びまん性過形成という病理学的な変化をきたす．副甲状腺は，長径 10 mm（体積で 500 mm^3）を超えるまで腫大すると，結節性過形成と呼ばれる状態に進行する．

腎移植によって腎機能が改善すると，骨の PTH に対する感受性が回復し，骨芽細胞を介して破骨細胞が活性化し，また，遠位尿細管からの Ca 再吸収の増加，ビタミン D 活性化を介し腸管からの Ca 吸収も増加することで血清 Ca は上昇する．一方，副甲状腺細胞のビタミン D 受容体や Ca 感知受容体の発現も回復し，慢性腎臓病の保存期・透析療法を

第6章 CKD-MBDの予防と治療（腎移植後）

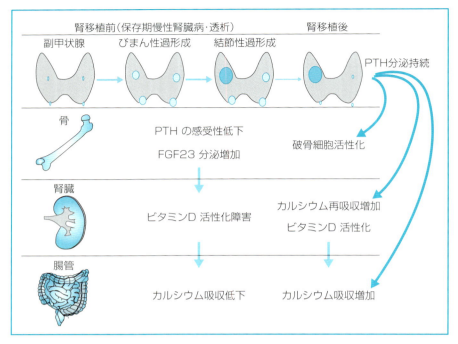

図1 腎移植後の高Ca血症の概念図

行っている期間に増殖していた副甲状腺細胞はアポトーシスをきたし，腎移植後1年ほどでPTHの分泌は低下，血清Ca値も正常化する[5]．ところが，結節性過形成となった副甲状腺では，腎機能が回復してもビタミンD受容体やCa感知受容体の発現は低下したままで，アポトーシスが誘導されないためPTHの分泌は腎移植後1年を経過しても低下せず，高Ca血症が遷延する（図1）．

腎移植後に認める高Ca血症のピットフォールと考えられるのが，肉芽腫性疾患で，移植後に徐々に低下していた血清Ca値が急な上昇をみる際には鑑別に挙げることを忘れてはならない．結核やサルコイドーシスで高Ca血症を呈することは知られているが，免疫抑制下の感染症としてアウトブレイクを念頭に治療を要するニューモシスティス肺炎も，腎外の1α水酸化酵素を誘導して高Ca血症を呈する．呼吸器症状が軽微な状態で，高Ca血症を契機にニューモシスティス肺炎を診断された腎移植症例も報告されている[6]．

また，KDIGOのガイドライン[7]では，腎移植後1年を経過し腎機能が保たれながら骨量減少が認められる場合には，ビタミンDや骨吸収抑制薬の投与が推奨されているが，ビタミンDやCa製剤を原因とする高Ca血症にも留意する必要があり，サプリメントを含めた薬剤歴の聴取を行う．

Ⅲ．治療オプション（図2）

1．骨吸収抑制薬

高Ca血症の治療としては，腎性尿崩症による多尿，口渇に備えて飲水を促し尿量確保に努めるが，12 mg/dLを超えると意識障害や脱水による急性腎障害を起こす可能性がある．症候性の場合には生理食塩水による輸液，カルシトニンや骨吸収抑制薬の投与を行う．ただし，RANKLに対する抗体であるデノスマブを除き，骨吸収抑制薬は腎機能低下例では禁忌や慎重投与となっているため注意

❷ 腎移植後の高カルシウム血症

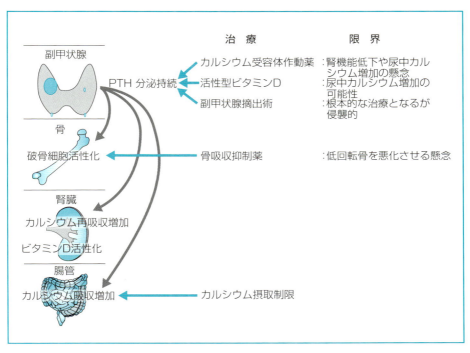

図2　腎移植後の高Ca血症に対する治療オプション

が必要である．さらに，ステロイド投与による骨粗鬆症に対しては骨吸収抑制薬の使用が推奨されるが，腎移植後においては高Ca血症を伴う副甲状腺機能亢進症であっても，骨生検では低回転骨を示す症例が少なくなく，これらの治療介入が骨折リスクを増大させることも懸念される[8]．

2．Ca受容体作動薬

透析療法を施行中にシナカルセトを投与され血清リン値，Ca値，PTHが管理目標内に収められていた症例であっても，腎移植時にシナカルセトが中止されると著明な高Ca血症を呈することを経験する[9]．シナカルセト投与は，腎移植後の副甲状腺機能亢進症に対する適応はないが，Evenepoelらの報告[10]では，腎移植後2年以内で，eGFR≧30 mL/min/1.73 m^2，補正Ca＞10.5 mg/dL（2.63 mmol/L），intact PTH＞100 pg/mLを満たす114例を対象に二重盲検比較試験を行い，シナカルセト投与群で78.9%が補正Ca＜10.2 mg/dLに到達した（対照群は3.5%）．一方で，52週の観察期間で，eGFRは両群間に差はなく，骨密度や骨代謝マーカーにも有意な差を認めなかった．骨密度の改善は期待できないものの，腎移植後に遷延する副甲状腺機能亢進症によって生じる高Ca血症に対してCa受容体作動薬は有効である可能性がある．

3．副甲状腺摘出術

副甲状腺機能亢進症による高Ca血症の根本的な治療は副甲状腺摘出術であると考えられるが，シナカルセト同様に腎移植後に施行すると腎機能が低下することが危惧される．Schwarzらは，腎移植後6カ月が経過してもPTHが高値で血清Ca値が2.6 mmol/L（10.4 mg/dL）を超える78例について副甲状腺摘出術を施行したところ，術後2カ月でクレアチニンクリアランスが20%以上低下した症例が47%あったと報告している[11]．一方で，腎移植後6カ月経過して腎機能が安定しており（eGFR≧30 mL/min/1.73 m^2），PTHが高

第6章　CKD-MBD の予防と治療（腎移植後）

値〔iPTH≧15 pmol/L（141 pg/mL）〕，補正
Ca≧2.63 mmol/L（10.5 mg/dL），リン≦1.2
mmol/L（3.7 mg/dL）を満たす 30 例につい
て，シナカルセト投与と副甲状腺摘出術を比
較した RCT においては，シナカルセト投与
群では 12 カ月後の eGFR が有意に低下して
いたが，副甲状腺摘出術を行った群では有意
な低下を認めなかった[12]．さらに血清 Ca 値
の正常化率はシナカルセトで 67％であった
のに対し，副甲状腺摘出術では 100％であり，
骨代謝マーカーについても，骨形成マーカー
は両群とも著明な変化を認めないものの，骨
吸収マーカーはシナカルセトで有意な上昇，
副甲状腺摘出術では有意な低下を認め，骨密
度は副甲状腺摘出術でのみ改善を認めた[12]．

4. ビタミン D 製剤

　低 Ca 血症を伴う続発性の副甲状腺機能亢
進症に，もっとも使用される治療薬であるビ
タミン D 製剤は，腎移植後においても副甲状
腺機能亢進症の治療に用いられる．Amer ら
が行った RCT において，腎移植 3 日後から
パリカルシトール 1 μg を内服し，高 Ca 血症
がなければ 2 μg まで増量するプロトコール
において，高 Ca 血症を伴う副甲状腺機能亢
進症の発症が，対照群の 63％と比較しパリカ
ルシトール投与群では 29％と有意に低下し
た[13]．一方でパリカルシトール投与群では 51
例中 4 例に著明な高 Ca 尿症（＞500 mg/day）
を認めた．ビタミン D 製剤は，高 Ca 血症が
軽度か顕在化する前であれば，治療の選択肢
の一つとなるかもしれない．

▶ Ⅳ. 予後と治療介入

　腎移植後早期には血清 Ca 値が高い状態で
あっても 1 年ほどで正常化してくることが多
いために，高 Ca 血症が軽度で無症候性であ
れば，腎移植後 1 年間は経過観察されること
が少なくない[14]．しかしながら，303 例の腎

移植患者を集めた研究において，移植後 3 カ
月の補正 Ca＞10.5 mg/dL はレシピエントの
生命予後の独立した危険因子であり，移植後
12 カ月の補正 Ca＞10.5 mg/dL は移植腎予後
の独立した危険因子であることが報告されて
いる[15]．推定される機序としては，移植後早
期の骨ミネラル代謝異常が血管石灰化のサロ
ゲートマーカーとなっている可能性があ
り[16]，移植腎予後との関連については腎への
石灰沈着との関連が示唆される[1),17]．

　治療介入の閾値と時期については，日本透
析医学会のガイドラン[18]では，「移植後 1 年を
経過しても高 Ca 血症（特に補正 Ca≧10.5
mg/dL）および高 PTH 血症（基準値上限以
上）が遷延する場合には，副甲状腺インター
ベンションの適応を検討すること」を推奨し
ている．より早期の介入については確たるエ
ビデンスが存在しないものの，移植後 3 カ月
時点の補正 Ca＞10.5 mg/dL は腎への石灰沈
着や生命予後のリスクとされているので，
Torregrosa ら[14]が提唱しているのは血清 Ca
値が 10.5 mg/dL を超え，intact PTH も 120
pg/mL を超えているような症例については，
早期にシナカルセトを投与して，Ca 値が正
常化しない場合には副甲状腺摘出術を考慮す
る（現時点でシナカルセトは腎移植後の副甲
状腺機能亢進症に保険適応がない）．

　また，シナカルセト投与を移植時に中止す
ると移植後に高 Ca 血症をきたし，移植 3 カ
月後から腎石灰沈着を認める症例が増加する
ことが報告されている[9),19]．Ca 受容体作動薬
の継続を要するという背景には，結節性過形
成に至った副甲状腺腫大があることが考えら
れ，術前に画像評価を行い，予防的な介入と
して，ガイドラインにも記載されているよう
に「生体腎移植の前にインターベンションが
必要な副甲状腺腫大を認めた場合，移植に先
立って副甲状腺インターベンションを行うこ
とが望ましい」[18),20]．

❷ 腎移植後の高カルシウム血症

▶おわりに

腎移植後に補正 Ca 値が 10.5 mg/dL を超えると，移植腎予後や生命予後に関わり，移植後 3 カ月時点でその影響が示唆されているため，腎移植前に副甲状腺腫大を評価することが早期介入につながる可能性がある．さらに，腎移植後においても Ca 受容体作動薬の効果が示されており，今後，投与可能となることが期待される．

▶文　献

1) Çeltik A, Şen S, Yılmaz M, et al：The effect of hypercalcemia on allograft calcification after kidney transplantation. Int Urol Nephrol　2016；48：1919-1925

2) Reinhardt W, Bartelworth H, Jockenhövel F, et al：Sequential changes of biochemical bone parameters after kidney transplantation. Nephrol Dial Transplant　1998；13：436-442　観察研究（前向き）

3) Evenepoel P, Bammens B, Claes K, et al：Measuring total blood calcium displays a low sensitivity for the diagnosis of hypercalcemia in incident renal transplant recipients. Clin J Am Soc Nephrol　2010；5：2085-2092　観察研究（前向き）

4) Wolf M, Weir MR, Kopyt N, et al：A prospective cohort study of mineral metabolism after kidney transplantation. Transplantation　2016；100：184-193　観察研究（前向き）

5) Taniguchi M, Tokumoto M, Matsuo D, et al：Persistent hyperparathyroidism in renal allograft recipients：vitamin D receptor, calcium-sensing receptor, and apoptosis. Kidney Int　2006；70：363-370

6) Ling J, Anderson T, Warren S, et al：Hypercalcemia preceding diagnosis of pneumocystis jirovecii pneumonia in renal transplant recipients. Clin Kidney J　2017；10：845-851

7) Kidney Disease：Improving Global Outcomes (KDIGO) CKD-MBD Update Work Group. KDIGO 2017 clinical practice guideline update for the diagnosis, evaluation, prevention, and treatment of Chronic Kidney Disease-Mineral and Bone Disorder (CKD-MBD). Kidney Int Suppl　2017；7：1-59

8) Borchhardt K, Sulzbacher I, Benesch T, et al：Low-turnover bone disease in hypercalcemic hyperparathyroidism after kidney transplantation. Am J Transplant　2007；7：2515-2521

9) Nakai K, Fujii H, Yoshikawa M, et al：Effect of cina-

calcet cessation on hyperparathyroidism in kidney transplant patients after long-term dialysis therapy. Clin Exp Nephrol　2015；19：1184-1188　観察研究（後ろ向き）

10) Evenepoel P, Cooper K, Holdaas H, et al：A randomized study evaluating cinacalcet to treat hypercalcemia in renal transplant recipients with persistent hyperparathyroidism. Am J Transplant　2014；14：2545-2555　RCT

11) Schwarz A, Rustien G, Merkel S, et al：Decreased renal transplant function after parathyroidectomy. Nephrol Dial Transplant　2007；22：584-591　観察研究（後ろ向き）

12) Cruzado JM, Moreno P, Torregrosa JV, et al：A randomized study comparing parathyroidectomy with cinacalcet for treating hypercalcemia in kidney allograft recipients with hyperparathyroidism. J Am Soc Nephrol　2016；27：2487-2494　RCT

13) Amer H, Griffin MD, Stegall MD, et al：Oral paricalcitol reduces the prevalence of posttransplant hyperparathyroidism：results of an open label randomized trial. Am J Transplant　2013；13：1576-1585　RCT

14) Torregrosa JV, Barros X：Management of hypercalcemia after renal transplantation. Nefrologia 2013；33：751-757

15) Egbuna OI, Taylor JG, Bushinsky DA, et al：Elevated calcium phosphate product after renal transplantation is a risk factor for graft failure. Clin Transplant　2007；21：558-566　観察研究（後ろ向き）

16) Evenepoel P, Lerut E, Naesens M, et al：Localization, etiology and impact of calcium phosphate deposits in renal allografts. Am J Transplant　2009；9：2470-2478　観察研究（前向き）

17) Gwinner W1, Suppa S, Mengel M, et al：Early calcification of renal allografts detected by protocol biopsies：causes and clinical implications. Am J Transplant　2005；5：1934-1941　観察研究（後ろ向き）

18) 日本透析医学会：慢性腎臓病に伴う骨・ミネラル代謝異常の診療ガイドライン．透析会誌　2012；45：301-356

19) Evenepoel P, Sprangers B, Lerut E, et al：Mineral metabolism in renal transplant recipients discontinuing cinacalcet at the time of transplantation：a prospective observational study. Clin Transplant 2012；26：393-402　観察研究（前向き）

20) Nakai K, Fujii H, Ishimura T, et al：Incidence and risk factors of persistent hyperparathyroidism after kidney transplantation. Transplant Proc　2017；49：53-56　観察研究（後ろ向き）

（中井健太郎）

3 腎移植後の骨変化とその予防，治療

POINT
- 腎移植後患者の骨変化には複合的な要因が存在するが，移植後のみならず移植前の状況が骨・ミネラル代謝に大きく影響する．
- 腎移植後患者の骨折リスクは高く，とくに移植後早期発症のリスクが高いとされている．
- 腎移植後の骨変化の評価については，二重エネルギーX線吸収法（DXA）が一部有効であるとの報告があるが，絶対的評価法は確立されていない．
- 腎移植後の骨変化に対し，骨折予防の観点で推奨できる積極的治療方法は現時点ではない．

I. 腎移植後の骨変化

1. 病　態

　腎移植後患者の骨変化にはさまざまな因子が複雑に絡み合うが，大きくは移植に至るまでの間（保存期～透析期）に存在する骨病態と移植後新たに発症する骨病態の二つに分けることができる．

1）移植前から持ち越される骨病態

　移植前（おもに透析期）にみられる骨病態には，二次性副甲状腺機能亢進症に伴う線維性骨炎，活性型ビタミンD製剤使用などで極端に骨代謝回転が抑制され生じる無形成骨，および長期透析に伴うアミロイド骨症などがあげられる．無形成骨に関しては，移植後に骨生検で改善傾向を示すことが報告されているが[1]，アミロイド骨症のように，症状改善は得られても骨病変は不可逆性である病態も存在する．こうした骨の異常は移植後に持ち越されるため，他国と比較し移植待機年数の長いわが国ではとくに移植前の骨変化に注意が必要である．

2）移植後新たに発症する骨病態

　移植後新たに発症する骨病態に関しては，①急激な腎機能改善に伴う骨変化と，②移植後に使用する薬剤による骨変化，③移植後腎不全による新たな二次性副甲状腺機能亢進症に伴う骨変化，に大別することができる．

① 腎機能改善による骨変化

　移植後急激に腎機能が改善し，移植前にみられた尿毒症による骨の副甲状腺ホルモン（PTH）抵抗性が急激に改善することで，骨代謝回転が盛んになり骨塩量は大幅に減少する．骨代謝回転の上昇は低骨塩量と引き換えに骨からのカルシウム（Ca）供給を促し，一方で尿細管機能の回復はPTHを介したビタミンD活性化および尿細管でのCa再吸収とリン（P）排泄を高める．活性型ビタミンDおよび血清Caの上昇は負のフィードバックとして副甲状腺からのPTH分泌を抑え，腫大した副甲状腺の縮小をもたらす．このような電解質やホルモンの動きは移植直後から週単位で起こり[2]，保存期～透析期にみられた二次性副甲状腺機能亢進症の多くは移植後に軽快する．しかし，フィードバック機構の破綻した腺腫性過形成を伴う副甲状腺に関しては，完全に退縮せずに移植後も過剰なPTH

分泌を続ける．結果的に，移植後1年以上経過しても副甲状腺機能の亢進が遷延し（三次性副甲状腺機能亢進症），高PTH，高Ca，低P，骨代謝回転上昇，低骨塩量といった異常が持続する．

② 薬剤による骨変化

移植後の骨変化に影響を与えるもう一つの重要な因子が免疫抑制薬である．とくに多くの患者が長期にわたり内服するステロイド剤は，骨芽細胞に作用し骨形成を抑制する一方で，破骨細胞による骨吸収も促進する．また，骨に対する直接的作用のみならず，Ca代謝や性ホルモンなどを介した間接的作用によっても骨代謝に悪影響を与え，骨塩量減少に加え骨質低下ももたらす．カルシニューリン阻害薬については，シクロスポリンはT細胞を介して破骨細胞を刺激し骨量を減少させることが基礎研究により示されており，タクロリムスも動物実験において骨芽細胞分化を促進することで骨代謝回転を上げ，海綿骨の骨量を減少させることが示唆されている．一方で，ミコフェノール酸モフェチルやアザチオプリンは，動物実験において骨量には影響しないとされている．免疫抑制以外にも多面的効果を示すエベロリムスは，基礎研究においては破骨細胞の形成と活動および骨芽細胞分化を抑制し海綿骨の骨量減少を抑えることが報告されている．

③ 移植後腎不全による骨変化

最後に移植後腎不全による新たな二次性副甲状腺機能亢進症であるが，もともと片腎であることに加え，拒絶反応や薬剤毒性，加齢などの影響により徐々に腎機能が低下していけば，再び移植前と同様の骨病態を呈するようになることは説明するまでもない．

2. 臨床アウトカム

腎移植患者の骨変化に関する臨床アウトカムとしては，Ballらによる大規模観察研究が有名である[3]．これは移植待機中の透析患者と，実際に移植を受けた患者の大腿骨頸部骨折新規発症リスクを比較したもので，少なくとも移植後1〜3年の間は移植患者のほうが透析患者に比べ骨折リスクが高いというものである．わが国と比較し年齢が若く，移植待機年数が短い欧米における結果であり，わが国の移植患者ではさらにリスクが高い可能性がある．一般人口と移植患者の骨折リスクを比較したデータは少なく今後の研究が待たれるが，移植後早期からのリスク管理が重要であることは間違いない．

▶ Ⅱ．腎移植後の骨変化の評価

骨質を調べるゴールドスタンダードは骨生検である．慢性期の腎移植患者を対象とした骨生検の横断的研究によると，約6割で海綿骨の減少と低回転骨がみられ，約4割で石灰化異常を伴っていたとされる[4]．しかし，骨生検は身近なものでなく，当然繰り返し検査することはできない．

より身近で現実的な検査として二重エネルギーX線吸収法（DXA）による骨塩定量がある．現時点で，腎移植患者においてDXAが骨折を予測するという前向き研究は存在しないが，保存期腎不全患者を対象にした前向きコホート研究において，CKDの重症度にかかわらずDXAの骨塩量（BMD）が骨折を予測したと報告され[5]，2017年のKDIGOガイドラインでは腎移植患者が骨粗鬆症の危険因子を有している場合は，DXAのBMD評価を行うことが望ましいとされている[6]．

BMD以外の骨強度指標として骨代謝マーカーが臨床応用されているが，腎移植患者において新規骨折との関連についてまとまった報告はない．近年，移植後早期のPTH高値と皮質骨塩量減少の関係が報告されており[7]，移植3カ月後のPTH高値は骨折リスクを上げることが示されている[8]．PTH高値は移植後長期経過した患者においても大腿骨の

第6章　CKD-MBDの予防と治療（腎移植後）

骨塩量低下と関連することが報告されており[9]，骨折予測因子となりうる可能性がある．

▶Ⅲ．腎移植後の骨変化の予防・治療

移植後に三次性副甲状腺機能亢進症を示した症例では移植時のPTHがより高値であったと報告されていることからも，術前から日常的に副甲状腺管理を行っておくことが重要である．副甲状腺摘出術に関しても，適応基準を満たしていれば，腎移植施行前に済ませておくのが理想的である．それに加えて，腎移植後の骨変化に対し改善を期待することのできる薬剤について，以下に概説する．

1．ステロイド剤の早期減量・離脱

移植後早期にステロイド離脱することにより骨折イベントが減少したとの報告がある[10]．低回転骨を避ける目的でステロイドの投与量を最小限にすることは有効であると考えられているが，拒絶反応を悪化させる可能性もあり，全例でステロイド離脱を期待することはできない．

2．ビスホスホネート製剤

ビスホスホネートの予防的投与が移植直後のBMDの減少に対し有効であったとする報告はある[11]が，現時点において骨折を減少させるという確固たるエビデンスはない．同様に移植後慢性期におけるビスホスホネート使用についても，骨折抑制効果による裏づけがなされておらず，一方で骨代謝回転の低下を助長させる可能性もあり，必ずしも推奨されるものではない．

3．活性型ビタミンD製剤

活性型ビタミンD製剤を移植後早期に使用したRCTにおいて，使用群で有意にPTHを抑制したとの報告がある[12]．しかし，PTH抑制を期待した安易な活性型ビタミンD製剤の使用は，高Ca血症や尿症をもたらすリスクをはらんでおり注意が必要である．

4．テリパラチド

テリパラチドは骨形成促進効果をもつ唯一の薬剤で，骨形成が極端に抑えられたステロイド骨粗鬆症や移植後慢性期の骨病変に対して理論上効果が期待される．副甲状腺摘出術を受け低Ca血症を伴っている移植症例などはとくに良い適応となるだろう．しかし，非常に高価な薬剤であることに加え，腎移植後の骨折抑制効果による裏づけも不十分であるため推奨には至らない．

5．シナカルセト塩酸塩

シナカルセトは現時点で腎移植後患者における保険適応はない．移植後持続的PTH高値患者を対象としたRCT（プラセボ対象）では，高Ca，低P血症の補正にはシナカルセトは有効であったが，BMDの改善効果は認められなかった[13]．一方で高Ca尿症や尿路結石を誘発するとの報告[14]もあり，安易な使用は避けるべきである．

6．デノスマブ

移植後年2回のデノスマブ投与が1年後のBMDを増加させたとの報告がある[15]．しかし，この研究ではBMDが比較的高値であり，コントロール群でBMDの低下がみられなかったことから，骨密度重度低値を呈する患者に対する効果や，骨折抑制効果については不明である．

▶まとめ

移植後の骨病変に対しては，さまざまな因子の絡む複合病態であること，絶対的な評価法が確立されていないこと，明確な骨折抑制効果を示したエビデンスに乏しいことから，治療方針を言及できないのが現状である．今

❸ 腎移植後の骨変化とその予防，治療

われわれにできる確かなことは，移植前の保存期〜透析期に厳格に CKD-MBD 管理を行い（移植前 PTx を含め）移植後に持ち越さないこと，そして移植後も引き続き CKD-MBD に対する問題点を把握・評価し続けていくことである．

▶文　献

1) Cruz EA, Lugon JR, Jorgetti V, et al：Histologic evolution of bone disease 6 months after successful kidney transplantation. Am J Kidney Dis　2004：44：747-756　観察研究（前向き）

2) Kawarazaki H, Shibagaki Y, Fukumoto S, et al：Natural history of mineral and bone disorders after living-donor kidney transplantation：a one-year prospective observational study. Ther Apher Dial　2011：15：481-487　観察研究（前向き）

3) Ball AM, Gillen DL, Sherrard D, et al：Risk of hip fracture among dialysis and renal transplant recipients. JAMA　2002：288：3014-3018　観察研究（前向き）

4) Monier-Faugere MC, Mawad H, Qi Q, et al：High prevalence of low bone turnover and occurrence of osteomalacia after kidney transplantation. J Am Soc Nephrol　2000：11：1093-1099

5) West SL, Lok CE, Landsetmo L, et al：Bone mineral density predicts fractures in chronic kidney disease. J Bone Miner Res　2015：30：913-919　観察研究（前向き）

6) KDIGO 2017 clinical practice guideline update for the diagnosis, evaluation, prevention, and treatment of chronic kidney disease-mineral and bone disorder（CKD-MBD）. Kidney Int Suppl　2017：7：1-50

7) Iyer SP, Nikkel LE, Nishiyama KK, et al：Kidney transplantation with early corticosteroid withdrawal：paradoxical effects at the central and peripheral skeleton. J Am Soc Nephrol　2014：25：1331-1341　観察研究（前向き）

8) Perrin P, Caillard S, Javier RM, et al：Persistent hyperparathyroidism is a major eisk factor for fractures in the five years after kidney transplantation. Am J Transplant　2013：13：2653-2663　観察研究（後向き）

9) Akaberi S, Lindergard B, Simonsen O, et al：Impact of parathyroid hormone on bone density in long-term renal transplant patients with good graft function. Transplantation　2006：82：749-752　観察研究（後向き）

10) Nikkel LE, Mohan S, Zhang A, et al：Reduced fracture risk with early corticosteroid withdrawal after kidney transplant. Am J Transplant　2012：12：649-659　観察研究（後向き）

11) Grotz W, Nagel C, Poeschel D, et al：Effect of ibandronate on bone loss and renal function after kidney transplantation. J Am Soc Nephrol　2001：12：1530-1537　RCT

12) Amer H, Griffin MD, Stequall MD, et al：Oral paricalcitol reduces the prevalence of posttransplant hyperparathyroidism：results of an open rabel randomized trial. Am J Transplant　2013：13：1576-1585　RCT

13) Evenepoel P, Cooper K, Holdaas H, et al：A randomized study evaluating cinacalcet to treat hypercalcemia in renal transplant recipients with persistent hyperparathyroidism. Am J Transplant　2014：14：2545-2555　RCT

14) Seager CM, Srinivas TR, Flechner SM, et al：Development of nephrolithiasis in a renal transplant patient during treatment with Cinacalcet. Ann Transplant　2013：18：31-35

15) Bonani M, Frey D, Brockmann J, et al：Effect of twice-yearly denosumab on prevention of bone mineral density loss in de novo kidney transplant recipients：a randomized controlled trial. Am J Transplant　2016：16：1882-1891　RCT

（米本佐代子，藤井直彦）

4 腎移植後の血管石灰化

POINT
- 腎移植後の血管石灰化もCKD保存期，透析期と同様に心血管疾患や生命予後に関わる重大な合併症である．
- 腎移植後に石灰化の進展速度は透析期に比較して緩やかにはなるが，その程度は患者背景や時期によりさまざまである．
- 腎移植後の血管石灰化に関与するものは，移植前から持ち込まれた因子と，移植後に加わる因子があり，その病態は複雑である．
- 腎移植前から持ち込まれた血管石灰化の程度が，移植後の石灰化進行速度に影響を与える．
- 血管石灰化に対する有効な治療法は現時点ではなく，移植前後における血管石灰化進展予防が重要である．

はじめに

腎移植患者において，心血管疾患（cardiovascular disease；CVD）は，予後につながる重大な合併症である．その発症率は，さまざまなリスク因子で調整後も，一般人よりも高いことが知られている．その背景には，移植前の透析期から持ち込まれた血管病変，とくに血管石灰化が問題となる．慢性腎臓病（CKD）における血管石灰化の機序は複合的であり，おもに糖尿病，年齢，高血圧，喫煙などの古典的リスク因子と，CKD進展に伴う合併症であるCKD-MBDを含めた非古典的リスク因子などが関与する．腎移植後，腎機能は急激に改善し，尿毒症やCKD-MBDの一部は改善する一方で，移植後に残存する異常や，新たに加わる内科的合併症，免疫抑制薬の影響などから，腎移植後の血管石灰化は複雑な経過をたどる．また，血管石灰化を退縮させる有効な治療は現時点ではなく，腎移植前並びに移植後にいかに進展を予防するかが重要となってくる．

本項では，腎移植後のCVD並びに血管石灰化の疫学，血管石灰化進展の病態とその予防について概説する．

Ⅰ．腎移植後におけるCVD

「腎移植臨床登録集計報告（2017）」によると，本邦での腎移植患者の死因のうち，1位は感染症（20％），2位はCVD（15％）であり，脳血管疾患（6％）を合わせると約20％程度が心血管合併症による死亡となる[1]．米国においても，約3割がCVDによる死亡であることが示されている[2]．また，CVD死亡率は，一般住民と比較し透析患者は10〜20倍と非常に高いことが知られているが，腎移植後においても一般住民と比較して3〜5倍であることが報告されており，腎移植患者においてもCVDは予後に関わる重大な合併症である[3]．

腎移植後のCVD発症率は，年間3.5〜5％と報告され，その発症率は一般住民と比較して高いことが知られている[4]〜[6]．待機期間中には，待機年数とともにCVD発症率は上昇

していく一方で，移植後においては，その発症率は軽減される．発症時期としては，移植後3カ月の早期が多く，その後は少し落ち着くものの，移植後に緩徐にCVD発症率は高まってくることが報告されている[7]．腎移植前患者における冠動脈疾患合併率は，報告によりばらつきはあるものの，ハイリスク患者において42〜90％とされている[8]．

以上のことからも，移植前から持ち込まれた血管病変と，その後の血管病変進展が，腎移植患者のCVD発症と関連することがわかる．血管石灰化がCVDのリスク因子であることが，一般住民，CKD保存期，透析患者において報告されているが，腎移植患者においてもCVDのリスク因子であることが報告されている[9]．

▶ II．腎移植後血管石灰化の疫学

腎移植後血管石灰化の進行について検討した報告は少なく，結果もさまざまである．各研究における観察期間やタイミング，患者背景，評価部位・方法の違いや，石灰化スコアのばらつきなどが影響していると考えられる．そのため各研究を比較することは難しいが，参考のために過去の観察研究結果を基に，ベースラインとフォローアップの平均冠動脈石灰化スコアから年間冠動脈石灰化変化率を算出した（表）．

まず，移植後早期を対象とした研究を見ると，Bargnouxらは，83名を対象として，冠動脈石灰化スコアを評価し，移植時から1年間で26.3％の症例に血管石灰化の進展を認め，その変化率は6％/年であった[10]．Oschatzらは，さらに短い期間でも評価し，移植後6カ月で冠動脈石灰化スコアは有意に進展するが（変化率は56％/年），移植後6カ月〜1年では有意な進展を認めなかったと報告している[11]．また，移植後1年以降の報告では，Marechalらは，197名の移植後平均93カ月

の症例において，冠動脈では年間11％（平均値からの算出では13％），胸部大動脈では年間4％の石灰化進展率であったことを報告している[12]．また，Seyahiらの報告では，CVD既往を除外した移植後平均99カ月後の症例において，冠動脈石灰化変化率は20％/年であった[13]．他の研究を含めて表に示すとおり，移植後の血管石灰化進展率は3〜24％/年と報告によりさまざまである[10]〜[17]．糖尿病やCVD既往などの患者背景が異なるため単純に比較することは困難であるが，これらの結果から言えることは，腎移植後に血管石灰化進展は必ずしも止まるわけではなく，その速度は移植後の時期によっても異なる可能性が考えられる．

透析期と比較した研究では，Moeらは，移植後1年間の冠動脈石灰化は有意な進展を認めなかったが，透析患者では有意な進展を認めたと報告している[14]．また，同研究で下行大動脈における血管石灰化も評価され，腎移植患者，透析患者ともに石灰化は進展する傾向にあった．しかし，この研究では，透析患者の背景がmatchされていなかった．一方，Mazzaferroらは，年齢，性別，糖尿病，CVD既往，透析歴などの背景をmatchさせた透析患者をコントロールとして比較検討している[15]．移植後平均6.2年の患者を対象として，2年間の冠動脈石灰化を比較すると，透析患者では56.6％の症例で石灰化進展を認めたが，腎移植患者では12.2％であった[15]．両研究の結果からは，腎移植後は透析患者よりも血管石灰化の進行が遅くなることが推測される．また，一般住民と比較した研究はないが，一般住民を対象とした過去の大規模観察研究結果からは，年間冠動脈石灰化発症率は5〜12％と報告されている[18]．あくまで参考ではあるが，表の結果と比較してみると，腎移植患者の血管石灰化速度は一般住民と同等もしくはやや速い可能性がある．

腎移植後の血管石灰化に関する観察研究に

表　移植後血管石灰化の観察研究

対象時期	患者数	追跡期間(年)	CACS Baseline	CACS Follow up	変化率(%)	年間変化率(%/年)	リスク因子
腎移植期のみを対象とした研究							
Bargnoux[10]　移植直後	83	1	388±955	411±835	6	6	Baseline CAC
Oschatz[11]　移植直後	31	1	716±980	916±1,307 (6カ月) / 890±1,263 (1年)	28 (0～6カ月) / −3 (6カ月～1年)	24	移植前透析歴，喫煙
Roe[16]　移植後 (平均2.6カ月)	112	1.7	368±682	記載なし	—	—	白血球，炎症反応
Schankel[17]　移植後 (平均2.6カ月)	82	1.8	392±748	475±874	21	12	拡張期血圧，移植後腎機能，BMI，baseline CAC
Seyahi[13]　移植後3カ月以降 (99.5±54.0カ月)	150	2.8±0.4	60±175	95±246	56	20	Baseline CAC，中性脂肪，ビスホスホネート
Marechal[12]　移植後1年以降 (93±78カ月)	197	4.4±0.28	616±1,164	957±1,941	55	13 (11%*)	Baseline CAC，CVD既往，スタチン，25(OH)D_3低下
透析期と比較した研究							
Moe[14]　移植直後	38	1.3～1.7	KT 269±472 / D 482±1,089	KT 346±649 / D 1,023±2,680	29 / 112	19 / 75	未検討
Mazzaferro[15]　移植後6カ月以降 (6.2±5.5年)	41	2.1±0.3	KT 660±1,812 / D 1,356±3,471	KT 698±1,830 / D 1,703±4,601	6 / 25	3 / 12	PTH，CRP，fetuin A，OPG

CACS：coronary artery calcification score．KT：kidney transplantation．D：dialysis．CVD：cardiovascular disease．BMI：body mass index．
PTH：parathyroid hormone．CRP：c-reactive protein．OPG：osteoprotegerin
変化率＝(mean $CACS_{follow\ up}$－mean $CACS_{baseline}$)/(mean $CACS_{baseline}$)，年間変化率＝変化率/平均追跡期間(年)，*：論文内に記載された年間変化率

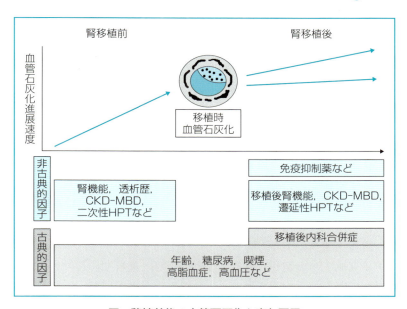

図　移植前後の血管石灰化と寄与因子
CKD-MBD：chronic kidney disease-mineral and bone disorders,
HPT：hyperparathyroidism

おける注意点として，ベースラインの血管石灰化の違いがある．ベースラインの血管石灰化，おもには移植前から持ち込んだ血管石灰化が，移植後の血管石灰化進展度に大きく影響することが知られている．症例ごとにベースラインの血管石灰化は異なり，とくに腎移植症例ではベースラインで石灰化を認めない症例がある程度含まれている．そのほとんどの症例でフォローアップ時にも石灰化を認めないことが示されており，結果を解釈するときに注意が必要である．

III．腎移植後血管石灰化の病態と予防

移植後の血管石灰化進展に寄与する因子としては，年齢，高血圧，糖尿病，高脂血症，肥満，喫煙，CVD既往などの古典的因子に加えて，移植時に持ち込まれた血管石灰化，透析歴，移植後腎機能，ミネラル代謝異常（mineral and bone disorders；MBD），慢性炎症，薬剤などの非古典的因子の関与が指摘されている[4)~6)]．移植後の血管石灰化を理解するうえで大事なことは，移植前のこれらの寄与因子によって進展した"移植時血管石灰化"が，移植後にlegacy effectとして血管石灰化進展に影響を与え，移植後の免疫抑制薬や，残存するもしくは新規に加わる内科合併症などの影響によりさらなる進展につながるという点である（図）．

とくに，移植前の透析期における血管石灰化は，おもにリン，カルシウム，PTHなどのCKD-MBDが主体であることが知られている．移植期に入ってから，腎機能改善とともにCKD-MBDの一部は改善するが，とくに結節性過形成を伴う副甲状腺腫大のように，移植後も残存する異常（遷延性副甲状腺機能亢進症）もあり，これらが移植後の血管石灰化進展に寄与する可能性がある．

血管石灰化に関与する薬剤については，おもに免疫抑制薬であるミコフェノール酸モフェチル（mycophenolate mofetil；MMF），カルシニューリン阻害薬，ステロイド，哺乳類ラパマイシン標的蛋白質（mammalian target of rapamycin；mTOR）阻害薬などがある．MMFは，血管平滑筋細胞増殖の抑制効果や血管内皮障害の改善効果を有することが報告されているが，血管石灰化抑制効果については報告されていない[19]．シクロスポリンは，一酸化窒素（nitric oxide；NO）産生の抑制から血管内皮障害をきたすことが示されている[4]～[6]．mTOR阻害薬は血管平滑筋細胞増殖の抑制や，骨芽細胞様変化の抑制効果が示されており，血管石灰化についても抑制することが報告されている[20]．また，ステロイドは骨代謝や糖・脂質代謝への関与，カルシニューリン阻害薬は高血圧への関与，mTOR阻害薬は脂質代謝への関与が示されており，これらを介して間接的に血管石灰化進展に寄与する可能性が指摘されている．

▶Ⅳ．腎移植後血管石灰化の治療と予防

　残念ながら腎移植患者に限らず，血管石灰化を退縮させる治療法には現在有効なものはなく，血管石灰化進展を予防することが重要である．しかし，移植後血管石灰化への介入を考えるうえで，腎移植患者に限った介入研究は乏しいのが現状である．これまでの腎移植患者を対象とした観察研究や，CKD保存期や透析期からのエビデンスから，まず言えることは，腎移植前から糖尿病や高血圧などの古典的因子や，CKD-MBDなどの非古典的因子を厳格にコントロールし，移植待機期間中にできるだけ血管石灰化を進展させないことが望ましい．また，移植後には，上記のように，腎機能改善に伴い改善する内科合併症がある一方で，遷延性副甲状腺機能亢進症のように残存する異常や，免疫抑制薬による直接的または間接的影響などが新たに加わるため，これらの厳格な管理や調整が移植後血管石灰化進展抑制につながる可能性がある[4]～[6]．今後のエビデンス構築に期待したい．

▶おわりに

　腎移植後の血管石灰化については，エビデンスが乏しく，本邦および海外のガイドラインともに，ほとんど触れられていない．これまでの観察研究の結果からは，血管石灰化の進行は透析期と比較して緩やかになるものの，腎移植後にも進展する可能性がある．また，その進展はCVD発症のリスク因子であることが示されている．移植後のCVD発症や生命予後改善のためには，移植前のCKD保存期，透析期の段階から血管石灰化進行をできるだけ予防し，移植後には移植後内科合併症を厳格に管理することが重要となるだろう．また，移植前からハイリスクである症例においては，移植後に血管石灰化を含めた血管病変について定期的に評価することが望ましいと考えられる．

▶文　献
1) 日本臨床腎移植学会・日本移植学会：腎移植臨床登録集計報告（2017）─2016年実施症例の集計報告と追跡調査結果．移植　2017；52：113-130
2) The United States Renal Data System（USRDS）annual data report 2017
3) Jardine AG, Gaston RS, Fellstrom BC：Prevention of cardiovascular disease in adult recipients of kidney transplants. Lancet　2011；378：1419-1427
4) Cianciolo G, Capelli I, Angelini ML, et al：Importance of vascular calcification in kidney transplant recipients. Am J Nephrol　2014；39：418-426
5) D'Marco L, Bellasi A, Mazzaferro S, et al：Vascular calcification, bone and mineral metabolism after kidney transplantation. World J Transplant　2015；5：222-230
6) Hernandez D, Trinanes J, Armas AM, et al：Vascular damage and kidney transplant outcomes：An unfriendly and harmful link. Am J Med Sci　2017；354：7-16
7) Kasiske BL, Maclean JR, Snyder JJ：Acute myocardial infarction and kidney transplantation. J Am Soc Nephrol　2006；17：900-907　観察研究（後ろ向き）
8) 藤井秀毅：心血管系疾患ハイリスク患者の腎移植．臨牀透析　2017；33：1695-1700

❹ 腎移植後の血管石灰化

9）Nguyen PT, Coche E, Goffin E, et al：Coronary artery calcification：a strong predictor of cardiovascular events in renal transplant recipients. Nephrol Dial Transplant 2010；25：3773-3778 観察研究（前向き）

10）Bargnoux AS, Dupuy AM, Garrigue V, et al：Evolution of coronary artery calcifications following kidney transplantation：relationship with osteoprotegerin levels. Am J Transplant 2009；9：2571-2579 観察研究（前向き）

11）Oschatz E, Benesch T, Kodras K, et al：Changes of coronary calcification after kidney transplantation. Am J Kidney Dis 2006；48：307-313 観察研究（前向き）

12）Marechal C, Coche E, Goffin E, et al：Progression of coronary artery calcification and thoracic aorta calcification in kidney transplant recipients. Am J Kidney Dis 2012；59：258-269 観察研究（前向き）

13）Seyahi N, Cebi D, Altiparmak MR, et al：Progression of coronary artery calcification in renal transplant recipients. Nephrol Dial Transplant 2012；27：2101-2107 観察研究（前向き）

14）Moe SM, O'Neill KD, Reslerova M, et al：Natural history of vascular calcification in dialysis and transplant patients. Nephrol Dial Transplant 2004；19：2387-2393 観察研究（前向き）

15）Mazzaferro S, Pasquali M, Taggi F, et al：Progression of coronary artery calcification in renal trans-plantation and the role of secondary hyperparathyroidism and inflammation. Clin J Am Soc Nephrol 2009；4：685-690 観察研究（前向き）

16）Roe P, Wolfe M, Joffe M, et al：Inflammation, coronary artery calcification and cardiovascular events in incident renal transplant recipients. Atherosclerosis 2010；212：589-594 観察研究（前向き）

17）Schankel K, Robinson J, Bloom RD, et al：Determinants of coronary artery calcification progression in renal transplant recipients. Am J Transplant 2007；7：2158-2164 観察研究（前向き）

18）Kronmal RA, McClelland RL, Detrano R, et al：Risk factors for the progression of coronary artery calcification in asymptomatic subjects：results from the Multi-Ethnic Study of Atherosclerosis（MESA）. Circulation 2007；115：2722-2730

19）Shimizu H, Takahashi M, Takeda S, et al：Mycophenolate mofetil prevents transplant arteriosclerosis by direct inhibition of vascular smooth muscle cell proliferation. Transplantation 2004；77：1661-1667

20）Westenfeld R, Schlieper G, Woltje M, et al：Impact of sirolimus, tacrolimus and mycophenolate mofetil on osteoclastogenesis-implications for post-transplantation bone disease. Nephrol Dial Transplant 2011；26：4115-4123

（河野圭志，藤井秀毅）

第7章

CKD-MBDの治療薬剤

1 活性型ビタミンD製剤（VDRA）

はじめに

　CKD-MBDの疾患概念において二次性副甲状腺機能亢進症（secondary hyperparathyroidism；SHPT）は主要な病態である．SHPTの病態には腎不全に伴うビタミンDの活性化障害が深く関わっており，これまでにさまざまな活性型ビタミンD製剤（VDRA）がSHPTの治療薬として臨床開発され，SHPT治療の発展に寄与してきた．

　一方で，活性型ビタミンDが有する血中カルシウム（Ca）やリン（P）濃度の上昇作用は，生命予後に悪影響を及ぼす病態として広く認識されるようになった．CKD-MBD（SHPT）治療薬であるVDRAによってCKD-MBD（高Caや高P血症）を悪化させるリスクも指摘されており，VDRAのCKD-MBDにおける意義は論争の的となっている．VDRAが作用するビタミンD受容体（VDR）は全身に発現しており，VDRAにはミネラル代謝調節作用のみならず，さまざまな多面的作用を有することも示されており，CKD-MBD治療における役割も変遷を遂げている．

　本稿ではCKD-MBD治療におけるVDRAの現況について解説する．

Ⅰ．SHPT治療の変遷とVDRA

　カルシトリオールの発見から約10年後の1980年代になると，VDRAの開発が精力的に進められた．1981年には本邦初のVDRAとしてアルファカルシドール[1]が臨床開発された．適応症は慢性腎不全や骨粗鬆症，くる病であったが，慢性腎不全によるSHPTに対しても広く使用された．その後1986年に経口カルシトリオールも臨床開発されたが，これらはいずれも高Ca血症により使用量が制限されることもしばしばであった．1990年代に入ると，透析患者のSHPT治療薬開発の戦略としてカルシトリオールやアルファカルシドールで問題となったcalcemic actionを極力抑え，かつ副甲状腺機能をより強力に抑制する副甲状腺選択的なVDRA（SHPT治療薬）の開発が進められた．欧米ではビタミンD_2の誘導体であるパリカルシトールやドキセルカルシフェロールが開発されたのに対し，本邦においては2000年にカルシトリオール（ビタミンD_3）の誘導体であるマキサカルシトール[2]，その翌年にはファレカルシトリオール[3]が臨床開発された（表）．

　このように，1980年代から2000年頃まで

第 7 章　CKD-MBD の治療薬剤

表　SHPT 治療に用いられている VDRA

日　本		欧　米	
発売年	一般名（商品名）	発売年	一般名（商品名）
1981	アルファカルシドール（アルファロール）―経口	1978	カルシトリオール（Rocaltrol）―経口
1986	カルシトリオール（ロカルトロール）―経口	1986	カルシトリオール（Rocaltrol）―静注
2000	マキサカルシトール（オキサロール）―静注	1998	パリカルシトール（Zemplar）―静注
2001	カルシトリオール（ロカルトロール）―静注	1999	ドキセルカルシフェロール（Hectorol）―経口
2001	ファレカルシトリオール（フルスタン，ホーネル）―経口	2000	ドキセルカルシフェロール（Hectorol）―静注
		2005	パリカルシトール（Zemplar）―経口

の約 20 年間は VDRA 開発の時代であり，これらの VDRA の登場により透析患者のSHPT 診療レベルは大きく向上したが，依然としてこれらの VDRA に対して治療抵抗性の SHPT 症例も残存しており，より強力な治療薬の開発が望まれていた．その後，2004 年には欧米において Ca 感知受容体（CaSR）に直接作用し PTH を抑制する CaSR 作動薬であるシナカルセトが臨床応用可能となり，2008 年には本邦でも臨床応用され[4]，2017 年2 月には静注用 CaSR 作動薬のエテルカルセチド[5]が，2018 年中にはエボカルセトが世界に先駆け本邦において臨床応用可能となる．併せて生命予後や石灰化病変，SHPT 対策などの面から P 管理の重要性も認識され，P 吸着薬の開発も進められている．また，高 Ca血症や Ca の過負荷が生命予後悪化と密接に関わっていることも示された．

　こうした背景を踏まえ，SHPT 治療における現在の VDRA の役割は変化を遂げつつある．かつては SHPT 治療の中心的役割を担っていた VDRA であるが，現在は CaSR 作動薬と併用することにより SHPT 管理のみならずその多面性を最大限に発揮することを念頭においた投与法が考慮されるようになっている．

▶ Ⅱ．SHPT とビタミン D 製剤

　腎不全の進行とともに腎でのカルシトリオール産生は低下するために血中カルシトリオール濃度は低下する．さらに，CKD の早期から FGF23（fibroblast growth factor-23）が上昇するため，この FGF23 の上昇によってもカルシトリオール産生は抑制される．カルシトリオールの副甲状腺ホルモン（PTH）分泌や副甲状腺増殖の抑制作用の観点から，VDRA の投与は SHPT 治療戦略の一役を担っている．カルシトリオールの SHPT 治療への応用は 1970 年代に遡り，1980 年代にはその有効性が相次いで報告された[6),7]．しかしながら，副甲状腺組織のびまん性から結節性過形成への増殖進展に伴い VDR 発現は低下するため，重度の SHPT では VDRA の効果が発現しにくい．

　また，カルシトリオール投与による高 Ca血症のリスク回避のために，副甲状腺 VDR選択的に作用する VDRA の開発が進められ，今日では SHPT 治療に幅広く用いられている．これらの VDRA は動物実験においてはカルシトリオールよりも血中 Ca 濃度上昇作用が減弱していることが示されているものの，透析患者への投与では，マキサカルシ

❶ 活性型ビタミン D 製剤（VDRA）

トールやパリカルシトールが，カルシトリオールと比較してPTH抑制に際してCaを上昇させにくいことを示す明確な成績は報告されておらず[8),9)]，臨床現場にはカルシトリオールに比して特徴的な効果を有するVDRAが存在しないのが実情といえる．本邦でのパリカルシトールの臨床開発では，マキサカルシトールに対して非劣性が証明されずに断念された経緯もある[10)]．臨床的に副甲状腺VDRへの選択性がより優れたVDRAの開発が望まれる．

▶Ⅲ．心血管疾患とVDRA

透析患者において心血管疾患は依然として最大死因であり，とくに心不全や血管石灰化などの動脈硬化病変への対策は喫緊の課題となっている．心筋のVDRが欠損したマウスは心筋肥大を呈すること[11)]や，心筋内のレニン-アンジオテンシン系をVDRAが抑制すること[12)]などから，基礎研究ではVDRAの心保護作用が示唆されている．

PRIMO試験[13)]やOPERA試験[14)]は，これらの基礎的知見を検証する保存期CKD患者を対象としたプラセボ対照ランダム化比較試験である．いずれの試験もパリカルシトールの心筋肥大への影響を検討したもので，心筋肥大はMRIによって評価され，パリカルシトールはPTHを有意に正常範囲まで抑制したが，左室心筋重量係数には影響しなかった．その一方でパリカルシトール投与は高Ca血症の発症頻度を有意に上昇させた．この高Ca血症の発症リスクは後述のKDIGOガイドライン改訂内容に反映された．

また，本邦のSHPTを伴わない血液透析患者を対象とした，経口VDRAのアルファカルシドール投与と非投与での4年間の心血管イベントの発症リスクを比較するランダム化比較試験のJ-DAVID試験[15)]も発表された．同試験でもアルファカルシドールの心血管イベント発症抑制効果は見出されなかった．

現在まで，保存期CKD患者，透析患者のいずれにおいてもVDRAの心保護作用を明確に示す結果は得られていない．

▶Ⅳ．診療ガイドラインにおける VDRAの位置づけ

わが国のガイドラインではVDRAが血中CaやP，PTH濃度とは独立して透析患者の生命予後改善と関連するエビデンスを勘案し，血中CaやP値が低値の場合のみならず，管理目標値内であってもVDRAの投与が可能とされている．この際，PやCaと比較してPTHは生命予後との関連性が低かったため，VDRA投与に際してのPTH値の制限は設けられていない．PTH抑制にcalcimimeticsとVDRAのどちらを優先的に用いるかもエビデンスが乏しく明確化までには至っていない．保存期CKD患者へのPTH管理は，Pの管理を十分に行ってもPTHが基準値を超えた場合に経口VDRAの投与は妥当と述べられている．このように2012年時点で発表されたわが国のガイドラインはVDRAに対して支持的な内容となっている．

一方で，2017年に改訂されたKDIGOのガイドラインでは[16)]，2012年以降に発表されたPRIMOやOPERA試験における高Ca血症の発生リスクを踏まえ，保存期ではVDRAのルーチン的使用を回避すべきという，VDRA投与に対し慎重な態度を示す内容となった．その一方で，保存期でも進行しているSHPT患者へのVDRAの投与は妥当との見解を示している．近年，保存期CKD患者においてVDRAや25ヒドロキシビタミンDに抗動脈硬化作用のある可能性が相次いで報告されている[17)～19)]．さらに，PRIMOやOPERA試験で高Ca血症のリスクにもかかわらず心血管病での入院のリスクは減少することにも関心が寄せられ，保存期におけるVDRA投与に

第 7 章　CKD-MBD の治療薬剤

ついてはさらなる検証を要する．また，同ガイドラインにおいても PTH 抑制手段としての calcimimetics と VDRA に優先度は設けられていない．

このように，VDRA は PTH 抑制薬としての中心的役割は保持されているが，保存期CKD ではミネラル代謝や心血管疾患などへの影響を加味した使用が必要とされよう．

▶おわりに

CKD-MBD 治療における VDRA の役割，使用方法は変遷を遂げている．ビタミン D 活性化障害が病因となる PTH 上昇に対する抑制手段としての役割は保持されているものの，calcimimetics とのすみわけ，高 P，高 Ca 血症による死亡リスク増加，さらにはミネラル代謝作用以外の作用などを勘案した使用法が模索されている．保存期 CKD と透析患者それぞれにおいて，いかなる症例に対してVDRA の利点を最大限発揮できるのか，またその際の臨床パラメータや適切な使用法などについてのエビデンスの構築が求められる．高 P，高 Ca 血症のリスクを排除できるVDRA の開発にも期待が寄せられよう．

▶文　献

1) Zerwekh JE, Brumbaugh PF, Haussler DH, et al：1Alpha-hydroxyvitamin D3. An analog of vitamin D which apparently acts by metabolism to 1alpha, 25-dihydroxyvitamin D3. Biochemistry　1974；13：4097-4102
2) Nishii Y, Abe J, Mori T, et al：The noncalcemic analogue of vitamin D, 22-oxacalcitriol, suppresses parathyroid hormone synthesis and secretion. Contrib Nephrol　1991；91：123-128
3) Akiba T, Marumo F, Owada A, et al：Controlled trial of falecalcitriol versus alfacalcidol in suppression of parathyroid hormone in hemodialysis patients with secondary hyperparathyroidism. Am J Kidney Dis 1998；32：238-246　RCT 以外の介入研究
4) Fukagawa M, Yumita S, Akizawa T, et al：Cinacalcet（KRN1493）effectively decreases the serum

intact PTH level with favorable control of the serum phosphorus and calcium levels in Japanese dialysis patients. Nephrol Dial Transplant　2008；23：328-335　RCT
5) Fukagawa M, Yokoyama K, Shigematsu T, et al, T, Group, ONOS：A phase 3, multicentre, randomized, double-blind, placebo-controlled, parallel-group study to evaluate the efficacy and safety of etelcalcetide（ONO-5163/AMG 416）, a novel intravenous calcimimetic, for secondary hyperparathyroidism in Japanese haemodialysis patients. Nephrol Dial Transplant　2017；32：1723-1730　RCT
6) Nordal KP, Dahl E：Low dose calcitriol versus placebo in patients with predialysis chronic renal failure. J Clin Endocrinol Metab　1988；67：929-936 RCT
7) Andress DL, Norris KC, Coburn JW, et al：Intravenous calcitriol in the treatment of refractory osteitis fibrosa of chronic renal failure. N Engl J Med 1989；321：274-279　RCT 以外の介入研究
8) Hayashi M, Tsuchiya Y, Itaya Y, et al：Comparison of the effects of calcitriol and maxacalcitol on secondary hyperparathyroidism in patients on chronic haemodialysis：a randomized prospective multicentre trial. Nephrol Dial Transplant　2004；19：2067-2073　RCT
9) Ong LM, Narayanan P, Goh HK, et al：Randomized controlled trial to compare the efficacy and safety of oral paricalcitol with oral calcitriol in dialysis patients with secondary hyperparathyroidism. Nephrology（Corlton）　2013；18：194-200　RCT
10) Akizawa T, Akiba T, Hirakata H, et al：Comparison of paricalcitol with maxacalcitol injection in Japanese hemodialysis patients with secondary hyperparathyroidism. Ther Apher Dial　2015；19：225-234　RCT
11) Chen S, Law CS, Grigsby CL, et al：Cardiomyocyte-specific deletion of the vitamin D receptor gene results in cardiac hypertrophy. Circulation　2011；124：1838-1847
12) Freundlich M, Li YC, Quiroz Y, et al：Paricalcitol downregulates myocardial renin-angiotensin and fibroblast growth factor expression and attenuates cardiac hypertrophy in uremic rats. Am J Hypertens　2014；27：720-726
13) Thadhani R, Appelbaum E, Pritchett Y, et al：Vitamin D therapy and cardiac structure and function in patients with chronic kidney disease：the PRIMO randomized controlled trial. JAMA　2012；307：674-684　RCT
14) Wang AY, Fang F, Chan J, et al：Effect of paricalci-

❶ 活性型ビタミン D 製剤（VDRA）

tol on left ventricular mass and function in CKD—the OPERA trial. J Am Soc Nephrol 2014；25：175-186 RCT

15) Shoji T, Inaba M, Nishizawa Y, et al：Vitamin D receptor activator and prevention of cardiovascular events in hemodialysis patients—rationale and design of the Japan Dialysis Active Vitamin D (J-DAVID) trial. Renal Replacement Therapy 2016；2：19

16) Ketteler M, Block GA, Evenepoel P, et al：Executive summary of the 2017 KDIGO Chronic Kidney Disease-Mineral and Bone Disorder（CKD-MBD）Guideline Update：what's changed and why it matters. Kidney Int 2017；92：26-36

17) Zoccali C, Curatola G, Panuccio V, et al：Paricalcitol and endothelial function in chronic kidney disease trial. Hypertension 2014；64：1005-1011 RCT

18) Kumar V, Yadav AK, Lal A, et al：A Randomized Trial of Vitamin D Supplementation on Vascular Function in CKD. J Am Soc Nephrol 2017；28：3100-3108 RCT

19) Levin A, Tang M, Perry T, et al：Randomized Controlled Trial for the Effect of Vitamin D Supplementation on Vascular Stiffness in CKD. Clin J Am Soc Nephrol 2017；12：1447-1460 RCT

（溝渕正英）

第 7 章　CKD-MBD の治療薬剤

② 天然型ビタミン D 徐放製剤

▶ Ⅰ. 天然型ビタミン D 大量投与に学ぶべきこと─より生理的な D の上昇を

　25 位水酸化ビタミン D ［25(OH)D］は非常に半減期が長いことが知られている. そのため, 血清 25(OH)D 濃度はビタミン D の栄養状態を反映する. もともとエルゴカルシフェロールやコレカルシフェロールなどの天然型ビタミン D は毎日少量（700〜1,000 単位/day）補充するのが普通であったが, 半減期が長いゆえに簡便性の観点から, 10 万〜50 万単位の大量投与を一度にすることも米国では普通になされていた. 実際, 腎機能正常者で行われた無作為介入研究も間欠型大量投与の試験がみられる（表）. 表にみられるように, 少量投与であれば, 転倒や骨折を抑制できたという

論文もあるが, その投与量が増えるにつれて, むしろ骨折が増えることがわかっている.
　これはいかに理解すればよいのだろうか？ Rossini らの介入研究[1]によれば, 大量投与では確かに血清 25(OH)D 濃度は 200 ng/mL まで上昇し, 1,25(OH)$_2$D も 70 pg/mL 以上にまでなり, 結果的に PTH は抑制される. しかしながら, PTH 抑制にもかかわらず, 骨吸収マーカーの血清Ⅰ型コラーゲン架橋 C-テロペプチド（CTX）は 50 ％ほど上昇することが報告された. このことが示唆することは, 大量の天然型ビタミン D が副甲状腺ホルモン（PTH）非依存性に破骨細胞を直接刺激しているということである.
　これらの無作為介入研究と根拠となる論文から, 天然型ビタミン D はパルス的投与ではなく, 連日少量投与が安全であることがわか

表　天然型ビタミン D と転倒, 骨折のメタ解析と RCT

Study	Population	No.	Intervention	Results
Bischoff-Ferrari HA, et al[6] (2009)	Older individuals (≧65 years old)	2,426	700〜1,000 IU/day	Reduce the risk of falling
Bischoff-Ferrari HA, et al[7] (2012)	Older individuals (≧65 years old)	31,022	800 IU/day	Reduce the risk of fracture
Trivedi DP, et al[8] (2003)	Older individuals (65〜85 years old)	2,686	100,000 IU/4 months	Reduce the probability of fracture
Glendenning P, et al[9] (2012)	Older women (>70 years old)	686	150,000 IU/3 months	Neither beneficial nor adverse effect on falls or physical function
Smith H, et al[10] (2007)	Older individuals (>75 years old)	9,440	300,000 IU	Increase the risk of hip fractures in women
Sanders KM, et al[11] (2010)	Older women (≧70 years old)	2,256	500,000 IU	Increase the risk of falls and fractures

　文献 6）と 7）はメタ解析なのでエビデンスレベルは高く, 連日少量ビタミン D 投与が転倒や骨折を抑制するということは明らかといえる. 一方でパルス的大量投与の文献 10）と 11）は単独の RCT であるのでエビデンスレベルが低いと感じられるかもしれないが, 一度悪い結果が出た研究と類似した研究を再度行うことはないので, メタ解析をするほどの研究の数がないことに留意されたい.

る．これは活性型ビタミンDがパルス的に投与したほうがPTHの抑制には良いこととは対照的である．

▶ Ⅱ．KDIGOのガイドラインでは？

日本では現在，ビタミンD欠乏性骨軟化症やくる病のときにしか25(OH)Dの保険適応はないが，近々，原発性骨粗鬆症でも25(OH)Dは測定できるようになる予定である．よって，厳密には骨粗鬆症も骨軟化症もなければ測定できないが，改訂KDIGOガイドライン[2]では，25(OH)Dの測定と天然型ビタミンDの補充に関して以下の記載がある．

「4.2.1：透析療法を行っていないCKDステージG3a〜G5患者において，適正なPTH濃度は不明である．しかしながら，intact PTH濃度が進行性に上昇したり，そのアッセイ法での正常上限を持続的に超えたりしている場合は，介入可能な因子，すなわち高リン血症，低カルシウム(Ca)血症，リンの過剰摂取，ビタミンD欠乏などを評価することが望ましい（2C）」

ここでのビタミンD欠乏はもちろん25(OH)Dの欠乏のことを示し，介入可能な因子と書かれているように，ビタミンDの欠乏があれば補充が推奨されている．欠乏の基準は20 ng/mLが一般的によく使われているが，今回のガイドラインでは特段明示されていない．また，移植後12カ月以内の骨代謝治療薬は，血清Ca，リン，PTH，ALPに加え，血清25(OH)D濃度に基づくべき，ときっちり明示されている．これらの記述は欧米では，すぐに活性型ビタミンDではなく，まずは安価なergocalciferol, cholecalciferolといった天然型ビタミンDを簡単に使えることが前提となっている．一方で，日本では保険適応はなく，サプリメントの位置づけである．後述するように，米国ではFDAが徐放型ビタミンD製剤を保存期の二次性副甲状腺機能亢進症の治療薬として承認したが，日本ではまだ使用できない．そのため日本では，活性型ビタミンD製剤に頼らざるをえないが，25(OH)D欠乏があるときに，活性型ビタミンDだけで病態を治療できるかどうかに関しては議論がある．たとえば，極度の骨軟化症に活性型ビタミンDを投与するだけでは骨病変は改善せず，痛みや臨床検査値は天然型ビタミンDを補充してはじめて改善するような症例も報告されている[3]からである．

▶ Ⅲ．calcifediol大量投与ならよいのか？—FGF23の生体反応

先に天然型ビタミンDを大量に投与した場合の生体の反応を述べた．では，calcifediol[25(OH)D]の一時的静注大量投与であればどうであろうか？　動物実験の結果を示す．まず，投与するとすぐに血清25(OH)D濃度はピークを迎え300 ng/mLを超え（図1a），同時に線維芽細胞増殖因子23（FGF23）が上昇する（図2b）．これによって，内因性の活性型ビタミンDの生産量を減らすべく，腎での1α水酸化酵素（CYP27B1）の発現が落ち，24α水酸化酵素（CYP24）の発現が増加する（図2a, c）ことがラットで確認されている[4]．確かに25(OH)Dをbolusで投与すれば，すぐに25(OH)Dは変換され$1,25(OH)_2D$は上昇するが，内因性の$1,25(OH)_2D$が先の機序で低下するために，24時間後には血清$1,25(OH)_2D$は低下してくる．つまり，$1,25(OH)_2D$の上昇は一過性にすぎない（図1b）．

一方，先述したcalcifediolの徐放製剤では，徐々に25(OH)Dが上昇し，ピークも生理的な範囲に収まり20 ng/mLを超えない．この濃度であれば，FGF23が誘導されない．それゆえに内因性の$1,25(OH)_2D$産生はほとんど影響を受けない．その結果，緩徐に上昇した25(OH)Dが$1,25(OH)_2D$に変換され，結果的に投与24時間後の血清$1,25(OH)_2D$濃度は，

第7章 CKD-MBDの治療薬剤

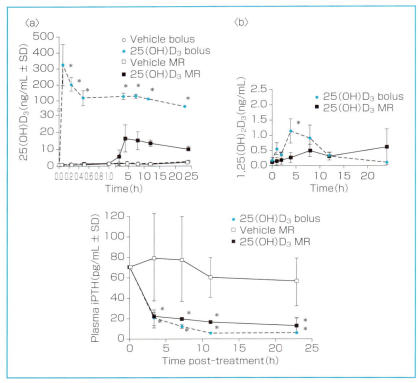

図1 ビタミンD欠乏ラットにcalcifediol静注投与あるいはcalcifediol徐放製剤を投与したときの経時的血液データ

ビタミンD欠乏食を8週与えたラットを無作為に4群に分け、4.5 μgのcalcifediolまたはプラセボを静注投与するか、4.5 μgのcalcifediol徐放製剤を経口投与して、血清25(OH)D、1,25(OH)₂D、血漿intact PTHの経時的にフォローしたデータ。
MR：徐放製剤

〔文献4）より引用〕

25(OH)Dをbolus投与したときよりも高くなっている。これによって、PTHの抑制度について25(OH)Dのbolus投与と比較すると、投与して12時間まではbolus投与のほうがやや大きいものの、24時間後のPTH抑制度はほとんどbolus投与と差がないことになる。

また、25(OH)Dの大量静注投与は、副甲状腺におけるCYP24も強く誘導し（図2d）、おそらく副甲状腺内において24,25(OH)₂Dにすぐ変換されることが予想される。これによって、25(OH)Dの直接作用によるPTH抑制が減弱する。

このことは、先に触れた議論に基づくと、徐放製剤のほうが生体にとっては安全であることを示す。つまり、PTHの維持的な抑制度はbolus投与と同じであり、一方で非生理的な25(OH)Dのオーバーシュートを見ないので、PTH非依存性の骨吸収を招来しない可能性が高いからである。このような意味にお

いて、保存期においては、二次性副甲状腺機能亢進症の管理において、徐放製剤に軍配が上がることになる。

IV. 徐放型calcifediolのヒトにおける臨床データ

ラットでの実験結果は二次性副甲状腺機能亢進症を有するヒトCKD stage 3～4における単回投与でも再現される[4]。Calcifediol 448 μgをbolus静注投与すると、確かに血清25(OH)D濃度は100 ng/mLを超えるほど上昇するが、ほとんどPTHは抑制されない（図3）。しかし、ほぼ倍量（900 μg）の徐放製剤を経口投与すると、PTHはきっちり抑制される（図3）。血清25(OH)Dや1,25(OH)₂D濃度の上昇はbolus静注投与よりも緩徐にもかかわらず、であることを考えると、副甲状腺におけるCYP24誘導作用が弱いというこ

❷ 天然型ビタミン D 徐放製剤

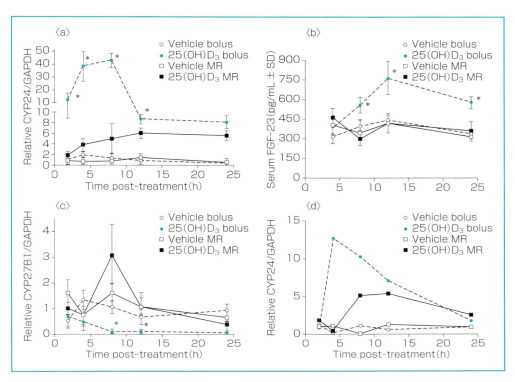

図2 ビタミン D 欠乏ラットに calcifediol 静注投与あるいは calcifediol 徐放製剤を投与したときの CYP 発現と血清 FGF23 の経時的変化の比較

ビタミン D 欠乏食を 8 週与えたラットを無作為に 4 群に分け，4.5 μg の calcifediol またはプラセボを静注投与するか，4.5 μg の calcifediol 徐放製剤を経口投与して，腎臓における CYP24，CYP27B1 の発現（a と c），血清 FGF23（b），副甲状腺の CYP24 発現（d）を経時的にフォローしたデータ．

〔文献 4）より引用〕

とでしか説明されないだろう．これらの結果は，後に Sprague らによる連日投与でも確認された[5]．intact PTH が 70 pg/mL より高く，かつ 25(OH)D 濃度が 30 ng/mL 未満の CKD stage 3～4 患者に，calcifediol 徐放製剤 30 μg/day，60 μg/day，90 μg/day の連日投与で，6 週間後の PTH はそれぞれ，約 20％，30％，40％と用量反応効果を認めて低下している．プラセボ群では 10～20％ほど PTH が上昇していることを考えると，十分に臨床での使用に耐えうる PTH 抑制である．また重要なことは，6 週間後の血清 25(OH)D 濃度は，20～70 ng/mL 程度と非常に生理的であり，天然型ビタミン D の大量投与時とはまったく異なることに注意されたい．さらに，血清 Ca 濃度，リン濃度はほとんど上昇しない点は，活性型ビタミン D との大きな違いであろう．

これらの結果をもとに，2016 年 6 月に FDA は calcifediol の徐放製剤〔米国での販売名 RAYALDEE®，OPKO Health, Inc.；以下，OPKO 社〕を保存期の二次性副甲状腺機能亢進症の治療薬として承認した．その適応は，25(OH)D が 30 ng/mL 未満の CKD stage 3～4 の二次性副甲状腺機能亢進症である．残念ながら，CKD stage 5 や 5 D における適応は今のところはとれていないが，透析患者の治験結果によるであろう．初期用量は 30 μg を眠前 1 回処方であり，血清 Ca 濃度が 9.8 mg/dL 未満であることが確認されてから投与という但し書きがある．薬剤を開始あるいは増

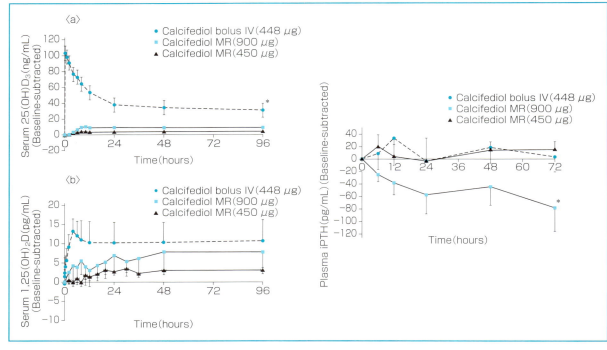

図3 ヒトCKDにおけるcalcifediol徐放製剤単回投与データ

二次性副甲状腺機能亢進症を有するビタミンD欠乏のあるCKD stage 3～4の患者に448 μgのcalcifediolを単回静注投与または450 μgのcalcifediol徐放製剤を単回投与した後の血清25(OH)D, 1,25(OH)$_2$D, 血漿intact PTHを経時的にフォローしたデータ.

〔文献4) より引用〕

量してから，3カ月おきに血清Ca，リン，intact PTH 濃度をモニターするようにも添付文書に書かれている．投与開始後3カ月経ってiPTHが目標以上の値であり，血清Ca濃度が9.8 mg/dL 未満，血清リン濃度が5.5 mg/dL 未満そして25(OH)Dが100 ng/mL 未満であれば，60 μgまで増量できるとしている．日本たばこ産業株式会社は，日本における独占的開発・商業化権に関するライセンス契約をOPKO社と2017年10月に結んだ．将来の保存期二次性副甲状腺機能亢進症管理薬として大いに期待したい．

文献

1) Rossini M, Gatti D, Viapiana O, et al：Short-term effects on bone turnover markers of a single high dose of oral vitamin D3. J Clin Endocrinol Metab 2012；97：E622-E626　RCT以外の介入研究

2) Ketteler M, Block GA, Evenepoel P, et al：Executive summary of the 2017 KDIGO Chronic Kidney Disease-Mineral and Bone Disorder (CKD-MBD) Guideline Update：what's changed and why it matters. Kidney Int　2017；92：26-36

3) Hernandez JD, Wesseling K, Boechat MI, et al：Osteomalacia in a hemodialysis patient receiving an active vitamin D sterol. Nat Clin Pract Nephrol　2007；3：227-232

4) Petkovich M, Melnick J, White J, et al：Modified-release oral calcifediol corrects vitamin D insufficiency with minimal CYP24A1 upregulation. J Steroid Biochem Mol Biol　2015；148：283-289　RCT

5) Sprague SM, Silva AL, Al-Saghir F, et al：Modified-release calcifediol effectively controls secondary hyperparathyroidism associated with vitamin D insufficiency in chronic kidney disease. Am J Nephrol　2014；40：535-545　RCT

6) Bischoff-Ferrari HA, Dawson-Hughes B, Staehelin HB, et al：Fall prevention with supplemental and

active forms of vitamin D：a meta-analysis of randomised controlled trials. BMJ　2009；339：b3692　メタアナリシス

7）Bischoff-Ferrari HA, Willett WC, Orav EJ, et al：A pooled analysis of vitamin D dose requirements for fracture prevention. N Engl J Med　2012；367：40-49　メタアナリシス

8）Trivedi DP, Doll R, Khaw KT：Effect of four monthly oral vitamin D3（cholecalciferol）supplementation on fractures and mortality in men and women living in the community：randomised double blind controlled trial. BMJ　2003；326：469　RCT

9）Glendenning P, Zhu K, Inderjeeth C, et al：Effects of three-monthly oral 150,000 IU cholecalciferol supplementation on falls, mobility, and muscle strength in older postmenopausal women：a randomized controlled trial. J Bone Miner Res　2012；27：170-176　RCT

10）Smith H, Anderson F, Raphael H, et al：Effect of annual intramuscular vitamin D on fracture risk in elderly men and women — a population-based, randomized, double-blind, placebo-controlled trial. Rheumatology（Oxford）　2007；46：1852-1857　RCT

11）Sanders KM, Stuart AL, Williamson EJ, et al：Annual high-dose oral vitamin D and falls and fractures in older women：a randomized controlled trial. JAMA　2010；303：1815-1822　RCT

（濱野高行）

第7章　CKD-MBD の治療薬剤

❸ シナカルセト塩酸塩（エボカルセト含む）

▶ はじめに

　慢性腎臓病患者において二次性副甲状腺機能亢進症（secondary hyperparathyroidism；SHPT）は避けて通れない合併症である．とくに維持透析患者において副甲状腺ホルモン（PTH）の分泌異常により，古典的な骨吸収亢進のほかにも，血管石灰化，筋萎縮，腎性貧血の悪化，免疫不全などの問題が明らかとなっており，生命予後悪化に結びつくためCKD-MBD の概念が唱えられ，SHPT を治療することでさまざまな臨床症状の悪化を抑えることが期待される[1]．治療法の一つとしてカルシミメティクスであるシナカルセト塩酸塩の臨床応用が，本邦では2008年に開始された．シナカルセトは SHPT に対する医師の治療方針決定に大きな影響を及ぼしたものの[2,3]，コントロール不良症例の存在や消化管症状による自己中断などの問題点も残されている．これらを解決すべく開発されたのがエテルカルセチドであり，エボカルセトである．本稿では，シナカルセトを中心に内服カルシミメティクスの透析患者に関するエビデンス，使用方法について述べる．

▶ Ⅰ．カルシミメティクスの役割

　PTH 分泌は判明しているかぎりでカルシウム（Ca）感知受容体（CaSR），ビタミン D 受容体（VDR），FGF 受容体-Klotho 共受容体によって制御されている．このうち臨床現場において治療対象となっているのは CaSR と VDR である．活性型ビタミン D 製剤（VDRA）を投与すると腸管からの Ca，リン

（P）双方の吸収が亢進して，血清 Ca，P 値のコントロールが困難となることがある．一方で SHPT が進行して結節性過形成に至るとVDR が減少して，ビタミン D 抵抗性が生じ，SHPT のコントロール自体が困難となる．

　カルシミメティクスの出現までは，これらの内科的治療に抵抗性の SHPT は副甲状腺に対する経皮的エタノール注射もしくは外科的切除（以下，PTx）を行うほかなかった．エタノール注射は小さい腺や複数腺への対処が困難である．また，PTx は自家移植をしなければ PTH の過剰な低下を招き，自家移植後は再発のリスクを伴う．入院を要し，全身麻酔で行う必要もあり，身体的負担を伴う．

　CaSR は G 蛋白共役型の受容体であり，PTH の合成・分泌においてもっとも大きな役割を担っている．CaSR が同定されて[4,5]副甲状腺機能亢進症への内科的治療ターゲットとして研究が進んだ．Ca イオンは直接 CaSRを活性化することで PTH 合成・分泌が抑制されるが，そのほかにも直接的（タイプⅠ）もしくはアロステリック（タイプⅡ）に作用するアゴニストとなる蛋白が知られており，これらをカルシミメティクスと呼ぶ．タイプⅡのカルシミメティクスは CaSR の構造を変化させることで細胞外 Ca の変化に対する感受性を変化させる．カルシミメティクスを投与すると，この作用によって PTH 合成・分泌が抑えられることがわかり，まず臨床応用されたのは原発性副甲状腺機能亢進症であったが[6]，その後透析患者における SHPT に対するエビデンスが集積した．最大の利点は全身性に作用するため，たとえ画像検査で副甲状腺腺腫が同定できていなくても効果を発揮する点であろう．また，手術が困難であるな

③ シナカルセト塩酸塩（エボカルセト含む）

どの理由で切除不能な場合にも使用可能である.

▶Ⅱ. シナカルセトに関するエビデンス

シナカルセトは最初に発売されたカルシミメティクスであり，カルシミメティクスによるPTHの抑制効果，生命予後や心血管イベントに対する影響を調べた大規模臨床試験については，ほぼシナカルセトによるものといえる. 有名な試験としてADVANCE試験[7]，EVOLVE試験[8]が挙げられる. とくにEVOLVE試験において未調整ITT解析では有意差をもって生命予後や心血管イベントのリスクを低減するという結果は得られていないが[9]，サブ解析によってさまざまなイベント抑制効果が示唆されている. lag-censoring解析（実際の曝露期間を考慮に入れた解析）を行うと有意差をもって総死亡，心血管イベントのリスク低下と関連しており[10]，高齢者に限れば生命予後を改善するという報告もある[11]. また副次的な作用としてシナカルセトを使用した群ではFGF23が有意に低下し，加えてFGF23が30％以上低下した群ではシナカルセトの使用が複合エンドポイント（総死亡，心血管イベントによる入院）のリスク低下と有意な関連を認めたことが報告されている[12].

一方で骨に対する影響として，高度なSHPTによってもたらされた骨の高回転はシナカルセトで抑制されることが骨生検で示されており[13]，骨折のリスクについても減少させる可能性がEVOLVE試験のサブ解析で報告されている[14]. その他カルシフィラキシスのリスクが低下することも示唆されている[15]. 古典的なP吸着薬やVDRAによる内科的治療で制御困難なSHPTに対するPTxはシナカルセトによって海外でもリスクが低減され，本邦においてもPTxの件数は減少し

ている.

議論の残るところではあるが，シナカルセトはおおむね生命予後，骨折，PTxなどSHPTと関連する有害なイベントのリスクを低減させるといえる.

▶Ⅲ. シナカルセトの使用方法

保存期腎不全患者のSHPTに対しては保険適応がない. よって本邦においては血液透析患者もしくは腹膜透析患者に対して日本透析医学会による「慢性腎臓病に伴う骨・ミネラル代謝異常の診療ガイドライン」[16]を参考にして使用を検討するのがよいと思われる. 血清Ca，PのコントロールがPTHのコントロールよりも優先されるため，まずはCa，Pを目標範囲内におさめるためにP吸着薬，食事療法，十分な透析効率確保などの介入を行う. そのうえでintact PTHが目標とする60～240 pg/mLにおさまらずに高値となる場合にはカルシミメティクスの使用を検討する.

シナカルセトを開始すると程度の差はあるが血清Caが低下するため，血清Ca≧9.0 mg/dLの症例が望ましく，正常下限を下回る場合にはVDRAの追加を検討する. 25 mg連日内服で開始することが多いが，消化管症状のコントロールや低Ca血症の補正が困難な場合もあり，本邦では12.5 mgの規格も発売されているため，使用を考慮する. PTHのコントロールが悪い場合には最大で100 mgまで投与が可能だが，そこまで増量する例は少なく，必ず服薬コンプライアンスを確認する必要がある. 消化管症状による自己中断例は少なからず存在する. またintact PTHが60 pg/mLを下回る場合，もしくはCa製剤やVDRAを用いても低Ca血症のコントロール困難な場合には減量，中止を考慮する.

第 7 章 CKD-MBD の治療薬剤

表 シナカルセト塩酸塩とエボカルセトの比較

	シナカルセト塩酸塩	エボカルセト
構造式		
結合部位	膜貫通領域	膜貫通領域
CYP2D6 阻害作用	大きい	小さい
ラット胃排泄能抑制効果	大きい	小さい
第Ⅲ相試験における有効率	76.7%	72.7%
消化管症状の頻度	32.8%	18.6%

Ⅳ．エボカルセトについて

エボカルセトは新たに発見された CaSR の アゴニストで，シナカルセトと同様に CaSR の膜貫通部位に結合すると考えられている （表）．基礎研究でマウスにおいて胃排泄遅延 が減少したとのデータが示されており，臨床 現場において消化管症状の軽減が期待されて いた[17]．

基礎研究の結果をもとに，本邦において第 Ⅲ相試験としてシナカルセトとの二重盲検ラ ンダム化比較試験が行われた．この試験では intact PTH 60～240 pg/mL を目標とした非 劣勢に加えて，消化管関連有害事象の頻度が シナカルセトと比較して減少するかどうかを 検討している[18]．有効な intact PTH 低下が 得られた症例はシナカルセト群 76.7% vs エ ボカルセト群 72.7%で非劣勢が示されてお り，さらに消化管症状の頻度は 32.8% vs 18.6%と有意にエボカルセト群で頻度が少な かった．その他血清 Ca 値の変化も同等であ り，対象となった透析患者群においては臨床 的な有効性はシナカルセトと同等でありなが ら，安全性がシナカルセトよりも高い可能性 が示唆されている．また，消化管症状が少な いことはコンプライアンス向上にも寄与する であろう．加えてシナカルセトと異なり

cytochrome P450 2D6 が臨床用量ではほとん ど誘導されず，薬物相互作用もシナカルセト より問題となることが少ないと思われる．

しかしシナカルセトと同様，剤型は錠剤で 連日内服の必要があり，コンプライアンスは 患者依存性である．そして厳密にはエボカル セトとシナカルセトは別の薬剤であり，シナ カルセトのエビデンスをそのまま当てはめる ことはできず，SHPT 症例の臨床的イベント を改善するかどうかについては今後の臨床研 究を検討する必要がある．

おわりに

2018 年 5 月にエボカルセトの販売が開始さ れ，3 剤のカルシミメティクスが使用可能と なり，SHPT の治療選択肢が拡がった．維持 透析患者の臨床的アウトカム改善のために SHPT の治療は重要である．SHPT の治療の なかでもカルシミメティクスは重要な位置づ けであり，副作用に注意しながら適切な使用 が求められる．

文 献

1) Komaba H, Kakuta T, Fukagawa M：Management of secondary hyperparathyroidism：how and why? Clin Exp Nephrol 2017：21：37-45

2) Fukuma S, Kurita N, Fukagawa M, et al：Impact of cinacalcet introduction on MBD management：the

❸ シナカルセト塩酸塩（エボカルセト含む）

MBD-5 D study in Japan. Kidney Int Suppl（2011）2013；3：436-441　観察研究（前向き）

3）Tentori F, Wang M, Bieber BA, et al：Recent changes in therapeutic approaches and association with outcomes among patients with secondary hyperparathyroidism on chronic hemodialysis：the DOPPS study. Clin J Am Soc Nephrol　2015；10：98-109　観察研究（後ろ向き）

4）Brown EM：Extracellular Ca^{2+} sensing, regulation of parathyroid cell function, and role of Ca^{2+} and other ions as extracellular（first）messengers. Physiol Rev　1991；71：371-411

5）Brown EM, Pollak M, Chou YH, et al：Cloning and functional characterization of extracellular Ca^{2+}-sensing receptors from parathyroid and kidney. Bone　1995；17：7S-11S

6）Silverberg SJ, Bone HG, 3rd, Marriott TB, et al：Short-term inhibition of parathyroid hormone secretion by a calcium-receptor agonist in patients with primary hyperparathyroidism. N Engl J Med 1997；337：1506-1510　RCT

7）Raggi P, Chertow GM, Torres PU, et al：The ADVANCE study：a randomized study to evaluate the effects of cinacalcet plus low-dose vitamin D on vascular calcification in patients on hemodialysis. Nephrol Dial Transplant　2011；26：1327-1339

8）Chertow GM, Pupim LB, Block GA, et al：Evaluation of Cinacalcet Therapy to Lower Cardiovascular Events（EVOLVE）：rationale and design overview. Clin J Am Soc Nephrol　2007；2：898-905　RCT

9）EVOLVE Trial Investigators, Chertow GM, Block GA, Correa-Rotter R, et al：Effect of cinacalcet on cardiovascular disease in patients undergoing dialysis. N Engl J Med　2012；367：2482-2494　RCT

10）Kubo Y, Sterling LR, Parfrey PS, et al：Assessing the treatment effect in a randomized controlled trial with extensive non-adherence：the EVOLVE trial. Pharm Stat　2015；14：242-251

11）Parfrey PS, Drueke TB, Block GA, et al：The effects of cinacalcet in older and younger patients on hemodialysis：The Evaluation of Cinacalcet HCl Therapy to Lower Cardiovascular Events（EVOLVE）Trial. Clin J Am Soc Nephrol　2015；10：791-799

12）Moe SM, Chertow GM, Parfrey PS, et al：Cinacalcet, fibroblast growth factor-23, and cardiovascular disease in hemodialysis：The Evaluation of Cinacalcet HCl Therapy to Lower Cardiovascular Events（EVOLVE）Trial. Circulation　2015；132：27-39

13）Behets GJ, Spasovski G, Sterling LR, et al：Bone histomorphometry before and after long-term treatment with cinacalcet in dialysis patients with secondary hyperparathyroidism. Kidney Int 2015；87：846-856　RCT 以外の介入試験

14）Moe SM, Abdalla S, Chertow GM, et al：Effects of cinacalcet on fracture events in patients receiving hemodialysis：The EVOLVE Trial. J Am Soc Nephrol　2015；26：1466-1475

15）Floege J, Kubo Y, Floege A, et al：The effect of cinacalcet on calcific uremic arteriolopathy events in patients receiving hemodialysis：The EVOLVE Trial. Clin J Am Soc Nephrol　2015；10：800-807

16）日本透析医学会：慢性腎臓病に伴う骨・ミネラル代謝異常の診療ガイドライン．透析会誌　2012；45：301-356

17）Kawata T, Tokunaga S, Murai M, et al：A novel calcimimetic agent, evocalcet（MT-4580/KHK7580）, suppresses the parathyroid cell function with little effect on the gastrointestinal tract or CYP isozymes in vivo and in vitro. PLoS One　2018；13：e0195316

18）Fukagawa M, Shimazaki R, Akizawa T：Head-to-head efficacy and safety comparisons of a novel calcimimetic agent（Evocalcet）with cinacalcet in Japanese hemodialysis patients with secondary hyperparathyroidism：A randomized clinical trial ［Abstract］. J Am Soc Nephrol　2017；28：B7 RCT

（濱野直人，深川雅史）

第7章　CKD-MBDの治療薬剤

4　エテルカルセチド塩酸塩

▶ はじめに

エテルカルセチド塩酸塩は，本邦におけるシナカルセト塩酸塩に続くカルシウム（Ca）受容体作動薬として臨床使用可能となった製剤であり，世界に先駆けて使用可能となった製剤である．また，もっとも特徴的なことは，シナカルセトと違い経口投与ではなく，世界で初めての経静脈的投与の製剤である点である．経口製剤では服薬コンプライアンス低下などが問題であり，毎透析時に確実に投与可能な calcimimetics として期待される薬剤である．本項では，同薬剤の特徴や臨床効果に関する知見を中心に概説する．

▶ Ⅰ．エテルカルセチドの特徴

1．経静脈投与する注射剤である点

エテルカルセチドは，米国 KAI Pharmaceutical, Inc.（現 Amgen Inc.）が創製薬した非経口の calcimimetics である[1,2]．2011年9月に小野薬品工業社が国内導入し，血液透析患者における二次性副甲状腺機能亢進症（SHPT）の治療薬として国内，海外での臨床試験を経て，2016年12月に製造販売承認された．経口投与ではなく，世界で初めての経静脈投与の製剤である点が本薬剤のもっとも大きな特徴であり，経口薬で懸念される服薬コンプライアンスの問題がなく，透析時に静脈投与可能であるため，確実な薬効が期待できる．近年の CKD-MBD 治療におけるリン（P）吸着薬をはじめとする投薬錠数の多さが問題となっており[3]，患者の服薬コンプライ

アンスを考慮するうえで有利な点である．

2．透析で除去される点

エテルカルセチドは腎排泄の薬剤であり，腎機能の廃絶した透析患者では薬剤が生体内で安定して存在し，次回の透析時まで血中濃度が維持される[4]．また，透析により除去されることもわかっている[5]．

3．薬物相互作用リスクが低い点

エテルカルセチドは，チトクロム P450（CYP）などの代謝酵素による影響をほとんど受けず，CYP の阻害作用，誘導作用がなく，薬物トランスポーターの関与もないことから多剤併用時の薬物相互作用を生じる可能性が低い．

▶ Ⅱ．エテルカルセチドの臨床効果

1．intact PTH 低下効果

国内では第Ⅰ・Ⅱ・Ⅲ相前期試験が行われてきた[6]~[8]．主たる治療効果となるが，副甲状腺ホルモン（PTH）はエテルカルセチド使用により順調に低下を示し，長期試験においても投与開始から1年後には 87.5% の患者で CKD-MBD 診療ガイドライン[9]の PTH 治療目標域を維持していた[10]．

2．血清補正 Ca 値と血清 P 値の変動

国内におけるエテルカルセチドの長期投与試験の結果では，エテルカルセチド開始により血清補正 Ca 値は速やかに低下し，その効果は使用1週目でも観察されている．それに対して活性型ビタミン D 投与などの Ca 低下

への対応が行われた結果，開始後100日前後以降は，CKD-MBD診療ガイドラインの治療目標域に安定した．これに対し，血清P値はCaほどの変化はなかったが，低下傾向を示し，CKD-MBD診療ガイドラインの治療目標域に安定していた．

3. 骨代謝マーカーの変動

骨吸収マーカーである酒石酸抵抗性酸ホスファターゼ（TRACP-5b），骨形成マーカーである骨型アルカリホスファターゼ（BAP）を測定した結果，TRACP-5bは，エテルカルセチド開始により低下傾向を示し，その後維持された．この変動はPTHの変動と類似しており，骨吸収抑制因子でもあるPTHが抑制されたため骨吸収も同期して抑制されたと考えられる．一方，BAPはエテルカルセチド投与後，約1カ月をピークとして約25％の上昇を一過性にきたし，その後，約100日前後でほぼ前値に復した．このTRACP-5bとBAPの動きは，SHPTでは骨代謝回転が高い高代謝回転骨病変である線維性骨炎が生じている可能性が高く，これがエテルカルセチド治療により，一気に骨吸収は抑制されるとともに，骨形成は一過性に上昇し，血清Ca値を一気に低下させたと考えられる．この現象はhungry bone syndromeといい，骨塩量が急速に回復してくる現象のことを指す．これは外科的な副甲状腺摘出術に伴って術後観察される．エテルカルセチド治療はPTH低下作用が強力なために，骨においては副甲状腺摘出術に類似したhungry bone syndrome現象が一過性に観察された可能性が高いと考えられる．

4. 血清intact FGF23の変動

近年，腎不全患者の心不全関連因子として考えられているFGF23の血中濃度もエテルカルセチド投与により低下を認めた[8]．長期試験[9]においても，エテルカルセチド開始に

より，血清intact FGF23は速やかに低下し，その効果は使用1〜2カ月目で最大であり，その後，約100日前後以降は，5,000〜6,000 pg/mL程度の安定した値が維持されていた．

Ⅲ．エテルカルセチドの副作用

先行のcalcimimeticsであるシナカルセトの内服治療では，悪心・嘔吐などの消化器症状が約20％みられ，服薬継続困難および服薬コンプライアンス問題となっていた．エテルカルセチドの長期試験においては，190人中の5人（2.6％）のみが上部消化管症状をきたしたに留まっていた．この要因は不明であるが，エテルカルセチドは経静脈内投与が行われるため，薬物が上部消化管を経由しないこともその原因の一つであるかもしれない．

おわりに

エテルカルセチドは，静注製剤であることが臨床現場では最大の特徴であり，確実な投与ができるという点において新たな治療選択肢を医療現場に提供でき，透析患者の服薬負担軽減という観点からも期待される薬剤である．今後，より確実なSHPT治療の結果もたらされる臨床効果の報告が待たれる．

文　献

1) Balir HA：Etelcalcetide：First global approval. Drugs　2016；76：1787-1792

2) Sheridan C：Surprise rejection for Amgen's D-peptide. Nature Biotechnology　2016；34：1004

3) Iwashita Y, Ohya M, Kunimoto S, et al：A survey of drug burden in patients undergoing maintenance hemodialysis in Japan. Intern Med　2018 [in press]

4) Subramanian R, Zhu X, Hock MB, et al：Pharmacokinetics, biotransformation, and excretion of [14C] etelcalcetide（AMG 416）following a single microtracer intravenous dose in patients with chronic kidney disease on hemodialysis. Clin Pharmacokinet 2017；56：179-192

5) Subramanian R, Zhu X, Kerr SJ, et al：Non-clinical

第 7 章　CKD-MBD の治療薬剤

Pharmacokinetics, Disposition, and Drug-Drug Interaction Potential of a Novel D-Amino Acid Peptide Agonist of Calcium Sensing Receptor AMG 416 (Etelcalcetide). Drug Metab Dispos　2016；44：1319-1331

6）Yokoyama K, Fukagawa M, Shigematsu T, et al：ONO-5163 Study Group：a single- and multiple-dose, multicenter study of etelcalcetide in Japanese hemodialysis patients with secondary hyperparathyroidism. Kidney Int Rep　2017；2：634-644

7）Yokoyama K, Fukagawa M, Shigematsu T, et al：A 12-week dose-escalating study of etelcalcetide (ONO-5163/AMG 416), a novel intravenous calcimimetic, for secondary hyperparathyroidism in Japanese hemodialysis patients. Clin Nephrol 2017；88：68-78

8）Fukagawa M, Yokoyama K, Shigematsu T, et al：

ONO-5163 Study Group：A phase 3, multicentre, randomized, double-blind, placebo-controlled, parallel-group study to evaluate the efficacy and safety of etelcalcetide (ONO-5163/AMG 416), a novel intravenous calcimimetic, for secondary hyperparathyroidism in Japanese haemodialysis patients. Nephrol Dial Transplant　2017；32：1723-1730

9）日本透析医学会：慢性腎臓病に伴う骨・ミネラル代謝異常の診療ガイドライン．透析会誌　2012；45：301-356

10）Shigematsu T, Fukagawa M, Yokoyama K, et al：ONO-5163 Study Group：Long-term effects of etelcalcetide as intravenous calcimimetic therapy in hemodialysis patients with secondary hyperparathyroidism. Clin Exp Nephrol　2018；22：426-436

（大矢昌樹，重松　隆）

5 カルシウム製剤

はじめに

カルシウム（Ca）製剤は古くから使用されているリン（P）吸着薬である．一方で近年，Ca負荷の懸念などによりその使用頻度は減少傾向にある．本稿ではCa製剤における現時点のエビデンスを保存期腎不全患者，透析導入患者でそれぞれ紹介する．また血管石灰化，P吸着薬と医療費の観点におけるCa製剤について併せて論じる．

Ⅰ. 概　要

Ca製剤は1970年代より使用されているP吸着薬であり，現在使用可能なP吸着薬のなかでもっとも古くから使われている．1970年代にはアルミニウム（Al）がP吸着薬として使用されていたが，Al脳症およびAl骨症のため使用が禁止となった．その後，セベラマーが上市されるまで炭酸カルシウムが唯一のP吸着薬であった．

Pを吸着する機序としては，Ca製剤が分解しCaが消化管内でリン酸イオンと結合する．その後，不溶性のリン酸カルシウム化合物となり，糞便中より排泄される．Ca製剤の特徴としてP吸着力は比較的強く，さらに体内でアルカリ作用を有しており，安価であり，便秘を始めとする消化器症状も軽度である．

Ⅱ. 種　類

Ca製剤には炭酸カルシウム（calcium carbonate），酢酸カルシウム（calcium acetate），乳酸カルシウム（calcium lactate）の3種類がある．現在，本邦で一般的に用いられているのは炭酸カルシウムである．酢酸カルシウムは海外では汎用されているが，本邦では保険適応がなくサプリメントなどでの摂取となる．乳酸カルシウムはCa含有量が炭酸カルシウムより低い（乳酸カルシウムのCa含有量：1g当り150mg，炭酸カルシウムのCa含有量：1g当り400mg）ため，約倍量の内服を行わなければならないとされている．一方で酢酸カルシウムは炭酸カルシウムよりP吸着能が強く，なおかつ胃内のpHを受けにくいというメリットがあり海外では一般的に用いられている．そのためCa製剤の海外での研究では，製剤の種類を確認することが必要である．

Ⅲ. 使 用 法

Ca製剤のP吸着能は胃内のpHに依存する．P吸着能がもっとも高い条件はpH5以上と報告されている．そのため，食前の内服ではなく食中，食直後が望ましい[1]．またpHの影響はCa製剤間で異なり，酢酸カルシウムは炭酸カルシウムよりもpHの影響を受けにくい．実際に沈降炭酸カルシウム（カルタン®）を処方する際には500〜1,500mg/dayより開始し，最大3,000mg/dayまで処方できる．内服のタイミングは上述のとおり，食直後が望ましい．沈降炭酸カルシウムを食間投与（食後約2時間後）すると，胃内に食物がないためリン酸カルシウム形成をきたさず，Caは小腸で吸収されやすくなる．そのため炭酸カルシウムの食間投与は低Ca血症などの症例における，Ca負荷に限定されるべきである．

Ca製剤を使用する際，胃酸分泌抑制薬との併用でP吸着作用が低下するとの報告がいくつかなされている．胃酸分泌抑制薬との併用で，Ca製剤の溶解性が低下し，結果としてP吸着能が低下する．プロトンポンプ阻害薬の使用でCa製剤のP吸収能が低下しP濃度が上昇するとの先行研究があり，併用する際には注意が必要である[2),3)]．またヒスタミンH_2受容体拮抗薬でも同様の報告がなされている[4)]．

沈降炭酸カルシウムのCa含有量は約40%と報告されており，Ca負荷に伴う血管石灰化，異所性石灰化が問題となる．そのため，本邦の透析患者の約70%がCa製剤を使用していると報告されていたが，年々その割合は低下傾向にある．また，アメリカなどでもCa製剤の使用割合は年々低下傾向にある．

▶ Ⅳ．血管石灰化とカルシウム製剤

血管石灰化，とくに冠動脈や大動脈における石灰化は透析患者の予後を規定する重要な因子である．血管石灰化の発生・進展にはさまざまな要因が関与するが，Ca負荷も一つの要因として報告されている．Ca製剤は腸管内でPとの結合に至らなかった遊離カルシウムが吸収され，体内にCaが負荷され組織の石灰化を促進するとされている．非Ca含有P吸着薬とCa製剤との比較試験がいくつか報告されており，129名の透析患者をCa製剤とsevelamerをランダムに割り付け18カ月介入した研究では，Ca製剤群でCACS（coronary artery calcification score）の増加を認めた[5)]．また183名の血液透析患者を対象としたsevelamerとのランダム化比較非盲検研究では，Ca製剤内服群でCACSはより進展するとの報告がなされている[6)]．またlanthanumとの比較試験も報告されており，いずれの研究においてもCa製剤の内服は大動脈または冠動脈の石灰化を進展させると報告されている[7)～10)]．現時点で報告されている，Ca製剤とsevelamerおよびlanthanumとの石灰化を比較した介入研究を表にまとめるが，多くの研究でCa製剤の使用で石灰化が進行するとの結果が得られている（表1，2）．そのためCa製剤を処方する際には血管石灰化が強い症例には投与を控えるべきであり，長期に使用する際には石灰化の進展に留意すべきである．

▶ Ⅴ．保存期腎不全患者

CKD stage 3〜4の患者を対象に行ったcalcium carbonateのCa動態を調査したcross overの加入研究が報告されている．calcium carbonateの内服は便からのCa排泄が増加する一方で尿のCa排泄は増えず，さらにPバランスは改善しなかった．結果として体内にCaが沈着するという結果であった．またCa同位体を用いるとCaは骨外の組織に沈着しており，calcium carbonateの使用は血管石灰化，異所性石灰化の原因になる可能性があることが明らかになった[11)]．CKD stage 3〜4の患者を対象とした冠動脈の石灰化をアウトカムとした介入研究では，calcium carbonate内服群は非Ca含有P吸着薬内服群と比較して，石灰化への影響が大きかった[12)]．またCKD stage 3〜4の212名をcalcium carbonateとsevelamerの2群に割り付けたランダム化プラセボ比較非盲検研究では，sevelamer群で全死亡，透析導入などの複合エンドポイントが少ないことが報告されている[13)]．

以上のように保存期腎不全患者を対象としたCa製剤と非Ca含有P吸着薬を比較した研究では，Ca製剤の使用群で予後が悪化するという報告が多い．

❺ カルシウム製剤

表1　セベラマー塩酸塩（Sevelamer chloride）との比較

著　者	Study population	カルシウム製剤の種類	観察期間(mo)	部　位	評価法	結　果
Chertow, et al	維持血液透析患者200名	Calcium acetate or carbonate	12	冠動脈,大動脈	CT：定量的	CACS および大動脈の石灰化がカルシウム群で早い
Asmus, et al	維持血液透析患者72名	Calcium carbonate	24	冠動脈	CT：定量的	カルシウム製剤投与群で冠動脈の石灰化が進行
Block, et al	血液透析導入患者129名	Calcium acetate or carbonate	18	冠動脈	CT：定量的	CACS および大動脈の石灰化がカルシウム群で早い
Gallasi, et al	血液透析導入患者109名	Calcium acetate or carbonate	18	冠動脈	CT：定量的	糖尿病患者で CACS の進行がカルシウム群で早い
Qunibi, et al	維持血液透析患者203名	Calcium acetate plus statin	12	冠動脈	CT：定量的	2群間で CACS の進行に有意差なし
Kakuta, et al	維持血液透析患者183名	Calcium carbonate	12	冠動脈	CT：定量的	CACS および大動脈の石灰化がカルシウム群で早い

表2　炭酸ランタン（Lanthanum）との比較

著　者	Study population	カルシウム製剤の種類	観察期間(mo)	部　位	評価法	結　果
Toussaint, et al	維持血液透析患者45名	Calcium carbonate	18	大動脈	CT：定量的	Lanthanum 投与群で大動脈の石灰化が軽度であった
Ohtake, et al	維持血液透析患者52名	Calcium carbonate	6	冠動脈	CT：定量的	Lanthanum 投与群で CACS の上昇を抑制する
Wada, et al	維持血液透析患者43名	Calcium carbonate	12	大動脈	CT：半定量的	Lanthanum 投与群で大動脈の石灰化が軽度であった
Zhang, et al	維持血液透析患者92名	Calcium carbonate	12	冠動脈	CT：定量的	Lanthanum 投与群で CACS の上昇を抑制する

▶Ⅵ．透析患者

　透析患者においても sevelamer と比較した研究がいくつか発表されている．USRDS のデータベースを用いた sevelamer と calcium acetate を比較した約 35,000 名の血液透析患者の観察研究では，sevelamer 群は calcium acetate 群に比べて高齢者で死亡率が低いという結果であった[14]．介入研究では calcium carbonate と sevelamer を 1：1 で割り付けた open label の介入研究では，sevelamer 群で

第7章　CKD-MBDの治療薬剤

死亡率が低く，その理由としてはPコントロールよりもCa負荷が影響していたと考察されている[15]．2013年，2015年にはそれぞれCa製剤と非Ca含有P吸着薬との比較を行ったメタ解析が発表され，Ca製剤投与群で生命予後が劣っているという結果が得られた[16]．以上より血液透析患者においてもCa製剤を用いる際には，Ca濃度が高い症例や血管石灰化が強い症例などには処方を必要最小量とすべきである．

VII. ガイドライン

各種MBDの診療ガイドラインにおけるCa製剤について言及している箇所を紹介する．2012年の日本透析医学会のガイドライン[17]では，高Ca血症をきたしやすい場合，血管石灰化が著明な場合，無形成骨症と考えられる場合，低PTH血症が持続する場合には炭酸カルシウムの減量や中止を考慮するとされている．

2017年のKDIGO CKD-MBDガイドライン[18]では，CKD G3a-G5Dの患者においてCa製剤をP吸着薬として利用する際には，用量を少なくすることが推奨されている（Chapter 4.1.6）．また2009年のガイドライン[19]では，CKD G3a-G5Dの患者で高Ca血症をきたした際には，Ca製剤またはビタミンD製剤の減量が推奨されていた．一方で2017年度版ではビタミンD製剤への言及がみられない．そのため腎不全患者で高Ca血症をきたした際にCa製剤とビタミンD製剤を両方使用している場合には，まずCa製剤の減量を行う必要がある．

VIII. リン吸着薬と医療費

近年，P吸着薬に伴う医療費の増加が問題となっている．とくにアメリカではメディケアの2015年のP吸着薬に要した医療は15億

ドルを超えており，P吸着薬のコストパフォーマンスに関する研究が近年増加している[20]．P吸着薬の経済効果を解析した12の研究のsystematic reviewでは，Ca製剤（とくにcalcium acetate）の費用対効果が優れており，第一または第二選択に推奨されると報告している[21]．一方で保存期腎不全患者ではCa製剤に比べてsevelamerが費用対効果が優れるとの報告もあり，今後もP吸着薬の費用対効果の研究には注視する必要がある[22]．

おわりに

現在，Ca製剤は生命予後や血管石灰化の観点から，積極的な使用に否定的な報告が多い．一方で，透析導入間近および導入直後に高頻度で認められる低Ca血症，高P血症の状態の症例などには，ビタミンD投与に伴うCa補正が難しいためCa製剤を使用する余地がある．またP吸着薬の使用に伴う医療費の高騰も問題になっており，今後安価なCa製剤が費用対効果の面でその存在を示す可能性がある．

文　献

1) Clarkson EM, McDonald SJ, De Wardener HE：The effect of a high intake of calcium carbonate in normal subjects and patients with chronic renal failure. Clinical science　1966；30：425-438　RCT以外の介入研究

2) Cervelli MJ, Shaman A, Meade A, et al：Effect of gastric acid suppression with pantoprazole on the efficacy of calcium carbonate as a phosphate binder in haemodialysis patients. Nephrology（Carlton）2012；17：458-465　観察研究（後ろ向き）

3) Tatsuzawa M, Ogawa R, Ohkubo A, et al：Influence of proton pump inhibitors and histamine H_2 receptor antagonists on serum phosphorus level control by calcium carbonate in patients undergoing hemodialysis：a retrospective medical chart review. J Pharm Health Care Sci　2016；2：34　観察研究（後ろ向き）

4) Takahashi N, Shoji T, Matsubara K, et al：Effect of histamine H_2-receptor antagonist on the phospho-

rus-binding abilities of calcium carbonate and calcium lactate in hemodialysis patients. J Am Soc Nephrol 1999；10：1090-1094 RCT 以外の介入研究

5）Block GA, Spiegel DM, Ehrlich J, et al：Effects of sevelamer and calcium on coronary artery calcification in patients new to hemodialysis. Kidney Int 2005；68：1815-1824 RCT

6）Kakuta T, Tanaka R, Hyodo T, et al：Effect of sevelamer and calcium-based phosphate binders on coronary artery calcification and accumulation of circulating advanced glycation end products in hemodialysis patients. Am J Kidney Dis 2011；57：422-431 RCT

7）Toussaint ND, Lau KK, Polkinghorne KR, et al：Attenuation of aortic calcification with lanthanum carbonate versus calcium-based phosphate binders in haemodialysis：A pilot randomized controlled trial. Nephrology (Carlton) 2011；16：290-298 RCT

8）Kalil RS, Flanigan M, Stanford W, et al：Dissociation between progression of coronary artery calcification and endothelial function in hemodialysis patients：a prospective pilot study. Clin Nephrol 2012；78：1-9 RCT 以外の介入研究

9）Ohtake T, Kobayashi S, Oka M, Furuya R, et al：Lanthanum carbonate delays progression of coronary artery calcification compared with calcium-based phosphate binders in patients on hemodialysis：a pilot study. J Cardiovasc Pharmacol Ther 2013；18：439-446 RCT 以外の介入研究

10）Wada K, Wada Y：Evaluation of aortic calcification with lanthanum carbonate vs. calcium-based phosphate binders in maintenance hemodialysis patients with type 2 diabetes mellitus：an open-label randomized controlled trial. Ther Apher Dial 2014；18：353-360 RCT

11）Hill KM, Martin BR, Wastney ME, et al：Oral calcium carbonate affects calcium but not phosphorus balance in stage 3-4 chronic kidney disease. Kidney Int 2013；83：959-966 RCT

12）Block GA, Wheeler DC, Persky MS, et al：Effects of phosphate binders in moderate CKD. J Am Soc Nephrol 2012；23：1407-1415 RCT

13）Di Iorio B, Bellasi A, Russo D：INDEPENDENT Study Investigators：Mortality in kidney disease patients treated with phosphate binders：a randomized study. Clin J Am Soc Nephrol 2012；7：487-493 RCT

14）Yusuf AA, Weinhandl ED, St Peter WL：Comparative effectiveness of calcium acetate and sevelamer on clinical outcomes in elderly hemodialysis patients enrolled in Medicare part D. Am J Kidney Dis 2014；64：95-103 観察研究（後ろ向き）

15）Di Iorio B, Molony D, Bell C, et al：Sevelamer versus calcium carbonate in incident hemodialysis patients：results of an open-label 24-month randomized clinical trial. Am J Kidney Dis 2013；62：771-778 RCT

16）Ruospo M, Palmer SC, Natale P, et al.：Phosphate binders for preventing and treating chronic kidney disease-mineral and bone disorder (CKD-MBD). Cochrane Database Syst Rev. 2018 Aug 22；8：CD006023. doi：10.1002/14651858.CD006023.pub3. ［Epub ahead of print］ review

17）日本透析医学会：慢性腎臓病に伴う骨・ミネラル代謝異常の診療ガイドライン．透析会誌 2012；45：301-356

18）Kidney Disease：Improving Global Outcomes (KDIGO) CKD-MBD Update Work Group：KDIGO 2017 Clinical Practice Guideline Update for the Diagnosis, Evaluation, Prevention, and Treatment of Chronic Kidney Disease-Mineral and Bone Disorder (CKD-MBD). Kidney Int Suppl 2017；7：1-59

19）Kidney Disease：Improving Global Outcomes (KDIGO) CKD-MBD Work Group.：KDIGO clinical practice guideline for the diagnosis, evaluation, prevention, and treatment of Chronic Kidney Disease-Mineral and Bone Disorder (CKD-MBD). Kidney Int Suppl 2009；(113)：S1-130

20）St Peter WL, Wazny LD, Weinhandl ED：Phosphate-Binder Use in US Dialysis Patients：Prevalence, Costs, Evidence, and Policies. Am J Kidney Dis 2018；71 (2)：246-253 観察研究（後ろ向き）

21）Rizk R, Hiligsmann M, Karavetian M, et al：Economic evaluations of interventions to manage hyperphosphataemia in adult haemodialysis patients：A systematic review. Nephrology (Carlton) 2016；21 (3)：178-187 review

22）Nguyen HV, Bose S, Finkelstein E：Incremental cost-utility of sevelamer relative to calcium carbonate for treatment of hyperphosphatemia among pre-dialysis chronic kidney disease patients. BMC Nephrology 2016；17 (1)：45 観察研究（後ろ向き）

（中島章雄　大城戸一郎）

第7章　CKD-MBD の治療薬剤

⑥ 鉄含有リン吸着薬

▶はじめに

現在もっとも汎用されているリン（P）吸着薬は炭酸カルシウム（Ca）である．しかしながら，Ca 製剤は，摂取した Ca が吸収され，高 Ca 血症を惹起し，長期的な使用により異所性石灰化を起こすことが懸念されている[1]．

そこで非 Ca 系 P 吸着薬として塩酸セベラマー等のポリマー製剤が開発された．

Jamal らは，2008 年 8 月 1 日～2012 年 10月 22 日までに発表された文献を検索し，慢性腎臓病（CKD）患者における Ca 含有 P 吸着薬群および Ca 非含有 P 吸着薬群の転帰を比較検討したすべてのランダム化および非ランダム化試験について，システマティック・レビューを行った．その結果，Ca 非含有 P 吸着薬の生命予後に対する優位性が示された[2]．

ポリマー製剤は便秘，腹部膨満感や腹痛などの消化器症状の発現頻度が高い[3]．また，同じく非 Ca 系として開発された炭酸ランタンについても，嘔気，嘔吐などの消化器症状を呈することがあり，また長期服用時における骨組織など体内への蓄積による影響が懸念されている[4]．

以上のことから，より安全性プロファイルの改善された有用性の高い P 吸着薬の開発は，依然として強く望まれている状況である．また，保存期からの高 P 血症の管理の重要性がうたわれるようになり，保存期腎不全患者に使用できる P 吸着薬の開発が期待されるようになった．そのような背景のもとに，鉄含有の新しい P 吸着薬が開発された．

▶ I．鉄含有 P 吸着薬の臨床治験

クエン酸第二鉄は，血液透析（HD）患者において，塩酸セベラマーの 1.5～2 倍の力価を有する[5]．炭酸 Ca と同等以上の P 低下作用といえる．52 週間の長期投与では，P の低下のみならず貧血の改善をもたらす（貧血関連パラメーターに及ぼす影響については後述する）（図 1）[6]．腹膜透析（PD）患者および保存期 CKD 患者においても，HD 患者と同様に良好な P の低下作用と貧血改善作用を有する[7]．PD 患者および保存期 CKD 患者における貧血改善作用は，自己負担面や患者の通院回数軽減に繋がり，HD 患者のそれにもまして大きな福音といえよう．しかし，PD 患者および保存期 CKD 患者において HD による失血がない分，血清フェリチンの上昇は大きいことに注意を要する．

スクロオキシ水酸化鉄は，HD 患者において，塩酸セベラマーの 3 倍の力価を有する．52 週間の長期投与では，P の低下のみならず，血清フェリチンの増加をもたらすが，1,500 mg 以下の投与量では上昇の程度は低い（図 2）[8]．PD 患者においても HD 患者と同様に良好な P の低下作用を有する[9]．保存期 CKD 患者の適応はない．

鉄含有 P 吸着薬は，現在使用可能な Ca 非含有 P 吸着薬で，もっとも消化器症状の副作用が少ない．ポリマー製剤の便秘および腹満感，炭酸ランタンの嘔気は服薬コンプライアンスを低下させる．スクロオキシ水酸化鉄のほうがクエン酸第二鉄に比べ鉄含有量が多いにもかかわらず，血清フェリチン増加作用はスクロオキシ水酸化鉄のほうが少ない．クエ

❻ 鉄含有リン吸着薬

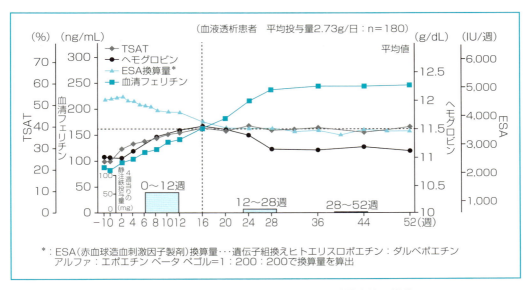

図1 クエン酸第二鉄投与時の鉄・貧血関連検査値の推移

52週間の長期投与では，リンの低下のみならず貧血の改善をもたらす．Fe補充となり，腎性貧血を改善し，静注鉄剤の使用量をも制限することが期待されている．血清フェリチン値はモニターが可能である．

〔Yokoyama K, et al：J Ren Nutr 2014；24：261-267[6)]〕

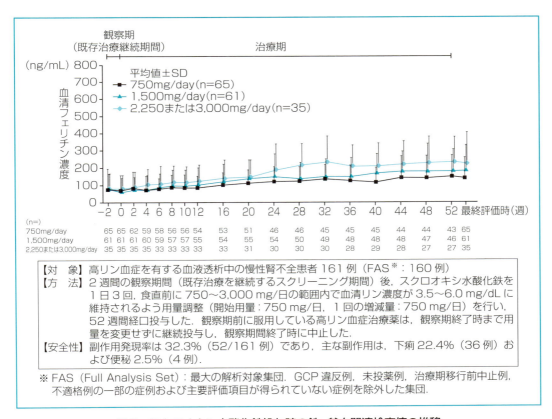

図2 スクロオキシ水酸化鉄投与時の鉄・貧血関連検査値の推移

〔承認時評価資料〕

第 7 章　CKD-MBD の治療薬剤

表　鉄含有 P 吸着薬の特徴と使い方のコツ

クエン酸第二鉄の特徴	スクロオキシ水酸化鉄の特徴
Ca 負荷がない	Ca 負荷がない
P 吸着作用が強い 塩酸セベラマーの 2 倍の力価	P 吸着作用が強い 塩酸セベラマーの 3 倍の力価
悪心・嘔吐が少ない	悪心・嘔吐が少ない
便秘より下痢傾向（発現頻度は低い） （開始時に下剤使用量の減量） （開始時に黒色便の説明）	便秘より下痢傾向 （開始時に下剤使用量の減量） （開始時に黒色便の説明）
血清鉄，血清フェリチンの増加	血清鉄，血清フェリチンの増加（クエン酸第二鉄より少ない）
FGF23 を低下させる（スクロオキシ水酸化鉄より強い）	FGF23 を低下させる
アシドーシスの是正（付随効果の期待）	
HD 患者，PD 患者，保存期腎不全患者に適応	HD 患者，PD 患者に適応

ン酸第二鉄とスクロオキシ水酸化鉄を比べると，クエン酸第二鉄のほうが，腸管からの Fe の吸収が多いことによると考えられる．一方で，スクロオキシ水酸化鉄のほうが腸管内により多くの鉄を停滞させることを意味する．スクロオキシ水酸化鉄のほうが下痢の発現が多いことと関連する可能性は否定できない．表に鉄含有 P 吸着薬使用時のコツについてまとめた．

▶ II. 貧血関連パラメーターに 及ぼす影響

　スクロオキシ水酸化鉄よりもクエン酸第二鉄のほうが，腸管からの Fe の吸収が多い．クエン酸第二鉄投与は Fe 補充となり，腎性貧血を改善し，静注鉄剤の使用量をも抑制することが期待されている．静注の鉄と比べ，経口の鉄投与は酸化ストレスの亢進を惹起することは少ないと考えられている．しかし，経口であっても鉄代謝に影響を与える懸念がある．2008 年版の日本透析医学会の「慢性腎臓病患者における腎性貧血治療のガイドライン」では「フェリチンが 100 ng/mL 以下では

鉄剤の投与を考慮する」ことが示されているが，上限値が示されていなかった．しかし，わが国では，後ろ向き研究から血清フェリチン値が 92.9 ng/mL 以下で生命予後が良好という報告がなされているため[10]，上限値に対する意識は他国のそれと異なる．

　2015 年版の「慢性腎臓病患者における腎性貧血治療のガイドライン」では「フェリチン値が 300 ng/mL 以上となると鉄補充は推奨しない」と述べられている[11]．貧血ガイドラインは，貧血改善のために，必要十分な鉄投与の指針を示したものである．鉄回転と生命予後とは異なる次元の問題である．透析患者での血清フェリチン値管理目標値を健常男性における上限値の 300～400 pg/mL 以下に設定する根拠は述べられていない．透析患者における血清フェリチン値の適正値は未だ不明であり，わが国と欧米では大きな隔たりがある．米国では多数例の横断研究により，血清フェリチン値の上限値を 800 ng/mL とするという報告もある[12]．さらに，心不全で transferrin saturation was less than 20% の患者には鉄剤を投与して血清フェリチン 100～299 ng/mL に上昇させることにより生

命予後改善が期待できることが証明されている[13]．もちろん，これらの心不全患者と透析患者の病態はまったく異なるので，それをもって血清フェリチン値の管理目標値を高くすることの根拠にはならない．

Ⅲ．FGF23 減少効果

P吸着薬はいずれも血清P低下作用を有するが，血清FGF23値を下げるか否かに差異があることが報告されている．保存期腎不全患者を対象としてCa含有のP吸着薬である酢酸Ca，炭酸セベラマー，炭酸ランタンを投与したところ，炭酸セベラマー投与群のみで血清FGF23値が低下していたことを示している[14]．鉄剤が血清FGF23値に与える影響については静注鉄剤で検討されている．カルボキシマルトース鉄では血清インタクトFGF23値を上昇させることが報告されている．これはデキストラン鉄投与では認められない反応である[15]．この機序として，鉄欠乏はFGF23の転写を促進するので鉄投与はFGF23転写を正常化させるが，カルボキシマルトースによるFGF23の分解を抑制すると考えられている．クエン酸第二鉄は腸管でのP吸着作用のため，血清P値を下げ，血清FGF23値を低下させることが報告されている[16]．

Ⅳ．欧米での鉄含有P吸着薬の評価

鉄含有P吸着薬による血清フェリチン値の上昇について，日本ほど神経質でない欧米では，鉄含有P吸着薬の強いP吸着作用，貧血改善作用，少ない消化器症状により，臨床上の期待が大きいように思える．最近注目されている解析方法であるNetwork meta-analysisでも，P吸着作用，生命予後，嘔気が少ないこと，高Ca血症を回避できることでもっとも期待できるP吸着薬であることが報告さ

れている[17]．

おわりに

冒頭にも述べたが，クエン酸第二鉄はCa非含有P吸着薬で消化器症状が他のP吸着薬に比べて少ないこと，P吸着薬作用が強いことが特長である．一方で，開発時には想定されなかった鉄の吸収がもたらす，貧血改善効果と血清フェリチン値の上昇および血清FGF23値の低下作用が明らかになった．

慢性腎臓病患者の骨・ミネラル代謝，貧血，炎症，心不全に関与する病態との関連が明らかになってきていることに，本剤の貢献は大きいと思料する．一方，その臨床的意義はこれから明らかにされるべき問題である．

文　献

1) Chertow GM, Burke SK, Raggi P；Treat to Goal Working Group：Sevelamer attenuates the progression of coronary and aortic calcification in hemodialysis patients. Kidney Int　2002；62：245-252

2) Jamal SA, Vandermeer B, Raggi P, et al：Effect of calcium-based versus non-calcium-based phosphate binders on mortality in patients with chronic kidney disease：an updated systematic review and meta-analysis. Lancet　2013；382 (9900)：1268-1277

3) 鈴木敦子，大山康子，瀬在丸せつこ，他：塩酸セベラマーの適正な使用方法．透析会誌　2004；37：1008

4) 龍田浩一，重松　隆：慢性腎臓病におけるリン管理 Ⅸ．新しいリン吸着剤：炭酸ランタン 2．炭酸ランタンの国内外の臨床成績．Clin Calcium　2009；19：219-223

5) Yokoyama K, Akiba T, Fukagawa M, et al：A randomized trial of JTT-751 versus sevelamer hydrochloride in patients on hemodialysis. Nephrol Dial Transplant　2014；29：1053-1060　RCT

6) Yokoyama K, Akiba T, Fukagawa M, et al：Long-term safety and efficacy of a novel iron-containing phosphate binder, JTT-751, in patients receiving hemodialysis. J Ren Nutr　2014；24：261-267　RCT 以外の介入研究

7) Yokoyama K, Akiba T, Fukagawa M, et al：JTT-751 for treatment of patients with hyperphosphatemia on peritoneal dialysis. Nephron Clin Pract　2014；128 (1-2)：135-140　RCT 以外の介入研究

8）Koiwa F, Yokoyama K, Fukagawa M, et al：Efficacy and safety of sucroferric oxyhydroxide compared with sevelamer hydrochloride in Japanese haemodialysis patients with hyperphosphataemia：A randomized, open-label, multicentre, 12-week phaseⅢ study. Nephrology　2017；22：293-300　RCT以外の介入研究

9）Floege J, Covic AC, Ketteler M, et al：One-year efficacy and safety of the iron-based phosphate binder sucroferric oxyhydroxide in patients on peritoneal dialysis. Nephrol Dial Transplant　2017；32：1918-1926　RCT以外の介入研究

10）Hasuike Y, Nonoguchi H, Tokuyama M, et al：Serum ferritin predicts prognosis in hemodialysis patients：the Nishinomiya study. Clin Exp Nephrol　2010；14：349-355

11）2015年版 慢性腎臓病患者における腎性貧血治療のガイドライン. 透析会誌　2016；49：89-158

12）Kalantar-Zadeh K, Regidor DL McAllister CJ, et al：Time-dependent associations between iron and mortality in hemodialysis patients. J Am Soc Nephrol　2005；16：3070-3080　観察研究（後ろ向き）

13）Anker SD, Comin Colet J, Filippatos G, et al：FAIR-HF Trial Investigators：Ferric carboxymaltose in patients with heart failure and iron deficiency. N Engl J Med　2009；361：2436-2448　RCT

14）Block GA, Wheeler DC, Persky MS, et al：Effects of phosphate binders in moderate CKD. J Am Soc Nephrol　2012；23：1407-1415　RCT以外の介入研究

15）Takeda Y, Komaba H, Goto S, et al：Effect of intravenous saccharated ferric oxide on serum FGF23 and mineral metabolism in hemodialysis patients. Am J Nephrol　2011；33：421-426　RCT以外の介入研究

16）Yokoyama K, Hirakata H, Akiba T, et al：Ferric citrate hydrate for the treatment of hyperphosphatemia in nondialysis-dependent CKD. Clin J Am Soc Nephrol　2014；9：543-552　RCT以外の介入研究

17）Palmer SC, Gardner S, Tonelli M, et al：Phosphate-binding agents in adults with CKD：a network meta-analysis of randomized trials. Am J Kidney Dis　2016；68：691-702（Erratum regarding 2017；70：452）

（横山啓太郎）

❼ リン吸着薬（ポリマー製剤：セベラマー，ビキサロマー）

❼ リン吸着薬
（ポリマー製剤：セベラマー，ビキサロマー）

▶ はじめに

　高リン（P）血症は CKD 患者において二次性副甲状腺機能亢進症（SHPT）や骨代謝異常，骨折の原因となるにとどまらず血管の石灰化，心血管病（CV events），代謝性骨障害，ひいては死亡率の増加をきたす[1],[2]．P 管理を行ううえで食事中の P を制限することは重要だが P 制限はたんぱく制限につながり低栄養に傾く危険性がある．P たんぱく比の低い食材，アミノ酸スコアを考えた植物性/動物性たんぱくの使用，添加物や P を含む飲料の制限など工夫されてはいる[3]．しかし，P 制限が厳格であるほど BMI，筋肉量，皮下脂肪，アルブミン値が低く死亡リスクが高かったことも示されている[4]．これらを考えると P 吸着薬（PB）の上手な使い方と十分なたんぱく摂取が重要なことが理解できる．カルシウム（Ca）含有 P 吸着薬（CPB），非 Ca 含有 P 吸着薬（NCPB）を含めた経口の PB が透析患者の生命予後を改善することも示されてきた[5],[6]．しかしながら Ca バランスがプラスになる[7]~[9]ことによって起こる血管の石灰化，極端な副甲状腺ホルモン（PTH）の低下，無形成骨，遷延性の高 Ca 血症などが懸念され始めた．KDIGO はイオン化 Ca が 2.5~3.0 mEq/L（1.25~1.50 mmol/L）のニュートラルな透析液を用いることなどで Ca 負荷軽減を提唱するようになり[10]，NCPB としてセベラマー塩酸塩が登場した．2017 年に Up date された KDIGO ガイドラインのメッセージは VDRA を含めた Ca 負荷へのより強い警告である[11]．

▶ Ⅰ．ポリマー系リン吸着薬（PPB）
（表 1）

1．セベラマー塩酸塩

　セベラマー塩酸塩は，非吸収性の陰イオン交換樹脂（ポリカチオン・ポリマー）であり，消化管内で構造中に含まれるアミノ基の一部が陽性荷電し，食物から遊離した陰性荷電のリン酸と結合し糞便中に排泄させることで P 低下薬として機能する．わが国では初めての非金属含有 PB として 2003 年に上市された．アルミゲルが使用できなくなった後，Ca 含有 PB のみであったわが国においてセベラマー塩酸塩のインパクトは強かった．先行使用が可能であった海外の異所性石灰化防止に関する付随効果の報告もあり，広く使われた．当初は炭酸 Ca との併用で使われることが一般的であり，この 2 剤で透析患者の P がコントロールされていた．しかし P 吸着効果の弱さと消化器症状（とくに便秘）によって，後に上市された金属含有 PB（炭酸ランタン，クエン酸第二鉄水和物，スクロオキシ水酸化鉄など）に取って代わられている．わが国ではランタン発売後もしばらく市場を維持していたが，東日本大震災を機に一時供給が制限された時期を境に使用量が低下した．他の PB との併用で 500 mg/毎食程度の少量から用い，使用意義を患者にも説明する必要がある．

2．ビキサロマー

　ビキサロマーは日本で臨床開発され，2012 年に承認発売されたセベラマー塩酸塩と同様

第7章

CKD-MBD の治療薬剤　❼ リン吸着薬（ポリマー製剤：セベラマー，ビキサロマー）

269

第7章　CKD-MBD の治療薬剤

表1　用法用量

セベラマー塩酸塩

通常，成人には，セベラマー塩酸塩として1回1～2gを1日3回食直前に経口投与する．なお，年齢，症状，血清リン濃度の程度により適宜増減するが，最高用量は1日9,000mgとする．（1T 250mg）

ビキサロマー

通常，成人には，ビキサロマーとして1回500mgを開始用量とし，1日3回食直前に経口投与する．以後，症状，血清リン濃度の程度により適宜増減するが，最高用量は1日7,500mgとする．（1T 250mg）

表2　リン吸着力とアドヒアランス

a）Daugirdas JT	炭酸 Ca：炭酸ランタン：セベラマー塩酸塩＝1.0：2.0，0.75	
b）Shigematsu T		＝1.0：2.0：0.33
c）Kasai S		＝1.0：2.0：0.33
d）Yokoyama K	セベラマー塩酸塩：クエン酸第二鉄＝1：1.52	
e）Akizawa T	セベラマー塩酸塩：ビキサロマー＝1：1	
f）Fissell RB	P 吸着薬処方が1～2錠/day の患者では，服薬アドヒアランスが良好である	

a）Semin Dial 2011：24：41-49　b）Clin Nephrol 2008：70：404-410　c）Ther Apher Dial 2012：16：341-349　d）Nephrol Dial Transplant 2014：29：1053-1060　e）Ther Apher Dial 2014：18：122-131　f）Hemodial Int　2016：20：38-49

の非吸収性の陰イオン交換樹脂（ポリカチオン・ポリマー）であり，陽性荷電状態のアミノ基を介するイオン結合や水素結合により消化管内でリン酸と結合して糞便中に排泄させる．セベラマー塩酸塩との比較では，ビキサロマーが膨潤の程度が小さい特性があることから，消化管系の副作用が少ない（もしくは軽減される）こと，さらにはセベラマー塩酸塩で認められる過塩素血症性の代謝性アシドーシスの懸念がないことが期待されている．Ca製剤や炭酸ランタン水和物など，他のPBとの比較では，ビキサロマーはCaや金属を含まないことから，高Ca血症や金属の組織沈着による毒性発現の懸念がない．

■ Ⅱ．ポリマー系リン吸着薬の欠点

1．吸着力価の低さ，それによる内服錠数の増加，そしてアドヒアランスの低下（表2）

PPBの相対的なP吸着能は金属系のPBと比べて弱い．各種PBのP吸着能を検討した試験のシステマティックレビューによると，炭酸Caを1.0としたときの重量当りの相対的P吸着能は炭酸ランタン2.0，セベラマー塩酸塩0.75とされている（表2-a）．日本における臨床試験においても，炭酸ランタンは炭酸Caの約1/2（1,725mg/day vs 3,430mg/day），セベラマー塩酸塩の約1/3の用量（945mg/day vs 2,971mg/day）で同程度の血清P低下作用を示している（表2-b，c）．クエン酸第二鉄とセベラマー塩酸塩の比較試験では，セベラマー塩酸塩を1とした場合，クエン酸第二鉄は1.52であると報告されている

❼ リン吸着薬（ポリマー製剤：セベラマー，ビキサロマー）

表3　セベラマー（塩酸塩，炭酸塩）における生命予後と付随効果文献

報告者[文献]	デザイン	透析状況	観察期間		結　果
Chertow[12]	RCT Sev. vs CPB	HD 39 （Months：M）	12 M		Sevelamer 群で血管石灰化スコア変化率と高 Ca 血症の頻度が減少
Block[13]	RCT Sev. vs CPB	HD 2.9 M	18 M		透析導入患者の導入時冠動脈石灰化があった患者では石灰化スコア進行が Sevelamer 群で減少
Suki[15]	RCT Sev. vs CPB	HD 38.2 M	Sev：20.3 M CPB：19.6 M		総死亡に差はないが 65 歳以上で Sevelamer 群が優位に低値
Block[14]	RCT Sev. vs CPB	HD 2.9 M	44 M		観察中の死亡率は Sebelamer 群が CPB 群より減少 （5.3/100 人 vs 10.6/100 人）
Kakuta[19]	RCT Sev. vs CPB	HD 118 M	12 M		観察中の冠動脈石灰化の進行，LDL コレステロールとペントシジンの値が Severamer 群で優位に低値
Di Iorio[17]	RCT Sev. vs CPB	Non-dialysis	36 M		CKD 3-5 の患者においても Sevelamer 群の死亡率が優位に CPB 群より低かった．
Kovesdy[25]	前向きコホート	Non-dialysis	3.1 Y（中央値）		CKD を有する保存期男性患者 1,188 例．患者を追跡し，PB 投与の有無と原因を問わない死亡，および eGFR の傾きの関連性を検討し，PB 投与群で有意に生命予後が良かった．
Liabeuf[27]	RCT Sev. vs Placebo	Non-dialysis	12 week		CKD を有する P 高値を伴わない保存期患者 96 例．placebo 群 39，Sevelamer 群 39 で血清 P 濃度，C-FGF23，intact-FGF23，a-klotho を比較．P の血中濃度は低下したが，C-FGF23，intact-FGF23，a-klotho に有意差は認めなかった．
Jamal[20]	Meta-analysis NCPB vs CPB	CKD 3-5D	文献数：8 患者数：2,873 名		Sevelamer が全死亡のリスクを低下させる傾向にあったものの統計学的有意差は示せなかった．
Jamal[21]	Meta-analysis NCPB vs CPB	CKD 3-5D	文献数：11	4,622 名	上記（文献 20）に三つの RCT を追加して報告．Ca 非含有 P 吸着薬の使用が CPB と比較して全死亡のリスクを 22% 低下させることを示した．
Patel[22]	Meta-analysis Sev. vs CPB	CKD 3-5D	文献数：25	4,770 名	他の NCPB ではなく Sevelamer 群のみで NCPB 群と比較して統計学的に全死亡率低下させていた．ただし，理由は判明できていない．
Habbous[23]	Meta-analysis	CKD 3-5D	文献数：164 potential RCT		Sevelamer は CPB に比して生命予後と入院のリスクを減じてはいるが心臓死亡や骨折などのリスクは減らしていない．ランタンや鉄含有 P 吸着薬には確かな有用性を認めない．

第7章 CKD-MBD の治療薬剤 ❼ リン吸着薬（ポリマー製剤：セベラマー・ビキサロマー）

第7章　CKD-MBD の治療薬剤

（表2-d）．ビキサロマーとセベラマー塩酸塩の比較試験では，ほぼ等しい用量（ビキサロマー 5.00 g/day，セベラマー塩酸塩 4.78 g/day）で同程度の血清 P 低下作用が認められている（表2-e）．セベラマー塩酸塩の最高投与量は 9 g，ビキサロマーの最高投与量は 7.5 g である．これを内服するとなると 250 mg 製剤で各々 1 日 36 錠，30 錠内服する必要が出てくる．一方，PB 処方が 1〜2 錠/day の患者では，服薬アドヒアランスが良好である傾向が示されている．PPB では，内服アドヒアランスが低下し余計に効果を発揮できないという悪循環に陥ってしまう．医療者側も CPB との比較による生命予後への好影響が念頭にあったとしても P 自体が下がりにくいのであれば力価の強い薬に移行してしまう．

2. 便秘を中心とした消化器症状

　セベラマー塩酸塩で顕著であるが副作用としては消化器症状，とくに便秘が強い．これは，不溶性ポリマーであり腸管内で水分を吸着して膨潤し硬い便を形成することに由来する．腸管内圧の上昇や腸管への圧迫をきたすと，腸管穿孔が起こりうる．製造販売後の調査および試験において報告された症例 1,397 例中 411 例（29.4%），594 件の副作用が認められた．そのおもなものは便秘・便秘増悪 302 件（21.6%），腹部膨満 92 件（6.6%），腹痛 32 件（2.3%），悪心 22 件（1.6%）等であった（再審査終了時）．また，海外長期投与試験において報告された症例 192 例では 49 例（25.5%），111 件の副作用が認められた．そのおもなものは嘔気 15 件（7.8%），消化不良 12 件（6.3%），腹痛・上腹部痛 9 件（4.7%），下痢・軟便 8 件（4.2%），嘔吐 8 件（4.2%），鼓腸 6 件（3.1%），便秘 4 件（2.1%），低 Ca 血症 4 件（2.1%）等であった．ビキサロマーには膨潤の程度が小さい特性があることから，便秘の副作用低減が期待され発売された．おもな副作用は，便秘・便秘増悪（15.9%），硬

便（2.6%），腹部不快感（1.8%），腹部膨満（1.0%）で，重大な副作用としては虚血性腸炎，消化管出血，消化管潰瘍などが報告されている．便秘症状が少なくはないが，セベラマー塩酸塩よりは改善されている．日本人では，欧米人に比して大腸が長く便秘が起きやすいと推察される．副作用として下痢の多い炭酸 Ca 製剤，クエン酸第二鉄，スクロオキシ水酸化鉄と併用し相加効果を期待するのも一つの手立てと考えられる．

3. 高クロール(Cl)性のアシドーシスの増悪

　また，セベラマー塩酸塩は腸管内でリン酸と結びつき，胆汁や腸管内の短鎖脂肪酸と触れたとき HCO_3（炭酸水素イオン）と結びつく際に塩酸を放出・分泌する．セベラマー塩酸塩 1 分子は腸内食物の 1 分子とイオン結合・水素結合をする．この際，塩酸 1 分子を放出することが知られており，セベラマー塩酸塩 1 g 当りに放出される塩酸は 5 mEq になる．代謝性アシドーシスは透析患者の蛋白アミノ酸代謝や骨代謝に影響し生命予後につながることが報告されている．K/DOQI ガイドラインでは，透析前 HCO_3 濃度は ＞22 mEq/L を目標としている．米国では 2008 年に炭酸セベラマー（Renvela®）が発売された．わが国では未承認である．これにより日本の保存期腎不全へのセベラマー塩酸塩使用も制限されることとなる．日本においてはビキサロマーがこれに代わるものとなると考えられる．

4. 必要物質や他の薬剤の吸収

　PPB は P のみならずさまざまなビタミン（脂溶性の A，D，K，E）や薬物も吸収する．セベラマー塩酸塩やビキサロマー内服後，夜盲症をきたしビタミン A 補充後速やかに改善したとの報告もある．薬物でいえばニューキノロン系の抗生剤やレボチロキシンなどの吸収遅延をきたすと報告されている．安全性および有効性に臨床上重大な影響を及ぼす可

❼ リン吸着薬（ポリマー製剤：セベラマー，ビキサロマー）

能性のある経口薬剤を併用する場合は，可能なかぎり間隔をあけて投与し，併用薬の作用の変化についても慎重に観察する．

▶Ⅲ．ポリマー系リン吸着薬の利点：セベラマーによって示された血管石灰化減少と生命予後改善効果

上記のような欠点をもちながらも PPB は CKD 患者にとって価値ある薬剤である．多くの報告から，セベラマー塩酸塩には少なくとも CPB に比して生命予後を改善させている可能性があるからである．また，数々の比較研究のなかでエンドポイントの Ca, P 値が両群で差がないことからミネラル代謝以外の生命予後改善作用も想定される（表3）．

2002 年に Chertow らが冠動脈石灰化指数の増加がセベラマー塩酸塩群で CPB 群よりも低く保たれているという結果を示したのをはじめとして[12]，さまざまな臨床研究が行われた．Block の Renal in New Dialysis study（RIND study）では，透析導入時から PB としてセベラマー塩酸塩を使用すると投与開始時に冠動脈石灰化を認めなかった群で 18 カ月の間 1 名も冠動脈石灰化が出現しなかった．また，冠動脈石灰化があったグループのなかでも CPB 患者に比してセベラマー塩酸塩群では冠動脈石灰化の進展が減少していた．さらにこの患者群を観察期間 44 カ月に延長して両群の死亡率を検討し，セベラマー塩酸塩群の総死亡率が有意に減少した[13),14)]．この検討では 18 カ月以降薬剤選択が固定されず，少数例で選択バイアスが払拭されていない．Suki ら[15]は，20 カ月という短い期間であるが多人数でセベラマー塩酸塩と CPB で生命予後の差を見た．65 歳以上という縛りのなかでセベラマー塩酸塩の有意差が示されている．被験者全体で有意差が示されなかったことでセベラマー塩酸塩の優位性が示されないというものもいるが，この短い期間で 65 歳以

上とはいえ生命予後の差が出たことは意義があると考えられる[15]．その後もさまざまな検討が行われている[16)～18)]．著者らも，Chertow や Block の RCT が透析導入患者や導入期からの年月が短いことから日本のように長期透析患者の多い国においても血管の石灰化が CPB に比してセベラマーの優位性が示されるのか疑問に感じ，セベラマー（塩酸塩）群と CPB 群で RCT を試行した[19]．1 年間の短期間であったがセベラマー（塩酸塩）群の優位性が示された．最終結果として Ca, P の血中濃度に明らかな差がなく，カルボニルストレスや LDL にセベラマー（塩酸塩）群で有意に低い結果が出た．

Jamal らは 2009 年に八つの RCT（2,873 名）によるメタアナリシスで，CPB と比較してセベラマーが全死亡のリスクを低下させる傾向にあったものの統計学的有意差は示せなかったと報告した．しかし，さらに三つの RCT を追加して合計 11 の RCT（4,622 名）のメタアナリシス（2013）では，NCPB が CPB と比較して全死亡のリスクを 22％低下させることを示した[20),21)]．また，透析導入以前の患者においても同様の結果を示している．多人数の価値のあるメタアナリシスであるが，NCPB としてセベラマー塩酸塩が中心であるものの炭酸ランタンの三つの RCT も含まれており，セベラマー塩酸塩のみの予後改善効果の検証とはいえない．Patel らは 25 の RCT（4,770 名）によるメタアナリシスで，セベラマー（塩酸塩，炭酸塩）と CPB を比較して CKD stage 3～5 D の患者全死亡リスクを P の血中濃度にかかわりなく 46％低下させ，LDL-コレステロールの低下，intact PTH の上昇，高 Ca 血症のリスクの低下，消化管合併症の増加と関係があることを示している．ただ，セベラマー塩酸塩による死亡率の改善が何に起因するかは不明確としている[22]．

Habbous らは 164 の potential RCT を分析し，セベラマー（塩酸塩，炭酸塩）は CPB に

第 7 章　CKD-MBD の治療薬剤

比して生命予後と入院のリスクを減じてはいるが心臓死亡や骨折など他のリスクは減らしていないことと，炭酸ランタンや鉄含有 P 吸着薬には確かな有用性を認めていないことを報告している．ただ，細かい論文の精査はされていない[23]．セベラマー塩酸塩の P 吸着以外の作用として，血清 LDL-コレステロールを低下させる作用や抗炎症作用，足関節/上腕血圧比（ABI）の低下や脈波伝導速度の上昇を有意に抑制したという報告もある．

▶Ⅳ．保存期患者への効果

セベラマー塩酸塩の不随効果は透析患者でも数々報告されているが，保存期患者でも認められる．前述のメタアナリシスでもセベラマー群で保存期患者への好影響を示す RCT が含まれている（Jamal の報告はランタンも含まれた群となる）．CKD stage 3，4 の患者においてセベラマー（塩酸塩，炭酸塩）が血管石灰化，心臓血管リスク，FGF（fibroblast growth factor）23 低下作用，酸化ストレスを減弱する報告が散見される[24)~26)]．

しかし，最近の少数の RCT では CKD を有する P 高値を伴わない保存期患者 96 例，プラセボ群 39 例，セベラマー（塩酸塩，炭酸塩）群 39 例で血清 P 濃度，C-FGF23，intact-FGF23，α-klotho を比較．P の血中濃度は低下したが，C-FGF23，intact-FGF23，α-klotho に優位な差は認めなかったと報告された[27]．今後の多人数での検討が注目される．

▶おわりに

高 P 血症は CKD 患者においてミネラルバランスと恒常性維持の異常をきたし Kloto 値の減少，FGF23 増加，1,25-dihydroxyvita-min-D 低下，PTH の上昇，そして炎症サイトカインの惹起へと続く．セベラマー塩酸塩は CPB に比して生命予後や，酸化ストレス，

LDL 減少などの好影響があることが認められ，これらのエビデンスは貴重である．しかし，上記の弱点のため保存期の患者には使えず便秘のため透析患者にも限定される．セベラマー塩酸塩の上手な使い方の検討が必要と思われる．また，ビキサロマーにも FGF23 低下を始め少数の不随効果が証明されているが，セベラマー塩酸塩のように，これを確立して PPB の次の段階に進んでほしい．

▶文　献

1) Block GA, Klassen PS, Lazarus JM, et al：Mineral metabolism, mortality, and morbidity in mainte-nance hemodialysis. J Am Soc Nephrol　2004；15：2208-2218

2) Kalantar-Zadeh K, Kuwae N, Regidor DL, et al：Survival predictability of time varying indicators of bone disease in maintenance hemodialysis patients. Kidney Int　2006；70：771-780

3) Kalantar-Zadeh K, Gutekunst L, Mehrotra R, et al：Understanding sources of dietary phosphorus in the treatment of patients with chronic kidney disease. Clin J Am Soc Nephrol　2010；5：519-530　In-Depth Review

4) Lynch KE, Lynch R, Curhan GC, et al：Prescribed dietary phosphate restriction and survival among hemodialysis patients. Clin J Am Soc Nephrol 2011；6：620-629

5) Lopes AA, Tong L, Thumma J, et al：Phosphate binder use and mortality among hemodialysis patients in the Dialysis Outcomes and Practice Pat-terns Study（DOPPS）：Evaluation of possible con-founding by nutritional status. AmJ Kidney Dis 2012；60：90-101

6) Cannata-Andía JB, Fernández-Martín JL, Locatelli F, et al：Use of phosphate-binding agents is associ-ated with a lower risk of mortality. Kidney Int 2013；84：998-1008

7) Tonelli M, Pannu N, Manns B：Oral phosphate bind-ers in patients with kidney failure. N Engl J Med 2010；362：1312-1324

8) Hill KM, Martin BR, Wastney ME, et al：Oral cal-cium carbonate affects calcium but not phosphorus balance in stage 3-4 chronic kidney disease. Kidney Int　2013；83：959-966

9) Bellasi A, Kooienga L, Block GA：Phosphate bind-ers：New products and challenges. Hemodial Int 2006；10：225-234

❼ リン吸着薬（ポリマー製剤：セベラマー，ビキサロマー）

10) Kidney Disease：Improving Global Outcomes （KDIGO） CKD-MBD Work Group：KDIGO clinical practice guideline for the diagnosis, evaluation, prevention, and treatment of chronic kidney disease-mineral and bone disorder（CKD-MBD）. Kidney Int Suppl　2009：（113）：S1-S130

11) KDIGO 2017 clinical practice guideline update for the diagnosis, evaluation, prevention, and treatment of chronic kidney disease-mineral and bone disorder （CKD-MBD） Kidney Int Suppl　2017：7：1-59

12) Chertow GM, Burke SK, Raggi P：Sevelamer attenuates the progression of coronary and aortic calcification in hemodialysis patients. Kidney Int　2002：62：245-252　RCT

13) Block GA, Spiegel DM, Ehrlich J, et al：Eff ects of sevelamer and calcium on coronary artery calcification in patients new to hemodialysis. Kidney Int 2005：68：1815-1824　RCT

14) Block GA, Raggi P, Bellasi A, et al：Mortality effect of coronary calcification and phosphate binder choice in incident hemodialysis patients. Kidney Int 2007：71：438-441

15) Suki WN, for the Dialysis Clinical Outcomes Revisited Investigators：Effects of sevelamer and calcium-based phosphate binders on mortality in hemodialysis patients：results of a randomized clinical trial. J Ren Nutr　2008：18：91-98　RCT

16) Navaneethan SD, Palmer SC, Vecchio M, et al：Phosphate binders for preventing and treating bone disease in chronic kidney disease patients. Cochrane Database Syst Rev　2011：（2）：CD006023

17) Di Iorio B, Bellasi A, Russo D, INDEPENDENT Study Investigators：Mortality in kidney disease patients treated with phosphate binders：a randomized study. Clin J Am Soc Nephrol　2012：7：487-493　RCT

18) Felsenfeld AJ, Levine BS, Rodriguez M：Pathophysiology of calcium, phosphorus, and magnesium dysregulation in chronic kidney disease　Semin Dial 2015：28：564-577 ［published online ahead of print August 25, 2015］

19) Kakuta T, Tanaka R, Hyodo T, et al：Effect of sevelamer and calcium-based phosphate binders on coronary artery calcification and accumulation of circulating advanced glycation end products in hemodialysis patients. Am J Kidney Dis　2011：57：422-431　RCT

20) Jamal SA, Fitchett D, Lok CE, et al：The effects of calcium-based versus non-calcium-based phosphate binders on mortality among patients with chronic kidney disease：a meta-analysis. Nephrol Dial Transplant　2009：24：3168-3174　メタアナリシス

21) Jamal SA, Vandermeer B, Raggi P, et al：Effect of calcium-based versus non-calcium-based phosphate binders on mortality in patients with chronic kidney disease：an updated systematic review and meta-analysis 19, 2013　メタアナリシス

22) Patel L, Bernard LM, Elder GJ：Sevelamer versus calcium-based binders for treatment of hyperphosphatemia in CKD：A meta-analysis of randomized controlled trials. Clin J Am Soc Nephrol　2016：11：232-244　メタアナリシス

23) Habbous S, Przech S, Acedillo R：The efficacy and safety of sevelamer and lanthanum versus calcium-containing and iron-based binders in treating hyperphosphatemia in patients with chronic kidney disease：a systematic review and meta-analysis. Nephrol Dial Transplant　2017：32：111-125　メタアナリシス

24) Russo D, Miranda I, Ruocco C, et al：The progression of coronary artery calcification in predialysis patients on calcium carbonate or sevelamer. Kidney Int　2007：72：1255-1261　RCT

25) Kovesdy CP, Kuchmak O, Lu J L, et al：Outcomes associated with phosphorus binders in men with non-dialysis-dependent CKD. Am J Kidney Dis 2010：56：842-851

26) Block GA, Wheeler DC, Persky MS, et al：Effects of phosphate binders in moderate CKD. J Am Soc Nephrol　2012：23：1407-1415　RCT

27) Liabeuf S, Ryckelynck J P, Esper N E, et al；FRENCH study collaborators：Randomized clinical trial of sevelamer carbonate on serum klotho and fibroblast growth factor 23 in CKD. Clin J Am Soc Nephrol　2017：12：1930-1940　RCT

（角田隆俊）

第7章　CKD-MBDの治療薬剤

⑧　炭酸ランタン

▶はじめに

　高リン（P）血症は透析患者において血管石灰化の進展，死亡リスクの上昇に関連することから，血清P値を一定の範囲に管理することが推奨されている．このため，炭酸カルシウムやセベラマー塩酸塩などのP吸着薬が使用されてきたが，十分なP管理を得ることは困難であった．このような状況のなか，2005年に米国，2006年に欧州，そして2009年にわが国で市販されたカルシウム（Ca）非含有P吸着薬が炭酸ランタンである．ランタンは原子番号57の元素で希土類元素に分類され，これを活性本体とする炭酸ランタンはCa負荷をきたすことなく，高いP吸着効果を示す．さらに近年では，炭酸ランタンの使用が生命予後の改善につながる可能性も報告されている．一方，生体内にはほとんど存在しない元素であることから，長期服用による体内蓄積の可能性が課題とされてきた．本稿では，炭酸ランタンの高P血症への効果，生命予後への効果，さらに長期安全性に関するデータについて概説する．

▶Ⅰ．炭酸ランタンの薬剤特性

　経口摂取された炭酸ランタンは，消化管内で3価の陽イオンとなり，食物中に含まれるリン酸と結合し，難溶性のリン酸ランタンを形成する．この結果，消化管からのP吸収が阻害され，高P血症が改善する．炭酸ランタンのP吸着効果は非常に高く，炭酸カルシウムを凌ぎ，水酸化アルミニウムに匹敵する[1]．炭酸ランタンはpH 1〜7の広い範囲でP吸着

作用を示し，プロトンポンプ阻害薬などの胃酸分泌抑制薬を服用している患者にも有効と考えられる．

　近年，Ca非含有P吸着薬であっても，腸管内でPを吸着した結果，リン酸カルシウムからCaイオンが遊離し，Ca負荷を引き起こす可能性が指摘されている．しかしランタンは，腸管でのCa吸収を制御するTRPV（transient receptor potential vanilloid）5/6を阻害することが知られており，ラットを用いた動物実験では，炭酸ランタンを使用することにより，P吸着に伴うCa吸収の促進が生じないことが示されている[2]．

　炭酸ランタンは1錠当りのP吸着効果が高いことから，少ない服薬錠数で管理が得られることもメリットと捉えられる．服薬錠数の多さは，P吸着薬の服薬アドヒアランスを阻害する要因であり，高P血症の管理不良と関連することも示されている[3]．このことから炭酸ランタンは，服薬錠数を抑えることにより，服薬アドヒアランスを向上し，P管理をさらに改善する効果も期待される[4]．

　なお，チュアブル錠の場合は，噛み砕きが不十分な場合に，P吸着作用が不十分となったり大腸憩室炎の原因となったりすることが問題であったが，OD錠の登場によりこれらの問題は解決された．

▶Ⅱ．透析患者におけるP低下効果

　わが国で行われた第Ⅲ相臨床試験では，対象が炭酸ランタン750〜2,250 mg/dayまたは炭酸カルシウム1,500〜4,500 mg/dayに無作為に割り付けられ，8週間の治療後，炭酸ランタンは血清Ca値の上昇をきたすことなく，

炭酸カルシウムと同等のP低下効果が得られたことが報告されている[5]．このようなP低下効果は最長3年間にわたって継続したことが報告されており[6]，欧米の検討では最長6年間にわたって効果が維持されたことが報告されている[7]．

以上のデータは，炭酸ランタンの単独治療の効果を見たものであるが，コントロール不良例における追加療法としての効果の検討も行われている．われわれは炭酸カルシウム，セベラマー塩酸塩のみでは血清P値6.0 mg/dL未満に管理できなかった症例を対象に，炭酸ランタンの追加処方がP管理に及ぼす影響を検討した．その結果，60%以上の症例で血清P値6.0 mg/dL未満を達成することが可能であった[8]．また，同じくコントロール不良例に炭酸ランタンを追加することにより，血清P値とともにfibroblast growth factor 23（FGF23）値が低下したことも報告されている[9]．

Ⅲ．保存期におけるP低下効果

高P血症は透析患者のみならず，保存期CKD患者においても血管石灰化の進行や死亡のリスク上昇に関連することが示されており，保存期からのP管理の意義に関心が向けられている．セベラマー塩酸塩は代謝性アシドーシスをきたすことから，従来，保存期で使用可能なP吸着薬は炭酸カルシウムのみであった．しかし，米国で行われたクロスオーバー比較試験において，炭酸カルシウム投与によりPバランスが改善することはなかった一方，Caバランスは大きくプラスに傾いたことが示され[10]，2017年に改訂されたKDIGOガイドラインでもCa含有P吸着薬の投与量を制限することが望ましいとされている[11]．

炭酸ランタンはセベラマー塩酸塩と異なり，代謝性アシドーシスの原因とはならない

ことから保存期でも使用可能である．わが国で行われたプラセボ対照比較試験では，高P血症を有する保存期CKD患者において，炭酸ランタン投与により約60%の症例で血清P値が正常化したことが報告されている[12]．また海外からの報告では，高P血症を有さない保存期CKD患者において，炭酸ランタン投与のみではFGF23は変化しなかったものの，P制限と組み合わせることによりFGF23が有意に低下したことが示されている[13],[14]．

Ⅳ．血管石灰化への効果

血管石灰化は透析患者の強力な予後予測因子であり，その病態には高P血症が深く関与している．高濃度のCa，Pは血管平滑筋細胞を骨芽細胞様に形質変換することにより，血管石灰化を惹起する．このことから，Ca負荷の軽減，およびP管理の改善の両方が期待できる炭酸ランタンに血管石灰化を抑制する効果が期待されている．

この可能性を検証すべく透析患者を対象に行われた無作為化比較試験では，炭酸カルシウム群と比較し，炭酸ランタン使用群において大動脈石灰化の進展が抑えられたことが報告されている[15]．一方，高P血症を有さない保存期CKD患者では，炭酸ランタンによる石灰化抑制効果は示されなかった[13]．炭酸ランタンの効果は，高P血症を有する症例においてこそ発揮されるものと考えられる．

Ⅴ．生命予後と栄養状態への効果

炭酸ランタンは，Ca負荷をきたすことなくP管理を改善することから，生命予後を改善する可能性も期待される．炭酸ランタンが生命予後に及ぼす影響に関しては，ランダム化比較試験のpost hoc解析の結果が報告されている．本研究では，炭酸ランタンにより14%の死亡リスク低下が観察されたものの統

第7章 CKD-MBDの治療薬剤

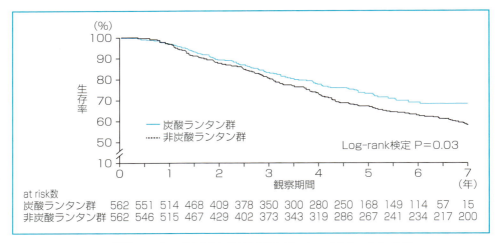

図 炭酸ランタン使用群と非使用群のKaplan-Meier生存曲線
〔Komaba H, et al：Nephrol Dial Transplant 2018[18]より引用改変〕

計学的に有意ではなく，65歳を超える集団においてのみ有意な死亡リスク低下が示されている[16]．ただし本研究は，対照群（標準治療群）においても炭酸ランタン群と同等に良好なP管理が行われており，このため炭酸ランタンの予後改善効果が減弱された可能性が考えられる．

われわれは炭酸ランタンの生命予後への効果をさらに検証するため，2,292名の透析患者を3年間観察したデータベースを用いて解析を行った．傾向スコアマッチングを用いて，炭酸ランタン群と非投与群の背景を調整した結果，炭酸ランタン群において死亡リスクの低下を認めたが，統計学的に有意な差が検出されたのは治療開始前の血清P値が6.0 mg/dLを超える症例においてのみであった[17]．われわれはさらに本コホートの観察期間を延長し，計7年間における炭酸ランタンの効果を検証した．観察期間の延長に伴い検出力が向上した結果，マッチング症例全体で統計学的に有意な23％の死亡リスク低下が観察された（図）[18]．

さらに，炭酸ランタンが予後改善に関連した機序を検討するため，観察期間中における各パラメーターの経時的変化を解析したとこ

ろ，血清P値は両群において低下傾向にあり，予想外にも群間差がないことが確認された．しかし非投与群ではBMI，nPCR，血清クレアチニン値などの栄養状態の指標が低下傾向にあった一方，炭酸ランタン群ではこれらの値が低下せず維持されていた[18]．すなわち，P管理が悪化した場合に，もっぱらP制限が強化された場合は栄養状態が悪化する一方，炭酸ランタンが使用された場合はP制限が緩和されるために栄養状態が維持されるという実態が明らかとなった．

さらに炭酸ランタンと生命予後の関連性は，観察期間中の血清P値で調整しても変化はなかったが，栄養状態の指標で調整すると統計学的な有意差が消失することが明らかとなった[18]．すなわち，炭酸ランタンによる生命予後の改善には，P制限の緩和に伴う栄養状態の維持が大きく貢献した可能性が考えられる．P制限はP管理の基本であるが，行きすぎたP制限は低栄養，ひいては予後の悪化を招きうる．炭酸ランタンをはじめとするP吸着薬を積極的に使用することにより，栄養状態を維持しつつP管理を行うことの意義，重要性が示されたものと考えられる．

Ⅵ. 炭酸ランタンの有害事象と長期安全性

　炭酸ランタンの有害事象としては，嘔吐，胃不快感などが出現する場合がある．いずれも軽度であり，通常は減量・中止により改善する．近年，炭酸ランタンを長期服用した症例において，消化管粘膜にランタンが沈着した報告が散見される[19]が，このような粘膜への沈着は鉄剤などでも認められる現象であり，消化管病変の要因となるかどうかは明らかではない．しかしながら，炭酸ランタン使用患者が消化性潰瘍などを発症した場合は，念のため他の薬剤に変更することが無難と思われる．

　長期服用による体内蓄積への懸念に関しては，炭酸ランタンは腸管内でリン酸と結合し，不溶性のリン酸ランタンとして糞中に排泄されるため，ランタンの消化管吸収率は0.002％と非常に低い[20]．わずかに吸収されたランタンは肝臓を経由し，胆汁中に排泄される．この過程で，細胞傷害をきたすことはなく[21]，長期臨床試験においても肝障害の発生は報告されていない[6]．しかしながら，炭酸ランタンを長期服用した場合は，骨にわずかにランタンが蓄積することが報告されている[22]．ただし，ランタンの蓄積は，骨基質全体にわたって分布するため，アルミニウムの場合とは異なり，類骨の石灰化前線に蓄積し石灰化障害をきたすことはないと考えられている[20]．脳への蓄積の可能性に関しては，フリーのランタンは脳血液関門を通過しないことが示されており[23]，透析患者を対象とするランダム化比較試験でも2年間の炭酸ランタン処方が認知機能に影響を及ぼすことはなかった[24]．

　以上より，少なくとも現時点の知見として，ランタンの体内蓄積は非常にわずかであり，患者への悪影響はないものと考えられる．ただし，炭酸ランタンの安全性を確立するためには，今後より長期的かつ注意深い観察が必要と考えられる．

文　献

1) Daugirdas JT, Finn WF, Emmett M, et al：The phosphate binder equivalent dose. Semin Dial 2011；24：41-49
2) Behets GJ, Dams G, Damment SJ, et al：Differences in gastrointestinal calcium absorption after the ingestion of calcium-free phosphate binders. Am J Physiol Renal Physiol　2014；306：F61-F67
3) Fissell RB, Karaboyas A, Bieber BA, et al：Phosphate binder pill burden, patient-reported non-adherence, and mineral bone disorder markers：Findings from the DOPPS. Hemodial Int　2016；20：38-49　観察研究（前向き）
4) Hutchison AJ, Laville M：Switching to lanthanum carbonate monotherapy provides effective phosphate control with a low tablet burden. Nephrol Dial Transplant　2008；23：3677-3684　RCT 以外の介入研究
5) Shigematsu T：Multicenter prospective randomized, double-blind comparative study between lanthanum carbonate and calcium carbonate as phosphate binders in Japanese hemodialysis patients with hyperphosphatemia. Clin Nephrol　2008；70：404-410　RCT
6) Shigematsu T：Three-year extension study of lanthanum carbonate therapy in Japanese hemodialysis patients. Clin Exp Nephrol　2010；14：589-597　RCT 以外の介入研究
7) Hutchison AJ, Barnett ME, Krause R, et al：Lanthanum carbonate treatment, for up to 6 years, is not associated with adverse effects on the liver in patients with chronic kidney disease Stage 5 receiving hemodialysis. Clin Nephrol　2009；71：286-295　RCT 以外の介入研究
8) Goto S, Komaba H, Moriwaki K, et al：Clinical efficacy and cost-effectiveness of lanthanum carbonate as second-line therapy in hemodialysis patients in Japan. Clin J Am Soc Nephrol　2011；6：1375-1384　RCT 以外の介入研究
9) Shigematsu T, Negi S：Combined therapy with lanthanum carbonate and calcium carbonate for hyperphosphatemia decreases serum FGF-23 level independently of calcium and PTH (COLC Study). Nephrol Dial Transplant　2012；27：1050-1054　RCT 以外の介入研究
10) Hill KM, Martin BR, Wastney ME, et al：Oral cal-

第 7 章　CKD-MBD の治療薬剤

cium carbonate affects calcium but not phosphorus balance in stage 3-4 chronic kidney disease. Kidney Int　2013：83：959-966　RCT 以外の介入研究

11）Kidney Disease：Improving Global Outcomes (KDIGO) CKD-MBD Update Work Group：KDIGO 2017 clinical practice guideline update for the diagnosis, evaluation, prevention, and treatment of chronic kidney disease-mineral and bone disorder (CKD-MBD). Kidney Int Suppl　2017：7：1-59

12）Takahara Y, Matsuda Y, Takahashi S, et al：Efficacy and safety of lanthanum carbonate in pre-dialysis CKD patients with hyperphosphatemia：a randomized trial. Clin Nephrol　2014：82：181-190　RCT

13）Block GA, Wheeler DC, Persky MS, et al：Effects of phosphate binders in moderate CKD. J Am Soc Nephrol　2012：23：1407-1415　RCT

14）Isakova T, Barchi-Chung A, Enfield G, et al：Effects of dietary phosphate restriction and phosphate binders on FGF23 levels in CKD. Clin J Am Soc Nephrol　2013：8：1009-1018　RCT

15）Toussaint ND, Lau KK, Polkinghorne KR, et al：Attenuation of aortic calcification with lanthanum carbonate versus calcium-based phosphate binders in haemodialysis：A pilot randomized controlled trial. Nephrology (Carlton)　2011：16：290-298　RCT

16）Wilson R, Zhang P, Smyth M, et al：Assessment of survival in a 2-year comparative study of lanthanum carbonate versus standard therapy. Curr Med Res Opin　2009：25：3021-3028　RCT のサブ解析

17）Komaba H, Kakuta T, Suzuki H, et al：Survival advantage of lanthanum carbonate for hemodialysis patients with uncontrolled hyperphosphatemia. Nephrol Dial Transplant　2015：30：107-114　観察研究（後ろ向き）

18）Komaba H, Kakuta T, Wada T, et al：Nutritional status and survival of maintenance hemodialysis patients receiving lanthanum carbonate. Nephrol Dial Transplant　2018 Apr 16（Epub ahead of print）観察研究（後ろ向き）

19）Valika AK, Jain D, Jaffe PE, et al：A nodular foreign body reaction in a dialysis patient receiving long-term treatment with lanthanum carbonate. Am J Kidney Dis　2016：67：128-132

20）Persy VP, Behets GJ, Bervoets AR, et al：Lanthanum：a safe phosphate binder. Semin Dial　2006：19：195-199

21）Bervoets AR, Behets GJ, Schryvers D, et al：Hepatocellular transport and gastrointestinal absorption of lanthanum in chronic renal failure. Kidney Int 2009：75：389-398

22）Shigematsu T, Tokumoto A, Nakaoka A, et al：Effect of lanthanum carbonate treatment on bone in Japanese dialysis patients with hyperphosphatemia. Ther Apher Dial　2011：15：176-184　観察研究（前向き）

23）Xu J, Ling EA：Studies of the ultrastructure and permeability of the blood-brain barrier in the developing corpus callosum in postnatal rat brain using electron dense tracers. J Anat　1994：184：227-237

24）Altmann P, Barnett ME, Finn WF：Cognitive function in Stage 5 chronic kidney disease patients on hemodialysis：no adverse effects of lanthanum carbonate compared with standard phosphate-binder therapy. Kidney Int　2007：71：252-259　RCT

（駒場大峰）

9 ビスホスホネート

はじめに

慢性腎臓病（CKD）では，二次性副甲状腺機能亢進症による高回転型骨代謝異常がその代表的なものであるが，骨での副甲状腺ホルモン（PTH）感受性は個々の患者により異なる．たとえば閉経後女性，閉経前女性，男性の順にPTH感受性が増大し，PTHによる骨代謝回転亢進の程度が強くなることから，CKDによる続発性骨代謝異常も，患者個人の原発性骨粗鬆症の程度に強く影響を受ける．それゆえ，原発性骨代謝疾患に対する骨作動薬を用いることで，カルシウム（Ca）・リン（P）代謝異常や副甲状腺に作用する薬剤を使用しなくても骨代謝異常をある程度是正することが可能と考えられるものの，二次性副甲状腺機能亢進症に対してPTH作用を制御した後に，骨粗鬆症に対する薬剤の投与の可否が個々の患者で検討されるべきである．

しかし，現時点で骨作動薬を血液透析患者に投与するか否かの安全性や効果について，未だ十分に検証されているとは言い難い状況である．各々の症例で治療効果が想定される有害事象を上回るベネフィットがあると判定したときのみ，その臨床使用を考えるべきである．現状では慎重投与の名の下に骨密度や骨マーカーを指標に一部の施設で使用されているのが現状である．本稿ではCKD患者に対するビスホスホネート（bisphosphonate）製剤の功罪についてのみ述べる．

Ⅰ．CKD患者へのビスホスホネート製剤投与の効果と注意点

ビスホスホネート製剤の腎機能低下時の投与上の注意をステージ別に**表1**に示す[1]．ビスホスホネートのうち，エチドロネートは副作用として血清P濃度の上昇がみられることがありCKD患者には投与不可である．アレンドロネートはCKD患者で慎重投与となるものの投薬可能，ミノドロネートは保存期腎不全・透析も含め慎重投与となっている．しかし，これらビスホスホネート製剤はその代謝を腎臓が担っているため，1回投与量の多い薬剤ではCKD患者では急性腎障害（AKI）を引き起こしたとの症例報告もあり，少量頻回投与が望ましいと考えられる．また，腎機

表1 ビスホスホネート製剤のCKD患者への投与上の注意

薬　物		eGFR≧35 mL/min	eGFR<35 mL/min	透析（CKD-5D）
ビスホスホネート製剤	アレンドロネート	慎重投与	使用不可	慎重投与
	リセドロネート	慎重投与	使用不可 （eGFR≧30：慎重投与）	使用不可
	ミノドロネート	慎重投与		
	エチドロネート	使用不可		
	イバンドロネート	慎重投与		

第7章　CKD-MBD の治療薬剤

能低下により基本的には生物学的半減期の延長による作用増強が予測される．したがって，薬剤投与量の減量を考慮する必要がある[2]．

　ビスホスホネートの使用は，短期的には骨量増加や骨折抑制作用が少数例の研究で報告されているが，CKD 患者への長期間にわたるビスホスホネートの継続投与は一般の骨粗鬆症患者より骨代謝回転の過剰抑制を引き起こしやすく無形成骨を惹起しやすいと考えられる．さらに CKD では，Ca・P 過剰による骨石灰化率が上昇しやすく，non-CKD 患者より無形成骨が惹起されやすいこと[3]を銘記する必要がある．2017 年の KDIGO の CKD-MBD ガイドラインの改訂で，大腿骨頸部骨密度を上昇させることは骨折率低下を予測する因子となること，ビスホスホネート製剤が骨密度を上昇させ，骨折率低下に寄与できることが明記された[4]．一方，無形成骨惹起の危険性が，少数例での骨生検結果を報告した一報のみの報告[3]であることから，CKD 患者でのビスホスホネート製剤の骨折抑制効果を示した多数の報告に基づいて，慎重な投与は必要なものの，その有用性を提唱している．

▶ II．ビスホスホネート製剤の作用機序と投与法

　ビスホスホネート製剤は，骨への沈着性，破骨細胞傷害作用によって骨吸収を強力に抑制することで骨代謝回転を強力に抑制する．したがって，高回転型の二次性副甲状腺機能

亢進症の骨病変を，血清 PTH 過剰を是正することなく直接抑制する効果が期待できる．ただ，デノスマブなどに比べて骨代謝回転抑制効果が持続的で，骨形成抑制作用も強いため，CKD 患者で無形成骨を引き起こしやすい原因となる．エチドロネートでは腎機能低下による血液中への蓄積により骨形成・石灰化抑制で骨軟化症のおそれがあるのに対して，それ以外の骨吸収作用を選択的に増強したビスホスホネートではその心配はない．ただし，血液中への蓄積により骨吸収が過剰に抑制されて無形成骨発症の危険性があるので注意が肝要である．それゆえ，PTH 高値の高回転型骨代謝回転の CKD 患者のみが投与対象となるため，骨吸収マーカー抑制例では投与継続の可否を慎重にすべきである．

1．化学特性・薬物動態

　無機ピロリン酸は，その P-O-P 構造でリン酸カルシウム結晶に非常に強固に結合し，その形成と溶解の両方を抑制する．しかし，生体では P-O-P 構造の加水分解により失活するが，ビスホスホネートの P-C-P 結合は生体内で活性を保持され，さらに，中央の炭素原子の二つの側鎖を変えることで，骨形成阻害骨の程度を変えることなく，骨吸収活性を増大させた薬剤の合成が可能である（表2）．エチドロネート（ダイドロネル®）では，骨吸収抑制作用を期待できる投与量のわずか2倍となる程度で骨形成抑制作用が発現し，骨軟化症が有害事象として発現する．第3世代

表2　各ビスホスホネート製剤の骨吸収活性の比較

～1×	～10×	～100×	>100-<1,000×	>1,000-<10,000×	>10,000×
エチドロネート	クロドロネート チルドロネート	ネリドロネート パミドロネート	アレンドロネート EB-1053 インカドロネート オルパドロネート	イバンドロネート リセドロネート	ゾレドロネート ミノドロネート

ラットにおいて各種ビスホスホネートが骨吸収を抑制する活性強度．

〔Fleish H：ビスホスホネートと骨疾患[2]より〕

⑨ ビスホスホネート

アレンドロネートは，この側鎖修飾によって骨形成抑制を起こす1/100～1/1,000の投与量で骨吸収抑制作用が期待できるため，骨軟化症は起こらない．さらに，1日投与量はエチドロネートの200～400 mgに対してアレンドロネートではわずか5 mgであり，消化管への負担も軽減されることから消化管障害の発症率の軽減が期待される．エチドロネートは特徴的な副作用として血清Pの上昇作用があるため，異所性石灰化を増悪する可能性も考慮すべきである．

2. 薬物動態

ビスホスホネートを経口的に投与したときの消化管での吸収率は低く，したがって生体内利用率は低い．薬剤そのものの刺激により，時に胃・食道でびらん・潰瘍を引き起こす．いったん吸収されたビスホスホネートは，前述したようにP-C-P結合を有するため生体内で分解されず，速やかに石灰化組織に集積する．吸収された半分以上が骨に取り込まれ，残りはただちに腎臓から代謝されずにそのままの形で尿中に排泄される．そのため，透析患者のような腎機能低下がある場合，尿中への薬物排泄は著明に減少し，血液中に蓄積される．したがって，腎機能低下がみられる患者では投与の適否を慎重に検討し，投与する場合でもその量を減量することが基本的に必要となる．クロドロネート，パミドロネート，イバンドロネートを除いて，透析患者でのビスホスホネートクリアランスに関してのデータはほとんどない．パミドロネートの血液透析患者でのクリアランス検査によると，^{99m}Tc-APDを透析操作開始時にAVグラフトに注射した検討結果では，平均APDクリアランスは69.3±16.6 mL/minで，透析操作中の平均APD回収は31.6±10.1%であった[5]．正常腎機能者でのAPDクリアランスは，1回静注後2時間以内に血漿から迅速に消失するとの報告がある．

アレンドロネートは，GFR 35 mL/minではその投与を禁忌としている場合もある．前述したように骨吸収の亢進した患者が治療対象であるため，ビスホスホネートの血液から骨へのクリアランスは高まっているため，腎機能低下の影響は少ないことが想定される．

▶おわりに

2017年のKDIGOのCKD-MBDガイドラインの改訂で，CKDに対する骨吸収抑制薬の投与が，慎重な態度は求められるものの肯定的な方向に改訂された．これまで投与の適応，効果判定のためには個々の症例で骨生検が提唱されていたが，骨密度を指標として，低下があるときの投与開始，投与後の効果判定で骨密度測定が有用とされた．これによって一般臨床医もCKD患者へのビスホスホネート投与を，より積極的に考慮できる環境となってきた．ただし，CKDでのCa/P過剰による骨石灰化率上昇に伴う無形成骨惹起の危険性を考慮すると，薬剤の投与量や投与期間については慎重であるべきと考えられる．

▶文 献

1) Ⅵ章 続発性骨粗鬆症 CKD．骨粗鬆症の予防と治療ガイドライン作成委員会（日本骨粗鬆症学会，日本骨代謝学会，骨粗鬆症財団）編：骨粗鬆症の予防と治療ガイドライン2015年版．132-133
2) Fleisch H 著，森井浩世，稲葉雅章，篠田 壽 訳：ビスホスホネートと骨疾患—基礎と臨床．2001，医歯薬出版，東京
3) Amerling R, Harbord NB, Pullman J, et al：Bisphosphonate use in chronic kidney disease：association with adynamic bone disease in a bone histology series. Blood Purif 2010；29：293-299
4) Ketteler M, Block GA, Evenepoel P, et al：Diagnosis, evaluation, prevention, and treatment of chronic kidney disease-mineral and bone disorder：Synopsis of the Kidney Disease：Improving Global Outcomes 2017 Clinical Practice guideline update. Ann Intern Med 2018；168：422-430
5) Buttazzoni M, Rosa Diez GJ, Jager V, et al：Elimination and clearance of pamidronate by haemodialysis. Nephrology（Carlton） 2006；11：197-200

（稲葉雅章）

第 7 章　CKD-MBD の治療薬剤

10 選択的エストロゲン受容体モジュレーター （SERM）

▶はじめに

　閉経後女性では，女性ホルモン（エストロゲン）が減少し，骨量が低下する．エストロゲンは，骨芽細胞における RANKL（receptor activator of nuclear factor kappa-B ligand）の合成低下を介して，破骨細胞の分化と活性化を抑制することで，骨量低下や骨折を抑制する[1]．閉経後女性の骨粗鬆症の治療薬の一つとして，選択的エストロゲン受容体モジュレーター（SERM）が挙げられる．

　SERM は，エストロゲンと同様にエストロゲン受容体に結合する．しかし，その結合様式はエストロゲンと異なり，標的臓器によって，エストロゲンのアゴニストにも，アンタゴニストにもなる．すなわち，組織選択的にエストロゲン作用を発現する薬剤である．SERM である塩酸ラロキシフェンやバゼドキシフェンは，骨でエストロゲン作用を発揮し，乳腺や子宮内膜ではアンタゴニストとなるため，女性ホルモン製剤で問題となっていた乳癌や子宮内膜癌の発生率を上昇させず，かえって抑制的に作用すると考えられる．

▶Ⅰ．ラロキシフェンの効果

　ラロキシフェンに関する大規模無作為化二重盲検比較試験である Multiple Outcomes of Raloxifene Evaluation（MORE）研究では，7,705 名の閉経後骨粗鬆症女性に 60 mg/day あるいは 120 mg/day のラロキシフェンを投与することで，プラセボ群に対して 4 年間の観察期間における新規椎体骨折の相対リスク

を有意に低下させた[2]．さらに 4 年間の観察期間を延長した Continuing Outcomes Relevant to Evista（CORE）研究においても，椎体および大腿骨の骨密度の増加を認めた[3]．10,101 名の閉経後女性を対象とした無作為化比較試験である Raloxifene Use for the Heart（RUTH）研究においても，椎体骨折の発症を有意に減少させた[4]．非椎体骨折については，いずれの研究においても減少効果は示されていない．また，乳癌の発症に関しては，これらの研究において，有意に抑制されていた．日本人を対象としたシステマティックレビューにおいても，ラロキシフェン投与群では，腰椎の骨密度に関して有意な改善を認めている[5]．

　バゼドキシフェンについては，3 年間の投与で，骨密度増加および骨折予防効果がラロキシフェンと同等であった[6]．

　MORE 研究の後解析では，腎機能に応じた評価を行っており，ラロキシフェンの効果は，腎機能が低下するほど，大腿骨頸部および腰椎のいずれも，より骨密度が改善し，椎体骨折のリスク低下が認められた[7]．

　透析患者においては，二次性副甲状腺機能亢進症と閉経後骨粗鬆症が併存した病態が考えられる．骨代謝回転が亢進している閉経後の透析患者 30 名を対象としたわが国の観察研究においても，副甲状腺ホルモン（PTH）≧240 ng/L の群では，ラロキシフェンを投与しても骨型アルカリフォスファターゼ（BAP）および骨型酒石酸抵抗性酸性フォスファターゼ（TRACP-5b）の有意な変化を認めなかったが，PTH＜240 ng/L の群では，BAP，TRACP-5b の低下を認めた[8]．閉経後

透析患者 47 名を対象としたわれわれの観察研究においても，intact PTH＜250 pg/mL の群において，ラロキシフェン投与群が有意に骨密度減少を軽減した[9]．同様に，intact PTH＜300 pg/mL，補正カルシウム＜10.2 mg/dL の閉経後の透析患者を対象とした観察研究において，ラロキシフェンは腰椎の骨密度を有意に増加させ，橈骨の骨密度の低下を抑制したことが報告されている[10]．これらの研究結果から，透析患者においては，まず第一に二次性副甲状腺機能亢進症の管理を行ったうえで，SERM の投与を検討することが望ましいと考えられる．

Ⅱ．SERM 投与の副作用

SERM 投与の副作用として，第Ⅷ因子活性など凝固因子の活性化によって，血栓症のリスクが上昇することが報告されている[11),12)]．添付文書では，深部静脈血栓症，肺塞栓症，網膜静脈血栓症等の静脈血栓塞栓症とその既往，不動と抗リン脂質抗体症候群は禁忌となっている．また，ほてりや下肢こむら返りが増えるという報告もある[13]．一方で，総コレステロール，LDL コレステロールを低下させることが報告されている[5),14)]．腎機能への影響については，MORE 研究の後解析において，3 年間の推算糸球体濾過量（eGFR）の変化量は，プラセボ群と比較し，ラロキシフェン投与群では有意に腎機能低下速度を緩やかにし，腎保護作用が示唆された[15]．動物モデルにおいても，ラロキシフェン投与が酸化ストレスおよび尿細管間質の線維化を軽減することが報告されている[16]．

おわりに

2017 年の Kidney Disease：Improving Global Outcomes（KDIGO）ガイドラインでは，その他の骨粗鬆症治療薬に分類される

が，SERM としては言及されていない．骨粗鬆症の予防と治療ガイドライン 2015 年版によると，保存期腎不全および透析患者において，SERM は慎重投与となっている．

文　献

1) Bord S, Ireland DC, Beavan SR, et al：The effects of estrogen on osteoprotegerin, RANKL, and estrogen receptor expression in human osteoblasts. Bone 2003：32：136-141

2) Ettinger B, Black DM, Mitlak BH, et al：Reduction of vertebral fracture risk in postmenopausal women with osteoporosis treated with raloxifene：results from a 3-year randomized clinical trial. Multiple Outcomes of Raloxifene Evaluation（MORE）Investigators. JAMA　1999：282：637-645　RCT

3) Siris ES, Harris ST, Eastell R, et al：Skeletal effects of raloxifene after 8 years：results from the continuing outcomes relevant to Evista（CORE）study. J Bone Miner Res　2005：20：1514-1524　RCT

4) Barrett-Connor E, Mosca L, Collins P, et al：Effects of raloxifene on cardiovascular events and breast cancer in postmenopausal women. N Engl J Med 2006：355：125-137　RCT

5) Fujiwara S, Hamaya E, Sato M, et al：Systematic review of raloxifene in postmenopausal Japanese women with osteoporosis or low bone mass（osteopenia）. Clin Interv Aging　2014：9：1879-1893

6) Silverman SL, Christiansen C, Genant HK, et al：Efficacy of bazedoxifene in reducing new vertebral fracture risk in postmenopausal women with osteoporosis：results from a 3-year, randomized, placebo-, and active-controlled clinical trial. J Bone Miner Res　2008：23：1923-1934　RCT

7) Ishani A, Blackwell T, Jamal SA, et al：The effect of raloxifene treatment in postmenopausal women with CKD. J Am Soc Nephrol　2008：19：1430-1438 RCT

8) Nagatoya K, Nishimoto K, Shibahara N, et al：Effects of raloxifene on bone metabolism in postmenopausal women on chronic hemodialysis. Clin Exp Nephrol 2015：19：939-946　観察研究

9) Eriguchi R, Umakoshi J, Miura S, et al：Raloxifene ameliorates progressive bone loss in postmenopausal dialysis patients with controlled parathyroid hormone levels. Clin Nephrol　2009：72：423-429 観察研究

10) Tanaka M, Itoh K, Matsushita K, et al：Effects of raloxifene on bone mineral metabolism in postmenopausal Japanese women on hemodialysis. Ther

第 7 章　CKD-MBD の治療薬剤

Apher Dial　2011：15（Suppl 1）：62-66　観察研究

11）Sgarabotto M, Baldini M, Dei Cas A, et al：Effects of raloxifene and continuous combined hormone therapy on haemostasis variables：a multicenter, randomized, double-blind study. Thromb Res　2007：119：85-91　RCT

12）Azevedo GD, Franco RF, Baggio MS, et al：Procoagulant state after raloxifene therapy in postmenopausal women. Fertil Steril　2005：84：1680-1684

13）Martino S, Cauley JA, Barrett-Connor E, et al：Continuing outcomes relevant to Evista：breast cancer incidence in postmenopausal osteoporotic women in a randomized trial of raloxifene. J Natl Cancer Inst　2004：96：1751-1761

14）Gizzo S, Saccardi C, Patrelli TS, et al：Update on raloxifene：mechanism of action, clinical efficacy, adverse effects, and contraindications. Obstet Gynecol Surv　2013：68：467-481

15）Melamed ML, Blackwell T, Neugarten J, et al：Raloxifene, a selective estrogen receptor modulator, is renoprotective：a post-hoc analysis. Kidney Int　2011：79：241-249　RCT

16）Nishi Y, Satoh M, Nagasu H, et al：Selective estrogen receptor modulation attenuates proteinuria-induced renal tubular damage by modulating mitochondrial oxidative status. Kidney Int　2013：83：662-673

（江里口理恵子）

11 デノスマブ

I. 破骨細胞とRANKL/RANK系シグナル

骨組織は破骨細胞による骨吸収と骨芽細胞による骨形成が平衡状態を保つように絶えずリモデリングを繰り返しており，そのバランスがなんらかの理由で崩れた場合に骨組織にさまざまな異常をきたす．このような病態ではreceptor activator of NF-κB ligand（RANKL）/receptor activator of NF-κB（RANK）系が重要な役割を果たすとされ，RANKLは骨芽細胞により分泌され，破骨細胞前駆細胞に存在するRANKと特異的に結合することで破骨細胞の分化を促進する．一方，osteoprotegerin（OPG）は骨芽細胞から分泌され，RANKに対して競合的にRANKLと結合しRANK/RANKL経路を阻害し骨吸収を抑制する（図1）．骨吸収はこのように破骨細胞分化，活性化の促進と抑制のバランスにより調節されている．

抗RANKL抗体デノスマブは完全ヒト型モノクローナル抗体で，破骨細胞の分化に必要なRANK/RANKL経路を阻害することで破骨細胞分化を抑制し骨吸収を強力に抑制する薬剤である．デノスマブは，当初は破骨細胞分化の亢進している固形がんの溶骨性骨転移病変への治療薬として承認された．その後，骨粗鬆症治療薬としての臨床効果のエビデンスが2009年の無作為化プラセボ対象試験FREEDOM（Fracture Reduction Evaluation of denosumab in osteoporosis every 6 months）試験をはじめとして多数報告され[1]，骨粗鬆症治療薬として2010年以降欧米で承認，本邦

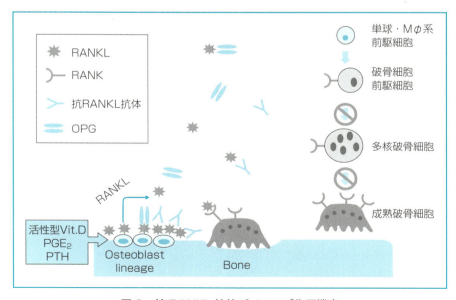

図1　抗RANKL抗体デノスマブ作用機序
Vit：ビタミン，PGE$_2$：プロスタグランジンE$_2$
（出典：徳山直人，他：Clinical Calcium　2014；24（1）：85-91）

においても2013年に承認された．FREE-DOM試験では3年間で閉経後骨粗鬆症患者において椎体，非椎体，大腿骨頸部骨折の発生率をそれぞれ68，20，40％減少させ，さらにその後の計8年間の延長試験においてもほぼ直線的に骨密度増加効果を示し骨折抑制効果も維持されることが報告された[2]．

骨粗鬆症治療薬としてのデノスマブは，6カ月に1回の皮下投与でよい点から患者負担の少ない薬剤である．また，腎排泄のためCKDでは蓄積性が問題となるビスホスホネート製剤と異なりデノスマブのAUC（area under the curve）は腎機能の影響を受けないため，一般に正常者と同量投与でよいとされる[3]．

II．CKDと骨折リスク

CKDにおいてはCKD-MBDの概念に包括されるミネラルバランスの異常が出現し，一般人口に比較して骨折リスクが高いことがすでに多くの研究で示されている．性別を問わず，eGFR＜45 mL/min/1.73 m^{2}では骨折リスクが段階的に高くなり[4]，なかでも大腿骨頸部骨折が多くなる[5)~7)]．実際に活性型ビタミンDやリン吸着薬，シナカルセト塩酸塩の使用によるintensiveな副甲状腺ホルモン（PTH）の管理が可能となったにもかかわらず，透析患者の大腿骨頸部骨折は減少しておらず[8]，CKD-MBDの概念だけでは説明のできない骨脆弱性が指摘されている．Kazamaらはこれをuremic osteoporosisという概念として提唱したが[9]，尿毒症性物質や酸化ストレスによる骨質劣化，また加齢などが複合的に組み合わさってCKD患者の骨脆弱性を引き起こしていると考えられている．一方，高齢化で，実臨床においては不動による高カルシウム（Ca）血症も問題となっており，Ca排泄能の低下するCKDはハイリスクとなる．このようななか，腎機能による減量が不要で

あるデノスマブがCKDにおける骨粗鬆症や不動性高Ca血症などのCa代謝異常への介入として期待がもたれている．

III．骨粗鬆症薬としてのデノスマブ

1．非透析患者

CKD-MBDによるミネラル異常を有さないCKD stage 3までの患者においては通常の骨粗鬆症患者と同様の対応でよいと思われるが，より進行したstageのCKD患者においてはデノスマブ投与による低Ca血症が重篤化する可能性が高いことに注意が必要である．

Blockらは，Cockcroft-Gault推算式でGFR 80 mL/min以下の骨粗鬆症患者にデノスマブ60 mgを単回投与し，腎機能別に低Ca血症の頻度を検討した[3]．投与後7~8日前後で補正Ca値の最低値をとり，多くは無症候性であったが，補正Ca値が7.5 mg/dL以下まで低下した症例や投与後約40日を超えてCa低下が再びみられた症例もあった（図2）．また，stgae 4~5 Dの14例では，8例で補正Ca

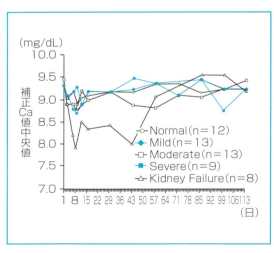

図2 腎機能別デノスマブ投与後の血清補正Ca値の推移

〔Block GA, et al：J Bone Miner Res 2012[3]より改変〕

7.6 mg/dL 以下の低 Ca 血症をきたし，うち 2 例（投与前 eGFR 25 mL/min および 7 mL/min）では重度の痙攣や心電図異常などの症候性低 Ca 血症をきたした[10]．本邦でも遷延性低 Ca 血症の管理に難渋した症例が報告されている[11]．低 Ca 血症の機序として，デノスマブにより破骨細胞性骨吸収が抑制され，細胞外液から Ca が一方的に骨へ流入するためと考えられ，hungry bone 症候群と同様の状態である．

通常，血清 Ca が低下すると副甲状腺から PTH が分泌される．PTH は遠位尿細管で Ca 再吸収を促進，近位尿細管で 1α 水酸化酵素の活性を促進させ $25(OH)D$ を $1,25(OH)_2D$ へ変換し腸管より Ca 吸収を促し，同時に骨に作用し骨吸収を促進し血清 Ca 濃度を上昇させる．しかし，CKD では遠位/近位尿細管機能が低下または廃絶しており低 Ca 血症に対する応答が働かなくなっている状態で，デノスマブによる骨吸収抑制作用で骨からの Ca 流出がさらに抑制される結果，高度の低 Ca 血症をきたすと考えられる．とくに CKD stage 4，5 で高骨代謝回転をきたしている症例ではこの hungry bone 様の病態が強く発現し，Ca 低下がより高度になるため十分な注意が必要である．

また副甲状腺摘出後の患者では，PTH がそもそも分泌されないため極度の低 Ca 血症が出現する．デノスマブ投与時の低 Ca 血症の治療および予防は，腎での 1α 水酸化酵素の活性が低下している CKD では天然型ビタミン D の配合された製剤ではなく活性型ビタミン D 製剤を使用するべきと考えられる．デノスマブ投与前には副甲状腺機能やビタミン D 充足状態などを事前に考慮した適切な症例の選択が重要であり，さらに低 Ca 血症に迅速に対応するため，血清 Ca の即時測定の可能な施設での投与が望ましい．

一方，CKD においても非 CKD 患者と同等の骨折抑制効果を示すかについては，FREE-DOM 試験の腎機能別の post-hoc 解析が行われ，腎機能と骨塩量の増加度や骨折リスクとの間の interaction term は有意でなく，腎機能によらず骨密度への効果や骨折リスクの軽減がみられる，と結論づけられた[12]．しかし本結果は，CKD に割り振られた患者数が非常に少なく interaction term の有意性の統計学的検出に必要な症例数が足りなかった，とも解釈できるため，CKD におけるデノスマブの有効性が非 CKD 患者と同等であると結論づけるためには，今後も症例を蓄積していく必要がある．

2. 透析患者

透析導入後は，透析液 Ca によって血清 Ca 濃度がある程度是正される点，活性型ビタミン D 製剤や Ca 製剤による Ca 濃度調整がしやすい点などから late stage CKD と比較すれば低 Ca 血症に対処しやすいが，やはり十分量の活性型ビタミン D 製剤の併用を行い，透析液 Ca 濃度についても考慮することが好ましい．

Chen らは，PTH＞1,000 pg/mL の高度の二次性副甲状腺機能亢進症患者の骨量減少に対してデノスマブを投与し，大腿骨頸部骨密度が平均 23.7％上昇したと報告したが，12 例中 4 例で 7 mg/dL 以下の低 Ca 血症を認め，透析液 Ca 濃度の調整，活性型ビタミン D 製剤および Ca 製剤の増量で対応した[13]．また，自検例においても骨量が著明に低下した骨折リスクの高い透析患者 11 例に活性型ビタミン D 製剤を併用しながらデノスマブを投与したところ，全例で血清 Ca は低下し，活性型ビタミン D 製剤や Ca 製剤の増量により対応した[14]（図 3a）．透析患者においてデノスマブを 24 カ月継続使用した報告では，低 Ca 血症の程度は 1〜2 回の投与初期にみられやすく，骨代謝マーカーは継続的に抑制された[15]．

管理上の注意として，低 Ca 血症に対して

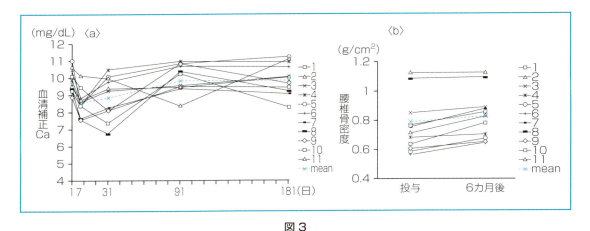

図3
a：デノスマブ投与後の血清Ca濃度の変化〔Hiramatsu R, et al：Am J Kidney Dis 2015[14]より改変〕
b：デノスマブ投与後6カ月の腰椎密度の変化〔Hiramatsu R, et al：Am J Kidney Dis 2015[14]より改変〕
デノスマブ投与6カ月後，全例で腰椎骨密度は上昇した．

活性型ビタミンD製剤やCa製剤を増量した症例は漫然と同量を投与し続けていると高Ca血症，PTHの不適切な抑制をきたすことがあるため注意が必要である．また，低Ca血症によるPTHの一過性のオーバーシュートの影響や骨吸収抑制状態でのCa製剤負荷による異所性石灰化の可能性などについての検討は今後必要である．しかし，このようにミネラル代謝への影響に注意する必要がある一方で，デノスマブの骨密度改善効果は大きく，自検例においても骨代謝マーカーは有意に抑制され，6カ月後の骨密度は有意に上昇を認めている（図3b）．

Ⅳ．不動性高Ca血症に対するデノスマブの有効性

不動性高Ca血症の主因はRANKLのRANKL/OPG比のimbalanceによりRANKLの発現が相対的に亢進し破骨細胞活性が亢進することで骨吸収が促進されるためと考えられている[16]．CKD患者ではCa排泄能が低下しているため重度の不動性高Ca症を呈する場合がある．一般的に高Ca血症が中等度以上（>12 mg/dL）の場合，治療には静注ビスホスホネート製剤が使用されてきた．しかし，late stageのCKDにおける静注ビスホスホネート製剤の安全性は確立されておらず[17]，zoledronateによる急性腎不全やpamidronateに関連するネフローゼ症候群や間質性腎炎，Fanconi症候群の報告が出ており[18]，腎機能による減量不要のデノスマブが，不動性高Ca血症に有効であったとする報告が散見されている[19,20]．しかしlate stage CKDの患者ではCaが下がりすぎて症候性となることもあるため注意が必要である．前述のcase reportにおいても，pamidronateに抵抗性の不動性高Ca血症を呈したCKD stage 4患者にデノスマブ投与を行ったところ血清Caは急激に低下（Ca 12.8→7.6 mg/dL）し，活性型ビタミンD製剤の補充を必要とした[20]．

文献

1) Cummings SR, San Martin J, McClung MR, et al：Denosumab for prevention of fractures in postmenopausal women with osteoporosis. N Engl J Med 2009；361：756-765
2) Papapoulos S, Lippuner K, Roux C, et al：The effect of 8 or 5 years of denosumab treatment in postmenopausal women with osteoporosis：results from the FREEDOM Extension study. Osteoporos Int 2015；26：2773-2783

⑪ デノスマブ

3) Block GA, Bone HG, Fang L, et al：A single-dose study of denosumab in patients with various degrees of renal impairment. J Bone Miner Res 2012；27：1471-1479

4) Moe SM：Renal Osteodystrophy or Kidney-Induced Osteoporosis? Curr Osteoporos Rep 2017；15：194-197

5) Dukas L, Schacht E, Stahelin HB：In elderly men and women treated for osteoporosis a low creatinine clearance of ＜65 mL/min is a risk factor for falls and fractures. Osteoporos Int 2005；16：1683-1690

6) Ensrud KE, Lui LY, Taylor BC, et al：Renal function and risk of hip and vertebral fractures in older women. Arch Intern Med 2007；167：133-139 観察研究（後ろ向き）

7) Naylor KL, McArthur E, Leslie WD, et al：The three-year incidence of fracture in chronic kidney disease. Kidney Int 2014；86：810-818 観察研究（前向き）

8) Wakasugi M, Kazama JJ, Taniguchi M, et al：Increased risk of hip fracture among Japanese hemodialysis patients. J Bone Miner Metab 2013；31：315-321 観察研究（後ろ向き）

9) Kazama JJ, Iwasaki Y, Fukagawa M：Uremic osteoporosis. Kidney Int Suppl 2013；3：446-450

10) Dave V, Chiang CY, Booth J, et al：Hypocalcemia post denosumab in patients with chronic kidney disease stage 4-5. Am J Nephrol 2015；41：129-137

11) 中野智香子，濱野高行，椿原美治，他：デノスマブ投与後極度の遷延性低Ca血症で心不全をきたした症例．腎と骨代謝 2014；27：385-386

12) Jamal SA, Ljunggren O, Stehman-Breen C, et al：Effects of denosumab on fracture and bone mineral density by level of kidney function. J Bone Miner Res 2011；26：1829-1835

13) Chen CL, Chen NC, Hsu CY, et al：An open-label, prospective pilot clinical study of denosumab for severe hyperparathyroidism in patients with low bone mass undergoing dialysis. J Clin Endocrinol Metab 2014；99：2426-2432 観察研究（前向き）

14) Hiramatsu R, Ubara Y, Sawa N, et al：Denosumab for low bone mass in hemodialysis patients：a non-controlled trial. Am J Kidney Dis 2015；66：175-177 観察研究（後ろ向き）

15) Festuccia F, Jafari MT, Moioli A, et al：Safety and efficacy of denosumab in osteoporotic hemodialysed patients. J Nephrol 2017；30：271-279

16) Malberti F：Treatment of immobilization-related hypercalcaemia with denosumab. Clin Kidney J 2012；5：491-495

17) Miller PD：The kidney and bisphosphonates. Bone 2011；49：77-81

18) Toussaint ND, Lau KK, Strauss BJ, et al：Effect of alendronate on vascular calcification in CKD stages 3 and 4：a pilot randomized controlled trial. Am J Kidney Dis 2010；56：57-68

19) Booth KA, Hays CI：Using denosumab to treat immobilization hypercalcemia in a post-acute care patient. J Clin Endocrin Metab 2014；99：3531-3535

20) de Beus E, Boer WH：Denosumab for treatment of immobilization-related hypercalcaemia in a patient with advanced renal failure. Clin Kidney J 2012；5：566-571

（平松里佳子，乳原善文）

第7章 CKD-MBD の治療薬剤

12 骨形成薬
（抗スクレロスチン抗体製剤，PTH 製剤）

▶はじめに

　骨形成薬とは，骨形成を促進することにより骨密度上昇や骨折抑制効果を発揮する骨粗鬆症治療薬である．その臨床効果は，腎機能が正常な骨粗鬆症患者を対象とした臨床試験によって実証されているが，慢性腎臓病（CKD）を合併した骨粗鬆症患者における同薬剤の有効性や安全性については未だ十分に検討されていない．本項では，新規骨形成薬として効果に期待が寄せられる抗スクレロスチン抗体製剤，ならびに骨形成薬として有効性が確立された副甲状腺ホルモン（PTH）製剤について，CKD 患者における臨床的エビデンスを踏まえ，作用機序や効果について概説する．

▶Ⅰ．抗スクレロスチン抗体製剤

1．スクレロスチンとは

　スクレロスチンは，SOST 遺伝子から産生・分泌される 213 個のアミノ酸からなる糖蛋白であり，骨細胞にのみ特異的に発現している．ヒト染色体 17q12-21 に存在する SOST 遺伝子は，不活性化変異が硬結性骨化症（sclerosteosis）の原因となる遺伝子として 2001 年に同定された[1]．常染色体劣性遺伝形式をとる硬結性骨化症は，骨形成の特異的な促進による全身性の骨肥厚および骨密度の増加を特徴とする疾患である．基礎研究においても，SOST ノックアウトマウスでは，骨強度および骨密度の増加が認められ[2]，逆に

SOST 過剰発現マウスでは骨量減少が認められている[3]．このような背景から，新たな骨形成促進薬としての治療効果が期待され，抗スクレロスチン抗体製剤の開発が進められるに至った．

2．スクレロスチンの作用

　骨芽細胞の分化促進に重要な因子として，Wnt シグナル経路の関与が明らかとなっている[4]．Wnt による細胞内シグナル伝達機構には，β カテニンを介する古典的経路と，それ以外の非古典的経路がある．古典的経路は，Wnt が 7 回膜貫通型の frizzled と 1 回膜貫通型の low density lipoprotein receptor-related proteins（LPR）5/6 に結合することにより活性化され，β カテニンの核内移行と標的遺伝子の転写が促進される．スクレロスチンは，この古典的経路の各種阻害因子のうちの一つとされており，LRP5/6 に結合して Wnt と LRP5/6 の結合を阻害することで Wnt シグナル経路を阻害し，骨芽細胞による骨形成を抑制する作用を有する[4]．

　スクレロスチンは，加齢や閉経後，糖尿病によって増加し，骨の脆弱化に関与することが知られている．近年では，血中スクレロスチン濃度は透析患者における骨形態計測のパラメーターや，保存期 CKD 患者における GFR とそれぞれ負の相関を示すことが明らかとなり[5],[6]，CKD 患者の骨代謝に関連する新たなマーカーとしても注目されている．

3．抗スクレロスチン抗体

1）ロモソズマブ
　ロモソズマブ（romosozumab，AMG785）

⑫ 骨形成薬（抗スクレロスチン抗体製剤，PTH 製剤）

は，Amgen 社と UCB 社によって共同開発された，ヒト化抗スクレロスチン抗体であり，スクレロスチン作用を中和することでその作用を発揮する[7]．閉経後骨粗鬆症患者 7,180 例を対象としたロモソズマブの第Ⅲ相無作為化比較試験〔Fracture Risk Reduction With Romosozumab（FRAME）試験〕では，ロモソズマブ（月 1 回，210 mg 皮下投与）あるいはプラセボ（月 1 回，皮下投与）を 12 カ月間継続した後，さらに 12 カ月間デノスマブ（60 mg，6 カ月に 1 回）が投与された[8]．その結果，プラセボ群に比べロモソズマブ群では，最初の 12 カ月時点での新規椎体骨折および臨床骨折（症状のある椎体骨折および非椎体骨折）リスクが 73％と 36％それぞれ有意に抑制された．また，24 カ月時点の新規椎体骨折リスクもロモソズマブ群で 75％抑制された．ロモソズマブ投与後，骨形成マーカーである血清Ⅰ型プロコラーゲンN末端プロペプチド（Procollagen Type Ⅰ C-Terminal Propeptide；P1NP）は速やかに上昇したが，骨吸収マーカーである β-CTX はベースラインよりも低値で推移した．最近，同じ骨形成促進薬であるテリパラチドとロモソズマブの効果を比較した第Ⅲ相無作為化比較試験の結果も報告され，治療 12 カ月後の大腿骨近位部の骨密度変化率は，テリパラチド群に比べロモソズマブ群で有意に高かった（−0.6％ vs. 2.6％）[9]．さらに定量的 CT 検査の結果，海綿骨の体積密度は両群で増加したのに対し，皮質骨の体積密度はロモソズマブ群では増加し，テリパラチド群では減少することが示された．これらの研究でロモソズマブの有効性が示された一方で，アレンドロネートを比較対象とした臨床試験において，ロモソズマブ群で重篤な心血管系イベントの有意な上昇が認められ[10]，安全性についての再調査が行われることとなり販売承認が延期される結果となった．

2）ブロソズマブ

ブロソズマブ（blosozumab）は，Eli Lily 社により開発された，ヒト化抗スクレロスチン抗体である．第Ⅱ相臨床試験が実施され，閉経後骨粗鬆症女性に対する 52 週間のブロソズマブ投与により，腰椎および大腿骨近位部の有意な骨密度上昇効果が確認された[11]．

4. CKD 患者における抗スクレロスチン抗体製剤

ロモソズマブ，ブロソズマブともに 2018 年 8 月時点で販売承認に至っておらず，CKD 患者における有効性や安全性についても未だ不明である．骨形成促進作用に加え，骨吸収抑制作用も併せもつ抗スクレロスチン抗体製剤が CKD 患者の骨粗鬆症治療にどのような影響をもたらすか，今後のエビデンスの集積が待たれる．

Ⅱ．PTH 製剤

1. PTH 製剤について

PTH の N 端側フラグメントである PTH1-34（テリパラチド）は，全長 PTH とほぼ同等の活性を有し，その間欠的投与による骨量増加は 1970 年代からすでに実証されていた[12]．その後の複数の臨床試験成績から，骨粗鬆症治療薬として臨床応用されるに至り，現在国内で販売承認されている PTH 製剤はテリパラチド（遺伝子組換え，フォルテオ®）とテリパラチド酢酸塩（テリボン®）の 2 種類が存在する．テリパラチド（遺伝子組換え）は，1 日 1 回 20 μg の皮下注製剤で，治療期間は 24 カ月とされている．一方，テリパラチド酢酸塩は，週 1 回 56.5 μg の皮下注製剤で，治療期間は 24 カ月（2017 年 5 月，販売当初の 72 週間から変更）とされている．

2. PTH製剤の治療効果

1）テリパラチド（遺伝子組換え，フォルテオ®）

既存椎体骨折のある閉経後骨粗鬆症の女性1,637例を対象に行われた，無作為化比較試験であるFracture Prevention Trialにおいて，臨床承認用量である20 μg/dayのテリパラチド投与群はプラセボ群に比較し，新規椎体骨折および非椎体骨折をそれぞれ65%と53%有意に抑制した[13]．骨代謝マーカーについては，P1NPなどの骨形成マーカーが治療後速やかに上昇し，その後遅れて骨吸収マーカーが上昇することが示されている．"Anabolic window"と呼ばれるこの両者の乖離期間が，テリパラチドが骨形成を促進させる機序の一つと考えられている[14]．

2）テリパラチド酢酸塩（テリボン®）

既存椎体骨折のある骨粗鬆症患者578例を対象とした，国内第Ⅲ相無作為化比較試験において，56.5 μg/週，計72週間のテリパラチド投与群はプラセボ群に比較し，新規椎体骨折を80%有意に抑制した[15]．骨吸収マーカーである尿中Ⅰ型コラーゲン架橋N-テロペプチド（NTx）は投与4週目から低下し，治療期間中は常にプラセボ群を下回っていたことから[15]，テリパラチド（遺伝子組換え）とは異なる骨吸収作用を有する可能性が示唆されている．

3. 保存期CKD患者におけるPTH製剤

CKD患者におけるPTH製剤の効果に関する報告は，ごく少数に限られる．前述のFracture Prevention Trialのサブ解析で，腎機能別（eGFR≧80, 50～<80, 30～<50 mL/min）によるテリパラチド（遺伝子組換え）の有効性と安全性の比較が行われた（図）[16]．その結果，テリパラチド投与群はプラセボ群に比べ，腎機能低下例においても骨折リスクの有意な低下，および骨密度とP1NPの有意な上昇がそれぞれみられた．eGFR 30～50 mL/minの症例で，高尿酸血症（血清尿酸値>8.3 mg/dL）の発症率が有意に高かったほかは，腎機能別で有害事象の割合に有意な差は認められなかった．CKDステージG4（30例）およびG5（3例）の患者を対象とした，わが国のテリパラチド（遺伝子組換え）市販後調査のpost hoc解析においても，腰椎骨密度やP1NPの上昇（ベースラインからそれぞれ平

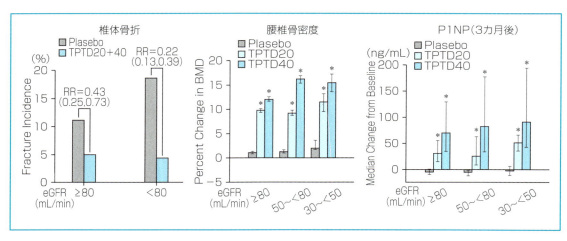

図　腎機能別のテリパラチド（遺伝子組換え）の効果
TPTD＝テリパラチド，*P<0.05

〔Miller PD, et al：Osteoporos Int 2007[16]より引用改変〕

均22％と252％の上昇）が報告されている[17].有害事象として，ステージG4で高尿酸血症，腎機能障害，投与部熱感が各1例，ステージG5で頭痛が1例認められた．以上より，早期のCKD患者におけるPTH製剤は，比較的有効かつ安全に使用できる可能性が高いと考えられるが，CKDステージや病態に応じたさらなる検討が必要である．

4. 透析患者におけるPTH製剤

　Palcuらは症例報告で，副甲状腺摘出術後の低PTH血症および骨折歴を有する血液透析患者にテリパラチド（遺伝子組換え）20 µg/dayを24カ月間投与し，大腿骨頸部の骨密度が4％増加したことに加え，ほぼすべての骨形態計測パラメーターが改善したことを報告している[18].無形性骨や低PTH血症を呈する血液透析患者にPTH製剤を使用することにより，骨密度が増加したという報告が散見されるが[19),20)]，その骨折抑制効果や，正常あるいは高PTH血症の透析患者での有効性は，未だ明らかになっていない．さらに，血液透析患者においては，テリパラチドの一般的な副作用である悪心，頭痛，倦怠感，めまいのほかに，血管平滑筋拡張作用による血圧低下が高頻度にみられ，治療継続が困難となる場合もあることから[21]，使用方法や治療適応については慎重に判断する必要があると思われる．

▶文　献

1) Brunkow ME, Gardner JC, Van Ness J, et al：Bone dysplasia sclerosteosis results from loss of the SOST gene product, a novel cystine knot-containing protein. Am J Hum Genet　2001；68：577-589

2) Krause C, Korchynskyi O, de Rooij K, et al：Distinct modes of inhibition by sclerostin on bone morphogenetic protein and Wnt signaling pathways. J Biol Chem　2010；285：41614-41626

3) Winkler DG, Sutherland MK, Geoghegan JC, et al：Osteocyte control of bone formation via sclerostin, a novel BMP antagonist. EMBO J　2003；22：6267-6276

4) Baron R, Rawadi G：Targeting the Wnt/beta-catenin pathway to regulate bone formation in the adult skeleton. Endocrinology　2007；148：2635-2643

5) Cejka D, Herberth J, Branscum AJ, et al：Sclerostin and Dickkopf-1 in renal osteodystrophy. Clin J Am Soc Nephrol　2011；6：877-882

6) Pelletier S, Dubourg L, Carlier MC, et al：The relation between renal function and serum sclerostin in adult patients with CKD. Clin J Am Soc Nephrol 2013；8：819-823

7) Padhi D, Allison M, Kivitz AJ, et al：Multiple doses of sclerostin antibody romosozumab in healthy men and postmenopausal women with low bone mass：a randomized, double-blind, placebo-controlled study. J Clin Pharmacol　2014；54：168-178　RCT

8) Cosman F, Crittenden DB, Adachi JD, et al：Romosozumab treatment in postmenopausal women with osteoporosis. N Engl J Med　2016；375：1532-1543 RCT

9) Langdahl BL, Libanati C, Crittenden DB, et al. Romosozumab（sclerostin monoclonal antibody）versus teriparatide in postmenopausal women with osteoporosis transitioning from oral bisphosphonate therapy：a randomised, open-label, phase 3 trial. Lancet　2017；390（10102）：1585-1594　RCT

10) Saag KG, Petersen J, Brandi ML, et al：Romosozumab or alendronate for fracture prevention in women with osteoporosis. N Engl J Med　2017；377：1417-1427　RCT

11) Recknor CP, Recker RR, Benson CT, et al：The effect of discontinuing treatment with blosozumab：follow-up results of a phase 2 randomized clinical trial in postmenopausal women with low bone mineral density. J Bone Miner Res　2015；30：1717-1725　RCT

12) Reeve J, Hesp R, Williams D, et al：Anabolic effect of low doses of a fragment of human parathyroid hormone on the skeleton in postmenopausal osteoporosis. Lancet　1976；1：1035-1038　RCT以外の介入研究

13) Neer RM, Arnaud CD, Zanchetta JR, et al：Effect of parathyroid hormone（1-34）on fractures and bone mineral density in postmenopausal women with osteoporosis. N Engl J Med　2001；344：1434-1441 RCT

14) Dobnig H, Sipos A, Jiang Y, et al：Early changes in biochemical markers of bone formation correlate with improvements in bone structure during teriparatide therapy. J Clin Endocrinol Metab　2005；

第 7 章　CKD-MBD の治療薬剤

90：3970-3977　RCT

15) Nakamura T, Sugimoto T, Nakano T, et al：Randomized Teriparatide [human parathyroid hormone (PTH) 1-34] Once-Weekly Efficacy Research (TOWER) trial for examining the reduction in new vertebral fractures in subjects with primary osteoporosis and high fracture risk. J Clin Endocrinol Metab　2012；97：3097-3106　RCT

16) Miller PD, Schwartz EN, Chen P, et al：Teriparatide in postmenopausal women with osteoporosis and mild or moderate renal impairment. Osteoporos Int 2007；18：59-68　RCT の事後解析

17) Nishikawa A, Yoshiki F, Taketsuna M, et al：Safety and effectiveness of daily teriparatide for osteoporosis in patients with severe stages of chronic kidney disease：post hoc analysis of a postmarketing observational study. Clin Interv Aging　2016；11：1653-1659

18) Palcu P, Dion N, Ste-Marie LG, et al：Teriparatide and bone turnover and formation in a hemodialysis patient with low-turnover bone disease：a case report. Am J Kidney Dis　2015；65：933-936

19) Cejka D, Kodras K, Bader T, et al：Treatment of hemodialysis-associated adynamic bone disease with teriparatide (PTH1-34)：a pilot study. Kidney Blood Press Res　2010；33：221-226　観察研究（前向き）

20) Mitsopoulos E, Ginikopoulou E, Economidou D, et al：Impact of long-term cinacalcet, ibandronate or teriparatide therapy on bone mineral density of hemodialysis patients：a pilot study. Am J Nephrol 2012；36：238-244　観察研究（前向き）

21) 惠　以盛, 惠　らん, 谷澤龍彦：骨密度低下透析患者に対するテリパラチド酢酸塩の使用経験. 腎と透析　2014；77：269-274

（住田圭一）

⓭ ビタミンK

▶Ⅰ．ビタミンKと骨代謝

ビタミンKは，骨芽細胞が産生する骨基質蛋白質であるオステオカルシンのグルタミン残基をγ-カルボキシグルタミン酸（Gla）残基に変換する．Gla化されたオステオカルシンはヒドロキシアパタイトと結合して骨に蓄積するが，ビタミンKが不足すると骨ヒドロキシアパタイト結晶に対して結合できないGlu（非Gla化）オステオカルシンが生成し血中に移行する[1]．さらに，ビタミンK_2の側鎖には骨吸収抑制作用を有しているとの報告もある[2],[3]．

一般人において，ビタミンK_1摂取量と大腿骨頸部骨折に負の相関が認められる[4]．また，ビタミンK摂取不足の状態では血中の非Gla化オステオカルシン濃度が上昇するため，高齢者において血中の非Gla化オステオカルシン濃度と大腿骨頸部骨折は正の相関を認めることが報告されている[5]．日本でも2007年8月より非Gla化オステオカルシンの血中濃度測定が，骨粗鬆症におけるビタミンK内服薬の開始時および効果判定時に，保険適応として認められている．ビタミンKの介入試験では，ビタミンK_1（5 mg/day）を2〜4年間経口投与した群では，非投与群と比較して，骨密度には有意差を認めなかったが骨折率を有意に減少させること[6]，ビタミンK_2（メナテトレノン45 mg/day）を経口投与した群において骨折率を有意に減少させることが示されており[7],[8]，ビタミンKは骨質を改善することによって骨折リスクを減少させることが示唆される．メタ解析におけるビタミンK_2治療による各骨折発生抑制効果をオッズ比で示し

たものでは，椎体骨折0.40（95%CI 0.25〜0.65），大腿骨折0.23（95%CI 0.12〜0.47）と良好な成績が得られている[9]．

腎不全患者においては，一般人と比較して，ビタミンKの血中濃度が低下している[10]．腎不全患者はカリウム・リンの摂取に注意する必要があるため，ビタミンK_1を多く含む緑黄色野菜や，ビタミンK_2を多く含むチーズ・納豆などを十分に摂取することは困難であることも一因であると考えられる．また，腎不全患者の群においても一般人と同様にビタミンKの血中濃度と骨折率との間に負の相関が示されている[10]．

▶Ⅱ．ビタミンKと血管石灰化

ビタミンK依存性蛋白質の一つであるマトリックスGla蛋白（matrix Gla protein；MGP）は血管石灰化を強く抑制する．血管平滑筋が産生するMGPはビタミンKによってGla化されbone morphogenetic protein 2（BMP-2）と結合することによって，血管平滑筋細胞の骨芽細胞様細胞への分化を抑制する[11],[12]．ビタミンKが不足すると，BMP-2と結合できない非Gla化MGPが生成され血管石灰化が進行する[12],[13]．

ビタミンKと血管石灰化に関する臨床研究では，ビタミンKの摂取量と動脈石灰化には負の相関が認められること[14]，ビタミンK_1摂取量とは関連を認めなかったが，ビタミンK_2摂取量が低い群では動脈石灰化が増加しており総死亡率も増加していることが示されている[15]．さらに，ビタミンK摂取不足の状態で増加する非活性型の血中非Gla化MGP濃度は冠動脈疾患のマーカーとなりうること

第7章　CKD-MBDの治療薬剤

が示されている[16].

　腎不全患者では一般人と比較して血中非Gla化MGP濃度が4.5倍上昇しており，ビタミンKの投与によって血中非Gla化MGP濃度は減少することが示されている[17].　腎不全患者においても一般人と同様に，非Gla化MGP濃度と血管石灰化には正の相関が認められること[18]，非Gla化MGP濃度が高い群では生命予後も不良であることが示されている[19].　これら背景に基づいて，腎不全患者の血管石灰化に対するビタミンK投与の効果について多くのrandomized controlled trialsが進行中である[20)~22)].

Ⅲ. ビタミンKとインスリン抵抗性

　ビタミンKがインスリン抵抗性を改善するとの報告が認められる．オステオカルシンのノックアウトマウスでは，インスリン分泌能の低下，インスリン感受性の低下，血糖値の上昇が認められ[23]，逆に，オステオカルシンの投与はインスリン分泌およびインスリン感受性を改善することが示されている[24].　ビタミンK$_1$の摂取量が多い群では有意にインスリン感受性が良いことが示されており[25]，ビタミンKはオステオカルシンを介してインスリン抵抗性を改善させる効果を有していると考えられる．低回転骨症および血管石灰化を呈しやすい糖尿病腎症患者に対しては，早期のビタミンK治療も有効ではないかと考えられる．

Ⅳ. CKD-MBDとビタミンK

　腎不全患者の骨型としてもっとも多い低回転骨症では破骨細胞・骨芽細胞ともに減少しており，古い骨がリモデリングされずにそのまま残る状態が続く．そのため，低回転骨症を有する腎不全患者では骨密度は低下しない

が骨折率は上昇している[26),27)].　また，低回転骨症を有する腎不全患者では，骨のカルシウム（Ca）緩衝系としての機能が低下しており，Ca製剤やビタミンDによって血清Caが上昇しやすい[28].　摂取したCaは骨回転が正常であれば骨が緩衝系となるが，低回転骨症の場合は骨が緩衝系とならず動脈石灰化が促進される．

　われわれは低回転骨症を有すると考えられるintact PTHが低値の血液透析患者に，12カ月間のビタミンK$_2$：メナテトレノン（グラケー® 45 mg/day）の経口投与を行い，低回転骨症の病態が改善されるか検討した．ビタミンK$_2$投与1カ月後には，血中ビタミンK$_2$（メナキノン）濃度は0.02 ng/mLより52.37 ng/mLへ著明に上昇し，Gla化オステオカルシンは19.2 ng/mLより31.3 ng/mLへ上昇した[29].　ビタミンK$_2$非投与群（コントロール群）ではいずれのマーカーにも有意な変動を認めなかったが，ビタミンK$_2$の投与12カ月後には，骨形成マーカーであるオステオカルシン，骨型アルカリホスファターゼ（B-ALP）の有意な上昇を認め，intact PTHの有意な上昇を認めた[30].　ビタミンK$_2$により骨の緩衝系が改善されたため，intact PTHの上昇が認められたものと推測される．一方，過凝固の副作用については，これまでの健常者に対するビタミンK投与の介入試験と同様に，過凝固による副作用を発症した症例は認めなかった．さらに，経時的なプロトロンビン時間の測定を行ったが正常域を逸脱した症例は認めなかった．

　以上より，ビタミンKは過凝固などの副作用をきたすことなく低回転骨症を有する腎不全患者の骨回転を改善すると考えられる．

まとめ

　腎不全患者に対するビタミンKの効果を図にまとめる．ビタミンKは低回転骨症にお

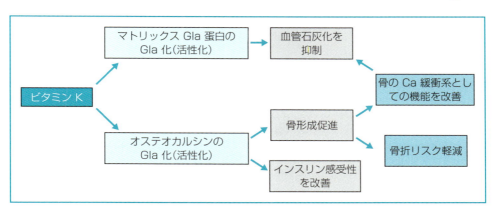

図　腎不全患者に対するビタミンKの効果

ける骨のリモデリングを改善させることで骨質を改善し骨折リスクを低下すること，骨のCa 緩衝系としての役割を復活させること，マトリックス Gla 蛋白を活性化させ血管石灰化の抑制作用を有することから，CKD-MBDにおける有効な薬剤の一つとして適応を検討すべきであろう．

文　献

1) Hauschka PV, Lian JB, Gallop PM：Direct idetification of the calcium-binding amino acid, gamma-carboxyglutamate, in mineralized tissue. Proc Natl Acad Sci USA　1975；72：3925-3929
2) Kameda T, Miyazawa K, Mori Y, et al：Vitamin K₂ inhibits osteoclastic bone resorption by inducing osteoclast apotosis. Biochem Biophys Res Commun 1996；220：515-519
3) Hara K, Akiyama Y, Nakamura T, et al：The inhibitory effects of vitamin K₂ (menatetrenone) on bone resorption may be related to its side chain. Bone 1995；16：179-184
4) Booth SL, Tucker KL, Chen H, et al：Dietary vitamin K intakes are associated with hip fracture but not with bone mineral density in elderly men and women. Am J Clin Nutr　2000；71：1201-1208　観察研究（前向き）
5) Vergnaud P, Garnero P, Meunier PJ, et al：Undercarboxylated osteocalcin measured with a specific immunoassay predicts hip fracture in elderly women：the EPIDOS Study. J Clin Endocrinol Metab　1997；82：719-724　観察研究（前向き）
6) Cheung AM, Tile L, Lee Y, et al：Vitamin K supplementation in postmenopausal women with osteopenia（ECKO trial）：a randomized controlled trial. PLoS Med　2008；5：e196　RCT
7) Shiraki M, Shiraki Y, Aoki C, et al：Vitamin K₂（menatetrenone）effectively prevents fractures and sustains lumbar bone mineral density in osteoporosis. J Bone Miner Res　2000；15：515-521　RCT 以外の介入研究
8) Knapen MH, Schurgers LJ, Vermeer C：Vitamin K₂ supplementation improves hip bone geometry and bone strength indices in postmenopausal women. Osteoporos Int　2007；18：963-972　RCT
9) Cockayne S, Adamson J, Lanham-New S, et al：Vitamin K and the prevention of fractures：systematic review and meta-analysis of randomized controlled trials. Arch Intern Med　2006；166：1256-1261
10) Kohlmeier M, Saupe J, Shearer MJ, et al：Bone health of adult hemodialysis patients is related to vitamin K status. Kidney Int　1997；51：1218-1221 横断研究
11) Luo G, Ducy P, Mckee MD, et al：Spontaneous calcification of arteries and cartilage in mice lacking matrix GLA protein. Nature　1997；386：78-81
12) Zebboudj AF, Imura M, Boström K：Matrix GLA protein, a regulatory protein for bone morphogenetic protein-2. J Biol Chem　2002；277：4388-4394
13) Dhore CR, Cleutjens JP, Lutgens E, et al：Differential expression of bone matrix regulatory proteins in human atherosclerotic plaques. Arterioscler Thromb Vasc Biol　2001；21：1998-2003
14) Jie KS, Bots ML, Vermeer C, et al：Vitamin K intake and osteocalcin levels in women with and without aortic atherosclerosis：a population-based study. Atherosclerosis　1995；1：117-123　横断研究
15) Geleijnse JM, Vermeer C, Grobbee DE, et al：Dietary intake of menaquinone is associated with a

第 7 章　CKD-MBD の治療薬剤

reduced risk of coronary heart disease：the Rotter-dam Study. J Nutr　2004；134：3100-3105　観察研究（前向き）

16）Schurgers LJ, Cranenburg EC, Vermeer C：Matrix Gla-protein：the calcification inhibitor in need of vitamin K. Thromb Haemost　2008；100：593-603

17）Westenfeld R, Krueger T, Schlieper G, et al：Effect of vitamin K_2 supplementation on functional vitamin K deficiency in hemodialysis patients：a random-ized trial. Am J Kidney Dis　2012；59：186-195　RCT 以外の介入研究

18）Schurgers LJ, Barreto DV, Barreto FC, et al：The circulating inactive form of matrix gla protein is a surrogate marker for vascular calcification in chronic kidney disease：a preliminary report. Clin J Am Soc Nephrol　2010；5：568-575　観察研究（前向き）

19）Schlieper G, Westenfeld R, Krüger T, et al：Circulat-ing nonphosphorylated carboxylated matrix gla protein predicts survival in ESRD. J Am Soc Nephrol　2011；22：387-395　観察研究（前向き）

20）Caluwe R, Pyfferoen L, De Boeck K, et al：The effects of vitamin K supplementation and vitamin K antagonists on progression of vascular calcifica-tion：ongoing randomized controlled trials. Clin Kidney J　2016；9：273-279

21）Vossen LM, Schurgers LJ, van Varik BJ, et al：Menaquinone-7 Supplementation to Reduce Vascu-lar Calcification in Patients with Coronary Artery Disease：Rationale and Study Protocol（VitaK-CAC Trial）. Nutrients　2015；7：8905-8915

22）Krueger T, Schlieper G, Schurgers L, et al：Vitamin K_1 to slow vascular calcification in haemodialysis patients（VitaVasK trial）：a rationale and study protocol. Nephrol Dial Transplant　2014；29：1633-1638

23）Lee NK, Sowa H, Hinoi E, et al：Endocrine regula-tion of energy metabolism by the skeleton. Cell　2007；130：456-469

24）Ferron M, Hinoi E, Karsenty G, et al：Osteocalcin differentially regulates beta cell and adipocyte gene expression and affects the development of meta-bolic diseases in wild-type mice. Proc Natl Acad Sci USA　2008；105：5266-5270

25）Yoshida M, Booth SL, Meigs JB, et al：Phylloquinone intake, insulin sensitivity, and glycemic status in men and women. Am J Clin Nutr　2008；88：210-215　横断研究

26）Nakashima A, Yorioka N, Doi S, et al：Radial bone mineral density in hemodialysis patients with ady-namic bone disease. Int J Artif Organs　2003；26：200-204　横断研究

27）Coco M, Rush H：Increased incidence of hip frac-tures in dialysis patients with low serum parathy-roid hormone. Am J Kidney Dis　2000；36：1115-1121　観察研究（前向き）

28）Kurz P, Monier-Faugere MC, et al：Evidence for abnormal calcium homeostasis in patients with ady-namic bone disease. Kidney Int　1994；46：855-861　横断研究

29）Nakashima A, Yorioka N, Doi S, et al：Effect of Vita-min K_2 in hemodialysis patients with low serum parathyroid hormone levels. Bone　2004；34：579-583　RCT 以外の介入研究

30）Ochiai M, Nakashima A, Takasugi N, et al：Vitamin K_2 alters bone metabolism markers in hemodialysis patients with a low serum parathyroid hormone level. Nephron Clin Pract　2010；117：15-19　RCT 以外の介入研究

（中島　歩，正木崇生）

14 CKD-MBD 治療薬の医療経済

POINT
- 費用対効果分析は，わが国でも2016年から試行的に導入されている．
- 費用対効果分析を行うには，費用だけでなく効果も算出する必要がある．
- 海外を中心にさまざまな費用対効果分析が報告されている．

はじめに

医療経済という言葉は，人によって国全体の医療費や薬などの値段の比較，診療報酬や病院の経営といったさまざまなことを思い浮かべると思われるが，本項ではCKD-MBD治療薬の費用対効果分析として，まず費用対効果分析の意義や方法について簡単に解説し，その後実際に行われたCKD-MBD治療薬の費用対効果分析について述べる．

I．費用対効果分析の意義

本項で述べる費用対効果分析は，限られた医療費を効率よく配分するための判断の際に用いられることが多い．そのため結果が影響するのはおもに医療費の配分を決定する者となり，医療者に直接影響することはほとんどないと思われる．さらに，わが国では費用対効果分析の結果が医療費の配分にほとんど影響していなかったため，現場の医療者の関心はほとんどない．ただ海外では英国，フランス，ドイツなどのEU諸国に加え，韓国，台湾，タイ，マレーシアといったアジア諸国で，費用対効果分析の結果が治療薬の薬価や保険償還の可否の意思決定の際の参考とされている[1]．近年わが国でも費用対効果分析の結果を医療費の配分を決める際に用いることが検討されており，2016年には実際に試行的に導入され，C型肝炎の治療薬や抗がん剤，大動脈瘤に対するステントなどが対象となっている参考URL1)．

このような費用対効果分析は，ともすれば医療費削減のためのもので金銭面のために患者の治療を制限するのはけしからんという議論になりがちであるが，現実的に医療費は無限ではなく，どのように配分するか考慮する必要がある．極端な例を挙げると，ある高額な抗がん剤の治療を保険適応とするために，透析患者に対する新たな治療薬は保険適応を見送るといったことが起こりうるのである．この配分に際し，主観的な，場合によっては声の大きさで決めるのではなく，できるかぎり客観的な評価に基づいたほうが公平で，その手段の一つが費用対効果分析である．

II．費用対効果分析の方法

費用対効果分析の方法の詳細はガイドライン[2]などを参照していただきたいが，簡単に述べると効果と費用の両方を算出し比較することである．効果が同じ場合は費用のみを比較すればいいので単純だが，多くの場合新しい薬剤は効果が高い．そして費用も高いことが多いため，増えた費用を得られた効果で割った値（増分費用効果比，incremental cost-effectiveness ratio；ICER）で評価される．一般的にはこのICERが設定された閾値（支払い意思額，willingness to pay；WTP）

第 7 章　CKD-MBD の治療薬剤

表 1　セベラマーの費用対効果分析

文献	国	対象集団	対照薬剤	ICER	WTP
Huybrechts[3]	米国	HD	Ca 含有 P 吸着薬	$ 2,200[※1]	?[※2]
Manns[4]	カナダ	HD	Ca 含有 P 吸着薬	C $ 77,600	?[※3]
Taylor[5]	英国	HD	Ca 含有 P 吸着薬	£ 27,120	£ 30,000
Huybrechts[6]	カナダ	HD	Ca 含有 P 吸着薬	C $ 12,384[※1]	?[※2]
Thompson[7]	英国	保存期	Ca 含有 P 吸着薬	£ 23,878	£ 30,000
Bernard[8]	英国	HD	Ca 含有 P 吸着薬	£ 22,157	?[※2]
Ruggeri[9]	イタリア	保存期	Ca 含有 P 吸着薬	Dominant[※4]	?
Ruggeri[10]	イタリア	HD	Ca 含有 P 吸着薬	€ 4,897[※1]	€ 20,000
Panichi[11]	イタリア	HD（合併症なし）	セベラマー投与なし	€ 23,272[※1]	€ 40,000
		HD（合併症あり）		€ 28,257[※1]	
Yang[12]	中国	HD	Ca 含有 P 吸着薬	57,910 元	151,070 元
Nguyen[13]	シンガポール	保存期	Ca 含有 P 吸着薬	S $ 51,756	S $ 61,000
Cho[14]	韓国	HD	Ca 含有 P 吸着薬	1,106 万ウォン	3,189 万ウォン

※1：生存年当り
※2：結論は費用対効果的である
※3：結論は費用対効果的でない
※4：費用は少なく，効果は高い

以内であれば問題ないとされる．このWTPについては各国の経済状況により異なる．

　評価する際の効果は，他の領域の薬剤と比較するため生存年やQOLで生存年を調整した質調整生存年（quality-adjusted life years；QALYs）で計算されることが多い．これらを研究で求めるにはランダム化比較試験（RCT）を長期に行う必要があるため，モデルを作成して計算することが多い．そのためサロゲートマーカーをもとに算出している場合は実際よりもずれが大きい可能性があり，どのような論文をもとにどう算出しているかが重要である．この点においては臨床医の視点も必要だと思われる．

▶Ⅲ．CKD-MBD 治療薬の費用対効果分析

1．リン吸着薬

　セベラマーはカルシウム（Ca）含有リン（P）吸着薬との多くのRCTが存在し，その

なかのいくつかは死亡などのハードアウトカムが主要評価項目である．費用対効果分析の多くはそれらのRCTをもとに行われ，大半の研究ではCa含有P吸着薬に比べ費用対効果的であるとされている（表1）[3)〜14)]．

　炭酸ランタンもいくつかの費用対効果分析が報告され（表2）[15)〜23)]，大きく分けるとCa含有P吸着薬かセベラマーとの比較となる．Ca含有P吸着薬との比較では，炭酸ランタン群もはじめはCa含有P吸着薬を使用し，それで高P血症の治療がうまくいかなかった患者にのみ炭酸ランタンを使用するというシナリオで，その場合では費用対効果的であるとされている．われわれが行った検討では，Ca含有P吸着薬やセベラマーを使用しても高P血症が持続する患者に対して炭酸ランタンを投与するかしないかという観点で，この場合の炭酸ランタンの投与は費用対効果的であった[16)]．セベラマーとの比較では，Pの低下作用は同じ，つまり効果は同じと判断し費用を比較しているものが多く，結果は炭酸ランタンのほうが費用が安いと報告されてい

❶❹ CKD-MBD 治療薬の医療経済

表2 炭酸ランタンの費用対効果分析

文献	国	対象集団	対照薬剤	ICER	WTP
Brennan[15]	英国	HD	Ca 含有 P 吸着薬※1	£25,033	£30,000
Goto[16]	日本	HD※2	炭酸ランタン投与なし	349 万円	500 万円
Vegter[17]	英国	HD	Ca 含有 P 吸着薬※1	£6,900	£30,000
		保存期		Dominant※3	
Park[18]	米国	HD	セベラマー	$24,724	$50,000
Vegter[19]	カナダ	HD	Ca 含有 P 吸着薬※1	C$13,200	C$50,000
			セベラマー※4	Dominant※5	
Keith[20]	米国	HD	セベラマー	Dominant※5	—
Keith[21]	米国	HD	セベラマー	Dominant※5	—
Gros[22]	スペイン	保存期	Ca 含有 P 吸着薬※1	Dominant※3	€30,000
Robison[23]	米国	HD※6	セベラマー	Dominant※5	—

※1：炭酸ランタン群は Ca 含有 P 吸着薬で目標 P 値に達成しないもののみ炭酸ランタンを使用
※2：炭酸ランタン以外の治療で P がコントロールできない患者が対象
※3：費用は少なく，効果は高い
※4：セベラマー群は Ca 含有 P 吸着薬で目標 P 値に達成しないもののみセベラマーを使用
※5：効果は一緒で，費用は少ない
※6：退役軍人

る．炭酸ランタンの費用対効果分析では，効果は達成された P 値から求めており，効果については少し不確実性があると思われる．

その他では，スクロオキシ水酸化鉄の研究では[24]，炭酸セベラマーとの比較で 0.009 QALYs 効果が低かったが，費用は 1,609 ポンド少なかった．この結果をどう解釈するか難しいが，この論文の筆者は，不利益は非常に限定的で費用を抑えたため費用対効果的かもしれないと結論づけている．ただこの研究の効果も P 値から算出したものである．クエン酸第二鉄は効果を詳細に検討し費用対効果分析を行ったものはないと思われるが，赤血球造血刺激因子製剤（ESA）や静注鉄の減量による費用の削減に注目した研究がいくつかあり[25]〜[29]，そのうち一つはわが国のものである．

2．Calcimimetics

シナカルセトの費用対効果分析は閾値を超えているものとそうでないものとに分かれ，その原因の一つとして副甲状腺摘出術（PTx）

の割合が挙げられる（表3）[30]〜[35]．われわれの検討では PTx を必ず行う場合と PTx 適応がない場合とに分けて解析したところ，ICER に大きな差を認め PTx の適応のないものに対しては費用対効果的であった[33]．またシナカルセトを用いたもっとも大規模な RCT と思われる EVOLVE 研究[36]をもとにした費用対効果分析[35]では，調整していない ITT 解析の結果を用いると WTP を超えるが，データの調整や lag-censoring 解析の結果を用いると費用対効果的であった．

エテルカルセチドの費用対効果分析も二つ認めた．二つともシナカルセトとの比較で，一つは欧州が対象で，費用をシナカルセトと同じ，15％増，30％増の三つに分け，ICER がそれぞれ 1,355，24,521，47,687 ユーロという結果であった[37]．WTP についてはとくに言及せず，欧州各国の事情に合わせてということであった．もう一つは米国が対象で，WTP を 10〜30 万ドルにした場合に 1 mg 当りの価格がどうなるかという検討で，シナカルセトを対照とした場合 21.15〜49.97 ドル/mg，

第7章　CKD-MBD の治療薬剤

表3　Calcimimetics の費用対効果分析

文献	国	対象集団	対照薬剤	ICER	WTP	PTx の割合（%/year）
Garside[30]	英国	HD	シナカルセト投与なし	£61,890	£30,000	10
Ray[31]	米国	HD	iPTH＞800 でシナカルセト投与[※1]	$17,275	$50,000	コントロール 4.1 シナカルセト 0.3
Eandi[32]	イタリア	HD	シナカルセト投与なし	€31,616	€40,000	0.09[※2]
Komaba[33]	日本	HD	シナカルセト投与なし	3,914 万円[※3] 240 万円	555 万円	100 0
Boer[34]	米国	HD	シナカルセト投与なし	$54,560	$100,000	1.2
Belozeroff[35]	米国	HD	プラセボ	$115,876[※4] $79,562 $56,686	$100,000	5.0[※5]

※1：早期投与は iPTH＞300 でシナカルセト投与
※2：最終的にはベースラインの Ca，P，PTH 値で調整した値をモデルに投入
※3：上段は基準を満たした際に PTx を行う場合，下段は PTx を行えない場合
※4：上段は ITT unadjusted，中段は ITT covariate-adjusted，下段は lag-censoring
※5：シナカルセト群の PTx の割合は 25〜44％程度減らしている．

calcimimetics なしを対照とした場合 13.79〜119.45 ドル/mg という結果であった[38]．

3. ビタミン D 製剤

　CKD 領域でのビタミン D 製剤を対象とした費用対効果分析は，わが国では保険適応のないパリカルシトールを対象としているものがほとんどである．このなかでパリカルシトールとシナカルセト＋少量のビタミン D の併用を比較した IMPACT SHPT 研究[39] の結果を用いて行った費用対効果分析では，パリカルシトールのほうが，効果が高く費用も少ないとの結果であった[40]．

▶おわりに

　費用対効果分析の方法と，現在報告されているいくつかの CKD-MBD 治療薬の費用対効果分析について概説した．今後わが国でも費用対効果分析が導入される可能性があり，費用対効果分析がどのようなものか知っておく必要があるかもしれない．

▶文　献

1) 鎌江伊三夫：厚生労働省 HTA 制度　第1回「費用対効果」評価の試行的導入．医薬品医療機器レギュラトリーサイエンス　2017；48：82-87

2) 福田　敬，白岩　健，池田俊也，他：医療経済評価研究における分析手法に関するガイドライン．保健医療科学　2013；62：625-640

3) Huybrechts KF, Caro JJ, Wilson DA, et al：Health and economic consequences of sevelamer use for hyperphosphatemia in patients on hemodialysis. Value Health　2005；8：549-561

4) Manns B, Klarenbach S, Lee H, et al：Economic evaluation of sevelamer in patients with end-stage renal disease. Nephrol Dial Transplant　2007；22：2867-2878

5) Taylor MJ, Elgazzar HA, Chaplin S, et al：An economic evaluation of sevelamer in patients new to dialysis. Curr Med Res Opin　2008；24：601-608

6) Huybrechts KF, Caro JJ, O'Brien JA：Prevention and management of hyperphosphatemia with sevelamer in Canada：health and economic conse-

quences. Value Health 2009；12：16-19

7）Thompson M, Bartko-Winters S, Bernard L, et al：Economic evaluation of sevelamer for the treatment of hyperphosphatemia in chronic kidney disease patients not on dialysis in the United Kingdom. J Med Econ 2013；16：744-755

8）Bernard L, Mendelssohn D, Dunn E, et al：A modeled economic evaluation of sevelamer for treatment of hyperphosphatemia associated with chronic kidney disease among patients on dialysis in the United Kingdom. J Med Econ 2013；16：1-9

9）Ruggeri M, Cipriani F, Bellasi A, et al：Sevelamer is cost-saving vs. calcium carbonate in non-dialysis-dependent CKD patients in italy：a patient-level cost-effectiveness analysis of the INDEPENDENT study. Blood Purif 2014；37：316-324

10）Ruggeri M, Bellasi A, Cipriani F, et al：Sevelamer is cost effective versus calcium carbonate for the first-line treatment of hyperphosphatemia in new patients to hemodialysis：a patient-level economic evaluation of the INDEPENDENT-HD study. J Nephrol 2015；28：593-602

11）Panichi V, Rosati A, Di Giorgio A, et al：A pharmacoeconomic analysis of phosphate binders cost-effectiveness in the RISCAVID study. Blood Purif 2015；39：174-180

12）Yang L, Chuen Tan S, Chen C, et al：Economic evaluation of sevelamer versus calcium-based binders in treating hyperphosphatemia among patients with end-stage renal disease in China. Clin Ther 2016；38：2459-2467

13）Nguyen HV, Bose S, Finkelstein E：Incremental cost-utility of sevelamer relative to calcium carbonate for treatment of hyperphosphatemia among pre-dialysis chronic kidney disease patients. BMC Nephrol 2016；17：45

14）Cho JH, Jang HM, Jung HY, et al：A real-world cost-effectiveness analysis of sevelamer versus calcium acetate in Korean dialysis patients. Clin Ther 2018；40：123-134

15）Brennan A, Akehurst R, Davis S, et al：The cost-effectiveness of lanthanum carbonate in the treatment of hyperphosphatemia in patients with end-stage renal disease. Value Health 2007；10：32-41

16）Goto S, Komaba H, Moriwaki K, et al：Clinical efficacy and cost-effectiveness of lanthanum carbonate as second-line therapy in hemodialysis patients in Japan. Clin J Am Soc Nephrol 2011；6：1375-1384

17）Vegter S, Tolley K, Keith MS, et al：Cost-effectiveness of lanthanum carbonate in the treatment of hyperphosphatemia in chronic kidney disease

before and during dialysis. Value Health 2011；14：852-858

18）Park H, Rascati KL, Keith MS, et al：Cost-effectiveness of lanthanum carbonate versus sevelamer hydrochloride for the treatment of hyperphosphatemia in patients with end-stage renal disease：a US payer perspective. Value Health 2011；14：1002-1009

19）Vegter S, Tolley K, Keith MS, et al：Cost-effectiveness of lanthanum carbonate in the treatment of hyperphosphatemia in dialysis patients：a Canadian payer perspective. Clin Ther 2012；34：1531-1543

20）Keith MS, Wilson RJ, Preston P, et al：Cost-minimization analysis of lanthanum carbonate versus sevelamer hydrochloride in US patients with end-stage renal disease. Clin Ther 2014；36：1276-1286

21）Keith MS, Sibbel S, Copley JB, et al：Real-world dose-relativity, tablet burden, and cost comparison of conversion between sevelamer hydrochloride/carbonate and lanthanum carbonate monotherapies. Clin Ther 2014；36：1431-1442

22）Gros B, Galán A, González-Parra E, et al：Cost effectiveness of lanthanum carbonate in chronic kidney disease patients in Spain before and during dialysis. Health Econ Rev 2015；5：49

23）Robison R, Cooney D, Low MB, et al：Sevelamer carbonate and lanthanum usage evaluation and cost considerations at a Veteran's Affairs Medical Center. Hosp Pharm 2016；51：312-319

24）Gutzwiller FS, Pfeil AM, Ademi Z, et al：Cost effectiveness of sucroferric oxyhydroxide compared with sevelamer carbonate in the treatment of hyperphosphataemia in patients receiving dialysis, from the perspective of the National Health Service in Scotland. Pharmacoeconomics 2015；33：1311-1324

25）坂巻弘之，井上幸恵，大類　諭：透析患者の高リン血症に対するクエン酸第二鉄水和物（リオナ錠250mg）の医療経済分析. 医薬ジャーナル 2015；51：1566-1576

26）Mutell R, Rubin JL, Bond TC, et al：Reduced use of erythropoiesis-stimulating agents and intravenous iron with ferric citrate：a managed care cost-offset model. Int J Nephrol Renovasc Dis 2013；6：79-87

27）Thomas A, Peterson LE：Reduction of costs for anemia-management drugs associated with the use of ferric citrate. Int J Nephrol Renovasc Dis 2014；7：191-201

28）Rodby RA, Umanath K, Niecestro R, et al：Collaborative Study Group. Ferric citrate, an iron-based phosphate binder, reduces health care costs in patients on dialysis based on randomized clinical

第7章　CKD-MBD の治療薬剤

trial data. Drugs R D　2015；15：271-279

29) Brunelli SM, Sibbel SP, Van Wyck D, et al：Net budgetary impact of ferric citrate as a first-line phosphate binder for the treatment of hyperphosphatemia：a Markov microsimulation model. Drugs R D　2017；17：159-166

30) Garside R, Pitt M, Anderson R, et al：The cost-utility of cinacalcet in addition to standard care compared to standard care alone for secondary hyperparathyroidism in end-stage renal disease：a UK perspective. Nephrol Dial Transplant　2007；22：1428-1436

31) Ray JA, Borker R, Barber B, et al：Cost-effectiveness of early versus late cinacalcet treatment in addition to standard care for secondary renal hyperparathyroidism in the USA. Value Health　2008；11：800-808

32) Eandi M, Pradelli L, Iannazzo S, et al：Economic evaluation of cinacalcet in the treatment of secondary hyperparathyroidism in Italy. Pharmacoeconomics　2010；28：1041-1054

33) Komaba H, Moriwaki K, Goto S, et al：Cost-effectiveness of cinacalcet hydrochloride for hemodialysis patients with severe secondary hyperparathyroidism in Japan. Am J Kidney Dis　2012；60：262-271

34) Boer R, Lalla AM, Belozeroff V：Cost-effectiveness of cinacalcet in secondary hyperparathyroidism in the United States. J Med Econ　2012；15：509-520

35) Belozeroff V, Chertow GM, Graham CN, et al：Economic evaluation of cinacalcet in the United States：the EVOLVE trial. Value Health　2015；18：1079-1087

36) EVOLVE Trial Investigators：Effect of cinacalcet on cardiovascular disease in patients undergoing dialysis. N Engl J Med　2012；367：2482-2494　RCT

37) Stollenwerk B, Iannazzo S, Akehurst R, et al：A Decision-Analytic Model to Assess the Cost-Effectiveness of Etelcalcetide vs. Cinacalcet. Pharmacoeconomics　2018（in press）

38) Stollenwerk B, Iannazzo S, Cooper K, et al：Exploring the potential value of improved care for secondary hyperparathyroidism with a novel calcimimetic therapy. J Med Econ　2017；20：1110-1115

39) Ketteler M, Martin KJ, Wolf M, et al：Paricalcitol versus cinacalcet plus low-dose vitamin D therapy for the treatment of secondary hyperparathyroidism in patients receiving haemodialysis：results of the IMPACT SHPT study. Nephrol Dial Transplant　2012；27：3270-3278　RCT

40) Sharma A, Marshall TS, Khan SS, et al：Cost effectiveness of paricalcitol versus cinacalcet with low-dose vitamin D for management of secondary hyperparathyroidism in haemodialysis patients in the USA. Clin Drug Investig　2014；34：107-115

▶ 参考 URL（2018 年 7 月現在）

1) 中央社会保険医療協議会費用対効果評価専門部会（第 35 回）　議事次第：医薬品医療機器の費用対効果評価の試行的導入に係る各品目の分析方法（概要）について（費用対効果評価専門組織における検討状況の報告）. 平成 28 年 11 月 30 日
http://www.mhlw.go.jp/file/05-Shingikai-12404000-Hokenkyoku-Iryouka/0000144414.pdf

（後藤俊介）

第8章

CKD-MBD に残された課題

POINT
- CKD-MBD のアウトカムが腎予後や感染症などへ拡がりつつある.
- 二次性副甲状腺機能亢進症の内科的管理が新規 calcimimetics によって画期的に変わったが, いつから介入するか, どこまで介入するか明らかでない.
- 活性型ビタミン D 治療の臨床的価値を再度見極める研究が必要.
- 透析患者の高齢化に伴い, 低 PTH 血症や低リン血症が重要になってくるが, 介入のエビデンスが乏しい.
- CKD-MBD は貧血分野と密接に関連することが判明しつつあるが, 貧血や鉄欠乏に対する介入が MBD のアウトカムの何をどの程度改善するのか明らかではなく, 今後の介入研究が必要.
- 血清リン値の目標値は観察研究でなく介入研究から定めるべきであるが, 従来治療と積極的治療を比較した臨床研究がない.
- 血管石灰化抑制に関して, 血清リン値への介入以外の方法が必要であり, 候補はビタミン K, マグネシウムと亜鉛.
- 新規骨代謝作動薬の MBD 領域におけるエビデンスが必要である.

▶ I. CKD-MBD 概念の拡充とその限界の見極め

　従来の CKD-MBD の三つのアウトカムは骨折, 死亡, 心血管イベントであった. しかし, 血清リン濃度や FGF23 が腎予後を予測したり, ビタミン D が蛋白尿を減らしたりということもわかってきており, 腎予後との関連も見られている.

　ALP はエンドトキシンの脱リン酸化をす

ることで, その活性を失わせ, その後のエンドトキシンの曝露に対するトレランスを誘導することが報告されている[1]. 実際, つい先ごろ RCT で ALP の投与が敗血症での急性腎障害の程度を軽くすることも報告されている[2]. この文脈で考えるならば, ALP と感染症による入院との関連は, 微小感染に対する生体の防御反応によるものかもしれない. また, FGF23 が透析患者[3]や保存期 CKD 患者[4]で感染症を予測し, ビタミン D 投与されていると感染症発症が少ない[5]こともわかってき

第8章　CKD-MBD に残された課題

ており，このような知見に基づくと感染症を MBD のアウトカムにすることもできよう．このように，CKD-MBD の概念自体が拡充するのは，この領域に携わってきた研究者にとっては望外の喜びであり，今後も拡大するであろう．しかし，多くは観察研究のデータにすぎず，実際に MBD 治療薬で介入することで，たとえばいかほど腎予後が改善するのか，いかほど感染症による入院が減少するのかということに答える介入研究が必須である．また，その場合にそのアウトカムの改善に MBD に対する介入が占める割合がいかほどかという限界を見極める必要がある．

▶ II. 大きく変わった二次性副甲状腺機能亢進症の管理

現在の副甲状腺ホルモン（PTH）管理目標の範囲は，実は calcimimetics 非使用患者の観察研究のデータをもとに決定されている．よって，calcimimetics 使用者でも，その値を目標にするべきという理論的根拠はきわめて希薄である．そもそも，シナカルセトのように PTH oscillation を招きながら PTH を抑制する薬剤と，継続的に PTH を抑制するエテルカルセチドで PTH の目標は同じなのだろうか？　これも不明である．日本では，エテルカルセチドとエボカルセトの出現によって，おそらく iPTH＞300 pg/mL の透析患者はほとんどいなくなるだろう．すべての患者の iPTH が低くなったときに，iPTH は生命予後規定因子になるであろうか？　PTH と生命予後の関係はきわめて希薄になるであろう．ある種の calcimimetics を投与することで，iPTH を 250 から 150 pg/mL に下げることで血清カルシウム（Ca）やリン値が下がれば，患者にとっては心血管イベント抑制の観点からは，おそらく恩恵があるだろうと予想される．つまり，calcimimetics による治療強度の決定において，もはや簡単に管理できる

PTH ではなく Ca やリンをターゲットにするべき時代になるだろう．しかし，これも仮説に過ぎず，従来よりも早期の二次性副甲状腺機能亢進症に対して，calcimimetics を投与することで本当に予後が改善するか否かに関して，臨床データはない．

一方で，骨折というアウトカムに関しては，PTH の目標値が存在するかもしれない．一般に閉経後女性では内因性エストロゲン濃度が低下し，PTH の骨吸収作用に拮抗できないために，PTH 骨感受性が高い[6]．この観点からは，女性における PTH 目標管理範囲は，男性のそれよりも低くしたほうがよいかもしれない．

これらの疑問に答えるには軽度の二次性副甲状腺機能亢進症の患者を含めた大規模な観察研究が必要である．

▶ III. ビタミン D の位置づけの再考

J-DAVID 試験は，intact PTH（iPTH）＜180 pg/mL の患者における活性型ビタミン D の投与の無作為介入研究であるが，残念ながらアルファカルシドール 0.5 μg/day を投与しても心血管イベントは減らず，ビタミン D 長寿説に冷水を浴びせた．しかし，あくまでこれは心血管イベントに関しての話である．冷静に考えれば，PTH が低い患者において，pleiotropic effect の一つが否定されたにすぎない．そもそも，活性型ビタミン D の適応に心血管イベント予防はない．あるいは，J-DAVID 試験では，アルファカルシドールの投与量が多かったのかもしれない．いずれにせよ，この研究によって，保険適応にあるビタミン D の骨への恩恵まで否定されたと考えるのは早計であろう．

統計調査公募研究の結果からは，とくに ALP の高い患者で活性型ビタミン D の大腿骨頸部骨折の抑制が強いことが判明しつつある．心血管イベントを減らすためではなく，

骨折を減らすために活性型ビタミンDを投与することが否定されたわけではないと考える.

Ⅳ. MIA 症候群に伴う Low PTH や低リン血症の問題

もうひとつの問題は MIA 症候群に伴う低い PTH である. これに対してわれわれが有する薬物療法はビタミン K に限られるが, 透析患者であまり使用されていない. しかし, 日本からの RCT でビタミン K の使用で PTH が上昇し[7], 骨代謝マーカーも上昇している[8]. さらに, 動物実験で明らかになったこの薬剤の血管石灰化抑制作用[9]にも期待がかかる.

さて, 透析量が多いほど生命予後が良いことがわかり, あまり食べない MIA 症候群を伴う高齢者にも透析量を上げることが普通に行われる時代となった. しかし, これは低リン血症に拍車をかける場合がある. 頻回長時間透析では, 低リン血症が起こりうることはまれではない. この低リン血症が原因になって, 骨軟化症が起こることも報告されている. カナダの長時間透析のガイドラインでは, 透析前の血清リン値が一定以下の場合に, 透析液にリンを補充することも提案されている[10]. 週3回の透析患者においても低リン血症が骨折のリスクであることが報告されており, この骨折が骨軟化症による可能性も否定できない. なぜなら, この低リン血症は透析前のリンの値であり, 透析後のリンはさらに下がっていることを考えると十分に骨石灰化障害を起こしうるほどの低リンの状態である.

Ⅴ. 鉄, 貧血分野との結合

最近, HIF-1α がリン負荷による血管平滑筋 (SMC) の石灰化に不可欠であることが報告された[11]. さらに, この論文の中で, ある種の HIF stabilizer が *in vitro* においても SMC の石灰化を悪化させると報告された. これが本当に *in vivo* においても成立するならば, HIF stabilizer が赤血球造血刺激因子製剤 (ESA) よりも頻繁に使われるような時代になれば, 高リン血症はもっと厳密に管理しないといけないということになるだろう. 逆に鉄欠乏でも HIF-1α は誘導されるので, 理論的には血管石灰化は悪化する. では, 鉄補充によって血管石灰化は抑制されるのであろうか? 腎不全動物モデルにおいて, 実際鉄の補充は石灰化を抑制する[12]. とくにクエン酸第二鉄の投与に関しては, *in vitro* の系においても再現されている[13].

一方で, 鉄欠乏が FGF23 の転写を亢進させ, FGF23 の分解が抑制されている腎不全では FGF23 の上昇に繋がることもわかっている[14]. また ESA の投与が FGF23 の上昇をもたらす[15]ことも判明している.

これらの知見は, MBD 分野が貧血や鉄代謝と密接に連関していることを示唆する. 一方で, まだまだ臨床知見は少ない. たとえば, ヒトにおいても鉄欠乏に対して鉄を補充することがどれだけ血管石灰化に恩恵があるのかも不明であるし, HIF stabilizer の HIF-1α と β の選択性がどれだけ血管石灰化に影響するかなど不明な点も多く, 今後の研究が待たれる.

Ⅵ. 血清リン値の目標値

血清リン値の目標値は観察研究から, 死亡率がもっとも低い範囲が目標値になっている. しかし, 腎性貧血の分野において見るように, 観察研究による死亡率が一番低いほぼ正常 Hb を目指しても, 無作為介入研究で心血管イベントがむしろ多くなることが確認された[16]. つまり, 観察研究に基づいて目標値を決定すること自体に問題がある. 血圧のよ

うに，積極治療群と従来治療群を比較するような研究をしないと，リンの目標値は永遠にわからないことになる．CaやPTHに関してもそうであろうが，まずはリンの目標値が一番必要であろう．この観点からは，EPISODE研究[17]に期待がかかる．この研究では，3.5〜4.5 mg/dLを血清リン値の目標にした厳格治療群と5.0〜6.0 mg/dLの従来治療群を，12カ月後の冠状動脈石灰化指数の変化率を主要アウトカムにして比較している．

▶ VII. 血清リン値への介入以外の方法での血管石灰化抑制

日本でもTenapanorなどの新薬も使用可能になるだろうが，高リン血症は相変わらず大きな問題であり続けると思われる．それはこの10年程度で画期的なCa非含有リン吸着薬がいろいろ上市されたにもかかわらず，透析患者において，血清リン値が目標範囲を超える患者の割合は，経年的に低下していないからである．おそらく，この理由は患者の薬剤のコンプライアンスが悪いことだけではなく，血清リン値が介入によって下がると患者が油断して，リン摂取量が結果的に増えていくからであろう．これによって栄養状態が改善する[18]なら，好ましいことではあるが，しかし結果的に血清リン値は変わらないことになる．いわば，リンが高いものを食べたいというphosphorus appetiteは本能的な動物の欲求であり，いつまでも完全にコントロールするのは至難の業というしかない．

このような現状において，たとえば高リン血症の代表的な副作用ともいうべき血管の石灰化に対して，いかに介入すればよいであろうか？　いつまでもCaやリンの管理に拘泥せずに，第三，第四のnew playerを考えるべきかもしれない．その候補は，先述したビタミンKとマグネシウム（Mg）さらには，亜鉛だろう．Mg自体の血管石灰化抑制作用

は，少なくとも in vitro の系や動物実験[19]では認められている．問題はヒトにおいてどうかという点であるが，まだevidenceは確立されてはいないものの，きわめて有効な可能性が高い．では，そうだったとして，Mgの投与経路はどうなるであろうか？　経口からの負荷か，透析液からの補充か？　経口負荷の場合は，酸化マグネシウム以外に使用可能なものがなく，患者によっては副作用で飲めないこともあれば，便秘が改善しなければ危険な高Mg血症になりうる．この観点からは，補給経路は透析液が安全だと思われる．透析液Mg濃度を上げることで，二次性副甲状腺機能亢進症を悪化させずに，透析液Ca濃度を下げることができ透析中の短時間におけるCa負荷を軽減できるだろう．

▶ VIII. 新規骨代謝作動薬のMBD領域における位置づけ

この数年で，各種ビスホスホネートに加えてテリパラチド，デノスマブなどが臨床で積極的に使われるようになった．

テリパラチドは本質的な腎性骨症の解決法にはならない可能性もある．その理由は，PTHが低い症例では確かに腰椎などの海綿骨の骨塩量は上昇させるが，橈骨や大腿骨頸部などの皮質骨の改善はみられておらず[20]，腎性骨症の本態が，皮質骨の菲薄化や多孔化に特徴づけられることを考えると，いまだ本質的な治療とはいえないだろう．また血圧低下の副作用は，透析後の投与を不可能にする．

またデノスマブの腎不全における使用で問題となるのは，極度の低Ca血症とそれに伴う高PTH血症である．iPTHが1,000 pg/mLを超えることはまれではない．また最近でデノスマブ中止後の腰椎骨折が添付文書にまで追加記載されており，デノスマブ中止後に透析患者で何を使えばよいかに関しても不明である．さらには，腎不全患者においてデノス

マブ使用後に血管石灰化が急激に悪化した症例も報告された[21]．おそらくは極度の低回転骨をもたらしたせいであろう．

上記2種類の薬剤に関しては，短期的に骨塩量を増加させることは報告されているが，本当に骨折を抑制するのかどうかは透析患者では不明である．

今後，骨形成薬のスクレロスチン抗体が上市されるが，これは腎不全でも禁忌とはならない．テリパラチドに比べると腰椎だけでなく，皮質骨の多い大腿骨頸部の骨塩量も増やす点は非常に魅力的であり，透析患者において骨折を抑制するのか，今後の臨床研究を待ちたい．

▶文　献

1) Peters E, Geraci S, Heemskerk S, et al：Alkaline phosphatase protects against renal inflammation through dephosphorylation of lipopolysaccharide and adenosine triphosphate. Br J Pharmacol 2015；172：4932-4945

2) Pickkers P, Heemskerk S, Schouten J, et al：Alkaline phosphatase for treatment of sepsis-induced acute kidney injury：a prospective randomized double-blind placebo-controlled trial. Crit Care 2012；16（1）：R14　RCT

3) Chonchol M, Greene T, Zhang Y, et al：Low Vitamin D and High Fibroblast Growth Factor 23 Serum Levels Associate with Infectious and Cardiac Deaths in the HEMO Study. J Am Soc Nephrol 2016；27：227-237　観察研究（前向き）

4) Nowak KL, Bartz TM, Dalrymple L, et al：Fibroblast Growth Factor 23 and the Risk of Infection-Related Hospitalization in Older Adults. J Am Soc Nephrol 2017；28：1239-1246　観察研究（前向き）

5) Obi Y, Hamano T, Wada A, et al：Committee of Renal Data Registry of the Japanese Society for Dialysis Therapy：Vitamin D Receptor Activator Use and Cause-specific Death among dialysis Patients：a Nationwide Cohort Study using Coarsened Exact Matching. Sci Rep 2017 31：7：41170　観察研究（前向き）

6) Hamano T, Tomida K, Mikami S, et al：Usefulness of bone resorption markers in hemodialysis patients. Bone 2009；45（Suppl 1）：S19-25　観察研究（前向き）

7) Ochiai M, Nakashima A, Takasugi N, et al：Vitamin K2 alters bone metabolism markers in hemodialysis patients with a low serum parathyroid hormone level. Nephron Clin Pract 2011；117（1）：c15-19　RCT

8) Nakashima A, Yorioka N, Doi S, et al：Effects of vitamin K2 in hemodialysis patients with low serum parathyroid hormone levels. Bone 2004；34：579-583　RCT以外の介入研究

9) McCabe KM, Booth SL, Fu X, et al：Dietary vitamin K and therapeutic warfarin alter the susceptibility to vascular calcification in experimental chronic kidney disease. Kidney Int 2013；83：835-844

10) Nesrallah GE, Mustafa RA, MacRae J, et al：Canadian Society of Nephrology guidelines for the management of patients with ESRD treated with intensive hemodialysis. Am J Kidney Dis 2013；62：187-198

11) Mokas S, Larivière R, Lamalice L, et al：Hypoxia-inducible factor-1 plays a role in phosphate-induced vascular smooth muscle cell calcification. Kidney Int 2016；90：598-609

12) Seto T, Hamada C, Tomino Y：Suppressive effects of iron overloading on vascular calcification in uremic rats. J Nephrol 2014；27：135-142

13) Ciceri P, Elli F, Braidotti P, et al：Iron citrate reduces high phosphate-induced vascular calcification by inhibiting apoptosis. Atherosclerosis 2016；254：93-101

14) David V, Martin A, Isakova T, et al：Inflammation and functional iron deficiency regulate fibroblast growth factor 23 production. Kidney Int 2016；89：135-146

15) Hanudel MR, Eisenga MF, Rappaport M, et al：Effects of erythropoietin on fibroblast growth factor 23 in mice and humans. Nephrol Dial Transplant (In press)　RCT以外の介入研究

16) Besarab A, Bolton WK, Browne JK, et al：The effects of normal as compared with low hematocrit values in patients with cardiac disease who are receiving hemodialysis and epoetin. N Engl J Med 1998；339：584-590　RCT

17) Isaka Y, Fujii H, Tsujimoto Y, et al：Rationale, design, and characteristics of a trial to evaluate the new phosphate iron-based binder sucroferric oxyhydroxide in dialysis patients with the goal of advancing the practice of E.B.M.(EPISODE). Clin Exp Nephrol 2018；22：967-972　RCT

18) Komaba H, Kakuta T, Wada T, et al：Nutritional status and survival of maintenance hemodialysis patients receiving lanthanum carbonate. Nephrol Dial Transplant（in press）　観察研究（前向き）

第 8 章　CKD-MBD に残された課題

19）Diaz-Tocados JM, Peralta-Ramirez A, Rodríguez-Ortiz ME, et al：Dietary magnesium supplementation prevents and reverses vascular and soft tissue calcifications in uremic rats. Kidney Int　2017：92：1084-1099

20）Sumida K, Ubara Y, Hoshino J, et al：Once-weekly teriparatide in hemodialysis patients with hypoparathyroidism and low bone mass：a prospective study. Osteoporos Int　2016：27：1441-1450　RCT

以外の介入研究

21）Ueki K, Yamada S, Tsuchimoto A, et al：Rapid progression of vascular and soft tissue calcification while being managed for severe and persistent hypocalcemia induced by denosumab treatment in a patient with multiple myeloma and chronic kidney disease. Intern Med　2015：54：2637-2642

（濱野高行）

索　引

和　文

あ

アシドーシス　177
　高クロール性——　272
アテローム硬化　101
アミロイド関連骨関節症　215
アミロイドーシス診療ガイドライン　216
アルカリホスファターゼ（ALP）
　113, 133
　骨型——（BAP）　133, 197
アルファカルシドール　171
アルブミン
　——尿　107
　低——血症　202
アレンドロネート　281
アンジオテンシンⅡ　76
亜鉛　310

い

イバンドロネート　281
インスリン様成長因子-Ⅰ　51

え

エストロゲン　108
エチドロネート　281
エテルカルセチド塩酸塩　188,
　213, 256
エボカルセト　188, 213, 252
エラストグラフィ　128
エルゴカルシフェロール　173,
　246
エルデカルシトール　61, 171
栄養　177
　——状態　278
　——評価　153
　低——　278
壊死性筋膜炎　202
遠位曲尿細管　56

お

オステオカルシン　94, 133, 297

か

カラードプラ　128
カルシウム
　——・リン酸塩　44
　——含有リン吸着薬　183
　——吸収　48
　——恒常性　46
　——出納バランス　45
　——製剤　259
　——調節　44
　——とリン　32
　——排泄　48
　——非含有リン吸着薬　112
　——溶出　48
　血清——濃度　39, 115
　血清——目標値　111, 183
　高——血症　225, 290
　高——透析液　212
　細胞外液——イオン濃度　46
　低——透析液　213
　透析液——濃度　205
　補正——　119
カルシウム感知受容体（CaSR）
　37, 43, 118, 252
　——作動薬（カルシミメティクス）　112, 184, 188, 191, 192,
　227, 252, 308
カルシトニン　33, 226
カルシトリオール　170, 171, 242
カルシフィラキシス　201
カルシプロテイン粒子　107
過剰腺　193
活性型ビタミンD製剤　61, 65,
　171, 179, 187, 232, 241
加齢　108
冠動脈石灰化　96, 107, 150,
　235, 273
　——指数（CACS）　149

き

基質小胞　58
近位尿細管　55
金属含有リン吸着薬　269

く

クエン酸第二鉄水和物　168,
　178, 264
グルココルチコイド　51
クローディン　54
くる病性骨変化　177

け

経細胞輸送　53
経静脈投与　256
経皮的エタノール注入療法
　（PEIT）　125, 191
血管石灰化　67, 78, 80, 94,
　100, 107, 177, 206, 234, 260,
　277, 297
　——の評価　149
　腎移植後——　235
血管内超音波　150
血管内内視鏡　151
結節性過形成　125, 237

こ

コレカルシフェロール　173, 246
高圧酸素療法　203
高カルシウム血症　225
　不動性——　290
高カルシウム透析液　212
高クロール性アシドーシス　272
高血圧
　食塩感受性——　76
甲状腺癌　129
抗スクレロスチン抗体製剤　292
骨・血管連関　94
骨・ミネラル代謝異常　105
骨塩定量　113
骨塩量　231
骨芽細胞　58
骨型アルカリフォスファターゼ

（BAP） 133, 197
骨型特異的酒石酸抵抗性酸ホスファターゼ（TRACP-5b） 133
骨関節変形 177
骨基質石灰化 58, 61
骨吸収
　——活性 282
　——抑制薬 226
　皮質骨内膜面—— 140
骨形成速度 197
骨形成薬 292, 311
骨細胞 59
　——性骨溶解 59
骨質劣化 92
骨生検 142, 231
　——組織診断 84
　テトラサイクリン標識—— 144
骨脆弱性 92, 107, 196
骨折 107
　——リスク 196, 198
　脆弱性—— 90
骨粗鬆症
　——治療薬 284, 288
　尿毒症性—— 197
骨代謝マーカー 116, 133, 197
骨弾性率低下 92
骨軟化症 85, 106, 163
骨嚢胞 215
骨微細構造 140
骨病態 230
骨リモデリング 57, 84

さ

細動脈硬化 101
細胞外液カルシウムイオン濃度 46
細胞外リン濃度 95
細胞内輸送経路 59
酢酸カルシウム 259
左室肥大 100

し

シスプラチン腎症 76
シナカルセト塩酸塩 112, 116, 136, 179, 183, 188, 192, 193, 213, 227, 232, 252, 303
自家移植 192
刺激電動系石灰化 102

質調整生存年 302
支払い意思額 301
主観的栄養評価 153
手根管開放術 218
手根管症候群 215
酒石酸抵抗性酸ホスファターゼ 133
消化器（管）症状 253, 254, 264
小児 175
　——の成長パターン 176
食塩感受性高血圧 76
食事管理 153
食事摂取量調査 154
食事療法基準 155
徐放型 calcifediol 249
腎移植 221, 230
　——後血管石灰化 235
腎虚血再灌流傷害 75
心筋梗塞 100
心血管疾患 149, 234
心血管保護作用 75
進行性腎障害 77
腎性骨異栄養症（ROD） 19, 84, 144
腎性全身性線維症 130
腎性貧血 177
腎性マグネシウム喪失 162
腎線維化 76
心臓線維化 77
心臓突然死 100
腎摘後代償性肥大 76
心不全 100
腎保護作用 75
診療ガイドライン 23, 27

す

スクレロスチン 106
　抗——抗体製剤 292
スクロオキシ水酸化鉄 264
ステロイド 218, 232

せ

セベラマー塩酸塩 178, 261, 269
脆弱性骨折 90
成長曲線 176
成長障害 175
　——の診断 176
成長率曲線 176
生命予後 23, 277

　——改善作用 273
石灰化→「血管石灰化」もみよ
　——プロセス 58
　刺激電動系—— 102
　大動脈—— 149, 206
線維芽細胞増殖因子·受容体-Klotho 複合体（FGFR-Klotho complex） 37
線維性骨炎 85, 106
遷延性副甲状腺機能亢進症 237
選択的エストロゲン受容体モジュレーター（SERM） 284
選択的ビタミンD受容体作動薬 172

そ

増分費用効果比 301

た

タイトジャンクション 54
大腿骨骨折 82, 196, 288
　——の発症率 112
大動脈石灰化 206
　——指数 149
炭酸カルシウム 166, 259
炭酸ランタン 166, 178, 261, 276
　——の有害事象 279
単純X線 149
たんぱく質摂取量 154
蛋白尿 159

ち

チオ硫酸ナトリウム 203
チュアブル錠 276
致死性不整脈 100, 102
超音波断層装置 126
沈降炭酸カルシウム 178, 259

て

デオキシピリジノリン 133
テタニー症状 193
テトラサイクリン標識骨生検 144
デノスマブ 232, 287, 310
テリパラチド 39, 59, 232, 293, 294, 310
低アルブミン血症 202
低栄養 278

索 引

低回転骨症　298
低カルシウム透析液　213
低形成・異形成腎　176
低身長　175
低マグネシウム血症　113, 161
定量的コンピュータ断層法　139
低リン血症　221, 309
鉄含有リン吸着薬　264
鉄とリン　32
電解質異常　177
天然型ビタミン D
　　──徐放製剤　246
　　──製剤　173

と

トータルヒップ DXA　138
透析アミロイドーシス　198
透析液カルシウム濃度　205
動的パラメーター　143
銅とリン　32
糖尿病　107
糖尿病性壊疽　202
糖尿病性腎症　77, 107
動脈硬化　101

な

ナトリウム-リン共輸送体（NaPi）
　42, 50, 95
内臓カルシフィラキシス　202
難治性皮膚潰瘍　201

に

二次性副甲状腺機能亢進症　106,
　118, 134, 170, 186, 191, 213,
　241, 252, 308
二重エネルギー X 線吸収測定法
　（DXA）　138
　　トータルヒップ──　138
乳酸カルシウム　259
尿毒症性骨粗鬆症　197
尿毒症物質　90
認知機能　279

は

バイオマーカー　24
ハイドロキシアパタイト　44, 80
バゼドキシフェン　284
パリカルシトール　228
破壊性脊椎関節症　215

破骨細胞　287
反回神経　193

ひ

ビキサロマー　168
ビスホスホネート　97, 232, 281
ビタミン D　41, 100, 228, 304,
　308
　　──欠乏　20, 170
　　──欠乏ラット　247
　　──の臓器保護作用　65
　1,25 水酸化──　33, 37, 42,
　48, 50, 222
　25──　20, 159, 246
ビタミン D 受容体（VDR）　37,
　48
　選択的──作動薬　172
ビタミン K　297, 310
ピリジノリン　133
非カルシウム含有リン吸着薬
　260
光干渉断層法　151
皮質骨
　　──多孔化　140
　　──内膜面骨吸収　140
　　──幅の非薄化　140
皮膚潰瘍　201
費用対効果分析　301
頻回長時間透析　208
頻回透析　207
貧血　309
　腎性──　177

ふ

ファレカルシトリオール　172
フェリチン　265
ブロソズマブ　293
プロトンポンプ阻害薬　54
副甲状腺インターベンション
　116, 192, 228
副甲状腺過形成　186
副甲状腺腫大　171
副甲状腺摘出術（PTx）　125, 227
副甲状腺ホルモン（PTH）　34,
　37, 51, 59, 91, 116, 118, 170,
　178, 186, 221, 225
　　──（1-84）　119
　　──（7-84）　120
　　──/PTHrP 受容体　38, 48

　　──アッセイ　119
　　──製剤　292, 293
　　──値の管理目標　111, 186
　　──の骨作用　49
　　──のコントロール　116
　intact──　20
　low──　309
　N-──　122
　whole──　120
副甲状腺ホルモン関連蛋白
　（PTHrP）　37, 51
腹膜透析　210
不動性高カルシウム血症　290

へ

ヘモグロビン　265
ヘンレ係蹄　55
閉経　108
便秘　272

ほ

傍細胞輸送　54
補正カルシウム　119
保存期慢性腎臓病　165, 277

ま

マキサカルシトール　172
マグネシウム　80, 113, 310
　腎性──喪失　162
　低──血症　113, 161
マトリックス Gla 蛋白　297

み

ミネラル代謝　57
　　──異常　23
ミノドロネート　281
脈波伝播速度（PWV）　150

む

無機リン　155
無形成骨　85, 106, 282

め

メンケベルグ型動脈硬化　101
免疫抑制薬　237

や

薬物相互作用　254

315

ゆ

有機リン　155
有痛性紫斑　201

よ

陽電子放射断層撮影　151

ら

ラロキシフェン　284

り

リコンビナントヒト成長ホルモン（rhGH）治療　177
リセドロネート　281
リン　31，187
　　——・たんぱく比　269
　　——コントロール　154，182
　　——摂取量　154
　　血清——濃度　115，178，181
　　血清——目標値　111，183，309
　　細胞外——濃度　95
　　食品の——含有量　156
　　低——血症　221
　　鉄と——　32
　　銅と——　32
　　無機——　155
　　有機——　155
リン吸着薬　158，165，167，178，181，262，302
　　カルシウム含有——　183
　　金属含有——　269
　　鉄含有——　264
　　非カルシウム含有——　112，260
リン吸着力　270
リン低下療法　182

る

ルーチン検査　115

れ

レニン-アンジオテンシン-アルドステロン（RAS）阻害薬　76

ろ

ロモソズマブ　292

わ

ワルファリン治療　202

数字・欧文

数字

1,25 水酸化ビタミン D［1,25(OH)$_2$D］　33，37，42，48，50，222
1 型コラーゲン-C-テロペプチド（1CTP）　133
1 型コラーゲン架橋 C-テロペプチド（CTX）　133
1 型コラーゲン架橋 N-テロペプチド（NTX）　133
1 型プロコラーゲン-C-プロペプチド（P1CP）　133
1 型プロコラーゲン-N-プロペプチド（P1NP）　133，197
25 位水酸化ビタミン D［25(OH)D］　20，159，246
2a 型ナトリウム-リン共輸送体（NaPi2a）　50
2b 型ナトリウム-リン共輸送体（NaPi2b）　42，50
2c 型ナトリウム-リン共輸送体（NaPi2c）　50
3 型ナトリウム-リン共輸送体　95

A

a_2-HS-glycoprotein（AHSG/fetuin-A）　94
a klotho　61
　　——遺伝子欠損マウス　62
　　——変異マウス　62
ABD　85，106，282
ACHIEVE 研究　189
ALP　113
　　——と感染症　307
angioscopy　151
aortic calcification index（ACI）　149
atherosclerosis　101

B

β_2-ミクログロブリン　215

——吸着カラム　218
BAP　133，197
bone morphogenic protein（BMP）-2　94

C

calcifediol　247
　　徐放型——　249
calcimimetics→「カルシウム感知受容体作動薬」をみよ
calciprotein particles（CPP）　25，81，107
CaSR　37，43，118，252
coronary artery calcification score（CACS）　95，149
COSMOS 試験　24
CRIC 研究　71
CT　149
CTX　133
CVD 死亡リスク　65

D

DXA　138

E

electron beam computed tomography（EBCT）　149
ESA　265
EVOLVE 試験　188，253

F

fibroblast growth factor 21（FGF21）　25
fibroblast growth factor 23（FGF23）　20，24，37，51，61，71，91，100，105，160，221，225，248，267，277
　　——遺伝子欠損マウス　62
　　——抵抗性　163
　　i——/c——比　72
　　Klotho-——システム　25
FRAX スコア　199
FREEDOM 試験　287
Frequent Hemodialysis Network（FHN）Daily Trial　207

G

geriatiric nutrition risk index（GNRI）　154

索　引

H

HEMO study　71

high resolution peripheral QCT（HR-pQCT）138

hungry bone　193

hypoxia-inducible factor-1a（HIF-1a）309

I

iFGF23/cFGF23 濃度比　72

indoxyl sulfate（IS）90

intact PTH　20

J

J-DAVID 試験　67, 308

JSDT ガイドライン　27, 136

K

KDIGO　24, 27
　——ガイドライン　28, 136, 181, 186, 188, 197, 247, 262

Klotho　24, 75, 105
　—— -FGF23 システム　25
　a——　61
　FGFR- ——複合体　37

M

malnutrition inflammation score（MIS）153

matrix Gla protein（MGP）94

matrix vesicle　58

MBD-5D 研究　189, 198, 205

MDCT　129

MIA 症候群　309

MIBI シンチグラフィ　129

Mini Nutrition Assessment Short Form（MNA®）153

multi-detector CT（MDCT）149

N

NaPi　42, 50, 95

NECOSAD study　211

nephrogenic systemic fibrosis（NSF）130

nocturnal hemodialysis（NHD）207

N-PTH　122

NTX　133

O

OD 錠　276

OPERA 試験　67, 243

optical coherence tomography（OCT）151

OPTIMA 研究　188

osteocalcin（OC）94, 133, 297

osteopontin（OPN）94

osteoprotegerin（OPG）94, 287

P

P1CP　133

P1NP　133, 197

PARADIGM 試験　188

patient-centered outcome　29

p-cresyl sulfate（PCS）90

PEIT　125, 191

phosphonoformic acid（PFA）95

position paper　29

positron emission tomography（PET）151

PRIMO 試験　67, 243

PTH→「副甲状腺ホルモン」をみよ

PTHrP　37, 51

PTx　125, 191, 192, 193

pulse wave velocity（PWV）150

Q

QT 延長症候群　102

quality-adjusted life years（QALYs）302

R

RANKL/RANK 系シグナル　287

recepter activator of nuclear fac-

torκ-B（RANK）287

receptor activator of nuclear factorκ-B ligand（RANKL）43, 284, 287

renal osteodystrophy（ROD）19, 84, 144
　——の組織型分類　84
　古典的——組織 5 分類　144

S

sclerostin　91

SERM　284

Sherrard らの ROD 組織分類　85

short daily hemodialysis（SDHD）207

SHPT　241, 252

SPECT/CT　129

subjective global assessment（SGA）153

T

TmP/GFR　221

TMV 分類　85, 146

TRACP-5b　133

trancytosis　58

TRPM6　53

TRPM7　53

TRPV（transient receptor potential vanilloid）5, 6　108

TSAT　265

V

vitamin D binding protein（DBP）160

vitamin D receptor（VDR）37, 48

vitamin D status　159, 161

W

whole PTH　120

略語一覧

A

ABD	adynamic bone disease	無形成骨症
ACI	aortic calcification index	大動脈石灰化指数
ALP	alkaline phosphatase	アルカリホスファターゼ

B

BAP	bone alkaline phosphatase	骨型アルカリホスファターゼ
BMD	bone mineral density	骨密度
BMP	bone morphogenetic protein	骨形成因子

C

Ca	calcium	カルシウム
CACS	coronary artery calcification score	冠動脈石灰化指数
CaSR	calcium-sensing receptor	カルシウム感知受容体
CPP	calciprotein particles	
CKD	chronic kidney disease	慢性腎臓病
CKD-MBD	chronic kidney disease-mineral and bone disorder	慢性腎臓病に伴う骨・ミネラル代謝異常
CRIC	Chronic Renal Insufficiency Cohort	
CTX	C-telopeptide cross-linked of type 1 collagen	1型コラーゲン架橋 C-テロペプチド
CVD	cardiovascular disease	心血管疾患

D

DBP	vitamin D-binding protein	ビタミンD結合蛋白質
DXA	dual-energy X-ray absorptiometry	二重エネルギーX線吸収測定法
DOPPS	Dialysis Outcomes and Practice Patterns Study	

E

EBCT	electron beam computed tomography	
ESA	erythropoiesis stimulating agent	赤血球造血刺激因子製剤

F

FGF23	fibroblast growth factor 23	線維芽細胞増殖因子23

G

GH	growth hormone	成長ホルモン

H

HIF-1α	hypoxia-inducible factor-1α	

K

K/DOQI	Kidney Disease Outcomes Quality Initiative	
KDIGO	Kidney Disease：Improving Global Outcomes	

L

LBC分類	laboratory abnormalities, bone disease, calcification of vascular or other soft tissue	

M

MGP	matrix Gla protein	マトリックスグラ蛋白
MIA 症候群	malnutrition, inflammation, atherosclerosis	栄養障害, 炎症, 動脈硬化
MIBI	^{99m}Tc-methoxy-isobutyl-isonitrile	

N

NaPi-2a	Na-dependent phosphate co-transporter type 2a	2a 型ナトリウム-リン酸共輸送担体
NSF	nephrogenic systemic fibrosis	腎性全身性線維症
NTX	N-telopeptide cross-linked of type 1 collagen	1 型コラーゲン架橋 N-テロペプチド

O

OC	osteocalcin	オステオカルシン
OPG	osteoprotegerin	オステオプロテジェリン
OPN	osteopontin	オステオポンチン

P

P	phosphorus	リン
PEIT	percutaneous ethanol injection therapy	経皮的エタノール注入療法
PET	positron emission tomography	陽電子放射断層撮影
P1CP	type 1 procollagen C-propeptide	1 型プロコラーゲン-C-プロペプチド
P1NP	type 1 procollagen N-propeptide	1 型プロコラーゲン-N-プロペプチド
PTH	parathyroid hormone	副甲状腺ホルモン
PTHrP	parathyroid hormone-related protein	副甲状腺ホルモン関連蛋白
PTx	parathyroidectomy	副甲状腺摘出術
PWV	pulse wave velocity	脈波伝播速度

Q

QALYs	quality-adjusted life years	質調整生存年

R

RANK	recepter activator of nuclear factor κ-B	
RANKL	receptor activator of nuclear factor κ-B ligand	
ROD	renal osteodystrophy	腎性骨異栄養症

S

SERM	selective estrogen receptor modulator	選択的エストロゲン受容体モジュレーター
SHPT	secondary hyperparathyroidism	二次性副甲状腺機能亢進症

T

TMV 分類	turnover, mineralization, volume	骨代謝回転, 石灰化速度, 骨量
TRACP-5b	tartrate resistant acid phosphatase-5b	酒石酸抵抗性酸フォスファターゼ
TRPV5,6	transient receptor potential vanilloid 5,6	

V

VDR	vitamin D receptor	ビタミン D 受容体
VDRE	vitamin D response element	ビタミン D 応答配列

CKD-MBD 3rd Edition

2009 年 6 月 15 日	第 1 版 1 刷発行	
2013 年 6 月 20 日	第 2 版 1 刷発行	
2018 年 9 月 30 日	第 3 版 1 刷発行	

監　修　深川　雅史
編　集　濱野　高行, 藤井　秀毅, 風間順一郎
発行者　増永　和也
発行所　株式会社 日本メディカルセンター
　　　　東京都千代田区神田神保町 1-64（神保町協和ビル）
　　　　〒 101-0051　TEL 03（3291）3901（代）
印刷所　三報社印刷株式会社

ISBN978-4-88875-308-1

Ⓒ2018　乱丁・落丁は，お取り替えいたします.

本書に掲載された著作物の複製・転載およびデータベースへの取り込みに関する許諾権は
日本メディカルセンターが保有しています.

[JCOPY]〈出版者著作権管理機構　委託出版物〉

本書のコピーやスキャン等による無断複製は著作権法上での例外を除き禁じられています. 複製される
場合は, そのつど事前に, 出版者著作権管理機構（電話 03-3513-6969, FAX 03-3513-6979, e-mail：info@
jcopy.or.jp）の許諾を得てください.